わかる！検査値とケアのポイント

第2版

編集

大久保昭行
前・東京大学医学部教授

井上 智子
国際医療福祉大学
大学院教授・成田看護学部長

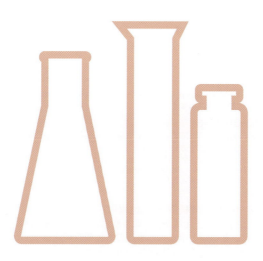

医学書院

わかる！　検査値とケアのポイント

発　行	2005 年 6 月 1 日　第 1 版第 1 刷
	2014 年 11 月 1 日　第 1 版第 10 刷
	2016 年 1 月 1 日　第 2 版第 1 刷Ⓒ
	2023 年 6 月 1 日　第 2 版第 6 刷

編　集　大久保昭行・井上智子
　　　　おおくぼあきゆき　いのうえともこ

発行者　株式会社　医学書院
　　　　代表取締役　金原　俊
　　　　〒113-8719　東京都文京区本郷 1-28-23
　　　　電話　03-3817-5600（社内案内）

印刷・製本　アイワード

本書の複製権・翻訳権・上映権・譲渡権・貸与権・公衆送信権（送信可能化権を含む）は株式会社医学書院が保有します．

ISBN978-4-260-01619-3

本書を無断で複製する行為（複写，スキャン，デジタルデータ化など）は，「私的使用のための複製」など著作権法上の限られた例外を除き禁じられています．大学，病院，診療所，企業などにおいて，業務上使用する目的（診療，研究活動を含む）で上記の行為を行うことは，その使用範囲が内部的であっても，私的使用には該当せず，違法です．また私的使用に該当する場合であっても，代行業者等の第三者に依頼して上記の行為を行うことは違法となります．

JCOPY　〈出版者著作権管理機構　委託出版物〉
本書の無断複製は著作権法上での例外を除き禁じられています．複製される場合は，そのつど事前に，出版者著作権管理機構（電話 03-5244-5088，FAX 03-5244-5089，info@jcopy.or.jp）の許諾を得てください．

第2版の序

　患者ケアの質的向上を目的に，看護師と医師が協力して誕生した本書は，10年前の初版刊行以来，幸いにも多くの読者にご利用いただくことができた．しかし，この10年間の医療技術の発展は目覚ましく，医療における看護師の役割はますます大きくなってきている．

　そこで，この間の医療の進歩や医療現場の変化を踏まえて，本書を改訂することにした．改訂のポイントは以下の通りである．

　まず，使用されなくなった検査項目を削除し，各項目の記述内容をアップデートするとともに，新たに14項目を加えて，患者のケアに必要な検査項目を網羅した．次にレイアウトを変え，読者が検査データの意味や読み方など，必要な情報をいち早く得られるようにした．特にケアの質的向上を目的とした，検査を適切に行なうための看護師の役割や手技，重篤な病態・疾患を見逃さないためのチェックポイント，患者観察のポイント，さらには病態に基づく必要なケアや患者教育など，実地診療で看護師に必要な情報については，内容をアップデートし，わかりやすく記述した．

　医療の専門化が進む半面，複数の疾患に罹患し病態の急変が珍しくない高齢患者が大多数を占める今日の医療の現場で，診療上様々な制約のある医師と協力して，患者をケアする看護師の役割は，今後ますます重要になってくる．

　本書が，患者のケアに当たられる看護師の皆様のお役に立つことを願っている．

　最後に，本書の改訂にご協力いただいた執筆者の先生方，および医学書院の担当者の方々のご尽力に感謝する．

2015年12月

大久保昭行

第2版発行に向けて

　初版発行からの10年は，病む人，治療を受けている人ばかりでなく，広く人々の健康情報（検査や検査結果）への関心を高めた期間でもあった．一方で，関心の高まりは新たな不安や迷いを作り出してしまうこともある．すなわち検査の目的や数値の理解，さらにはそれらを療養・日常生活に反映させることは存外に難しいことであり，そこには適切な患者教育や指導が不可欠となる．

　本書は，初版の『「ケアのポイント」項目だての考え方—序にかえて』で述べたとおり，臨床検査値の単なる数値の解釈や正常・異常の判断にとどまらない，看護ケアや患者教育に繋がる検査値の読み方，考え方を述べたものであるが，改訂作業においてもその考え方は踏襲している．

　看護師の役割拡大の論議の中，検査項目や検査値の判断，臨床症状や病態のアセスメントの重要性はますます高まるばかりである．「診療の補助」と「療養上の世話」という看護師の役割は，検査や検査値が媒介となることで両者の充実と質向上が期待されるだけでなく，CureとCareの融合への大きな接点ともなりうると考えている．

　最後に，今回の改訂にあたった多くの執筆者の先生方と医学書院の担当者，そして本書を手に取り臨床看護実践の友として下さった方々に，心よりの感謝を捧げたい．

2015年12月

井上智子

初版の序

　患者について適切に把握するためには，患者の状態を適切に把握する必要がある．患者の状態を的確に把握するには，患者の訴えや病歴をきく技術，症状を調べる技術に加えて，検査データを正しく読みとる知識も必要である．

　医学書院の編集氏は臨床検査書について，医師や検査技師のための書籍は多種類あるけれども，患者のケアに役立てることを目的とした看護師のための書籍は乏しいと考え，東京医科歯科大学の井上智子教授と相談されて，看護師にほんとうに必要な臨床検査の本をつくりたいと，私に協力を求められた．

　本書は，こうした経緯を経て作成された「看護師のための臨床検査」の本である．編集に当たっては，わが国を代表する多数の医師や看護師の方がたに，ときにはご無理なお願いを申し上げた．本書の内容が優れているとすれば，それはご執筆を賜った方がたのご尽力のおかげである．

　本書では，看護師が適切なケアを行うために，検査データを有効に活用できるように，日常診療で使われる150項目以上の検査項目について，「検査でわかること」「検査の意味」「検査値の読み方」などを簡潔に読みやすく表現しただけでなく，患者の状態を適正に判断するために必要となる症状などの観察の仕方，さらには検査データに基づくケアのポイントなどを記述している．

　本書が看護教育の教材としてだけでなく，医療の現場で適切なケアを目指して努力されている看護師の皆さんのお役に立てれば幸いである．

2005年5月

大久保昭行

執筆者一覧

阿部　　修	東京大学大学院医学系研究科放射線医学講座教授
荒井真紀子	前・群馬大学医学部保健学科
新井　寧子	新井五行堂醫院
荒川　裕也	大阪大学大学院医学系研究科保健学専攻生体情報科学講座
飯田　陽子	前・東京大学大学院医学系研究科
猪狩　　淳	順天堂大学名誉教授
池田　　斉	埼玉医科大学名誉教授
石井　　彰	公害健康被害補償不服審査会
磯部　和正	筑波大学医学医療系臨床検査医学講師
伊藤　喜久	永寿総合病院臨床検査科部長
岩谷　良則	大阪大学名誉教授
大倉　久直	健康の駅推進機構会長
大西　　真	国立国際医療研究センター院長
岡本　　基	向陽台病院名誉院長
奥村美奈子	岐阜県立看護大学看護学部教授
小畑　　亮	東京大学大学院医学系研究科眼科学准教授
上條　亜紀	早期胃癌検診協会附属茅場町クリニック診療科長
亀井喜世子	帝京短期大学非常勤講師
苅尾　七臣	自治医科大学循環器内科学主任教授
菅野　治重	鹿島病院感染症診療支援センター長
菊谷　敏彦	きくたに内科クリニック院長
木村健二郎	東京高輪病院院長
草地　省蔵	前・岡山大学大学院保健学研究科教授
熊坂　一成	上尾中央総合病院臨床検査科科長兼感染管理室長
郡司　俊秋	NTT東日本関東病院予防医学センター長
小西美ゆき	千葉大学大学院看護学研究科博士後期課程
小山　高敏	東京医科歯科大学医学部附属病院臨床教授・血液内科
坂本　穆彦	大森赤十字病院・検査部顧問
篠畑　綾子	岡山大学大学院保健学研究科
杉本　厚子	前・足利大学看護学部准教授
高木　　康	昭和大学医学部名誉教授

髙橋　孝喜	日本赤十字社血液事業本部
高橋　　剛	さいたま郵政健康管理センター所長
高橋　有里	岩手県立大学看護学部教授
高比良祥子	長崎県立大学看護栄養学部看護学科准教授
竹中　　克	日本大学医学部附属板橋病院循環器内科客員教授
玉置　泰裕	前・東京大学大学院医学系研究科眼科学准教授
土田　浩生	御殿山クリニック横浜・内科
奈良　信雄	日本医学教育評価機構常任理事
鳴井ひろみ	青森県立保健大学健康科学部看護学科教授
西村　重敬	埼玉医科大学国際医療センター心臓内科教授
野本　　実	元・新潟大学大学院医歯学総合研究科肝臓病学准教授
比田井理恵	千葉県救急医療センター看護局
松谷　章司	LSIメディエンス副所長
本山　清美	静岡県立静岡がんセンター看護部
山田　　明	前・杏林大学第一内科客員教授
吉田　　浩	福島県立医科大学名誉教授
米山　彰子	元・虎の門病院中央検査部部長
依藤　史郎	大阪大学大学院医学系研究科名誉教授

（五十音順）

目次

序……iii
執筆者一覧……vi

一般検査(排泄物・分泌液・穿刺液等)

●尿検査
尿量……2
尿の色……6
尿の混濁……10
尿比重……12
尿pH……15
尿蛋白……18
尿潜血……24
尿糖……27
尿ビリルビン……31
尿ウロビリノゲン……34
尿ケトン体……36
尿沈渣……39
尿中β_2ミクログロブリン(β_2MG),尿中N-アセチル-β-D-グルコサミニダーゼ(NAG)……43

●便検査
便の性状……47
便潜血……52
寄生虫卵,原虫……55

●髄液検査
髄液検査……58

●胸水・腹水検査
胸水・腹水検査……63

血液検査

●血球検査
白血球数(WBC)……70
赤血球数(RBC),ヘモグロビン濃度(Hb),ヘマトクリット値(Ht),赤血球恒(指)数……74
血小板数(Plt)……80
網赤血球数……85
白血球分画……89
骨髄検査……92
エリスロポエチン……97

●出血・凝固検査
出血時間……100
毛細血管抵抗試験……103
血小板凝集能……105
プロトロンビン時間(PT)……108
活性化部分トロンボプラスチン時間(APTT)……112
全血凝固時間……115
フィブリノゲン(Fbg)……116
フィブリン/フィブリノゲン分解産物(FDP),Dダイマー(D-dimer)……119
プラスミン・α_2プラスミンインヒビター複合体(PICまたはPPIC)……123
トロンビン・アンチトロンビン複合体(TAT)……125
赤血球沈降速度(ESR,赤沈)……128

血清化学検査

●電解質
カルシウム(Ca)……132
カリウム(K)……136
ナトリウム(Na)……140
マグネシウム(Mg)……144
塩素(Cl)……147
無機リン(IP)……150
亜鉛(Zn)……154
血漿浸透圧(P_{osm})……157

●血液ガス
血液ガス……160

●酸塩基平衡
酸塩基平衡……163
乳酸(有機モノカルボン酸)……166

●血清蛋白質
血清総蛋白(TP)……169
アルブミン(Alb),アルブミン/グロブリン(A/G)比……172
血清蛋白分画……175
免疫グロブリン……178
コリンエステラーゼ(ChE)……181

●血清酵素
ALT(GPT),AST(GOT)……184
アルカリホスファターゼ(ALP)……188
γ-GT……191
クレアチンキナーゼ(CK)……194
心筋トロポニンT,心筋トロポニンI……197

乳酸脱水素酵素(LD)……200
血清アミラーゼ，尿アミラーゼ……203
リパーゼ……207
- ●鉄代謝

血清鉄(Fe)，総鉄結合能(TIBC)，不飽和鉄結合能(UIBC)，フェリチン……210
- ●銅代謝

血清銅(Cu)，セルロプラスミン……215
- ●糖質

グルコース，HbA1c……218
ブドウ糖負荷試験(グルコース負荷試験)……222
- ●脂質

総コレステロール(TC)，HDLコレステロール，LDLコレステロール……225
中性脂肪(TG)……229
- ●血清ビリルビン

直接ビリルビン，間接ビリルビン……232
- ●含窒素化合物

クレアチニン(Cr)……235
血中尿素窒素(BUN)……238
血清尿酸(UA)……241
アンモニア……244

ホルモン・内分泌検査

成長ホルモン(GH)……248
プロラクチン(PRL)……252
副腎皮質刺激ホルモン(ACTH)……255
卵胞刺激ホルモン(FSH)……259
黄体形成ホルモン(LH)……262
黄体形成ホルモン放出ホルモン負荷試験(LH-RH負荷試験)……266
抗利尿ホルモン(ADH)……269
甲状腺刺激ホルモン(TSH)……272
遊離サイロキシン(FT_4)，遊離トリヨードサイロニン(FT_3)……276
副甲状腺ホルモン(PTH)……280
コルチゾール……283
アルドステロン……287
デヒドロエピアンドロステロン(DHEA)，デヒドロエピアンドロステロンサルフェート(DHEA-S)……290

尿中カテコールアミン……294
尿中バニリルマンデル酸(VMA)，尿中ホモバニリン酸(HVA)……298
インスリン，C-ペプチド……301
エストロゲン，プロゲステロン……305
テストステロン……308
ヒト絨毛性ゴナドトロピン(hCG)，妊娠反応……310
血漿レニン活性(PRA)……312
ナトリウム利尿ペプチド……317

免疫検査

C反応性蛋白(CRP)……322
補体CH50，C3，C4……326
リウマトイド因子(RF)，抗CCP抗体……330
抗核抗体，LEテスト……334
抗DNA抗体……337
TSHレセプター抗体(TRAb)，甲状腺刺激抗体(TSAb)……340
抗甲状腺ペルオキシダーゼ抗体(抗TPO抗体)，抗サイログロブリン抗体(抗Tg抗体)……343
抗SS-A抗体，抗SS-B抗体，抗Scl-70抗体，抗Sm抗体……345
抗ミトコンドリア抗体(AMA)……350
抗Jo-1抗体……354
抗カルジオリピン抗体(抗リン脂質抗体)……357
クームス試験(抗グロブリン試験)……361
多項目アレルゲン特異的IgE抗体測定……365
抗アセチルコリンレセプター抗体……370
インスリン抗体……374
抗GAD抗体……378
CD3，CD4，CD8……381

感染症検査

- ●細菌検査

細菌検査のすすめ方……386
病原微生物の迅速検査……390

尿の細菌……392
便の細菌……395
鼻咽腔分泌物の細菌……398
喀痰の細菌……400
穿刺液の細菌……403
抗ストレプトリジン-O 抗体（ASO）
　　……407
結核菌・抗酸菌……410
マイコプラズマ……415
MRSA（メチシリン耐性黄色ブドウ球
　　菌）……418
ヘリコバクター・ピロリ……421
サルモネラ，下痢原性大腸菌……424
腸炎ビブリオ……427
クラミジア……430
梅毒血清反応……433

● ウイルス検査

エンドトキシン……436
インフルエンザウイルス迅速抗原検査
　　……438
風疹ウイルス抗体……441
成人 T 細胞白血病ウイルス抗体
　　（HTLV-I 抗体）……444
ヒト免疫不全ウイルス（HIV）抗体
　　……447
A 型肝炎ウイルス（HAV）……450
B 型肝炎ウイルス（HBV）……453
C 型肝炎ウイルス（HCV）……457
ヒトパピローマウイルス DNA（HPV-
　　DNA）……460
ノロウイルス……462
β-D-グルカゴン……463

腫瘍マーカー

腫瘍マーカー検査の目的と意義……468
癌胎児性抗原（CEA）……474
α-フェトプロテイン（AFP）……476
PIVKA-Ⅱ……478
CA19-9……479
扁平上皮癌関連抗原（SCC 抗原），シフ
　　ラ 21-1（CYFRA21-1），神経特異エノ
　　ラーゼ（NSE）……481
前立腺特異抗原（PSA）……483
CA125……485

CA15-3……486
カルシトニン，サイログロブリン
　　……487
シアル化糖鎖抗原 KL-6（KL-6）……488
HER2/neu 蛋白……490

輸血検査

血液型検査……494
交差適合試験……499
HLA タイピング……503

病理検査

病理組織検査……508
細胞診……511

生体検査

血圧……518
心電図（標準 12 誘導）……523
運動負荷心電図……529
ホルター心電図（24 時間心電図）……532
心臓カテーテル検査……536
肺機能検査（スパイロメトリー）……541
脳波検査……545
筋電図検査（EMG）……549
超音波検査……554
サーモグラフィ検査……562
眼底検査……565
電気眼振検査（ENG）……568
重心動揺検査……571
磁気共鳴画像検査（MRI）……574
骨密度測定（BMD）……581

索引……584

一般検査（排泄物・分泌液・穿刺液等）

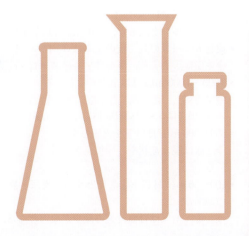

尿量

```
多
↑
       3,000～4,000 mL/日以上
       尿崩症*（尿比重は低い）←＊5～10 L/日以上のこともある
       糖尿病（尿比重は高い）
  多    高カルシウム血症
  尿    多飲
       心因性多尿症
       慢性腎不全，急性腎不全多尿期

       基準値 500～1,500 mL/日（昼：夜＝3：1～4：1）

       200～300 mL/日以下
  乏    急性腎炎，急性腎不全乏尿期，ネフローゼ症候群
  尿    心不全・ショック，脱水状態

  無    50～100 mL/日以下          尿  尿路系腫瘍・結石
  尿    急性腎不全               閉  前立腺肥大症（高度）
↓
少
```

🔍 これだけは知っておこう！　検査の意味

- 尿量は尿比重とあわせて評価する．
- 健常人の尿量は 500～1,500 mL/日である．
  → 発汗が多いと減るが，500 mL/日以下が何日も続くことはない．
- 健常人の尿量の昼：夜の比率は 3：1～4：1である．
  → 尿崩症，心臓病，原発性アルドステロン症患者は夜間の量が多い．
- 3,000～4,000 mL/日以上を多尿とする．
  → 尿崩症*，糖尿病，高カルシウム血症などで多尿となる．
  ＊尿崩症では 5～10 L/日以上になることも多い．
- 300～200 mL/日以下を乏尿とする．
  → 乏尿は脱水症状や浮腫性疾患（急性腎炎，ネフローゼ症候群，心不全）などでみられる．
- 100～50 mL/日以下を無尿とする．乏尿・無尿の原因には腎前性，腎性，腎後性のものがある．
  → 腎前性無尿は腎血流量の減少が原因となる．

→腎性無尿は腎機能障害によるものである．
→腎後性無尿は腫瘍，結石など尿路通過障害（尿閉という）によるものである．

検査時の注意

- 24時間蓄尿により検査する．
- 自動蓄尿装置を使用の場合，定期的な洗浄など装置をこまめに手入れする．

24時間蓄尿の方法
- 蓄尿開始時刻は起床時が望ましく，開始時刻の尿は捨てて膀胱内を空にし，それ以降24時間のすべての尿をため，終了時刻には尿意がなくても排尿してそれまでを含める．
- 排便時の尿も極力集める．
- 蓄尿容器には，防腐剤を加え，冷暗所（0～4℃）で保存するのが望ましい（ただし，検査項目によっては防腐剤入り尿での検査ができないものもあるので確認する）．
  ←尿の腐敗・変質を防ぐため．
- 24時間の尿量を測定し，尿量だけでなく成分の検査がある際にはよく撹拌したあと，一部を検体として提出する．
- 検体提出用容器には防腐剤を混入させないよう，できる限り濾紙で濾過する．
  ←混入成分を均一にするため．

観察のポイント（アセスメント視点）

継続・追加観察項目
- 排尿回数，尿性状，尿比重，尿浸透圧
- 循環動態（血圧，脈拍）
- 血液生化学検査（尿素窒素，クレアチニン，血清電解質）
- 水分摂取量
- 水分出納バランス
- 口渇，口唇や皮膚の乾燥の有無
- 体重の増減
- 膀胱の緊満状態の有無
- 尿意，残尿感の有無
- 消化器症状（悪心・嘔吐）の有無
- 精神神経症状（昏睡，錯乱）の有無

異常値をもたらす原因・成因をチェックする

- 原因疾患がないか
- 腹部単純X線検査，超音波検査，造影検査などの検査結果に異常はないか
- 血液生化学検査（尿素窒素，クレアチニン）結果に異常はないか
- 飲水量，食事摂取量，輸液量に過不足はないか
- 嘔吐，下痢，発汗，発熱，出血など，尿以外に体外への水分喪失は多くなかったか
- 浮腫，胸水・腹水など水分の血管外漏出がないか
- 利尿薬，あるいはロキソプロフェンナトリウム水和物など，乏尿の原因となる薬を服用していないか
- カンゾウ（甘草）の常用がないか
- 心理的な要因（不安，緊張など）がないか
- 尿採取の不完全はないか

ケアのポイント

必要なケアと患者教育

必要なケア	患者教育
多尿の場合	
・水分補給と電解質補正	・適切な水分摂取量の確保
・不整脈出現時には抗不整脈薬の投与，血圧維持のための輸液管理	・不整脈の自覚症状出現時の対応
・頻回の排尿により疲労・不眠を自覚することが多いため，疲労感の軽減や睡眠の確保	・休息の機会の確保 ・日常生活上での事故防止
乏尿・無尿の場合	
・発熱，出血，水分摂取量不足からの脱水によるときは水分補給	・適切な水分摂取量の確保
・腎機能低下によるときは，安静や保温で腎血流量を維持するとともに，医師の指示のもと薬物療法・食事療法（水分・塩分・蛋白制限）	・安静の保持 ・保温 ・水分・塩分・蛋白制限の理解
・心因性によるときは緊張をやわらげ，排尿しやすい環境づくり	・リラクセーション促進 ・尿意があるときにがまんしない
・易感染状態のため，陰部の清潔保持	・陰部の清潔保持
尿閉の場合	
・腹圧を高める	・腹筋や腹式呼吸の促進
・尿路の確保（導尿）	・陰部の清潔保持
その他	
・水分出納バランスの測定	・飲水量を確認することの意識づけ
・体重測定	・体重増減に対する意識づけ

・浮腫の有無とその程度の観察，それに対するケア（保温，マッサージなど） ・水分補給が必要なときで経口摂取可能であれば，手の届く場所に冷水やお茶，イオン飲料などをすぐ飲める状態で準備しておくとよい	・保温 ・姿勢や運動などによる血液循環促進 ・適切な水分摂取量の確保

緊急時・急性期の潜在的リスク

- 電解質バランスの異常，酸塩基平衡の異常をみとめるとき
  - ➡多尿の場合，血清カリウム値の低下，代謝性アルカローシス，原発性アルドステロン症，偽性アルドステロン症の可能性
  - ➡乏尿・無尿の場合，血清カリウム値の上昇，代謝性アシドーシスの可能性
- 不整脈・心電図波形の異常をみとめるとき
  - ➡血清カリウム値低下の場合，T波平坦化，U波出現，P波消失，ST低下，房室ブロックなど
  - ➡血清カリウム値上昇の場合，T波増高，心室性期外収縮，QRS幅増大，心室粗動，心室細動，心停止など
- 頻脈，血圧低下，意識障害をみとめるとき
  - ➡脱水の可能性
- 乏尿・無尿で腹痛があるとき
  - ➡膀胱タンポナーデの可能性

尿の色

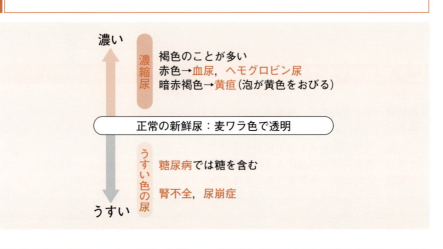

これだけは知っておこう！　検査の意味

- 正常の新鮮尿は麦ワラ色透明である．
  - ➡ウロクローム色素のため麦ワラ色をしている．
- 濃縮尿は褐色をおびる．
  - ➡患者は「赤い尿」「紅茶色の尿」「コーヒー色」「しょうゆのような尿」などと表現し，排尿時に尿道が刺激されて痛いということがある．
- 尿の色が濃いことと病的な成分が混じっていることとは別のことである．
  - ➡糖尿病の尿はうすい色なのに糖を含む．
  - ➡腎不全の尿はうすい色をしている．
  - ➡黄疸の尿は暗赤褐色で，あわが黄色をおび，尿を振るとよくわかる．
- 赤色の尿は血尿がいちばん多いが，ヘモグロビン尿(血色素尿)，ミオグロビン尿のこともある．
  - ➡ヘモグロビン尿は赤血球が溶解して尿中に排出されたものである．
  - ➡血尿かヘモグロビン尿かミオグロビン尿かは尿沈渣検査で判定する．
  - ➡投与された薬物や，その代謝物が排泄されて赤色の尿が出ることもある．
- 乳白色の尿には膿球や脂肪が混じっている．
  - ➡膿球は尿道，膀胱，腎盂の炎症，脂肪はフィラリア症のときにみられる．
- 蛍光を発した黄色尿はリボフラビン(ビタミンB_2)服用者に多くみられる．
  - ➡蛍光黄色尿はそのほか，蛍光眼底血管造影検査後にもみとめることがある．

尿の色調異常

色調	原因	疾患名
水様透明	希釈尿	尿崩症，萎縮腎，糖尿病
褐色尿(高度)	濃縮尿	脱水症，高熱時
赤(褐)色	赤血球尿	腎炎，結石症，尿路感染症，癌，出血性素因，特発性腎出血
	ヘモグロビン尿	溶血性貧血
	ミオグロビン尿	筋炎，クラッシュ症候群，横紋筋融解症
	ポルフィリン尿	ポルフィリア，鉛中毒
黄色	ビリルビン尿	肝炎，肝硬変，胆道閉塞
暗褐色	ホモゲンチジン酸尿	アルカプトン尿症
	メラニン尿	悪性黒色腫
乳白色	白血球尿	尿路感染症
	リンパ液混入尿	転移癌，フィラリア症

尿の色調異常はこのほか，ビタミン剤や下剤など薬物の服用時，ある種の飲食物の摂取でも起こる．

検査時の注意

- 採尿時間を確認する．
  ←時間が経過すると黒みが増すため．
- 随時尿による検査で自然排泄により採尿する場合，中間尿を採取する．
  ←外尿道口での汚染を防ぐため．
- カテーテルによる採尿の場合には，外尿道口とその周囲の十分な消毒後，カテーテルを膀胱まで挿入して採取し，無菌操作を徹底する．
  ←カテーテル挿入操作による尿路感染を防ぐため．
- 持続導尿中の尿を検査に用いる場合には，蓄尿バッグにたまっていた尿はなるべく使用せず，管内の尿を採取する．
  ←新鮮な尿を検体とするため．
- 女性の場合，月経中や月経後1〜2日は検査を避けることが望ましい．
  ←検査結果に影響を及ぼす可能性があるため．
- 採尿後は速やかに検査する．
  ←時間が経過すると塩類が析出し混濁するため．
- 異常があると考えられた場合は，影響する薬剤の使用がなかったか確認する．
  ←薬剤によって尿に独特な色調がつくことがあるため(リファンピシンでオレンジ，ビタミンB_{12}で黄色など)．
- 尿を出す目的でジュースやスポーツドリンク，お茶などを大量に飲むことは避ける．
  ←アスコルビン酸(ビタミンC)が多く含まれている可能性があり，検査結果に影響するおそれがあるため．

中間尿の採取方法
- 女性：消毒綿で外陰部を十分に清拭し，尿の出はじめは捨て中間の尿を採取
- 男性：包茎の場合は包皮を反転して外尿道口を露出し，排尿の中間の尿を採取

観察のポイント（アセスメント視点）

継続・追加観察項目
- 尿量
- 尿比重
- 尿潜血
- 尿糖，尿蛋白
- 水分摂取量
- 水分出納バランス
- 血尿の場合，血尿排泄の時期（排尿の初期にみられるか，終末にみられるか，全体を通してか）や凝血塊混入の有無と程度
- 排尿状態（排尿回数，排尿時痛，残尿感など）

異常値をもたらす原因・成因をチェックする
- 血尿をきたす原因（腎尿路系の炎症，腫瘍，結石，外傷，出血性素因など）はないか
- ヘモグロビン尿をきたす原因（溶血性貧血，不適合輸血など）はないか
- ビリルビン尿をきたす原因（肝機能障害，黄疸など）はないか
- ミオグロビン尿をきたす原因（横紋筋融解症，外傷，急性心筋梗塞など）はないか
- 膿尿をきたす原因（膀胱炎，腎盂腎炎，化膿性腎炎など）はないか
- 無色水様の尿となる原因疾患（糖尿病，尿崩症，萎縮腎など）はないか
- 造影検査，超音波検査，CT検査などの検査結果に異常はないか
- 尿沈渣検査，尿培養結果に異常はないか
- 尿糖や尿蛋白などの溶存物質の存在はないか
- 尿の色調に影響を与える食物の摂取や薬剤の服用はないか
- 月経はないか
- 発熱，疼痛などの感染徴候はないか

ケアのポイント

必要なケアと患者教育

必要なケア	患者教育
• 十分な水分補給で尿路洗浄をはかる	• 水分摂取の促進
血尿の場合	
• 安静を保持し止血をはかる	• 安静の保持
• 水分摂取促進と陰部の清潔保持	• 水分摂取の促進 • 陰部の清潔保持
• 不安,恐怖などを感じることが多いため,その緩和につとめる	• 血尿の程度(色の濃さ)を見ることを意識してもらい,緊急時の対応について確認しておく
• 貧血症状による事故防止	• 日常生活上での事故防止
ビリルビン尿の場合	
• 肝保護のための安静保持,食事療法,輸液療法,随伴症状(倦怠感,食欲不振,皮膚瘙痒感など)に対するケア	• 安静の保持
ヘモグロビン尿の場合	
• 溶血性貧血時には,安静・保温をし,副腎皮質ホルモン製剤の投与や輸血	• 安静の保持 • 保温
• 貧血症状による事故防止	• 日常生活上での事故防止
ミオグロビン尿の場合	
• 横紋筋融解症の場合,安静と水分摂取促進,利尿薬の投与	• 安静の保持 • 水分摂取の促進
膿尿の場合	
• 水分摂取促進と炎症の原因菌に対する治療,陰部の清潔保持	• 積極的な水分摂取 • 陰部の清潔保持

緊急時・急性期の潜在的リスク

- 肉眼的血尿があり,頻脈・血圧低下を伴うとき
  → 循環血液量の喪失により,循環動態に影響を及ぼしている可能性
- 血尿が続き,凝血塊をみとめるとき
  → 尿閉,膀胱タンポナーデに陥る可能性
- ミオグロビン尿をみとめるとき
  → 急性腎不全に至る可能性

尿の混濁

混濁尿の鑑別

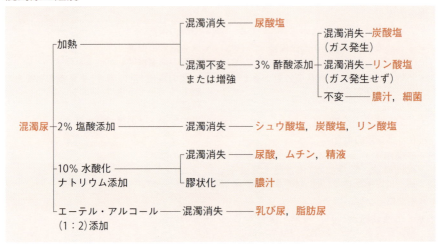

> **これだけは知っておこう！　検査の意味**

- 外観の観察では色調とならんで重要項目である．
- 蛋白や糖が多量でも，尿は混濁しない．
  - ➔蛋白や糖が水に溶けている状態なので，混濁しない．
  - ➔排尿直後は清澄な尿がしばらくすると混濁するのは，尿中の塩類が析出するためで，病的所見ではない．
- 尿中に細菌，白血球(膿球)，脂肪球(乳び尿)が存在すると，尿は混濁する．
  - ➔濾過しても透明にならないものは細菌尿と考えてよい．
  - ➔新鮮なとき透明だった尿が，長時間放っておくとにごるのは，細菌が繁殖したことによる．
- 塩類が溶けない状態でも尿は混濁する．
  - ➔寒いところに置いた尿がにごるのは，尿酸塩の析出によるもので，温めると透明になる．レンガ色を示すことが多い．
- 炭酸塩，リン酸塩，シュウ酸塩類が大量に出るときも尿は混濁する．
  - ➔これらは濾過すると透明になる．

トンプソンの2杯分尿法

排尿時期	第1杯	第2杯	病変部位
初期血尿（膿尿）	混濁	透明	前部尿道
終末時血尿（膿尿）	透明	混濁	後部尿道および膀胱頸部
全血尿（膿尿）	混濁	混濁	膀胱または上部尿路

血尿，白血球尿での混濁尿の部位判別法でPOCT（point-of-care testing）として重要．出はじめの尿と，中間～終末の尿を2つのコップにとり，性状を観察する．

検査時の注意

- 女性は採尿前に陰部の清拭を行う．
    - →女性の混濁尿の原因の多くは細菌と扁平上皮である．
    - →細菌の約半数，扁平上皮の大部分は腟・外陰部からの混入である．

> **混濁尿の観察法**
> - 採尿コップの底に描かれている◎印が見えなかったら混濁ありとする．

- 「観察のポイント」「ケアのポイント」については「尿の色」の項（p.6）を参照．

尿比重

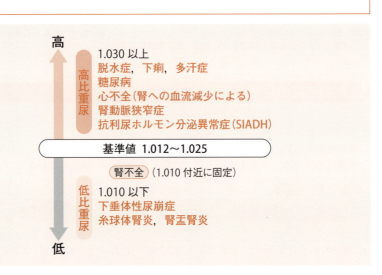

🔍 これだけは知っておこう！　検査の意味

- 尿比重は尿量とあわせて評価する．
- 尿の比重は尿の濃度を示し，腎臓の尿濃縮力の指標となる．
  ➡脱水症では腎臓が正常であれば尿比重は大きくなる．
- 尿の比重は，溶けている物質（尿素・食塩・蛋白・糖など）の量によって決まる．
  ➡尿に溶けている物質の量が多いほど尿比重は大きくなる．
- 健常人の尿比重の基準値は，1.012〜1.025である．
  ➡水を大量に飲むと比重は1.005まで下がり，水を飲まないと1.030まで上がる．
- 尿の濃縮検査で，健常人の最高比重は少なくとも1.030以上である．
  ➡健常人では尿量と尿比重は反比例する．
- 腎不全では，低比重に固定する傾向がある．
  ➡末期の萎縮腎では，腎臓の尿濃縮力（「フィッシュバーグ濃縮試験」を参照）が失われ，尿比重は血清の比重とほぼ同じ1.010付近に固定する（等張尿）．
- 高比重尿は，脱水症，糖尿病のときにみられる．
  ➡高比重尿とは新鮮尿で1.030以上の比重を示すものをいう．

検査時の注意

- 原則的には 24 時間蓄尿で測定する.
  ←尿比重は水分摂取量に影響され日内変動するため.
- 以下の補正を行う.
  温度補正：15℃より高ければ 3℃ ごとに 0.001 を足し, 15℃ より低ければ 3℃ ごとに 0.001 を引く.
  蛋白補正：蛋白 1 g/dL につき 0.003 を引く.
  糖補正：糖 1 g/dL につき 0.004 を引く.
  ←尿比重は, 尿の温度, 尿蛋白, 尿糖により変化するため.
- 尿の状態により測定結果をアセスメントする.
  →低比重尿での蛋白（±）は正常比重尿の（＋）に, 同じく糖（±）は（＋）に出る.
  →混濁尿の場合, 測定不能になることがある.
- 造影剤, D-マンニトール製剤, グリセオール製剤, また利尿薬使用の有無を確認する.
  ←造影剤, D-マンニトール製剤, グリセオール製剤の投与により高値を示すため.
  ←利尿薬の投与により低値を示すため.
- 水の混入がないか確認する.
  ←超低比重尿の場合, 尿に水が加えられている可能性もあるため.
- 検査法として現在使用されているのは, 簡便性に優れた試験紙法と屈折計法の 2 法である.

試験紙法
- chemical SG 法とよばれ, 尿中陽イオンを測る方法で, 尿比重を決定する食塩（尿中では Na^+ と Cl^- に解離）の動態を観察している.

屈折計法
- 自動蓄尿装置にもつけられていて, 自動記録される.

フィッシュバーグ濃縮試験
- 水分制限により軽い脱水状態にして, 抗利尿ホルモン（ADH）の分泌を亢進させ, ADH が腎遠位尿細管にはたらいて水の再吸収を促進させる反応性を調べるのに有用である.
- 主に腎髄質機能低下の初期の評価に利用される.
- 腎障害が著しい例では, 水分制限による脱水で腎不全をまねく危険があるのでさける.
- 検査前日 18 時以降のすべての飲食を禁止し, 就寝前に排尿する. 翌朝 6 時覚醒時に採尿（第 1 尿）, 以降安静臥床のままで 1 時間後に採尿（第 2 尿）, さらに 1 時間後に採尿（第 3 尿）して, 各尿について比重, 浸透圧を測定し, 温度, 尿蛋白, 尿糖に対する補正をして評価する.

観察のポイント（アセスメント視点）

継続・追加観察項目
- 尿量
- 水分摂取量
- 水分出納バランス
- 尿糖
- 尿蛋白
- 尿浸透圧

異常値をもたらす原因・成因をチェックする
- 高値となる疾患や，造影剤投与はないか
- 低値となる疾患や，利尿薬服用はないか
- 血液生化学検査（尿素窒素，クレアチニン）結果に異常はないか
- 水分摂取量，尿量，および水分出納バランスに過不足はないか
- 尿蛋白・尿糖などの溶存物質はないか
- 尿浸透圧に異常はないか

ケアのポイント

必要なケアと患者教育

必要なケア	患者教育
・水分・塩分・蛋白制限，電解質補正	・水分・塩分・蛋白制限への理解
・水分出納バランスの測定	・適切な水分摂取量の確保 ・飲水量を確認することの意識づけ
・体重測定	・体重増減に対する意識づけ
・浮腫の有無とその程度の観察，それに対するケア	・保温 ・姿勢や運動などによる血液循環促進
・倦怠感の有無の確認とそれに対するケア	・安楽な姿勢の促進
・循環動態（血圧，脈拍，不整脈）の観察	・適切な水分摂取量の確保 ・自覚症状に対する意識づけ
・貧血の有無の確認とそれに対するケア	・日常生活上の事故防止

緊急時・急性期の潜在的リスク

- 尿比重が1.010付近に固定され，全身倦怠感や悪心・貧血など関連症状をみとめるとき
  → 急性腎不全の可能性

尿 pH

```
高 ↑
    アルカローシス*
ア   尿路感染症
ル   腎結石（リン酸塩，炭酸塩）
カ   腎不全
リ   原発性アルドステロン症
性
尿

    ┌─────────────────────┐
    │ 新鮮尿の基準値：6.0 前後 │
    └─────────────────────┘

    アシドーシス**          *アルカローシスの
酸   糖尿病                ときの尿はアルカ
性   痛風                  リ性を示す．
尿   結石症（尿酸，シスチン，シュウ酸塩） **アシドーシスのとき
    アルコール依存症         の尿は酸性を示す．
低 ↓
```

これだけは知っておこう！　検査の意味

- 試験紙法により検査する．
- 尿が酸性かアルカリ性かを知ることにより，酸塩基平衡の状態がおおまかにわかる．
  → 健常人の尿はほとんどが弱酸性である．
- 正常の新鮮尿のpHは6.0前後である．
  → pH 4.5〜8.0 くらいの変動はある．
- 持続性の酸性尿は病的である．
  → pH 6.0 未満の尿のこと．
- 持続性のアルカリ性尿は病的である．
  → pH 7.5 以上の尿のこと．

検査時の注意

- 通常の尿検査では"新鮮尿検査"を厳守する．
  ← 尿を放置すると細菌のはたらきでアンモニアが生成してアルカリ性尿になり，尿試

- 　　験紙法による蛋白検査で偽陽性を呈するため．
- 保存剤に塩酸を用いていないか確認する．
  - ←極端な酸性尿は保存剤に塩酸を用いたときにみられ，蛋白は偽陰性となるため．
- ほかの検査成績と組み合わせて判定する．
  - ←尿 pH は生理的変動が大きく，それだけで病的かどうかを判別することは困難なため．また，pH 4.0 以下あるいは pH 8.0 以上の異常を示すことはまれで，検体の取り扱いや検査の誤りであることが多いため．
- 飲食物の影響がないか確認する．
  - ←動物性酸性食品(肉類など)の摂取で酸性尿，植物性アルカリ性食品(野菜，くだものなど)の摂取でアルカリ性尿を示すため．
- 飲食時間や姿勢など，採尿時の状況を確認する．
  - ←食後1時間以内，数時間立位後はアルカリ性となるため．

> **試験紙法の注意**
> - 試験紙法で用いる試験紙は，湿気，直射日光，高温を避け，使用直前に必要数のみ容器から取り出し，ただちに密栓保存．試験紙の取り扱い時には試薬部分に触れない．
> - 容器中の尿を軽く攪拌して，試験紙の試薬部分が完全に尿中に浸るように瞬時(1秒以内)につけ，余分な尿を容器のふちで拭い取る．試薬成分の相互汚染を防ぐため，試験紙を水平に保ち色調表と比較して判定する．判定時には測定項目それぞれの反応時間を厳守する．
> - 有効期間内でないと正確に判定できないため必ず確認する．

観察のポイント(アセスメント視点)

継続・追加観察項目
- 呼吸状態
- 血液生化学検査(尿素窒素，クレアチニン)
- 動脈血ガス分析(酸塩基平衡)
- 尿糖，尿ケトン体
- 尿沈渣
- 尿培養

異常値をもたらす原因・成因をチェックする
低値(酸性尿)
- 呼吸性アシドーシス(肺気腫，気管支喘息などによる二酸化炭素の排泄障害)はないか
- 代謝性アシドーシス(糖尿病，飢餓，腎不全，下痢など)はないか
- 酸性食品(肉食)の摂取過剰はないか

- 薬剤の摂取・投与(塩化アンモニウムなどの過剰投与)はないか

高値(アルカリ性尿)
- 呼吸性アルカローシス(過呼吸などによる二酸化炭素の必要以上の排泄)はないか
- 代謝性アルカローシス(嘔吐,利尿薬の大量投与など)はないか
- アルカリ性食品(植物性食品)の摂取過剰はないか
- 薬剤の摂取・投与(クエン酸カリウムなどの過剰投与)はないか
- 尿路の細菌感染症はないか
- 長時間放置した尿でないか

ケアのポイント

必要なケアと患者教育

必要なケア	患者教育
腎不全の場合	
・水分・塩分・蛋白の制限	・水分・塩分・蛋白制限の理解
・排尿回数,尿量,尿性状の観察	・尿量測定に対する協力
・尿意,残尿感の有無の観察	・尿意をがまんせず排尿することの意識づけ
・水分出納バランスの測定	・適切な水分摂取量の確保
・体重測定	・体重増減に対する意識づけ
・浮腫の有無とその程度の観察,それに対するケア	・保温 ・姿勢や運動など血液循環促進
・倦怠感の有無の確認とそれに対するケア	・安楽な姿勢の促進
・循環動態(血圧,脈拍,不整脈)の観察	・自覚症状の確認と緊急時の対応について
・貧血の有無の確認とそれに対するケア	・日常生活上の事故防止
異常呼吸をみとめる場合	
・呼吸を整える援助や必要時酸素吸入	・呼吸が楽な体位や呼吸法の習得
酸塩基平衡の異常をみとめる場合	
・電解質補正	・自覚症状の確認と緊急時の対応について

緊急時・急性期の潜在的リスク

- 酸塩基平衡の異常があり,呼吸不全や意識障害をみとめるとき
  → アシドーシスかアルカローシスの可能性
- 尿pHが高値(アルカリ性尿)で,全身倦怠感や悪心,貧血などを伴うとき
  → 腎不全の可能性

尿蛋白

```
高 ↑
    ネフローゼ症候群(3.5 g/日以上)

    腎障害
    心不全

    基準値  定性：陰性(－)
            定量：10～100 mg/日
```

これだけは知っておこう！　検査の意味

- 病的蛋白尿と生理的蛋白尿とがある．
- 生理的蛋白尿とは健常人にみとめる蛋白尿をいう．
  - ➡起立時に尿蛋白が出現する起立性蛋白尿*のほか，激しい運動時，発熱時，高蛋白食後にも蛋白尿がみられる．一過性のことが多い．健常人でも 30～50 mg/日程度の蛋白尿をみとめる．
    - ＊起立性蛋白尿(1,000 mg/日以下)
      脊柱の前彎による腎臓の血流障害が原因とされる．腰に枕を入れて彎曲を大きくしたり，そり返り姿勢を続けると，尿蛋白の排泄が増す．この検査に蓄尿は必要ない．早朝起床時の尿にはみとめないが，夕方寝る前，特に運動後に尿蛋白をみとめる．若年でやせた人に多いが，腎機能に異常はない．太ったり成人になると自然に治ることも多い．
- 病的蛋白尿(次頁の表参照)には，糸球体性蛋白尿と尿細管性蛋白尿がある．
  - ➡一般に尿蛋白とは糸球体性の蛋白を指す．ほかに，尿細管の再吸収障害に基づく特殊な尿細管性蛋白尿がある．
- 尿蛋白量は特にネフローゼ症候群のとき問題になる．
  - ➡腎臓病で尿蛋白を多くみとめるが，ネフローゼ症候群では 3.5 g/日以上の尿蛋白量が持続する．ほかの腎不全では，尿蛋白量は必ずしも病気の程度と関係しない．
- 心不全の患者でも尿蛋白をみとめる．
  - ➡腎臓の血流障害のためである．時に 200～300 mg/dL も出る．

病的蛋白尿の分類

分類		疾患	出現する蛋白
腎前性蛋白尿	全身性疾患	発熱，心不全，静脈うっ血，無酸素症，悪性腫瘍	アルブミン，$α_1$-糖蛋白
	特殊蛋白	溶血性貧血	ヘモグロビン
		骨格筋の破壊	ミオグロビン
		多発性骨髄腫，原発性マクログロブリン血症	ベンス・ジョーンズ蛋白
腎性蛋白尿	糸球体病変	糸球体腎炎，ネフローゼ症候群，ループス腎炎，糖尿病性腎症，腎硬化症，痛風腎，腎不全	アルブミン，$α_1$-糖蛋白，トランスフェリンなど
	尿細管病変	重金属中毒（カドミウムなど），急性尿細管壊死，溶血性尿毒症症候群，流行性出血熱，ネフローゼ症候群	$β_2$-ミクログロブリン，$α_1$-ミクログロブリン，レチノール結合蛋白，リゾチーム
腎後性蛋白尿	尿路病変	尿管・膀胱・尿道，性器の炎症，結石症，腫瘍など	類蛋白（アルブモーゼ，酢酸体，ムチンなど）
		尿路・リンパ管瘻	リポ蛋白尿（乳び尿）

検査時の注意

- 新鮮尿検査が原則であり，低温に保存し速やかに提出するか，-20℃で冷凍保存する．
  ← pH 8.0以上の高アルカリ性尿（古くなった尿）を尿試験紙で検査すると偽陽性を呈するため．
- 24時間蓄尿〔「尿量」の項(p.2)参照〕で1日尿蛋白排泄量により評価するのが好ましい．
  → 随時尿の場合には，早朝起床時の中間尿〔「尿の色」の項(p.6)参照〕がよい．
- 随時尿の場合には，日内変動の少ないクレアチニン値を同時に測定する．
  → クレアチニン補正値（クレアチニン1gあたりの値）で前回値と比較するとよい．
- 蓄尿の際の防腐剤など，塩酸を加えた尿では測定不能である．
  ← 検査の化学反応に影響するため．
- 採尿時の状況を確認する．
  ← 過激な運動後や月経前の生理的蛋白尿，発熱時の熱性蛋白尿，一定時間の起立後の起立性蛋白尿など，腎実質の障害を伴わない少量の一過性蛋白尿をみとめることがあるため．
- 尿路系の炎症の有無を確認しておく．
  ← 血液，膿，粘液が混入して偽陽性を呈することがあるため．
- 経時的に観察（再検査）したり，ほかの腎機能検査とともに総合的に判断する．
  → 尿蛋白は持続的に出るとは限らない．

- ベンス・ジョーンズ蛋白を正確に同定するには，免疫電気泳動法で確認する必要がある．
  ←試験紙法では検出されにくいため．

尿蛋白の測定―― 1）定性試験

- 試験紙法（蛋白誤差法）
  ①試験紙を尿につける．②ただちに引き上げ，余分な尿をコップのふちで拭い取る．③明るいところ（1,000ルクス程度）で添付の色調表と比色する．
  ・判定
  陰性：黄色のまま不変
  陽性：黄緑色〜青色に変色
  （蛋白量に応じる）

- スルホサリチル酸法
  学校検尿や成人病検診において，主として試験紙法で陽性時の確認に用いられる．
  ①尿を3 mLほど試験管にとり，20 g/dLのスルホサリチル酸溶液を3〜4滴滴下する．
  ②もう1本の試験管の尿と対照し白濁の有無を判定する．
  ・判定
  （−）：まったく反応しない
  （±）：黒いバックでわずかに白濁をみとめる（0.01％以下）
  （＋）：黒いバックなしでわずかな白濁をみとめる（0.01〜0.05％）
  （＋）：明らかに白濁をみとめる（0.1％）
  （♯）：細かい沈殿をみとめる（0.2〜0.3％）
  （♯）：塊状の沈殿をみとめる（0.5％以上）

尿蛋白の測定―― 2）定量試験

- 定性試験で陽性のときに行う
  ・試験紙法（半定量法）
  ・色素法による定量
  ・比濁法による定量

ベンス・ジョーンズ（Bence Jones）蛋白尿

- 多発性骨髄腫，原発性マクログロブリン血症，時にリンパ球性白血病でみとめる．加熱で特殊な変化を示す蛋白尿である．
- 濃縮した尿や蓄尿を用いて2〜3日続けて検査すると検出チャンスが増すスルホサリチル酸法による．

①尿を酢酸で酸性にし，徐々に加熱する．②40〜50℃でにごり→60℃になると綿状沈殿を起こす．→さらに煮沸すると沈殿は融解消失する．
→試験管を煮沸水から出して室温に置くとふたたび混濁する．③濾紙電気泳動法，免疫泳動法で確認する．

尿細管性蛋白

- 尿細管障害で尿に有意の量の蛋白が排泄される．
健常人では蛋白は尿細管で再吸収されるため尿に出現しない．
尿細管性蛋白は一般蛋白尿の蛋白より分子量の小さい蛋白である．β_2-ミクログロブリンとα_1-ミクログロブリンが測定される．腎臓の尿細管障害，たとえば間質性腎障害，薬物性腎障害（抗菌薬，解熱薬など），カドミウムやベリリウム中毒など職業病としての腎障害の診断に有力である．

微量アルブミン尿

糖尿病性腎症では病初期から尿アルブミンが軽度(30〜300 mg/日)増加するので，その測定が本症の早期診断・経過観察に役立つ．現在，腎透析治療を受けている患者の1/3が糖尿病性腎症によることが明らかにされ重要課題となっている．しかし，この濃度(2〜10 mg/dL)は試験紙の検出感度以下であるため，高感度の免疫学的測定が必要であった．一般に尿アルブミン/尿クレアチニン比を求め，下記の表から判断する．最近，高親和性蛋白誤差反応を応用したアルブミン試験紙と，銅・クレアチニン複合体のペルオキシダーゼ様反応を応用したクレアチニンを同時測定する試験紙が開発され，利用しやすくなった．

尿アルブミン/尿クレアチニン比による蛋白尿の判定基準

尿アルブミン(g)/尿クレアチニン(g)比	判定基準
0.15 以下	基準値
0.15〜1.0	軽度蛋白尿
1.0〜3.5	中等度蛋白尿
3.5 以上	ネフローゼ症候群

観察のポイント（アセスメント視点）

- 尿蛋白量
→蛋白尿出現の経緯と経過に注意する．
- 全身状態の観察
→特に浮腫の出現に注意する．

- 随伴症状の観察
    - ➡低蛋白血症*，貧血などに注意する．
        - ＊ 低蛋白血症は，主にアルブミンの減少によって起こる．尿蛋白は血清蛋白と同様，アルブミンとグロブリンを含むが，アルブミンのほうが糸球体から漏れやすく量も多い．そのため，尿蛋白陽性とは尿アルブミン陽性と同じ意味で扱われる．

継続・追加観察項目
- 尿沈渣検査
- 体重増加，浮腫，尿量減少の有無
- 腎クリアランス試験，PSP（フェノールスルホンフタレイン）試験，尿濃縮力テスト

異常値をもたらす原因・成因をチェックする

腎前性蛋白尿の場合
- 多発性骨髄腫（ベンス・ジョーンズ蛋白），単球性白血病，横紋筋融解症，溶血性貧血，熱傷，不適合輸血などはないか

腎性蛋白尿の場合
- 糸球体腎炎，糖尿病，SLE（全身性エリテマトーデス），アミロイドーシス，ネフローゼ症候群，痛風，慢性腎盂腎炎，薬剤性腎障害，急性尿細管壊死などはないか

腎後性蛋白尿の場合
- 下部尿路（腎臓以下の尿路）の感染症，結石，腫瘍などはないか
- 尿中微量アルブミンは糖尿病性腎症の早期指標となるので，糖尿病の症状（口渇，多飲，多尿，倦怠感など）はないか
- 激しい運動や長時間の起立など検査時の状況の影響はなかったか
- 月経周期の影響はないか
- 発熱はないか
- 血液，膿，粘液の混入はなかったか
- 高アルカリ性尿〔「尿pH」の項（p.15）参照〕ではなかったか

ケアのポイント

必要なケアと患者教育

必要なケア	患者教育
・尿蛋白が1g/日以上排泄されるときは安静保持	・安静の保持
・低蛋白血症・膠質浸透圧低下により体内に水分が貯留しやすいので，水分・塩分制限	・水分・塩分の制限 ・慢性腎不全の場合は蛋白制限
・グロブリン低下により感染しやすいので身体の清潔保持	・身体の清潔保持

・骨髄腫の場合には，骨破壊による疼痛を自覚することが多いため疼痛緩和のケアや貧血症状による事故防止のケアなど	・安楽な体位の促進 ・日常生活上の事故防止
・糖尿病の既往がある場合には，血糖コントロール状況の把握	・良好な血糖コントロールの維持

緊急時・急性期の潜在的リスク

- 高値が持続するとき
  ➡腎障害が強い可能性
- 糖尿病の既往があるとき
  ➡糖尿病性腎症の可能性
- 妊娠中で血圧高値，浮腫を伴うとき
  ➡妊娠高血圧症候群の可能性
- ベンス・ジョーンズ蛋白が確認されたとき
  ➡多発性骨髄腫の可能性

尿潜血

陽性
赤血球・ヘモグロビン尿をみとめるとき
　腎・尿路系の炎症：糸球体腎炎，IgA 腎症，膀胱炎，尿道炎
ヘモグロビン尿をみとめるとき
　溶血性貧血，不適合輸血
ミオグロビン尿をみとめるとき
　筋ジストロフィー，筋炎，クラッシュ症候群

基準値 定性：陰性

これだけは知っておこう！ 検査の意味

- 尿中に赤血球が 20 個/μL，ヘモグロビンで 0.06 mg/dL 排泄されると，尿潜血反応は陽性(1＋)になる．
- 尿試験紙による尿潜血反応は，尿中の赤血球だけでなく，血管内溶血により出現するヘモグロビン，および筋が傷害されたときにみられるミオグロビンでも陽性になる．

尿潜血反応と尿沈渣赤血球との関連

		尿潜血反応	
		陰性	陽性
尿沈渣赤血球	陰性	異常なし(血尿なし)	・尿が古いとき ・高アルカリ性尿/低張尿 ・ヘモグロビン尿 ・ミオグロビン尿 ・過酸化物の混入 ・細菌の増殖(ペルオキシダーゼ作用) ・高度白血球尿/細菌尿 ・精液の混入(ジアミンオキシダーゼ) ・見落とし
	陽性	・試験紙の劣化 ・高比重尿(高蛋白尿) ・アスコルビン酸，その他強力な還元性物質含有尿 ・カプトプリル含有尿 ・尿の撹拌が不十分のとき ・多量の粘液成分の混入 ・誤認(酵母，白血球，上皮の核，シュウ酸，でんぷん粒，油滴，精子の頭部など)	血尿あり(微小〜中等度血尿)

検査時の注意

- この検査の主目的は"顕微鏡的血尿"のスクリーニング検査である．あくまでもヘモグロビンのもつ化学的反応（ペルオキシダーゼ様活性）をみているので，血尿の有無をみるだけではないことに注意する．
- 検体はできるだけ早朝第1尿の中間尿〔「尿の色」の項(p.6)参照〕を用い，採尿後1時間以内に検査することが望ましい．
  ← 尿が古くなるとヘモグロビンのペルオキシダーゼ様活性が低下し，陰性化する危険性があるため．
- 通常，肉眼的に血液を含むとみとめられる場合にはこの検査を要しないが，必要なときには肉眼的血尿と記しておく．
- 月経中や月経後1〜2日は検査を避けることが望ましい．
  ← 月経血混入が検査結果に影響を及ぼすため．
- 激しい運動をしなかったか，採尿時の状況を確認する．
  ← 激しい運動などで陽性を示すことがあるため．
- 検査時にはよく撹拌する．
  ← 赤血球は沈みやすいため．
- 試験紙の取り扱いには十分気をつける〔「尿pH」の項(p.15)参照〕．
  ← 試験紙の試薬は，容易に変質しやすく正確な判定ができなくなるため．
- 試験紙法だけでも，潜血陽性と判定されたもののうち，無傷の赤血球があれば斑点状に呈色，ヘモグロビン（溶血尿）があれば均一変化と判別できるものもあるが，診断のためには尿沈渣鏡検を行い，赤血球の有無を確認する必要がある．
- 尿潜血反応結果と尿沈渣赤血球数は通常一致するが，成績に食い違いがみられる場合がある（前ページの表参照）．
- 消毒剤の混入や感染症の有無を確認する．
  ← 次亜塩素酸のような酸化剤の混入や，尿路感染症のときには細菌のペルオキシダーゼにより偽陽性を示す場合があるため．
- 肉眼的血尿があるときは，排尿を前半と後半に分けて2杯，もしくは前，中，後半の3杯に分けて採尿することで，出血部位を推定できる．

観察のポイント（アセスメント視点）

継続・追加観察項目
- 尿沈渣検査，尿蛋白
- 尿細胞診
- 血液検査（赤血球数，ヘモグロビン，ヘマトクリット，血小板数，凝固・線溶系検査）
- 肉眼的血尿の場合，血尿排泄の時期（排尿の初期にみられるか，終末にみられるか，全体を通してか）や凝血混入の有無と程度

異常値をもたらす原因・成因をチェックする

- 尿路系の出血，腎炎，尿路結石，尿路系腫瘍，アレルギー性膀胱炎，出血性素因などはないか
- 造影検査，超音波検査，腎生検などの検査結果に異常はないか
- 潜血反応が陽性でも，尿沈渣で赤血球がみとめられない場合，ヘモグロビン尿かミオグロビン尿と考えられるので，それぞれの原因疾患はないか
  - ➔ ヘモグロビン尿：溶血性貧血，不適合輸血など
  - ➔ ミオグロビン尿：横紋筋融解症，外傷による筋肉損傷，急性心筋梗塞など
- 尿の色調に影響を与える食物の摂取や薬剤服用・投与はないか
- 月経はないか
- 激しい運動など検査時の状況の影響はなかったか
- 試験紙の試薬の変性はなかったか
- 採尿容器は清潔であったか
- 新鮮尿を提出したか

ケアのポイント

必要なケアと患者教育

必要なケア	患者教育
・安静保持，保温，刺激物・アルコール禁止，排便時のいきみ禁止などにより，止血促進をはかる	・安静の保持 ・保温 ・刺激物・アルコールの摂取制限への理解 ・排便時のいきみ禁止
・貧血症状による事故防止	・日常生活上での事故防止
・水分の制限がなければ，水分補給で尿路洗浄	・水分摂取の促進
・ミオグロビン尿で横紋筋融解症の場合，安静と水分摂取促進，利尿薬の投与，高カリウム血症に対する処置	・安静の保持 ・水分摂取の促進

緊急時・急性期の潜在的リスク

- 肉眼的血尿をみとめるとき
  ➔ 強い貧血の可能性
- ミオグロビン尿
  ➔ 急性腎不全の可能性
- ヘモグロビン尿
  ➔ 急性腎不全の可能性

尿糖

陽性 ｜血糖値も高い｜
- 糖尿病
- 甲状腺機能亢進症
- クッシング症候群
- 慢性膵炎
- （副腎皮質ホルモン製剤の投与時）

｜血糖値は正常｜
- 腎性糖尿（腎障害）
- ファンコニ症候群
- 妊娠後期（生理的）
- 薬物中毒

基準値　定性：（－），定量：130 mg/日以下

尿中に糖が出てくるしくみ

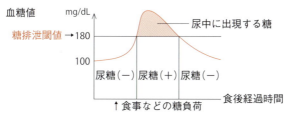

血中の糖は腎臓の糸球体でいったんすべてが濾過され，尿細管で再吸収される．糖排泄閾値を超えると再吸収しきれず尿中に糖が排泄されはじめる．

これだけは知っておこう！　検査の意味

- 尿糖は血糖値とあわせて評価する．
- 早朝空腹時尿に糖（ブドウ糖）が出たら糖尿病を疑う．
  →早朝は血糖レベルがいちばん低く，尿に糖が最も出にくい．陽性なら糖尿病を疑う．
- 食後2時間尿に糖が出ていなければ糖尿病の可能性は少ない．
  →食後2時間の尿は血糖レベルが上がり，尿糖が最も出やすい．
- 血糖値が170〜180 mg/dL を超えると，尿に糖が出てくる．
  →この値を糖排泄閾値という．正常腎では，血糖レベルが正常な限り，尿に糖が出てこない．
- 尿に糖が出たからといって，ただちに糖尿病とはいえない．
  →甘いものを多く食べたときも尿に糖が出る．また，腎臓の糖排泄閾値が異常に低い場合は糖を排泄しやすく，血糖値が100 mg/dL 程度でも尿に糖が出ることがある（腎性糖尿）．漏れて出やすいだけなので，糖尿病ではない．

- 尿に糖が出ない糖尿病もある．
  - ➡動脈硬化を伴った糖尿病では，腎臓の糖排泄閾値が高くなり，血糖レベルがかなり上昇しないと尿に糖が漏れないので，早朝尿では糖が出にくい．
- 糖尿病の確認には血糖検査，ブドウ糖負荷試験，ヘモグロビンA1c(HbA1c)検査などを行う．
  - ➡尿糖検査だけでは，糖尿病の診断はできない．

検査時の注意

- 反応時間，判定時間を厳守する．
- 尿糖試験紙法は，世界で最も多く用いられている優れた検査法である．
- 検査前はビタミンC(0.3〜0.1 g)の連用を避けるよう指導する．
  - ⬅還元作用物質(ビタミンCなど)は酸化反応を妨害し，偽陰性となるため．
- 試験紙法では試験紙の保存や取り扱いに注意し，判定時間をまもることが重要である〔「尿pH」の項(p.15)参照〕．
- 機器による判定では，操作マニュアルに従って行えば，正しい結果が得られる．
- 目的にあわせて，検体を採取する時間を設定する．
  - ➡早朝第1尿：早朝は血糖レベルがいちばん低く尿糖が最も出にくいため，陽性なら糖尿病を疑う．糖尿病患者の場合は夜間高血糖の判断に有効である．
  - ➡食後尿：食後2時間尿は，最も血糖が高くなり尿糖が検出されやすい状態のため，糖尿病のスクリーニングに適している．
  - ➡24時間尿：24時間蓄尿により，血糖のコントロール状態を把握できる．
- 随時尿では，採尿時間と食事時間をふまえて評価する．
- 検査時点の血糖を反映した尿糖を調べるには，一度排泄したのち，10〜20分後に再度排泄した尿を検体とする．
  - ➡通常尿が4〜5時間膀胱内に貯留していることを考慮する．
- 採尿後，速やかに検査する．
  - ⬅室温に長く放置すると細菌が繁殖して尿中の糖が消費されるため．
- 大量の糖摂取がなかったか確認する
  - ⬅健常人でも大量の糖を一時に摂取すると尿糖が出ることがあるため．

定性試験

試験紙法(ブドウ糖酸化酵素の特異反応を利用したもの)
①試験紙を尿につけ，すぐに引き上げる．
②1分ほどおき，明るいところで付表の色調と比色し，判定する．

定量試験

- 定性試験で陽性のときに行う．通常，1日の尿を蓄尿し測定する．

← 尿糖の排泄量は食事・運動などで著しく変動するため．
- 酵素法が用いられる．試験紙法は定性ないし半定量しかできない．

観察のポイント（アセスメント視点）

継続・追加観察項目
- 血糖値，HbA1c 値，フルクトサミン値
- 糖負荷試験
- 尿ケトン体
- 尿蛋白
- 摂取エネルギー量（食事内容）
- 糖尿病の症状（口渇，多飲，多尿，倦怠感など）
- 肥満度
- 意識レベル

異常値をもたらす原因・成因をチェックする
- ブドウ糖の静脈注射や，大量の糖摂取などはなかったか
- 糖尿病誘発薬剤（副腎皮質ホルモン製剤，サイアザイド製剤など）の服用はないか
- 甲状腺機能亢進症，胃切除術の既往はないか
- アドレナリン分泌による血糖上昇（精神的興奮，ストレス状態の持続など）はないか
- 妊娠はしていないか
- 腎性糖尿（ブドウ糖の再吸収障害）などの尿細管障害はないか
- 糖尿病の家族歴はないか

ケアのポイント

必要なケアと患者教育（糖尿病の場合）

必要なケア	患者教育
薬物療法関連	
・医師の指示に基づき確実なインスリンや経口血糖降下薬の投与	・内服や注射など薬物療法の理解と遵守
食事療法	
・指示のエネルギー量で，脂質，蛋白質，ビタミン，ミネラルをバランスよく保つ	・食事療法の理解
・血糖の急な上昇を防ぐ食物繊維の摂取や，満腹感を得るためゆっくりよくかむことを勧める	・摂取エネルギー量の目安や，血糖値を急激に上昇させない食事内容や食べ方についての理解

必要なケア	患者教育
・代替食品により，患者の好みを取り入れた食事を工夫する	・食事内容の工夫についての理解
運動療法関連	
・有酸素運動を 20 分/回以上，朝・夕の食後 1 時間後，2 回/日程度がよい	・適度な運動の促進
・血圧が 20 mmHg 以上変化する，脈拍が 100 回/分以上になる，起立性低血圧がある，そのほか悪心，めまい，気分不快があるときは中止する	・適度な運動の促進 ・過度な運動の目安についての理解
・運動中・運動後の低血糖に注意し，アメなどを携帯する	・低血糖症状やその対応についての理解
感染予防関連	
・感染への抵抗力が低く一度感染を起こすと治癒しにくいため，血液循環を高めて皮膚の抵抗力を強めるほか，日常的に保清につとめる	・身体の清潔保持
フットケア	
・末梢の循環不全により下肢に炎症を起こしやすく，神経障害による知覚鈍麻のため自覚症状がなく悪化しやすいので，ウオノメ，タコ，かかとのひび，靴擦れなどのケアや，湯たんぽ・あんかなどは皮膚から離して置くなどの注意が大切である	・合併症に対する理解と合併症予防のための日常生活上の注意事項の理解と遵守

緊急時・急性期の潜在的リスク

- 時間帯や食事にかかわらず，随時尿糖が陽性のとき
  → 糖尿病の可能性
- 空腹時血糖や糖負荷試験での血糖値が病的に高い（300 mg/dL 以上）とき
  → 糖尿病の可能性
- 意識障害があるとき
  → 糖尿病性ケトアシドーシスの可能性
- 尿ケトン体をみとめるとき
  → 糖尿病性ケトアシドーシスの可能性

尿ビリルビン

陽性 ↑
濃縮尿
尿の色
濃黄褐色（ビリルビンを含む）
→急性肝炎，閉塞性黄疸
暗赤褐色
→黄疸（泡が黄色をおびる）

基準値 陰性（−）

これだけは知っておこう！　検査の意味

- ビリルビン（胆汁色素成分）は主としてヘモグロビンから鉄分と蛋白成分がとれた代謝物である．
  → 肝臓で処理されて水溶性となった抱合型（直接）ビリルビンは，胆汁中に排泄される．肝臓で処理されない血中のビリルビンは，非水溶性の非抱合型（間接）ビリルビンであり，尿に出ない．
- 尿中にビリルビンをみとめるのは，急性肝炎や閉塞性黄疸などである．
  → 肝炎や閉塞性黄疸では，胆汁への排泄が阻害され，肝臓で処理された抱合型（直接）ビリルビンが血中に逆流して高濃度となり，腎臓より尿中に出てくるようになる．
- 血中の直接ビリルビンが 2 mg/dL 以上になるころから，尿にビリルビンをみとめるようになる．
  → 濃縮された尿は，ウロクロームのため一見黄疸尿のようにみえるが，ビリルビンを含む黄疸尿は濃黄褐色で，振ると泡まで黄色をおびるので見当がつく．黄疸尿を放置すると，ビリルビンが酸化されてビリベルジンになり緑色をおびる．

検査時の注意

- 新鮮尿で検査する．
  ← 光による酸化分解を受け，含有量によっては 1〜4 時間で検出できなくなるため．
- 保存する場合は，空気を遮断し，冷暗所に保管する．
  ← ビリルビンは空気に触れると空気酸化し，光で光酸化により分解してしまうため．

- 濃縮尿でないか，薬剤の影響による色でないか確認する．
  → 同じような色調として濃縮尿や薬剤に影響された尿の場合がある．
- スルピリン，クロルプロマジンなどで偽陽性に，アスコルビン酸で偽陰性となる．
- もっぱら試験紙法で検査される．

観察のポイント（アセスメント視点）

継続・追加観察項目
- 血液生化学検査（AST/ALT，γ-GT，アルカリ性ホスファターゼ，乳酸脱水素酵素，血清ビリルビン）
- 血液検査（血小板数，凝固・線溶系検査）
- 黄疸の有無や程度と随伴症状（皮膚の乾燥・瘙痒感，悪心・嘔吐，浮腫，出血傾向）の有無
- 貧血の有無
- 尿の色（黄疸尿）
- 便の性状，色

異常値をもたらす原因・成因をチェックする
- 造影検査，超音波検査，CT検査の結果に異常はないか
  → 陽性：閉塞性黄疸，肝細胞性黄疸，肝炎，悪性腫瘍，肝硬変症などの可能性
- 検査に影響を与える薬剤の服用・投与はないか

ケアのポイント

必要なケアと患者教育

必要なケア	患者教育
・肝機能低下をみとめるときは，肝保護のための安静，食事療法，輸液療法，随伴症状（倦怠感，食欲不振）に対するケア	・安静の保持 ・治療に対する理解を得る
・黄疸のあるときは皮膚瘙痒感を伴うことが多いので，皮膚の乾燥を避けて清潔を保つ	・皮膚瘙痒感があるときは，爪を短くし，皮膚を清潔に保つとともに身体に傷をつくらないようにする
・貧血のあるときは，安静・保温で体力消耗を避けるとともに，貧血による事故防止に注意する	・安静の保持 ・保温 ・日常生活上の事故防止
・出血傾向があるときは安静とし，物理・化学的刺激を避ける	・日常生活上の事故防止

緊急時・急性期の潜在的リスク

- 血清ビリルビン値が高値で黄疸が強いとき
  ➔急性肝炎，閉塞性黄疸の可能性
- 肝機能の低下をみとめるとき
  ➔肝不全にいたる可能性
- 出血傾向をみとめるとき
  ➔肝機能障害による血液凝固能低下の可能性

尿ウロビリノゲン

```
陽性
 ↑
   中等度以上の陽性（卅）
   急性肝炎
   慢性肝炎
   肝硬変
   溶血性黄疸

  ( 基準値  疑陽性（±） 弱陽性（＋） )

   胆道の完全閉塞
   抗菌薬の長期使用
 ↓
陰性
```

中程度以上の陽性（卅）なら急性肝炎，慢性肝炎，肝硬変，溶血性黄疸，陰性（−）なら胆道の完全閉塞，抗菌薬の長期使用が疑われる．

これだけは知っておこう！　検査の意味

- 胆汁から排泄されたビリルビンは，腸内細菌の作用でウロビリノゲンとなり，その一部は腸管から吸収され血中に入り，ふたたび胆汁中に排泄される（ウロビリノゲン腸肝循環）．
  - ➡一部は尿中に漏れ出てくる（尿ウロビリノゲン）．したがって，健常人の尿にも少量のウロビリノゲンが存在する．
- 肝障害があると，尿中に大量のウロビリノゲンが排泄される．
  - ➡尿中ウロビリノゲンは，肝障害がなくても疲労，発熱ほかさまざまな条件でも増すことがある．また，他に肝障害を調べるよい検査があるので，尿ウロビリノゲン検査は肝機能検査としては利用されなくなった．
- 閉塞性黄疸では，ウロビリノゲンはつくられない．
  - ➡閉塞性黄疸では，胆汁が腸管に出ないので，ウロビリノゲンはつくられず，尿ウロビリノゲン反応は陰性になる．

検査時の注意

- ウロビリノゲンの尿中排泄は生理的変動が大きいので注意が必要である．
  - ➡14〜16時ごろに多く，夜間・午前中は少ない．
- 検査法の特異性に欠け，著しい増加と欠如のみが臨床的に重要な場合とされるので注

意する．
- 試験紙法の場合，試験紙の保存や取り扱いに注意する．〔「尿pH」の項(p.15)参照〕
  - ➔試験紙の種類によっては，陰性(ウロビリノゲンの消失)と正常(＋/−)を区別することができないものがある．
- 新鮮尿をただちに検査しないと，偽陰性になりやすい．
  - ←ウロビリノゲンは排尿後，速やかに酸化されてウロビリンに変化するため．
- サルファ剤，プロカインなどで偽陽性に，アゾ色素系薬剤やリボフラビンのような高度着色尿で偽陰性となる．
- 抗菌薬の大量投与や下痢の有無を確認する．
  - ←ウロビリノゲンの生成が少なくなり，陰性となることがあるため．
- 激しい運動，疲労，肉食，飲酒，便秘，精神的ストレスの有無を確認する．
  - ←上記状況により陽性を示すことがあるため．

観察のポイント

異常値をもたらす原因・成因をチェックする
- 造影検査，超音波検査，CT検査の結果に異常はないか
  - ➔異常陽性：肝炎，肝硬変症，高度の溶血性疾患，熱性疾患，循環機能不全などの有無
  - ➔陰性：閉塞性黄疸，抗菌薬の大量投与，下痢などの有無
- 検査に影響を与える薬剤の服用・投与はないか
- 新鮮尿を提出したか

ケアのポイント
  - ➔「尿ビリルビン」の項(p.31)を参照．

尿ケトン体

```
陽性
 糖尿病
 飢餓
 摂食障害
 内分泌疾患
 脱水症
 感染症

基準値　陰性（−）
```

これだけは知っておこう！　検査の意味

- ケトン体とは，アセト酢酸，β-ヒドロキシ酪酸(3-ヒドロキシ酪酸ともいう)，アセトンの総称である．
- ケトン体の検査とは，糖尿病をはじめとする糖代謝の異常や糖の摂取・利用障害の有無を知る検査である．
  → 試験紙法が用いられる．
- 糖代謝が障害されると，エネルギー源を脂質に求めるが，反応がからまわりとなり，肝臓でのケトン体の産生が増す．
  → ケトン体は脂質の不完全燃焼産物である．
- 血中に増加したケトン体は容易にケトン尿症をきたす．
  → コントロールの悪い糖尿病や飢餓，子どもの自家中毒，重症悪阻(つわり)では，ケトン体は尿中に容易に漏れ出す．拒食症(摂食障害)でも陽性を示す．
- 糖尿病で尿中にケトン体をみとめるとき，アシドーシスを伴うケトアシドーシスの状態である．
  → 糖尿病のコントロールがよほど悪いときで，著しい高血糖，脱水症，意識障害を伴う．糖尿病性昏睡の緊急処置を要する病態で，ケトン体が消失するまで，大量の水分とインスリンの注射を要する．

検査時の注意

- 新鮮尿で2時間以内に検査する．

← ケトン体はアセト酢酸，アセトン，β-ヒドロキシ酪酸を総称したものだが，アセト酢酸は容易に脱炭酸してアセトンに変化し揮発しやすいほか，ケトン体は細菌のエネルギー源として利用され減少するため．
- ケトン体が陽性となった場合，ただちに医師に報告する．
  ← 生体の危険警告であり，ケトアシドーシスなど緊急の処置が必要となることがあるため．
- 空腹でないか，運動後でないかを確認する．
  ← 生理的変動として空腹時や運動後に陽性を示すことがあるため．
- 影響する薬剤の使用の有無を確認する．
  ← セフェム系薬剤，高度の着色尿で偽陽性を示すことがあるため．
- 検査法はもっぱらニトロプルシドナトリウムとの反応を用いた試験紙法による．

観察のポイント（アセスメント視点）

継続・追加観察項目
- 血糖値
- 尿量，尿糖，尿比重
- 血清電解質（ケトン体は酸性で陰イオンとして存在し，尿に排泄されるときナトリウムやカリウムなどの陽イオンと結合するため，血中からそれらが失われる．結果として，体液はアシドーシスとなることが多い）
- 動脈血ガス分析（酸塩基平衡など）
- ケトン血症，アセトン臭の有無（ケトン尿とともにこの3徴候があるときケトーシスとよぶ）
- 意識レベル
- 疲労，無気力または興奮
- 頭痛・疼痛・筋肉痛の有無
- 食習慣，睡眠，心拍，体重減少，低体温など

異常値をもたらす原因・成因をチェックする
- 糖利用障害（糖尿病，甲状腺機能亢進症など）はないか
- 糖不足・脱水（飢餓，嘔吐，消化不良など）はないか
- 末梢の利用障害（感染症，発熱，術後など）はないか
- 脂肪過多（肥満，アルコール摂取，過脂肪食など）はないか
- 糖尿病の諸症状（血糖コントロール状態など）はないか
- 結果に影響する薬剤の服用・投与はないか

ケアのポイント

必要なケアと患者教育

必要なケア	患者教育
• 糖尿病患者では，インスリン投与と水分補給〔そのほか，「尿糖」の項の"必要なケア"（p.27）参照〕	• 糖尿病の場合，尿ケトン体の検出は血糖コントロール不良といえるため，食事療法や運動療法，薬物療法について理解を得る
• 糖不足のときには糖質補給	• 適度な糖質の摂取促進
• 嘔吐時は，保温・安静にして休息できる静かな環境を整え，吐物の速やかな処理と口腔ケアにより誘発を避けることや，吐物の誤嚥を防ぐ	• 安静の保持 • 保温 • 誤嚥防止の体位についての理解 • 口腔内の清潔保持

緊急時・急性期の潜在的リスク

- 食事や運動にかかわらず，持続的に多量の尿ケトン体をみとめるとき
  ➜高血糖，脱水症の可能性
- 高血糖で意識障害をみとめるとき
  ➜糖尿病性昏睡の可能性
- 電解質バランス，酸塩基平衡の異常をみとめるとき
  ➜糖尿病性ケトアシドーシスの可能性

尿沈渣

沈渣成分	正常（400倍1視野）	多数（異常）	
赤血球	1～4個	腎・尿路系疾患	糸球体腎炎，IgA腎症 腎・尿路結石 腎・尿管・膀胱腫瘍 腎・尿路系感染症
白血球	3～4個	腎・尿路系炎症	
上皮細胞	少数	腎・尿路系炎症	尿管・膀胱腫瘍では異型上皮をみとめることがある
結晶	0	病的結晶	
細菌	0～少数	腎・尿路系感染症	
寄生虫	0	尿路感染症	
円柱	0～少数	糸球体病変，尿細管病変	

これだけは知っておこう！ 検査の意味

- 尿沈渣検査には新鮮尿を用い，採尿後，4時間以内に検査する．
  - →採尿して時間の経過した尿では，有形成分が破壊され，正しい検査ができない．
- 尿沈渣は尿を遠心分離して試験管の底に残る有形成分で，それを顕微鏡で検査して腎・尿路疾患の診断に用いる．
  - →沈渣成分には，血球成分（赤血球，白血球），上皮細胞，円柱，結晶，細菌，酵母，寄生虫などが含まれる．
- 尿沈渣成分は尿の外見だけからはわからない．
  - →きれいにみえる尿でも，遠心分離すると病的な成分の沈殿がみられたり，にごっていても，正常尿にもみられる塩類（尿酸，リン酸，炭酸などの塩）の結晶しかみられないことがよくある．
- 特に女性では採尿に注意が必要である．
  - →外陰部に腟の分泌物中の成分（赤血球，白血球，常在細菌，細胞成分）が混じるからである．女性の精密な尿沈渣検査では，局所を消毒綿などで清拭後，中間尿について検査する必要がある．

検査時の注意

- 新鮮尿検査（遅くとも採尿後4時間まで）を厳守する．保存はできない．
  ← 長時間放置すると赤血球，白血球，上皮細胞などが浸透圧，濃度，pH，細菌などにより変性，崩壊するため．
- 尿潜血が陽性のときは必ず尿沈渣検査を行い，赤血球の有無を確認する．
- 陰部を消毒綿で十分清拭したうえで中間尿をとる．
  ← 外尿道口での細菌などの混入を防ぐため．
- 女性では月経中を避けて検査する．
  ← 月経血混入により結果に影響するため．
- 試験紙法による尿定性・半定性検査成績と比べながら，結果を判定する．
- サルファ剤の服用の有無を確認する．
  ← 酸性尿でサルファ剤結晶をみとめることがあるため．

尿沈渣の測定

①新鮮尿をよく振って約10 mLを遠心管に入れ，毎分1,500回転（400～500 G）で5分間遠心分離する．
②上澄み（上清）を捨て，沈渣成分0.1 mLを残し，スライドグラスに1滴落とし，はじめ100倍，ついで400倍で鏡検し，確認できる沈渣成分の種類とその数を数える．くわしく調べるときには染色することもある．

尿中有形成分自動測定

尿を遠心分離することなくノズルから吸収させ，尿中の赤血球，白血球，上皮細胞，円柱，細菌などの粒子を電気信号的にとらえる方式で，最近広く普及した．この装置によってまずスクリーニングし，技師が専門的に鏡検したほうがよいとするサインが出た試料を観察する．検査の迅速性，高精度化に役立っている．赤血球，白血球の解析はほぼ満点に近いが，観察できない成分もある．本方式では世界標準の定量表示（個数/μL）も行われる．

尿中にみられる病的結晶

病的結晶	判定
ロイシン	肝障害（重篤）
チロシン	肝障害（重篤）
シスチン	先天性シスチン尿症（結石症）
コレステロール	ネフローゼ症候群
ビリルビン	肝障害
2,8-ジヒドロキシアデニン	先天性アデニンホスホリボシルトランスフェラーゼ欠損症（結石症）

沈渣成分中にみられる円柱

円柱	原因となるもの
硝子円柱* 顆粒円柱 上皮円柱	糸球体腎炎，腎不全 尿細管障害
赤血球円柱	腎出血
白血球円柱	腎炎症
脂肪円柱	ネフローゼ症候群
蝋様円柱	重症腎障害
巨大円柱	重症腎障害

＊硝子円柱は健常人でも，運動後などに少数出現することがある．

観察のポイント（アセスメント視点）

継続・追加観察項目
- 尿量，尿の性状
- 尿比重
- 尿蛋白
- 尿潜血
- 発熱などの感染徴候

異常値をもたらす原因・成因をチェックする
- 造影検査，超音波検査，CT検査の結果に異常はないか
- 尿培養，腎生検の結果に異常はないか
- 血液生化学検査（尿素窒素，クレアチニン，血清電解質）に異常はないか
- 沈渣成分により以下のような疾患はないか

赤血球
- 腎・尿路系の出血：炎症，結石，腫瘍，外傷，出血性素因など

白血球
- 腎・尿路系の炎症 など

上皮細胞
- 扁平上皮細胞：カテーテル挿入後の機械的刺激後などの増加で臨床的意義はうすい．女性尿ではこれをみとめるのが普通である
- 移行上皮細胞：膀胱炎，腎盂腎炎，尿管結石，膀胱癌など
- 尿細管上皮細胞：糸球体腎炎，ネフローゼ症候群，急性尿細管壊死，腎硬化症など
- 卵円形脂肪体：ネフローゼ症候群
- 細胞質内封入体細胞：ウイルス性疾患，膀胱炎，腎盂腎炎など

円柱
- 硝子円柱：過激な運動後，起立性蛋白尿など

- 上皮円柱：多数みられるときは尿細管の病変と尿細管腔の閉塞など
- 顆粒円柱：慢性糸球体腎炎，ネフローゼ症候群など
- 蝋様円柱：腎炎末期，腎不全など
- 脂肪円柱：ネフローゼ症候群など
- 赤血球円柱：糸球体腎炎，腎梗塞など
- 白血球円柱：腎盂腎炎，急性糸球体腎炎など

粘液系
- 尿路粘膜の炎症など

微生物
- 細菌，原虫，寄生虫，酵母菌，精子など

結晶・塩類
- ロイシン（重篤な肝障害），シスチン（蛋白質代謝障害）など

ケアのポイント

必要なケアと患者教育
→原疾患に基づくケアを行う．以下に腎・泌尿器系疾患患者の基本的ケアについて述べる．

必要なケア	患者教育
・食事療法，塩分・水分制限	・食事療法，塩分・水分制限への理解
・排尿回数，尿量，尿性状の観察	・尿の観察の意識づけ
・尿意，残尿感の有無の観察	・尿意があったらがまんしないことの理解
・膀胱の緊満感の有無の観察	・膀胱の緊満感と急を要する場合の対応の理解
・水分出納バランスの測定	・飲水量を意識することへの理解
・体重測定	・体重増減に対する意識づけ
・浮腫の有無とその程度の観察，それに対するケア	・浮腫の自己観察の指導
・倦怠感の有無とそれに対するケア	・安楽な体位の保持
・循環動態（血圧，脈拍，不整脈）の観察	・急を要する自覚症状の理解
・貧血の有無とそれに対するケア	・日常生活上の事故防止
・尿路感染予防のケア	・身体の清潔保持

緊急時・急性期の潜在的リスク

- 赤血球や異型上皮細胞が検出されたとき
  →腎・泌尿器系の癌の可能性
- 卵円形脂肪体や脂肪円柱が検出されたとき
  →ネフローゼ症候群の可能性

尿中β₂ミクログロブリン（β₂MG），尿中N-アセチル-β-D-グルコサミニダーゼ（NAG）

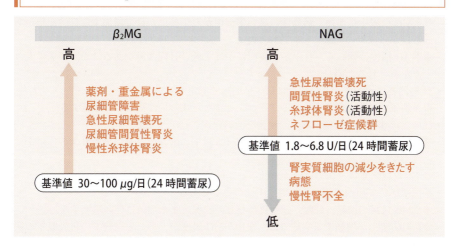

これだけは知っておこう！　検査の意味

- β₂ミクログロブリン（β₂MG）は糸球体で濾過されるが，尿細管で再吸収される．
  - → β₂MGは，ヒトの主要組織適合抗原（MHC；同種移植片拒絶の原因となる抗原）であるHLA抗原（クラスⅠとⅡがある）のうち，クラスⅠ抗原を構成する分子である．全身の有核細胞の表面に発現しており，たえずこぼれ落ちているが，分子量1万1,180と小さいので，糸球体で濾過されて尿細管で再吸収される．
- β₂MGは，尿細管に障害があると尿中に多量に出現するので尿細管障害の指標となる．いわゆる尿細管性蛋白尿の代表である．
- 悪性腫瘍や自己免疫疾患などのようなβ₂MG産生が亢進している病態では，尿細管障害がなくても尿中排泄が増加する．
  - → この点が，尿中N-アセチル-β-D-グルコサミニダーゼ（NAG）との違いである．
- 尿中N-アセチル-β-D-グルコサミニダーゼ（NAG）は，尿細管上皮が傷害を受けると尿中に逸脱してくる酵素である．
  - → NAGは近位尿細管上皮のライソゾームに存在し，ムコ多糖や糖蛋白の分解に関与する酵素である．β₂MGのように血漿に由来する蛋白ではない．
- NAGは，病変が急性あるいは活動性の時期には尿中に多量に出現するが，慢性期には減少する．
  - → これに対し，β₂MGは活動期，非活動期にかかわらず尿中に出現する．

検査時の注意

- 尿中 β_2MG と尿中 NAG は同時に測定するのがよい．
- 24 時間蓄尿〔「尿量」の項(p.2)参照〕による 1 日排泄量で判定するのが望ましい．
    - → β_2MG の尿中排泄は，活動性の高い午前中から午後にかけて増加する日内変動があるほか，尿量に大きく左右されるため．
    - → NAG 活性は朝高く，日中から夜間にかけて低い日内変動があるほか，尿量に大きく左右されるため．
- 24 時間蓄尿がむずかしい場合には，早朝尿で測定する．
    - → 早朝尿は日内変動のないクレアチニン 1 g あたりの量に補正して評価する．
- 採尿後は速やかに測定するか，検体を凍結保存（−20℃）する．
    - → β_2MG は酸性尿では不安定である．pH 5.5 以下の酸性では蛋白分解酵素の作用を受けやすい．
    - → NAG はアルカリ尿では活性が低下し，低値を示す．pH 8 以上で失活する．
- 状況に応じて値が変化するので，注意が必要である．
    - → β_2MG は尿の濃縮，妊娠，運動負荷などの状況，また加齢に伴い増加する．
    - → β_2MG 産生が増加する病態では，血中 β_2MG 濃度が上昇し尿細管での再吸収量の限界を超えて（オーバーフロー）尿中に排泄され，尿細管障害がなくても増加することがある．
    - → また NAG は高血糖，高血圧，高蛋白尿でも高値を示す．

高頻度にみられる疾患

	疾患名	主な症状	関連検査項目
β_2MG ↑　NAG ↑	尿細管間質性腎炎（活動期）	発熱，膿尿	血清クレアチニン(Cr)，一般検尿
	急性尿細管壊死	尿毒症	血清クレアチニン(Cr)，BUN
β_2MG ↑　NAG →	尿細管間質性腎炎（非活動期）	多尿，希釈尿	血清クレアチニン(Cr)，一般検尿
	自己免疫疾患	発熱，関節痛	赤沈，リウマチ反応，抗核抗体

重篤な病態・疾患を見逃さないためのチェックポイント

疾患名	危険因子	主な症状	関連検査項目
多発性骨髄腫	高齢	骨痛，貧血	尿中ベンス・ジョーンズ蛋白

観察のポイント（アセスメント視点）

継続・追加観察項目
β_2MG
- 尿蛋白
- 尿中アルブミン量
- 尿糖
- 尿比重
- 尿pH
- 尿中NAG
- 血中β_2MG値
- 尿中α_1MG値
- 血液生化学検査（尿素窒素，クレアチニン）
- クレアチニンクリアランス

NAG
- 血液生化学検査（尿素窒素，クレアチニン）
- 尿量，尿比重，尿pH
- 尿蛋白
- 尿中β_2MG値
- 尿酸
- 血糖値

異常値をもたらす原因・成因をチェックする
β_2MG が尿中正常・血中高値の場合
- 急性・慢性糸球体腎炎，ネフローゼ症候群などはないか

β_2MG が尿中高値・血中正常の場合
- ファンコニー症候群，尿細管アシドーシス，急性尿細管壊死，薬剤・重金属（カドミウム，水銀など）による腎障害はないか

β_2MG が尿中・血中とも高値の場合
- 尿毒症・慢性腎不全・糖尿病性腎症などはないか
- 悪性腫瘍・自己免疫疾患・肝疾患などオーバーフローを起こす疾患はないか

NAG が高値のとき
- 急性尿細管壊死はないか
- ネフローゼ症候群，糸球体腎炎，糖尿病性腎炎，薬剤による腎障害はないか
- 腎移植はしていないか
- 高血糖，高血圧はないか

NAG が低値のとき
- 慢性腎不全はないか

ケアのポイント

必要なケアと患者教育
→「尿沈渣」の項(p.39)を参照.

緊急時・急性期の潜在的リスク

- 腎障害があり，尿中 β_2MG が高値にもかかわらず尿中 NAG が低値を示したとき
  →高度の腎障害の可能性

便の性状

排便回数
3 回/週以下　　　便秘
3 回/週～3 回/日　普通
4 回/日以上　　　下痢*　　*次ページ上の表参照

便の量
食べ物の量や種類によって異なる．1 日量の平均 100～200 g（重さの 2/3 は水分，1/3 は腸内細菌，不消化物，セルロース，剥離細胞，分泌物など）．脂肪の 1 日排泄量は約 2 g．

におい
（食べた物や疾患により異なる）
弱い　腸のはたらきが弱い
強い　便秘などで腸内滞留時間が長い
　　未消化蛋白　　　　アルカリ性のにおい
　　未吸収炭水化物　　発酵酸性臭
　　肉食が多い　　　　腐敗臭
　　脂肪便　　　　　　酸性臭

色
黄褐色　正常
褐　色　腸内滞留時間が長い．動物性脂肪が多い．
黄　色　高度の下痢便，牛乳の多飲，ダイオウ末，センナの下剤服用
黒　色*　上部消化管（食道，胃，十二指腸，小腸）からの出血（タール便）
　　　　*50～75 mL 以上の出血で黒色，100 mL 以上の出血は 2～3 日間連続のタール便を排泄
暗赤色　大腸癌，急性腸炎，慢性腸炎などによる下部消化管からの出血
赤　色　出血場所が肛門に近いときは新鮮血（痔核，肛門裂傷）
　　　　S 状結腸，直腸からの出血は新鮮血と凝血
　　　　上行結腸，横行結腸からの出血は濃紫色
緑　色　母乳で育てている乳児の便．クロロフィルを多量に含む緑色野菜の多食

性状
形は便に含まれる水分の割合で決まり，糞便中の水分量が 200 mL/日以上は下痢と定義されている．ブリストルスケールでは便形状により 7 つのタイプに分類している．

これだけは知っておこう！　検査の意味

- 便には，食べ物を口から取り入れ，排泄させるまでの腸管の消化・吸収・運動などが反映する．

下痢の分類と病態

下痢の分類	病態	症状・疾患	対策・治療
浸透性下痢	絶食によりとまる	乳糖不耐症	絶食
滲出性下痢	絶食後も完全にはとまらない	ウイルス性腸炎 細菌性虫垂炎	糞便検査→感染対策
分泌性下痢	絶食後も持続	ゾリンジャー・エリソン症候群	便の電解質
腸運動異常による下痢	下痢と便秘が交互に（夜間は下痢しない）	過敏性腸症候群	生活指導，食事療法，心身医学的治療
能動性イオン輸送異常による下痢	小児に多い	先天性下痢症	栄養療法，薬物療法

ブリストル便形状スケール

タイプ	便の状態	表現
1	木の実のようなコロコロした硬い塊の便	兎糞便
2	短いソーセージのような塊の便	塊便
3	表面にひび割れのあるソーセージのような便	（なし）
4	表面が滑らかで軟らかいソーセージ，あるいは蛇のようなとぐろを巻く便	普通便
5	はっきりとした境界のある軟らかい半分固形の便	軟便
6	境界がほぐれて，ふわふわと軟らかい粥のような便	泥状便
7	塊のない水のような便	水様便

そのほか特徴のある便

米のとぎ汁のような白色便：コレラ患者，ロタウイルス感染患者（乳幼児の場合）
イチゴゼリー状：アメーバ赤痢患者
タール便：上部消化管からの出血

便の色に影響する薬剤

白：消化管透視検査用バリウム
銀白色：アルミニウム塩
白色残渣：バルプロ酸ナトリウム徐放剤
緑：クロロフィル配合剤
橙赤：リファンピシン
赤〜黒：ワルファリンカリウム
赤：セフジニル
黒：鉄剤，ビスマス塩製剤，プロトポルフィリン二ナトリウム，薬用炭

> **通過時間**
> 10 g のカルミンまたは炭末を食べ物とともに投与.
> 正常：24～48 時間で便中に色素が出現，72 時間で排泄終了.
> 遅延：72 時間以上
> 促進：12 時間未満

検査時の注意

- 排泄後，速やかに検査する.
  ←時間が経過すると色調が変化し，高温下では発酵・腐敗などが起こるため.
- 採便時には，尿を混入させない.
  ←観察しにくく判定に影響を及ぼすため.
- 粘液，血性，膿性部分などを特に詳細に観察する.
- 色調に影響を及ぼす薬剤や食物摂取の有無を確認する.
  ←特定の薬物服用，食物摂取により色調が変化するため.
- 感染のおそれのあるときは，便の取り扱い，消毒方法，隔離の必要性などに注意する.
  ←感染を拡大させないため.

観察のポイント（アセスメント視点）

継続・追加観察項目

- 便性状
  - 硬さ：水様便，泥状便，軟便，硬便
  - 色：白色下痢便，緑色便，灰白色便，淡黄色便，黒色便
  - 血液などの混入：血便，黒色便，タール便，粘血便，膿便
  - 形状：兎糞(状)便，鉛筆様便
  - 臭気：腐敗臭，酸臭，精液臭
- 平常時の排便状態(回数，量，性状)
- 腹部身体所見(腹痛の部位・性質・程度，腹部膨満の有無，腸蠕動音など)
- 食事・飲水内容と水分摂取量
- 脱水症状の有無とその程度(皮膚の乾燥状態，舌の乾き，発汗の有無，尿量など)
- 貧血の有無と程度〔「便潜血反応」の項(p.52)参照〕

異常値をもたらす原因・成因をチェックする

- 腫瘍マーカー(CA 19-9，CEA)の値は高値ではないか
- その他の便検査(潜血反応，寄生虫，虫卵，培養，毒素)の結果に異常はないか
- 内視鏡検査や X 線検査などの結果に異常はないか

- 膵疾患はないか
- 胆道系疾患はないか
- 胃・小腸の手術歴,放射線照射歴などはないか
- 食中毒となりうる食品・飲み物の摂取はしていないか
- 食物アレルギーはないか
- 家族内,近隣での下痢症状はないか
- 海外渡航歴(赤痢やコレラなどの疑い)はないか
- 腹水貯留など肝硬変症状(食道胃静脈瘤の疑い)はないか
- 鼻腔・口腔・咽頭からの出血,痔出血,月経血などはないか
- 便性状に影響を与える食物の摂取,薬剤服用・投与はないか
- 心理的要因(強いストレス・緊張など)はないか

 ケアのポイント

必要なケアと患者教育

必要なケア	患者教育
便秘	
・排便習慣の確立	・排便習慣の確立
・十分な水分・食事摂取の促進	・十分な水分・食事量の確保
・腸蠕動の確認	
・腹部マッサージ	
・腹部や腰背部の温罨法	
・適度な運動	・適度な運動の促進
・早朝の冷水摂取	・早朝の冷水摂取
・適切な食習慣	・適切な食習慣
・不安・緊張・ストレスの軽減	・精神安定,ストレスコーピング
下痢	
・安静を保持し体力回復促進	・安静の保持
・水・電解質や栄養の補給	・十分な水分と栄養の補給
・腹部の保温	・保温
・陰部の清潔保持	・陰部の清潔保持
・肛門周囲の皮膚保護ケア	・肛門周囲の皮膚の清潔
・不安・緊張・ストレスの軽減	・精神安定,ストレスコーピング
消化管出血がある場合	
〔「便潜血反応」の項(p.52)参照〕	〔「便潜血反応」の項(p.52)参照〕
胆道閉鎖が疑われる場合	
・脂肪性食品の制限	・食事制限に対する理解

緊急時・急性期の潜在的リスク

- 大量の下痢で，循環動態変動（頻脈，血圧低下），不整脈，意識障害をみとめるとき
  → 強い脱水や電解質バランス異常の可能性
- 大量下血をみとめるとき
  → 出血性ショック（血圧低下，脈拍微弱，乏尿，四肢冷感，意識障害など）を起こす可能性

便潜血

陽性（＋）

腫瘍：**大腸癌，大腸ポリープ，小腸の悪性腫瘍**
潰瘍：**直腸潰瘍**
炎症：**急性大腸炎，イレウス，寄生虫感染，細菌性大腸炎（赤痢菌，サルモネラ，カンピロバクター，病原性大腸菌など），原虫感染（赤痢アメーバなど），痔疾，腸結核，潰瘍性大腸炎，クローン病，虚血性大腸炎**
そのほか：**出血性素因，白血病，月経血，鼻・歯茎出血の混入**

基準値　陰性（－）

検査の方法

- 化学的潜血反応
  → ヘモグロビン誘導体のペルオキシダーゼ様活性を利用し化学的な色素変化で判定する方法．全消化管からの出血が疑われる．
- 免疫学的潜血反応
  → 抗ヒトグロブリンを用いて，ヘモグロビンに対する抗原・抗体反応で判定する方法．主に下部消化管からの出血が疑われる．

関連検査項目

- 肛門・直腸指診
- 直腸鏡検査
- 大腸内視鏡検査
- 生検
- 注腸 X 線検査
- 便検査（細菌，寄生虫，原虫）
- 腹部超音波検査
- 腫瘍マーカー（CEA など）

検査時の注意

- **採便方法**：便は新聞紙，トイレットペーパーなどを敷き，その上に排便，採取する．
- トイレの洗浄剤が混入しないように注意する．
  ← トイレ洗浄剤は，0.1%程度で免疫的潜血反応の反応性が低下するため．
- 新鮮便の表面と内部の複数か所で母指頭大の量をとり，吸湿性のないフタつき容器に採取する．
  ← 1か所だけで採取すると，異常を見逃すおそれがあるため．
- 採便棒の場合，複数か所を均一に刺すか便表面を広くこする．採便棒を容器に刺したあとは抜かない．
  ← 1か所だけで採取すると，異常を見逃すおそれがあるため．また，何回も便を入れるとデータが不正確になる．
- 痔出血，月経血などの有無を確認する．
  ← 便に血液を混入させると，検査結果に影響を及ぼすため．
- 採便後は速やかに検査する．
  ← 放置すると腸内細菌の影響でヘモグロビンが変性し偽陽性となるため．やむをえず保存するときは，乾燥に注意し冷暗所（2〜10℃）で2〜3日なら可能である．
- 化学的検査法では，3日前から潜血食（肉，赤身の魚，生野菜，海藻類などの制限）とし，鉄・銅・ヨウ化カリウム・ビタミンC剤の投与を禁止する．食事制限中に2〜3回排便したあとの便がよい．
  ← 偽陽性や偽陰性となるのを避けるため．
- 免疫学的検査法では，適量を採便し，採便容器内の液を捨てない．
  ← 容器内液はヘモグロビンを安定させる試薬のため．これがないと便ヘモグロビン濃度が著しく低下する．
- 疑わしい場合には反復検査する．
  ← 便中に血液が均等に分布するとは限らないため．
- 伝染性疾患の場合には，便の取り扱い，消毒方法，隔離の必要性などに注意する．
  ← 感染拡大を予防するため．

観察のポイント（アセスメント視点）

継続・追加観察項目

- 肉眼的血便の有無とその性状（色，混じり具合），排便の状態（回数，量，硬さなど）
- バイタルサイン（血圧低下，頻脈・脈拍微弱，体温低下，呼吸促迫の有無），意識レベル
- 消化管出血の症状（腹痛・腹部不快感，めまい・四肢冷感・冷汗，悪心・嘔吐）
- 血球検査（赤血球数，ヘモグロビン，ヘマトクリット），凝固・線溶系検査など

異常値をもたらす原因・成因をチェックする

- 肛門・直腸診の結果に異常はないか
- 内視鏡検査やX線検査などの結果に異常はないか
- 便検査結果(細菌,寄生虫,原虫など)に異常はないか
- 腹部超音波検査に異常はないか
- 腫瘍マーカー(CA 19-9, CEA)の値は高値ではないか
- 海外渡航歴(赤痢などによる血便の疑い)はないか
- 検査結果に影響を与える食品の摂取,薬剤服用・投与はないか

ケアのポイント

必要なケアと患者教育

必要なケア	患者教育
・肉眼的血便があるときは,本人の不安が大きいため,訴えに耳を傾け不安の軽減をはかる	・血便の程度の観察と緊急を要する場合の対応の確認
・安静・保温	・安静の保持 ・保温
・刺激物・アルコール禁止,排便時の努責禁止などで止血を促進する	・刺激物・アルコールの摂取制限 ・排便時の努責禁止
・貧血症状による事故防止に努める	・日常生活上の事故防止
・医師の指示により,止血薬の投与,輸液,輸血などを行う	・治療に対する理解
・陰部の清潔保持	・陰部の清潔保持

緊急時・急性期の潜在的リスク

- 肉眼的に鮮血多量なとき
  → 出血性ショックの症状(血圧低下,脈拍微弱,乏尿,四肢冷感,意識障害など)を起こす可能性

寄生虫卵，原虫

軟便・水様便・粘血便

直接塗抹法

運動性：無
虫卵，赤痢アメーバシスト，大腸アメーバシスト，ジアルジアシスト，クリプトスポリジウムオーシスト，サイクロスポーラオーシスト

運動性：有
赤痢アメーバ(栄養体)，ジアルジア(栄養体)，糞線虫(幼虫)

基準値 陰性（-）

固形便

飽和食塩水浮遊法

鉤虫卵，東洋毛様線虫卵

直接塗抹法・MGL法

線虫類：回虫(受精卵，不受精卵)，鞭虫卵
吸虫類：肝吸虫卵，横川吸虫卵
条虫類：日本海裂頭条虫卵，小形条虫卵
原虫類：赤痢アメーバシスト，ジアルジアシスト，大腸アメーバシスト

セロファンテープ法

蟯虫卵，無鉤条虫卵

よくみられる寄生虫・原虫疾患と主な症状

疾患名	主な症状
蟯虫症	肛門周囲のかゆみ
回虫症	腹痛，多数寄生で腸閉塞
日本海裂頭条虫症	腹痛
無鉤条虫症	腹痛，下痢
糞線虫症	下痢
赤痢アメーバ症	粘血便
ジアルジア症	下痢
クリプトスポリジウム症	下痢

検査時の注意

- 検査に必要な便量：0.5〜1 g
- 検体は，新鮮便の出始めの部分や粘血部を吸湿性のないフタ付き容器に採取する．
  ←新鮮便の出始めの部分や粘血部にみとめられることが多いため．
- 2〜3日連続の反復検査が必要である．
  ←毎日産卵するとは限らないため．
- 検査までの便の保存は乾燥を避け10〜15℃程度とする．

- ←保存温度が高いと，虫卵が卵割，孵化，もしくは死滅して検出しにくくなるため．
- 便の取り扱いに注意する．
  - ←新鮮便は細菌やウイルス感染源となるため．
- 下痢便から原虫の栄養型を検出する場合は検体を冷やさず，排便後30分以内に検査する．
  - ←栄養型は運動性があるので診断が容易になる．冷やしたり，時間が経過すると死んでしまい，白血球などとの鑑別ができなくなるため．
- 蟯虫卵検査に有効なセロファンテープ法では，起床時，布団のなかで採取する．
  - ←蟯虫は夜間肛門周囲に産卵し，起床後に活動すると卵が落ちるため．
- 肛門周囲のしわをよく伸ばして，粘着部分を強めに押しつけるように貼付する．
  - ←肛門周囲のしわについていることが多いため．

観察のポイント（アセスメント視点）

継続・追加観察項目
- 蟯虫症の場合，肛門周囲のかゆみによる睡眠不足や落ち着きのなさの有無
- 有鉤条虫や日本海裂頭条虫などの場合，腹痛や下痢・貧血の有無
- 横川吸虫や無鉤条虫などの場合，腹痛や下痢の有無
- 住血吸虫などの場合，下痢，発熱，腹痛（慢性化すると貧血，肝硬変，腹水貯留）の有無

異常値をもたらす原因・成因をチェックする
- 感染源となる食物（肉・魚介類や有機野菜など）の生食はないか
- 海外渡航歴はないか
- 媒介となるペットを飼育していないか

ケアのポイント

必要なケアと患者教育（一般的なケア）

必要なケア	患者教育
・駆虫剤の投与	・治療に対する理解
・身体の清潔保持	・身体の清潔保持
・飲料水の衛生管理	・衛生管理が不十分な地方では，生水の摂取は避ける
・食物の衛生管理	・肉や魚は充分加熱をし摂取
・栄養状態の改善	・栄養のある食事を摂取
・家族にも感染していることが多いため，家族全員について検査	・治療に対する理解 ・家族の協力

緊急時・急性期の潜在的リスク

- 寄生虫は，本来寄生する場所にとどまっている場合には危害を及ぼさないが，虫卵や成虫が血中や臓器に入り込んだときに緊急な処置が必要になる．寄生虫の種類によりさまざまだが，いくつか例を示す．
    - ➡**赤痢アメーバ**：本来は大腸に寄生するが，増殖した生体が門脈に入り肝に転移しアメーバ性肝膿瘍，脳で脳アメーバ症を起こすことがある．
    - ➡**有鉤条虫**：幼虫である嚢虫が，皮下・筋肉・脳・眼などに寄生し，てんかん，知覚異常を起こすことがある．

髄液検査

検査でわかること 異常値のよみ方

- 画像診断が進歩し，髄液（脳脊髄液）検査の機会は減少したが，**細菌性髄膜炎，真菌性髄膜炎，ウイルス性髄膜炎，くも膜下出血，多発性硬化症，髄膜の悪性腫瘍，ギラン-バレー症候群**などでは，診断的価値が高い．

基準値（腰椎穿刺にて採取）

外観	水様無色透明
細胞数	5個/μL 以下
総蛋白質	15～45 mg/dL
グルコース	50～75 mg/dL（血糖値の約60～70％，血糖値に数時間遅れて増減する）
クロール（Cl）	120～130 mEq/L（血中クロール値より約20 mEq/L 高値）
LD	8～50 U/L
微生物	陰性

外観	混濁	細菌性髄膜炎，ウイルス性髄膜炎，真菌性髄膜炎，ウイルス性脳炎
	血性	脳出血，くも膜下出血，穿刺時の出血では分画採取すると次第に血性が消失する
	キサントクロミー（黄色調～黄褐色）	数時間経過した脳出血やくも膜下出血，脳脊髄腫瘍，髄膜炎など
細胞数	リンパ球が増加	ウイルス性髄膜炎，ウイルス性脳炎，真菌性髄膜炎，結核性髄膜炎など
	多核白血球（多くは好中球）が増加	細菌性髄膜炎，脳膿瘍，硬膜下膿瘍など
総蛋白質	増加	化膿性髄膜炎，ウイルス性髄膜炎，脳膿瘍，脳出血，ギラン-バレー症候群，多発性神経炎など
グルコース	減少	化膿性髄膜炎，結核性髄膜炎，真菌性髄膜炎，悪性腫瘍の髄膜播種，サルコイドーシスなど
	増加	糖尿病
LD 活性	増加	細菌性髄膜炎で60 U/L 以上に増加する

これだけは知っておこう！　検査の意味

- 腰椎穿刺などの方法で採取して検査する．
- 髄液は，くも膜下腔，脳周囲の槽（脳槽），および脳室を満たす無色透明な体液である．
  → 脳室の脈絡叢で産生され，くも膜顆粒や毛細血管から静脈系に吸収される．
- 頭部に外力が加わった場合に，脳・脊髄は髄液がクッションとなり，障害を受けにくい．
  → 脳・脊髄は骨に囲まれ，髄液の中に浮いたような状態になっている．
- 髄液は，脳脊髄を化学的変化からもまもっている．
  → 血液髄液関門が存在するので，血液組成に大きな変動があっても髄液の組成はあまり影響を受けない．

検査時の注意

- 以下のような状態では実施しない．

検査をしてはいけない場合	注意点
頭蓋内圧の著しい亢進（脳腫瘍，脳内出血，脳浮腫など）がある場合	髄液採取により急激に脊髄部分の圧が低下し，大脳が下方へ圧迫されて脳ヘルニアを引き起こすおそれがある
頭蓋内圧亢進を疑う症状（頭痛，嘔吐，意識障害，瞳孔異常など）がある場合	
穿刺部位に感染巣がある場合	二次的感染により急性化膿性髄膜炎を引き起こす危険性が高い
出血傾向の強い場合	止血困難となる危険性がある
抗凝固薬を投与されている場合	

髄液採取法（腰椎穿刺の場合）

→ 髄液採取法には，腰椎穿刺，後頭下穿刺，頸椎側方穿刺，脳室穿刺の4法がある．ここでは，一般的な腰椎穿刺について解説する．

検査前

- 検査前は絶飲食とする．
  ← 嘔吐，誤嚥を防ぐため．
- 血液と髄液を同時に採取して髄液糖比を厳密にみる場合は，検体採取前に4時間以上絶食する．
  ← 髄液糖は数時間前の血糖値を反映するため．
- 患者にはあらかじめ排尿・排便を促す．
  ← 侵襲の高い検査であり，検査後の安静が必要なため．

検査時

- 頭蓋内圧の著しい亢進のないことを確認する．

→眼底鏡でうっ血乳頭がないこと，もしくは頭部 CT で脳浮腫がないことを確認する．
- 体位のとり方を十分説明し，施行中動かないよう協力を得る．
　　←適切な体位の保持が検査の成否に影響するため．
- 以下の要領で検査をすすめる．
　①患者を右側臥位とし，両手で両膝をかかえ込むようにして，顎を引いて頭と膝を近づけ，脊椎を丸く突き出させる．
　　←背部と殿部を曲げることで，刺入部位（通常は L3/4 もしくは L4/5 の間）の棘突起間の間隔が広がるため．L3 以下では脊髄を損傷するおそれはない．
　②穿刺部位をできるだけ後方に突き出し，身体はベッドに垂直に（左肩が前へ傾かないように）固定する．看護師は，肩・腰などの大きな関節に手を置き，体位保持を支援する．
　③穿刺部位を中心に消毒する．穿刺，髄液採取は確実な無菌操作で行う．
　　←処置操作由来による患者への感染防止および検体への汚染菌混入を防止するため．
　④刺入部を浸潤麻酔する．
　　←痛みによる苦痛を除去するため．
　⑤穿刺針針先を穿刺部位の棘突起間で，くも膜下腔に向けてゆっくりと押し進める．穿刺針をあまり奥まで刺し込まない．
　　←穿刺が深すぎると静脈叢を損傷するおそれがあるため．針先が馬尾神経根に接触すると下肢に電撃痛を与えるが，多くは一過性で心配はない．
　⑥くも膜下腔に到達したのち，髄液を 2〜3 本の試験管に分割採取する．
　　←穿刺の際に欠陥損傷があるとき，最初の部分に赤血球が混入するため．
　⑦施行中はバイタルサイン・全身状態の観察を行うとともに，患者をリラックスさせる．
　⑧小児などで患者の協力を得られない場合や，鎮静鎮痛薬などを用いる場合，特に呼吸，血圧，脈拍に注意する．
　⑨髄液圧測定時は患者を落ち着かせ，呼吸を整えさせる．

検査後

- 穿刺針を抜去後は穿刺部を消毒しガーゼで覆う．操作中は常に清潔を保つ．
　　←感染防止のため．
- 針を刺してから髄液採取まで 15 分程度を要する．検査終了後は枕をせずに 1〜2 時間，ベッド上安静とする．
　　←患者に副作用のないことを確認するため．
- 検査後，バイタルサイン，低髄液圧症状（頭痛，嘔吐，めまい，耳鳴），穿刺部位からの出血や髄液のもれを観察する．
- 検査当日は入浴，シャワーを禁止する．
　　→明確なエビデンスはないが，習慣的に念のために行われている．

検体の観察

- 肉眼的に，微細粒子や混濁（白濁）の有無，キサントクロミー（黄色）か血性かを観察する．
　　→微細粒子（日光微塵）の観察は，黒色を背景にして光にかざしながら軽く振って行う．

- 血性髄液の場合は，脳・脊髄の新しい出血（くも膜下出血）か，穿刺時の血管損傷による血液混入かを鑑別することが大切である．
  - ➡病的出血は均一に赤みをおびるが，穿刺時の血液混入は不均一に混ざる．

検体の取り扱い
- ただちに（少なくとも1時間以内に）検査を開始する．採取した時間を明らかにしておく．
  - ⬅髄液中の細胞変性は非常に早く，冷蔵保存をしても防げないため．
- 髄膜炎菌検査用検体は冷やさない．
  - ⬅髄膜炎菌は寒冷に弱いため．
- ウイルス検査用検体はただちに凍結保存する．

観察のポイント（アセスメント視点）

継続・追加観察項目
- バイタルサイン，意識レベル，頭蓋内圧亢進症状，神経学的所見
- 髄膜刺激症状（頭痛，悪心・嘔吐，項部硬直，ケルニッヒ徴候など）の有無
- 髄液糖は血糖値の影響を受け，血糖値の60～80％程度であるため，血糖値と対比する．

異常値をもたらす原因・成因をチェックする
- 髄膜炎，脳炎など中枢神経の感染症状（頭痛，発熱，意識障害など）はないか，その原因となる原疾患はないか
- 頭蓋内占拠病変（脳腫瘍，脳出血）はないか
- CT，MRIなどの画像検査，脳波検査の結果に異常はないか
- 感染が疑われる場合には，脳脊髄液の培養検査の結果に異常はないか

ケアのポイント

必要なケアと患者教育

必要なケア	患者教育
・バイタルサイン，意識レベル，神経学的所見，頭蓋内圧亢進症状の観察	・頭痛の程度，動きづらさなど神経学的所見の出現についての理解
・髄膜炎の場合，髄膜刺激症状（頭痛，悪心・嘔吐，項部硬直，ケルニッヒ徴候など）の観察	・頭痛，悪心・嘔吐などの出現についての理解
・頭蓋内圧亢進症状がある場合には，頭部を15度程度挙上した体位で安静を保持する	・安静の保持とその必要性の理解

必要なケア	患者教育
• 不要な刺激を避け，静かな環境を整える	• 静かな環境が必要なことへの理解
• 医師の指示により，血圧降下薬，脳圧降下薬，浸透圧利尿薬，副腎皮質ホルモン製剤などを投与する	• 必要な薬物療法に対する理解
• 生命の危機を感じ，不安や恐怖心が強いことが多いため，訴えを傾聴し，必要であれば説明をしてそれらを軽減する心理的援助を行う	• 不安・心配があるときには，医療者に遠慮なく相談するよう説明する
• 脳ヘルニアを起こした場合，絶対安静とし必要な治療・処置を行う →バイタルサイン，特に呼吸状態，瞳孔異常，意識レベルについて厳重に観察する	• 絶対安静の厳守

緊急時・急性期の潜在的リスク

- 混濁をみとめ意識障害を伴うとき
  →重い髄膜炎の可能性
- 血性髄液で激しい頭痛を伴うとき
  →くも膜下出血や脳出血の可能性

胸水・腹水検査

これだけは知っておこう！　検査の意味

- 穿刺により液を採取する．
- 胸水は，胸膜腔内に生じた液体である．
  - 生理的にもごく少量の胸水が存在し，呼吸運動を円滑にしている．狭義には，病的に多量の胸水の貯留した場合を胸水とよび，片側性のことが多いが，両側に胸水をきたす場合もある．
- 腹水は腹腔内に貯留した液体である．
  - 健常人では 20〜50 mL の腹水が存在するが，狭義には病的に多量に貯留した場合を腹水とよぶ．
- 胸水・腹水ともに漏出液，滲出液に大別される（下表参照）．
  - 漏出液は，主として血漿膠質浸透圧低下，静脈圧上昇，血管透過性の亢進など，組織破壊を伴わない非炎症性疾患により，血管内から血管外の組織や体腔へ漏れ出た体液である．
  - 滲出液は，炎症により毛細血管が拡張し，血管壁の透過性が亢進して，血液成分が血管外へ滲出したものである．性状により，血漿成分を主体とする漿液性，線維素を多く含む線維素性，好中球を多量に含む化膿性，赤血球が多数漏出した出血性などに区別する．

	外観	比重	蛋白含有量	細胞成分
漏出液	淡黄色透明	1.015 以下	2.5 g/dL 以下	少ない．組織球，中皮細胞
滲出液	混濁，血性ないし乳び状	1.018 以上	4 g/dL 以上	多い．白血球，マクロファージ

- 滲出液では，胸水・腹水/血清 LD 比が 0.6 以上のことが多い．
- 胸水・腹水ともに，原疾患として悪性腫瘍が疑われる場合は細胞診，細菌感染症が疑われる場合は細菌培養を行う．
- 胸水では，以下の検査項目（高値となる疾患）を追加することがある．
  - CEA（癌性胸膜炎），NSE（肺小細胞癌），アミラーゼ（膵炎），アデノシンデアミナーゼ（結核性胸膜炎），ヒアルロン酸（悪性胸膜中皮腫）．
- 腹水でも，必要に応じて腫瘍マーカーを測定する．
  - CEA，CA19-9 の著しい上昇は大腸癌，胃癌などによる癌性腹膜炎を示唆する．卵巣癌の腫瘍マーカーである CA 125 は肝硬変でも増加する．

胸水・腹水の分類

胸水

	漏出性胸水	滲出性胸水
胸水貯留の成因	・静脈圧の上昇 ・膠質浸透圧の低下	・毛細管透過性の亢進 ・胸膜リンパ系通過障害
原因となる疾患	うっ血性心不全(両側性の胸水が多い) 肝硬変症(右側が多い,同時に腹水をみとめる) ネフローゼ症候群(全身のむくみがある)	細菌性胸膜炎 結核性胸膜炎 癌性胸膜炎(片側性が多い) 悪性胸膜中皮腫 膵炎(左側が多い) 肝膿瘍 リウマチ性胸膜炎(男性に多く,片側性) 肺血栓・塞栓症(一般に片側性)

腹水

	漏出性腹水	滲出性腹水		
成因	・低蛋白血症による血漿浸透圧の低下 ・腎における水,ナトリウム吸収の増加 ・門脈血行障害による門脈圧亢進 ・肝リンパ系の循環障害 ・内分泌因子の異常	・腹腔内の炎症性疾患 ・悪性腫瘍 ・出血性疾患		
原因となる疾患	肝硬変 特発性門脈圧亢進症 門脈血栓 バッド-キアリ症候群 肝静脈血栓症 右心不全 ネフローゼ症候群 蛋白漏出性胃腸症 低栄養	**血性腹水** 癌性腹膜炎 異所性妊娠 肝細胞癌の破裂 腹部大動脈破裂	**乳び腹水** 悪性リンパ腫 悪性腫瘍の転移 膵癌 結核性腹膜炎 門脈血栓 腹部外傷 胸管・リンパ管の外傷などによる破壊 フィラリア	**膿性腹水** 化膿性腹膜炎 真菌性腹膜炎 結核性腹膜炎

検査時の注意

胸水

- 施行前に処置中動かないこと,清潔野に手を触れないことなど,患者への説明を十分に行う.

- ←体位の保持などについて協力が必要となるため．
- 検体採取は，なるべく筋層が薄く，肋間腔の広い穿刺部位を選ぶ．
  - →前腋窩線第5肋間，中腋窩線第6肋間がよい．
- 前腋窩線や中腋窩線上を穿刺する場合，患側胸壁をやや挙上した仰臥位とし，両側あるいは穿刺側の上肢を頭上にあげ枕のうしろに置く．
- 後腋窩線上を穿刺する場合，座位で穿刺側の上肢を頭上に挙上し，オーバーベッドテーブル上の枕にもたれるようにする．
  - →肋間腔を広くするため，大きく開くようにする．
- 穿刺部を中心に消毒する．穿刺，胸水採取は無菌操作で行う．
  - ←処置操作による感染防止および検体への汚染菌混入を防止するため．
- 刺入部を浸潤麻酔する．
  - ←患者の痛みによる苦痛を除去するため．
- 注射器の針先を肋骨上縁に沿ってゆっくり穿刺する．
  - ←肋骨下縁には肋間動静脈と神経が走っており，それらを損傷するおそれがあるため．
- 針先が胸膜を破ると特有な抵抗を感じて胸腔内に入る．
- 注射器内筒を引いて検体を採取する．
- 処置中に十分にコミュニケーションをとる．
  - →恐怖心をもたないよう，安楽に検査を受けられるよう，顔色，バイタルサインなどを注意深く観察する．
- 抜針後は穿刺部位を滅菌ガーゼで圧迫固定する．
  - ←穿刺部からの胸水の漏出を防ぐため．
- 穿刺後は指示された時間安静とし，気胸，血胸，脾臓・肝臓穿刺，ショックなどの合併症がないことを確認する．
  - →胸痛，腹痛，呼吸困難，咳嗽の有無，血圧，脈拍，意識に注意する．
- 細菌培養検査時，嫌気性感染が疑われる場合には，胸水が空気に触れないよう留意して採取する．
  - ←検査結果に影響するため．
- 穿刺液は速やかに検査室へ提出する．
  - ←時間が経過すると，細菌や細胞の解糖作用によりブドウ糖が減少するため．
- 冷所保存しない．
  - ←20℃以下になるとフィブリンの析出により凝固するため．
- 比重は，場合によって補正が必要である．
  - ←腹水の温度，蛋白・糖の含有量により変化するため．
- 穿刺した針穴からの胸水の漏出の有無を定期的に観察し，必要があればガーゼを交換する．
  - ←穿刺部の清潔保持と創の治癒促進のため．

腹水

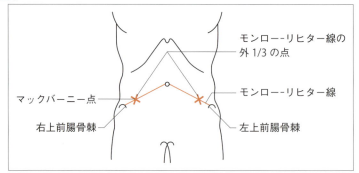

- モンロー–リヒター線（臍窩と左前上腸骨棘を結ぶ線）の中央（モンロー点）あるいはその外方で行う．
  - →右側（マックバーニー点）には移動性の少ない腸管や虫垂がある．モンロー点で穿刺ができない場合は，ほかの部位でも超音波検査で腹水が貯留しており，腸管やその他の組織が介在していないことを確認すれば穿刺可能である．
- 検査時の体位は，原則，仰臥位とし，いくぶん穿刺側に身体を傾けさせる．貯留液が少ない場合は，骨盤低位の半坐位または側臥位にする．
  - →腹水を穿刺部に集める．超音波検査で腹水を確認するか，打診，触診で濁音，波動をみとめ，抵抗のないことを確認する．広範な腸管癒着，腸管の著明な拡張をみとめる場合や，手術創瘢痕のある部位での穿刺は禁忌である．
- 穿刺中は動かないように患者への説明を十分に行う．
  - ←体位の保持などについて協力が必要となるため．
- 穿刺部を中心に消毒する．穿刺，腹水採取は無菌操作で行う．
  - ←患者への感染防止および検体への汚染菌混入を防止するため．
- 刺入部を浸潤麻酔する．
  - ←患者の痛みによる苦痛の除去のため．
- 穿刺時は患者に腹圧をかけてもらう．
  - ←腹壁が軽く緊張した状態にすると穿刺しやすいため．
- 穿刺部位を指で押さえ垂直に穿刺針を進め，針先が筋層を通過すると抵抗が減弱する．
  - →超音波で穿刺針の先端が腹腔内に入ったことを確認することもある．
- 注射器内筒を引いて検体を採取する．
- 穿刺中は血圧，脈拍に注意する．
  - ←大量の腹水を急速に排除した場合，ショックを起こすことがあるため．
- 抜針後は穿刺部位を滅菌ガーゼで圧迫固定する．
  - ←穿刺部からの腹水の漏出を防ぐため．
- 穿刺後は指示された時間安静とし，腸管損傷，出血，ショックなどの合併症がないことを確認する．
  - →腹痛，腹膜刺激症状，血圧，脈拍，意識に注意する．
- 穿刺した針穴からの腹水の漏出の有無を定期的に観察し，必要があればガーゼを交換

する．
←穿刺部の清潔保持と創の治癒促進のため．

観察のポイント（アセスメント視点）

継続・追加観察項目

胸水
- 打診による濁音，聴診による呼吸音減弱や消失の有無
- 動脈血ガス分圧や末梢動脈血酸素飽和度
- 乾性咳嗽の有無
- 呼吸困難の有無
- 胸痛の有無
- 発熱の有無
- 胸部単純X線撮影，CT検査などの検査結果

腹水
- 打診，触診による濁音や波動性の有無
- 腹囲や体重測定
- 腹部の皮膚の状態，腹壁静脈の怒張の有無
- 腹部緊満の有無とその程度
- 呼吸困難の有無
- 悪心・嘔吐，食欲不振の有無
- 倦怠感の有無，意識状態
- 浮腫の有無と程度
- 水分出納バランス
- 黄疸，消化管出血の有無
- 血液生化学検査（AST，ALT，γ-GT，ALP，LD，血清ビリルビン，アンモニア）の結果
- 腹部単純X線撮影，超音波検査，CT検査などの検査結果

異常値をもたらす原因・成因をチェックする
- 漏出液か，それとも滲出液か
- 感染症によるものか，癌性胸膜（腹膜）炎によるものか，外傷など物理的刺激によるものか，胸水の場合は自己免疫・アレルギー疾患に伴った胸水か，感染症ならば起炎菌は何か
- 原疾患（悪性腫瘍，結核・肺炎などの炎症，うっ血性心不全，肝臓疾患，飢餓などによる栄養失調など）はないか

ケアのポイント

必要なケアと患者教育

必要なケア	患者教育
胸水	
・呼吸困難を軽減するため，座位または半座位．オーバーベッドテーブルにもたれかかれるようにするとよい（夜間もこのまま休むことが多い）	・呼吸が安楽な体位の理解 ・肺の膨張と肺機能回復のための口すぼめ呼吸などの呼吸練習
・医師の指示により安静を保持する	・安静の保持
・必要時，酸素吸入を行う	・酸素吸入の必要性の理解
・必要最低限の動作で身のまわりのことができるように，病床の環境整備を行う	・身のまわりの環境の整備
・呼吸困難は死をイメージさせ不安・恐怖心が強いことが多いため，心理的ケアが大切	・不安・心配があるときには医療者に遠慮なく相談するよう説明する
腹水	
・医師の指示により，塩分・水分を制限する	・塩分・水分制限の必要性の理解
・腹筋の緊張が和らぐ体位をとり（ファウラー位が楽といわれている），腹部の圧迫を軽減する	・呼吸が安楽な体位の理解
・呼吸困難や循環障害を防ぐため，寝具や寝衣は軽いもので身体を圧迫しないものにし，身体を動かしやすくする	・適切な寝具，寝衣に関する理解
・感染予防のケア（皮膚粘膜が脆弱化して傷つきやすいため）	・身体の清潔保持の必要性の理解
・褥瘡予防のケア（同一体位を取ることで褥瘡を起こしやすい）	・同一体位を長時間維持することの危険性の理解
・必要最低限の動作で身のまわりのことができるように，病床の環境を整備する	・身のまわりの環境の整備
・転倒などの事故防止に努める 　←身体のバランスをくずしやすいため	・安全な移動方法，高い場所の物を取るときは人に依頼するよう指導

緊急時・急性期の潜在的リスク

胸水
・多量にみとめ，呼吸困難を伴うとき
　➡重篤な低酸素血症で呼吸困難にいたる可能性

腹水
・多量にみとめ，穿刺してもふたたび貯留するとき
　➡非代償性の肝硬変の可能性

血液検査

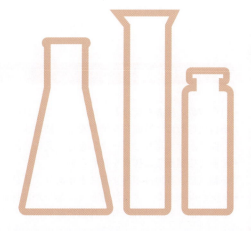

白血球数（WBC）

高
- 感染症，炎症（関節リウマチ，痛風など）
- 組織崩壊性疾患（急性心筋梗塞，熱傷，手術など）
- 血液疾患（白血病，真性多血症など）
- 薬剤（副腎皮質ホルモン製剤など）

基準値 3,300〜8,600/μL

- 再生不良性貧血
- 悪性貧血
- 白血病
- 重症感染症
- 薬剤の影響

低

これだけは知っておこう！　検査の意味

- 白血球（white blood cell；WBC）は，感染，外傷，組織破壊，腫瘍などの際に炎症反応の主体をなす．
    → 白血球は好中球，好酸球，好塩基球，リンパ球，単球からなる．これらは，異物貪食，殺菌，免疫応答，アレルギー反応などの役割をになう．
- このため，白血球数の増減が感染症や血液疾患などの診断や経過を観察するうえで重要である．

検査時の注意

- 白血球数の検査を行うときは，できるだけ同じ時間帯に採血を行う．
    ← 白血球数は，時間帯や情動などで増減する性質があり，早朝に最低値，日中から夜間にかけて増加しピーク値をむかえるため．
- 輸液実施側からは採血を行わない．
    ← 輸液により血液が薄まることがあり，正確な結果が得られない場合があるため．
- 気泡が混入しないよう注意して，速やかに採血を行う．
    ← 血液が空気に触れたり，採血に時間がかかることで血小板凝集をきたしたり，気泡

が混じると誤差が出るため．
- 採血後，血液を EDTA-2K（抗凝固薬）入りの採血管に速やかに注入し，十分に転倒混和させ，検査科に提出する．
  → 採血管を転倒混和させることで血液凝固を予防する．採血管内の血液は 1〜3 時間の保存は可能だが，4 時間をすぎると壊れはじめる．

高頻度にみられる疾患

- 白血球数が増える原因として最も多いのは，細菌感染症や炎症性疾患である．
  → この場合には，増加している白血球の多くは好中球である．
- 炎症がなくても，喫煙者では軽度の白血球増多がみられることがある．
- 白血球が増加し，かつ幼若な細胞がみられるときには白血病の可能性がある．
- 白血球数が減少するのは，再生不良性貧血，白血病などの血液疾患や重症感染症のことが多い．
  → 薬物の副作用であることもあり，注意する．

重篤な病態・疾患を見逃さないためのチェックポイント

- 感染症や炎症では，白血球数は経過とともに改善する．もしも白血球が増加を続けるような場合には，炎症がおさまっていないことや，白血病などの血液悪性腫瘍を考える．
- 全身性炎症反応症候群(systemic inflammatory response syndrome；SIRS)：重症の感染症，膵炎，熱傷，外傷などでは，サイトカインの産生が過剰となり，早期に出現する症候．これらの重症疾患を早期に判定するために下記の判定基準が用いられ，4 項目のうち 2 項目を満たす場合を SIRS という．

白血球数	＞12,000 または ＜4,000 または幼若白血球数 ＞10%
体温	＞38℃ または ＜36℃
脈拍数	＞90/分
呼吸数	＞20/分 または $PaCO_2$ ＜32 mmHg

- 薬物による白血球減少は重症の感染症を引き起こして致命的になることがある．抗甲状腺薬，抗菌薬，消炎鎮痛薬など，白血球減少を起こしうる薬物は数多い．薬物療法を受けている患者で発熱，咽頭痛などの症状がみられた場合には，必ず血液検査を行って確認するべきである．
- 白血球の検査では，単に数だけでなく，白血球像を観察することが重要である．このためには，採取した血液を 1 滴スライドグラスにのせ，塗抹標本を作製し，ギムザもしくはライト染色を行って顕微鏡で観察する．

観察のポイント（アセスメント視点）

継続・追加観察項目
- 各種データ：末梢血液像，他の血球検査値（赤血球数，ヘモグロビン濃度，ヘマトクリット値，血小板数），炎症反応（CRP，赤沈），各種細菌検査，骨髄検査
- X線所見：炎症などの異常所見の有無
- 腹部エコー，CT：脾腫の有無
- バイタルサイン：体温の推移（発熱の有無）
- 臨床症状：痛み，発赤，リンパ節腫脹，熱感などの感染徴候，出血傾向の有無

異常値をもたらす原因・成因をチェックする
- 白血球数増加が特徴的な組織崩壊性疾患との関連性はないか
  → 急性心筋梗塞，熱傷，多発外傷，手術など．
- 感染や炎症が生じている可能性はないか
  → 全身性炎症反応症候群（SIRS），敗血症，肺炎などの重篤な感染症の存在により，白血球数は増加あるいは減少する．減少を呈するほうが重篤な状態と考えられる．
- 血液疾患・腫瘍性疾患との関連性はないか
  → 白血病，再生不良性貧血，悪性貧血など．
- 放射線治療や被曝との関連性はないか
  → 放射線治療や放射線被曝により，白血球は著しく減少する．
- 使用している薬剤との関連性はないか
  → 消炎鎮痛薬，抗菌薬の使用，抗癌剤の長期使用，副腎皮質ホルモン製剤使用など．
  → 抗菌薬の使用により，時に骨髄での産生障害をきたし，汎血球減少症をまねくことがある．
- 副腎皮質ホルモン製剤を多量に使用していないか
  → 白血球は血流中だけでなく，血管壁や組織にも貯蔵され，分布している．副腎皮質ホルモン製剤の使用により，貯蔵されている白血球が循環側にまわり，白血球数が10,000/μL以上に増加することがある．
- アレルギーはないか
- 検査実施前に激しい感情の変化や，激しい運動などの要素が加わらなかったか
  → 白血球はある割合で貯蔵されているが，激しい感情変化や運動などにより，貯蔵されている白血球が循環側にまわり，白血球数の増加がみられることがある．
- 喫煙していないか
  → 明らかな疾患がなくても，10,000～13,000/μL程度の増加がみられることがある．

ケアのポイント

必要なケアと患者教育

必要なケア	患者教育
白血球数が著しく増加している場合	
・安静の維持と不必要なエネルギー消耗を回避する	・安静の保持 ・禁酒・禁煙の必要性
・新たな侵襲の回避 ・苦痛やストレスの緩和	・安静の保持 ・十分な休息とリラクセーションの必要性 ・寒冷に身体をさらさない ・ストレスの回避
・発熱を伴う場合は,希望に応じて冷罨法を実施.また,水分制限がなければ脱水にならないように水分バランスに注意して飲水を勧める	・水分摂取の促進
白血球数が著しく減少している場合	
・交差感染予防のため,無菌室・個室への隔離を検討する	・外出,人ごみや感染者との接触を避ける ・手洗い・含嗽の励行など,スタンダードプリコーションと具体的な感染予防方法
・ラインからの血流感染予防・清潔保持 ・定期的入れかえの実施 ・ライン類の早期抜去を検討	・ライン挿入部の扱い ・ライン接続部の扱い
・身体の清潔維持:陰部,口腔などの皮膚・粘膜を中心として身体の清潔をはかり,保持する ・バランスのとれた食事(高蛋白質,ビタミン・ミネラル類など)摂取にむけた工夫	・清潔の保持 ・貧血の改善とバランスのよい食事(栄養)摂取の必要性 ・調理方法の工夫

緊急時・急性期の潜在的リスク

- 白血球数が著しく増加しているとき($12,000/\mu L$ 以上)
  - ➔白血病などの血液疾患の可能性
  - ➔広範な心筋ダメージの可能性
  - ➔高度な炎症の可能性
- 白血球数が著しく減少しているとき($3,000/\mu L$ 以下,特に $1,000/\mu L$ 以下は要注意)
  - ➔易感染状態
  - ➔敗血症および敗血症性ショック,多臓器不全の可能性
  - ➔汎血球減少症,顆粒球減少症の可能性

赤血球数(RBC), ヘモグロビン濃度(Hb), ヘマトクリット値(Ht), 赤血球恒(指)数

高 ↑
身体症状：赤ら顔, 頭痛, 出血
疾患：真性多血症, 二次性赤血球増加症

基準値	男性	女性
RBC($\times 10^4/\mu L$)	435～555	386～492
Hb(g/dL)	13.7～16.8	11.6～14.8
Ht(%)	40.7～50.1	35.1～44.4

身体症状：立ちくらみ, めまい, 息切れ, 動悸
疾患：鉄欠乏性貧血, 再生不良性貧血, 悪性貧血, 白血病
↓ 低

これだけは知っておこう！ 検査の意味

- 赤血球(red blood cell；RBC)は, 細胞質にヘモグロビンを含んで酸素を体内組織へ運ぶ.
- 赤血球は約8 μm 径の中央が凹んだ円盤状の血球で, 核はない. 寿命は約120日で, 脾臓で壊される.
- ヘモグロビン(hemoglobin；Hb)は鉄を含む赤い色素蛋白で, 肺で酸素を結合し, 体組織内へ運んで放出する.
- ヘマトクリット(hematocrit；Ht)は, 血液全体に対する赤血球の相対的な容積比率をいう.

検査時の注意

- 早朝, 空腹時に採血を行う.
  ← 赤血球数は, 早朝に最低値, 朝食後にピーク値を示すため, 基本の状態で確認しておく. データの推移を比較するために, 可能な限り同様の条件下で採取した血液を用いて検査を実施する.
- 採血時は血液に強い陰圧がかからないよう注意し, 時間をかけずに速やかに実施する.
  ← 強い陰圧がかかると溶血するため.

←採血に時間を要すると血小板凝集反応が促進され，血液が凝固するため．
- 採取した血液はEDTA-2K（抗凝固薬）入りの採血管に入れ，採血後は速やか，かつ十分に転倒混和する．
　←血液と抗凝固薬をよく混和することで凝固を予防する．
　←血液が凝固すると赤血球数は不正確になる．
- 採血管に血液を入れ，抗凝固薬と転倒混和する場合は静かに行う．
　←激しく採血管を振ったり転倒混和させたりすると，溶血することがあるため．
- 輸液ライン側からは採血を行わない．
　←結果に輸液の影響が出るため．
- 採血の際，気泡が混入しないよう注意する．
　←気泡が混入すると溶血を起こし，正確なデータが得られないため．
- 速やかに検体を検査科に提出する．
　←MCV（平均赤血球容積）は，採血後の時間経過とともにさまざまな影響により変化しやすいため．

高頻度にみられる疾患（貧血）

赤血球恒（指）数
- 貧血のある場合には，下記の式で赤血球恒数を計算し，貧血のタイプを分類する．
- 赤血球恒数は，RBC，Hb，Htの値の関係を示すもので，MCV，MCH（平均赤血球ヘモグロビン量），MCHC（平均赤血球ヘモグロビン濃度）で表される．

- $MCV = \dfrac{Ht(\%)}{RBC(\times 10^4/\mu L)} \times 1{,}000$

- $MCH = \dfrac{Hb(g/dL)}{RBC(\times 10^4/\mu L)} \times 1{,}000$

- $MCHC = \dfrac{Hb(g/dL)}{Ht(\%)} \times 100(\%)$

平均赤血球恒（指）数による貧血の分類
- 一般にMCVが81未満を小球性貧血，81～100を正球性貧血，101以上を大球性貧血という．
- MCHCが32未満を低色素性貧血，32～36を正色素性貧血という．
- MCVとMCHCの組み合わせで，小球性低色素性貧血，正球性正色素性貧血，大球性正色素性貧血に分類できる．

小球性低色素性貧血 MCV＜81 MCHC＜32	正球性正色素性貧血 MCV＝81〜100 MCHC＝32〜36	大球性正色素性貧血 MCV≧101 MCHC＝32〜36
鉄欠乏性貧血 慢性炎症性疾患 （関節リウマチなど） サラセミア 鉄芽球性貧血 無トランスフェリン血症	急性出血 溶血性貧血 再生不良性貧血 赤芽球癆 腎性貧血 内分泌疾患 腫瘍の骨髄転移	ビタミン B_{12} 欠乏性貧血 （悪性貧血など） 葉酸欠乏性貧血

貧血の成因と種類

貧血の成因		貧血の種類
赤血球の	産生障害	再生不良性貧血，骨髄異形成症候群，白血病
	成熟障害	鉄欠乏性貧血，巨赤芽球性貧血
	破壊亢進	溶血性貧血
	喪失	大量出血
	体内分布異常	脾腫

- 血液単位容積あたりのヘモグロビン濃度が減少した病態を貧血という．
  - ➜ WHO の定義では，男性で 13 g/dL 未満，女性で 12 g/dL 未満を貧血としている．
- 貧血として最も多いのは鉄欠乏性貧血で，女性の約 1 割に起こる．
  - ➜ 鉄欠乏を起こす原因には，婦人科疾患（過多月経，子宮筋腫など）や消化器疾患（胃癌，大腸癌，潰瘍性大腸炎など）が多く，そのほかには偏食や吸収不良もある．
- 鉄欠乏性貧血のほかには，再生不良性貧血，巨赤芽球性貧血，自己免疫性溶血性貧血，急性白血病などがある．
  - ➜ 赤血球の産生が低下する疾患には再生不良性貧血がある．
  - ➜ ビタミン B_{12} や葉酸が欠乏すると巨赤芽球性貧血となる．
  - ➜ 赤血球自己抗体による自己免疫性溶血性貧血もある．
- 赤血球数の多い赤血球増加症では，原因の明らかでない真性多血症に注意する．

重篤な病態・疾患を見逃さないためのチェックポイント

- ヘモグロビン濃度もしくは Ht 値が急速に低下している場合には，出血や溶血を起こしている可能性がある．
  - ➜ 特に重症患者や手術後の患者では定期的にチェックする必要がある．
- 慢性的な貧血では症状が現れにくいが，ヘモグロビン濃度が 10 g/dL 以下の場合には治療を必要とする．
  - ➜「貧血」という病態はあくまでも結果であり，原因を明らかにして対応することが重要である．特に消化器系悪性腫瘍や白血病などを見逃さないようにする．

- 胃癌などに対して胃全摘術を受けた患者では，5年くらいたってからビタミンB_{12}欠乏を起こして巨赤芽球性貧血になることがある．
  →この場合には経口でビタミンB_{12}を補給しても効果はなく，筋肉注射で補う．
- 赤血球増加症は脳循環障害による脳梗塞などを起こすことがある．
  →特に若年者に脳梗塞が起こった場合には赤血球増加症の可能性を考える．

観察のポイント（アセスメント視点）

継続・追加観察項目
- 各種データ：赤血球恒数，網赤血球，血清鉄・鉄結合能，フェリチン，他の血球検査値（白血球，血小板など），生化学検査（腎機能，ビタミンなど），骨髄検査
- バイタルサイン：心拍数の上昇，頻呼吸の有無
- 臨床症状：出血または失血の有無，貧血症状（動悸，めまい，息切れ，易疲労性など）の有無，多血症状（のぼせ，頭痛，発汗，皮膚瘙痒感など）の有無，顔・爪・皮膚・粘膜の色調や状態，便潜血の有無

異常値をもたらす原因・成因をチェックする
- 出血・溶血との関連性はないか
- 赤血球の産生障害に関連する疾患は存在しないか
  →造血幹細胞の異常による疾患：急性白血病，再生不良性貧血，骨髄異形成症候群など．
  →赤血球の成熟障害による疾患：巨赤芽球性貧血，鉄欠乏性貧血，サラセミアなど．
  →エリスロポエチンの産生減少：腎不全など．
- 赤血球の破壊亢進はないか
  →赤血球の異常：発作性夜間ヘモグロビン尿症など．
  →赤血球以外の問題：自己免疫性溶血性貧血，赤血球破砕症候群など．
- 婦人科疾患や消化器疾患はないか
  →婦人科疾患や消化器疾患の場合，鉄欠乏に陥りやすい．
  →鉄欠乏性貧血
- 化学療法，造血幹細胞移植などの特殊な治療後ではないか
  ←これらの特殊治療後には，赤血球数のみならず白血球数・血小板数が著明に減少するため．
- 抗腫瘍薬や免疫抑制薬，抗菌薬などの薬剤との関連性はないか
- 赤血球造血刺激因子製剤の使用後ではないか
  ←エリスロポエチンは，造血刺激因子として赤血球産生を促進するため．
- 慢性の心肺疾患や高山での長期滞在など，低酸素状態が続く状態・環境に置かれていないか
  ←低酸素状態が続くことで，体内ではヘモグロビンを多く産生し，低酸素に対処しようとして多血症（赤血球増加症）となるため．

- 大量輸液を実施したあとではないか
  ← 大量輸液後は一過性に相対的な貧血を呈することがあるため．
- 血漿製剤や脂肪乳剤などの高分子化合物の投与後ではないか
  ← 高分子化合物が血液中に混在する場合は，赤血球恒数が高値を示すことがあるため．
- 脱水，嘔吐，下痢，大量発汗，水分過剰との関連性はないか
  ← 循環血漿量が減少した場合は，赤血球数が増加してみえる．水分過剰などにより，血液中の水分が増加した場合は，赤血球数が減少してみえる．妊娠中や心不全などでもみとめられる．
- 強いストレスや多量喫煙など，生活習慣との関連性はないか
  ← 不規則な食事，喫煙，ストレスなどにより，赤血球数は増減するため．

ケアのポイント

必要なケアと患者教育

必要なケア	患者教育
貧血時	
・安静を保持し，必要に応じて酸素吸入を行う ・体位の変換や日常生活動作はゆっくり実施する ・輸血実施時は正確かつ安全に行われるよう，血液型をはじめとする確認をしっかり行う．また副作用の有無に注意し，病態に応じて輸血の速度を調節する ・高蛋白，高ビタミンなどの食事を勧め，栄養状態の改善をはかる ・寝具や罨法などによる保温の実施	・易疲労性であり，休息を十分に取るよう説明する ・鉄剤服用時に一緒に摂取してはいけない食品類について，また服薬継続の必要性と自己中断の危険性について説明する ・食事内容に必要な要素について，調理者も交えて指導を行う
多血症時	
・輸液の確実投与と水分摂取の促進 ・下肢の運動や（可能な場合）歩行を勧める．また，床上生活時は弾性ストッキングあるいは抗凝固薬などの深部静脈血栓症（DVT）予防策を実施する ・生活に変化をつけ，気分転換をはかる	・水分摂取を促す ・胸痛，呼吸困難，麻痺などの症状は早期に知らせる ・ストレスをためないよう気分転換を勧める ・禁煙を促す

緊急時・急性期の潜在的リスク

- 大量出血がみとめられるとき
  → 出血性ショックの可能性

- →臓器の酸素欠乏に伴う狭心症発作・心筋梗塞・心不全の可能性
- →播種性血管内凝固症候群（DIC）の可能性
- →多臓器障害の可能性
• 赤血球数，ヘモグロビン濃度，ヘマトクリット値が著明に増加しているとき（多血症時）
  - →脱水，多量発汗などの血漿成分不足の可能性
  - →血管閉塞による脳梗塞や心筋梗塞，血栓塞栓症の可能性

血小板数(Plt)

高
- 本態性血小板血症
- 慢性骨髄性白血病
- 真性多血症
- 反応性増加(出血,溶血など)

基準値 15.8万〜34.8万/μL

- 特発性血小板減少性紫斑病(ITP)
- 再生不良性貧血
- 白血病
- 播種性血管内凝固症候群(DIC)
- 全身性エリテマトーデス(SLE)
- 肝硬変
- 脾機能亢進症

低

これだけは知っておこう！ 検査の意味

- 血小板は,止血に重要な役割を果たす.
  → 血管壁に傷がついて出血した際,血小板は傷害部位に粘着し,凝集して血小板血栓をつくる.血小板数が減少すると出血傾向を,増加すると血栓傾向を起こす可能性がある.

検査時の注意

- 早朝,空腹時に採血を行う.
  ← 食事や運動などの生活活動作や時間帯の影響を受けない状態での検査値を確認するため.
- 採血時,空気を混入させない.また抗凝固薬とよく混和する.
  ← 血液の凝固を防ぐため.
- 採取した血液は EDTA-2K(抗凝固薬)入りの採血管に入れ,速やかに,かつ十分に転倒混和する.
  ← 血液の凝固を防ぐため.

- 採血に手間どらないよう時間をかけずに実施し，採血後は速やかに検査科に提出する．
  - ←偽性血小板減少を予防するため．
  - ←血小板凝集反応は鋭敏で即時的なものであり，採血に時間をかけると注射器や採血管のなかで血液が凝固し，血小板数が少なめに判定されるため（偽性血小板減少）．
  - ←また，検査を実施するまでの時間が長くなるほど，血小板数は低値になるため．
- 血液塗抹標本で血小板凝集の有無を確認し，真の血小板減少症なのか，人為的な原因なのかを必ず確定する．
  - ←EDTA-2Kによって血小板が自然に凝集する人がいるため．この場合にも偽性血小板減少を起こす可能性がある．

高頻度にみられる疾患

血小板数		疾患と徴候	備考
増加	腫瘍性増加	本態性血小板血症 慢性骨髄性白血病 真性多血症	程度は反応性より大きく，疾患の進行とともに増加
	反応性増加	出血 溶血 鉄欠乏性貧血 悪性腫瘍 薬剤性	頻度は高い
減少	産生低下	再生不良性貧血 白血病 癌の骨髄転移 薬剤性	
	破壊亢進	ITP SLE DIC 血栓性血小板減少性紫斑病	臨床的にしばしば問題になるのはITPである
	体内分布異常	脾機能亢進症 肝硬変 心不全	
	体外への喪失	大量出血 体外循環	

重篤な病態・疾患を見逃さないためのチェックポイント

- 四肢の紫斑，歯肉出血，鼻出血，月経過多など出血傾向のある患者では，必ず血小板数を検査する．
  - →血小板数が低下しても，外傷などによる刺激がなければ止血困難をきたさない場合

- もある.
  - →7万/μL以下になると外傷などで出血しやすくなり, 3万/μL以下になると受傷しなくても自然に出血しやすくなる.
- 出血傾向のある患者で血小板数に異常のない場合には, 血小板機能の異常や凝固・線溶系の異常を考慮して検査する.
- 血小板数が100万/μL以上になるなど, 著明に増加した場合には血栓傾向を起こす危険性がある.

観察のポイント(アセスメント視点)

継続・追加観察項目
- 検査データ:血球検査値(白血球, 赤血球など), 凝固時間・出血時間, 骨髄検査
- 腹部エコー, CT:脾腫の有無
- 臨床症状:皮膚・粘膜などの出血傾向の有無

異常値をもたらす原因・成因をチェックする
- 患者に明らかな出血傾向はみとめられないのに, 血小板減少症をきたしていないか
  - →EDTA-2Kによる血小板凝集反応:偽性血小板減少症の可能性がある.
- 脾腫はないか. 肝臓癌や肝硬変などの肝疾患はないか
  - →脾腫がみとめられる場合, 脾臓における血小板の貯蔵が亢進しており, その結果として血小板の減少をきたす. 血小板の貯蔵亢進の要因として, 肝硬変や肝癌などがあげられる.
- 大量出血はないか
- 血液疾患の存在はないか
- 抗癌剤を使用していないか
  - ←抗癌剤により骨髄における血小板産生が抑制され, 血小板減少症・汎血球減少症をきたすため.
- 抗菌薬, 解熱鎮痛薬, 非ステロイド性抗炎症薬, 抗うつ薬などの薬剤の使用はないか
  - ←種々の薬剤により, (免疫学的機序によって)末梢における血小板破壊・消費の亢進がみとめられることがあるため.
- ウイルス感染症の既往はないか
  - ←ウイルス感染症後に血小板の破壊亢進が生じることがあるため.
  - ←特発性血小板減少性紫斑病(idiopathic thrombocytopenic purpura;ITP)
- 中高年患者では, ヘリコバクターピロリ菌の感染がないか
  - ←感染者の場合, その50〜60%は除菌により血小板数が増加するため.
- 人工透析などヘパリンを用いた治療を実施していないか
  - ←ヘパリンの使用により, 構造が変化した血小板因子に対する自己抗体が産生され, 血小板の活性化を促し, 血小板の消費と血栓形成を生じることがあるため.
  - →ヘパリン誘発性血小板減少症(heparin-induced thrombocytopenia;HIT)

- 血小板増加症(60万/μL 以上)が長期に持続しているか，一過性であるか
  - → 1か月以上持続する場合は，慢性骨髄増殖性疾患(本態性血小板血症，慢性骨髄性白血病)や真性多血症などの可能性がある．一過性の場合は，脾臓摘出術後や急性出血後，手術後などの造血回復期(骨髄機能亢進)のことが多い．
- フィブリン分解産物(FDP)やDダイマーの増加，フィブリノゲン低下，凝固延長などはみとめられないか
  - →播種性血管内凝固症候群(disseminated intravascular coagulation；DIC)

ケアのポイント

必要なケアと患者教育

必要なケア	患者教育
血小板減少症(特に血小板数3万/μL 以下)の場合	
・打撲や外傷，機械的刺激などによる出血の予防 →特に表在性出血をきたしやすく，使用するテープ類の選択にも配慮する ・吸引などの処置は必要最小限に実施 ・採血後は十分な圧迫止血とともに，止血を確認する ・創や点滴などのライン挿入部からの出血に注意し，清潔維持をはかる ・皮膚粘膜は圧迫などでも容易に出血をまねくため，身体ケアは愛護的に実施 ・点滴ラインやドレーンなどの走行に配慮し，圧迫防止 ・衣類による圧迫，しわなどがないよう注意する	・出血傾向についての理解 ・安静の保持についての理解 ・排便時の努責や強い咳嗽の回避 ・歯みがきなどの清潔ケアの実施方法 →やわらかい歯ブラシや綿棒の使用，口腔ケアや含嗽の方法など ・ベッドからの移動や歩行時の転倒や打撲予防 ・鼻血など出血時の対応方法の理解
血小板増加症の場合	
・血栓塞栓症に注意し，深部静脈血栓症対策を実施 ・脱水に注意し，飲水を促す ・尿量の推移の観察	・胸痛や呼吸苦，四肢のしびれ，脱力感などの症状出現の可能性の理解 ・症状出現時の対応方法の理解 →速やかに医療者に連絡あるいは救急要請
精神的ケア	
・安静を保てるよう静かな環境を整える ・血液の付着物が患者の目に付かないように配慮する ・安心感のもてる態度で接し，不安の緩和をはかる	・不安・不眠時の対応方法の理解

緊急時・急性期の潜在的リスク

- 血小板減少症で Plt 2 万/μL 以下の場合
  - ➔ 消化管・頭蓋内などの大量出血の可能性
  - ➔ 出血性ショックの可能性
- 血小板増加症で Plt 60 万/μL 以上の場合
  - ➔ 血液粘稠度の亢進による血栓塞栓症の可能性

網赤血球数

高
溶血性貧血
出血
巨赤芽球性貧血や鉄欠乏性貧血の治療開始後

基準値 相対比率 0.3～1.1％（3～11‰）
絶対数 2.4～8.4万/μL

疾患：鉄欠乏性貧血，再生不良性貧血，悪性貧血，白血病，
骨髄異形成症候群，骨髄線維症
低

これだけは知っておこう！　検査の意味

- 網赤血球は骨髄で赤芽球が成熟して赤血球になる前段階の血球である．核はないが，細胞質にリボ核酸（RNA）が残っているものである．
- 網赤血球数の検査は，骨髄における赤血球造血状態を簡便に判定するのに役だつ．

検査時の注意

- 赤血球数と同様，早朝空腹時に採血を行う．
  ←赤血球数は，早朝に最低値，朝食後にピーク値を示すので，食事や運動などの生活動作や時間帯の影響を受けない状態で確認しておく．データの推移を比較するために，可能な限り同様の条件下で採取した血液を用いて検査を実施する．
- 採血した際，すぐにスピッツに過不足なく血液を注入する．
  ←検体量の過不足により正確なデータが得られないため．
- 採取した血液は，すぐにEDTA-2K（抗凝固薬）入りの採血管に入れ，速やかに，かつ十分に転倒混和する．
  ←血液が凝固すると正確な値が得られないため．
- EDTA-2Kと血液を混和する際は静かに採血管を転倒させる．
  ←溶血を防ぐため．
- 採血の際，気泡を混入しないよう注意する．

- ←誤差が生じるのを防ぐため.
- 検体は速やかに提出する.
  - ←検体の保管許容時間は3時間であるため.
- 網赤血球数の表示単位をよく確認し，誤った判定をしないように注意する.
  - ←施設によって用いる単位が異なり，％（百分率）とも‰（千分率：パーミル）とも表記されるため.
- 網赤血球数は比率で判断するよりも，赤血球数に比率をかけ合わせた絶対数で評価する.
  - ←網赤血球数は貧血の程度によって比率がかなり異なるため.

高頻度にみられる疾患

- 正球性正色素性貧血の患者で網赤血球数が増加していれば，溶血性貧血の可能性が高い．溶血性貧血では，後天性の場合には自己免疫性溶血性貧血が，先天性では球状赤血球症が多い．

重篤な病態・疾患を見逃さないためのチェックポイント

- 出血や溶血などによって貧血があれば，生体の代償作用によって赤血球造血が亢進して網赤血球数が増えるはずである．貧血があるにもかかわらず網赤血球数が増えていないのは，赤血球造血そのものに障害のあることを示す．
- 特に再生不良性貧血では網赤血球数が減少し，その程度が強いほど重症であることを示す．
- 鉄欠乏性貧血や巨赤芽球性貧血では，治療開始後に網赤血球数が急速に増加する．このことから，治療への反応をみるのに役だつ．

観察のポイント（アセスメント視点）

継続・追加観察項目

- 各種データ：血球計数（赤血球数，ヘモグロビン濃度，ヘマトクリット値，白血球数，血小板数），赤血球恒数，赤血球寿命，赤沈，末梢血液像，血清鉄，血清ビリルビン値，血液ガス，骨髄検査
- 腹部エコー，CT；脾腫・胆石の有無
- 臨床症状：出血・失血の有無，貧血症状（動悸，めまい，頭痛，息切れ，易疲労性など）の有無，尿の性状（ヘモグロビン尿はないか），皮膚・粘膜の状態（黄疸の有無）

異常値をもたらす原因・成因をチェックする

- 出血・失血との関連性はないか
  - ➔大量出血後，骨髄における造血機能が亢進し，1週間前後で網赤血球の増加が著明となる．
- 溶血との関連性はないか
- 溶血性疾患があり，ヘモグロビン血症やヘモグロビン尿をきたしていないか
  - ➔発作性夜間ヘモグロビン尿症
- 骨髄の赤血球産生低下に関連する疾患はないか
  - ➔再生不良性貧血，赤芽球癆，白血病など
- 骨髄の造血機能亢進をきたす疾患はないか
  - ➔溶血性貧血，出血後など
- 治療との関連性はないか
  - ➔鉄欠乏性貧血に対して鉄剤投与後や，悪性貧血に対してビタミン B_{12} 製剤筋注後には，赤血球造血が亢進し網赤血球が増加する．
- 多くの薬剤が骨髄造血機能抑制をもたらす可能性があるが，使用している薬剤との関連はないか
- 血球算定や骨髄機能検査，血清鉄検査における異常はないか
- 血清鉄，ビタミン B_{12} や葉酸の欠乏はないか

ケアのポイント

必要なケアと患者教育

必要なケア	患者教育
赤血球産生能の低下がある場合	
・安静を保持し，不必要な酸素消費，エネルギーの消耗，赤血球の崩壊を抑制する ・皮膚・粘膜の清潔保持と保温 ・ストレスの回避と免疫力低下に伴う感染予防 ・貧血症状など苦痛の緩和 ・蛋白質，ビタミン B_{12}，葉酸，鉄分などの造血因子を多く含む食品を摂取できるよう食事内容の調整を行う ・出血傾向を伴う場合は，打撲・転倒・機械的刺激による出血の予防や処置時の止血の促進をはかる	・安静の保持と十分な休息についての理解 ・貧血症状のコントロール ・外出時は人ごみを避け，マスク装着や帰宅時の含嗽の励行 ・赤血球産生に必要となる造血因子（鉄，ビタミン B_{12}，葉酸など）を含んだバランスのよい食事の摂取 ・出血傾向の観察と対応についての理解

必要なケア	患者教育
赤血球産生能の亢進がある場合(出血後など)	
・安静を保持し，不必要な酸素消費，エネルギーの消耗，赤血球の崩壊を抑制する ・食事における蛋白質，ビタミン類，鉄分などのバランスを整えていく ・皮膚・粘膜の清潔保持をはかり，瘙痒感などの随伴症状の緩和につとめる	・安静の保持と十分な休息についての理解 ・赤血球産生に必要となる造血因子(鉄，ビタミンB_{12}，葉酸など)を含んだバランスのよい食事の摂取

緊急時・急性期の潜在的リスク

- 骨髄における造血能低下があり，網赤血球が減少，かつ汎血球減少がみとめられる場合(特に網赤血球数の絶対値2万/μL以下)
 →再生不良性貧血の可能性
- 骨髄の赤血球産生能低下(重度の貧血)による酸素運搬能の低下
 →組織の酸素欠乏に伴うめまい，一過性意識障害，狭心痛などの症状出現の可能性
- 易感染状態
 →敗血症ショック，DIC，多臓器不全の可能性

白血球分画

> 基準値　桿状核好中球 2.0〜13.0％，分節核好中球 38.9〜58.0％
> 好酸球 0.2〜6.8％
> 好塩基球 0.0〜1.0％
> リンパ球 26.2〜46.6％
> 単球 2.3〜7.7％

白血球の種類	増加する原因	減少する原因
好中球 　桿状核球 　分節核球	急性細菌性感染症，外傷，熱傷，梗塞性疾患，慢性骨髄性白血病，中毒，ストレス，副腎皮質ホルモン製剤服用	ウイルス感染症，急性白血病，再生不良性貧血，薬剤副作用，放射線障害
好酸球	アレルギー性疾患，寄生虫疾患，皮膚疾患	重症感染症，感染症初期，再生不良性貧血
好塩基球	慢性骨髄性白血病，アレルギー性疾患	
リンパ球	ウイルス感染症，慢性リンパ性白血病，マクログロブリン血症	急性感染症の初期，悪性リンパ腫，全身性エリテマトーデス（SLE）
単球	感染症，単球性白血病，無顆粒球症の回復期	

これだけは知っておこう！　検査の意味

- 血液塗抹標本を染色して顕微鏡で観察し，白血球の形態を観察し，好中球，好酸球，好塩基球，リンパ球，単球の百分率を算定する．
  → 白血病細胞など，異常細胞の出現の有無にも注意する．

検査時の注意

- 早朝，空腹時に採血を行う．
- 輸液ライン側からは採血を行わない．
  ← 結果に輸液の影響が出るため．
- 採取した血液は EDTA-2K（抗凝固薬）の入った採血管に入れ，採血後は採血管を

ゆっくり転倒させ，よく混和・攪拌し，速やかに検査科に提出する．
  ←血液凝固を予防して検査を行うため．
  ←採血後，塗抹するまでの時間が長くなると，白血球の破壊や変形が進み，リンパ球，単球の比率が高くなる傾向があるため．保管許容時間は室温で2時間未満．
- 検査は，血液を1滴スライドグラスにたらし，すぐに血液塗抹標本を作製する．風で乾燥し，ギムザ染色やライト染色を行い，顕微鏡で観察する．
  ←速やかに標本を作製しないと血球が変化してしまい，正確な判定がむずかしくなるため．
  →自動血球計数器で白血球分画を算出できる装置も普及しているが，異常所見は顕微鏡による観察が不可欠である．
- 白血球の種類ごとの増減は比率（％）ではなく，白血球分画ごとの実数を算出して判断する．
  ←比率では基準範囲でも，白血球分画の実数とした場合に増減することがあるため．

高頻度にみられる疾患

- 白血球分画の異常は，感染症やアレルギー性疾患でしばしばみとめられる．それぞれの疾患で特徴的な変化があり，診断の補助になる（前頁の表参照）．
- 白血病では，骨髄芽球，リンパ芽球などの異常細胞が出現する．

重篤な病態・疾患を見逃さないためのチェックポイント

- 貧血や白血病などの血液疾患では，血球数には問題がなくても白血球分画や血球の形態に異常のあることが少なくない．
- 末梢血液に異常な細胞がみとめられる場合には白血病の可能性があり，ただちに骨髄検査を行って診断を確定する．

観察のポイント（アセスメント視点）

継続・追加観察項目
- 各種データ：血球計数（白血球数，赤血球数など），凝固時間・出血時間，炎症反応（CRP，赤沈），細菌学的検査，骨髄検査
- 臨床症状：出血傾向の有無，発熱・疼痛・腫脹・発赤などの感染徴候の有無

異常値をもたらす原因・成因をチェックする

- 血液疾患との関連性はないか
- 感染症や炎症，組織破壊が生じていないか
- 好中球の核の左方移動や右方移動はみとめられないか
  - ➔ 左方移動：重症肺炎，敗血症など
  - ➔ 右方移動：巨赤芽球性貧血など
- 出血や溶血との関連はないか
- 治療（放射線療法，化学療法，薬剤など）との関連性はないか
  - ➔ 抗癌剤の使用による骨髄抑制など
- アレルギー性疾患との関連性はないか

ケアのポイント

必要なケアと患者教育

必要なケア	患者教育
核の左方移動がみとめられるとき（高度な炎症が存在する場合）	
・安静保持と苦痛の緩和をはかり，エネルギー消費が最小限になるよう生活環境を整える	・現状についての理解
・発熱がある場合，脱水にならないように飲水を勧める	・安静の維持 ・飲水の必要性
・無菌室や個室への隔離を検討する	・感染予防についての理解
・血流感染の危険性が高いため，各ライン刺入部の状態を継続して観察し，早めに入れかえを実施	・手洗いや含嗽の励行
・感染予防の徹底	・皮膚の清潔維持の必要性と方法
・栄養状態の把握（総蛋白質，アルブミンなどの推移）と体重測定 ・食事摂取が可能な場合は，栄養バランスと嗜好を考慮しながらエネルギー価の高い食事内容を検討 ・食事摂取が不可能な場合は，高カロリー輸液などを確実に投与	・栄養バランスのよい食事摂取

緊急時・急性期の潜在的リスク

- 好中球の著明な減少（500/μL 以下）と核の左方移動がみとめられるとき
  - ➔ 重症感染症に伴う敗血症ショック，DIC，多臓器不全の可能性
- 著明な好中球減少（1,000/μL 以下）やリンパ球減少（1,000/μL 以下）がみとめられる場合
  - ➔ 白血病などの血液疾患の可能性（骨髄検査を要する）
  - ➔ 免疫不全→敗血症性ショック（多臓器不全の危険性）

骨髄検査

骨髄穿刺液中の細胞分類と基準値(参考値)

有核細胞数	$10～25×10^4/\mu L$				
巨核球数	$50～150/\mu L$				
細胞分画(%)					
骨髄芽球	1.3	好酸球	3.8	前赤芽球	0.2
前骨髄球	4.4	好塩基球	0.2	好塩基性赤芽球	1.8
骨髄球	7.0	リンパ球	19.0	多染性赤芽球	16.6
後骨髄球	10.0	単球	3.3	正染性赤芽球	2.2
桿状核球	13.6	形質細胞	1.2		
分節核球	13.6	細網細胞	1.8		

骨髄像に異常のある場合：急性骨髄性白血病，急性リンパ性白血病，白血病，慢性骨髄性白血病，慢性リンパ性白血病，骨髄異形成症候群，顆粒球減少症，再生不良性貧血，巨赤芽球性貧血，溶血性貧血，特発性血小板減少性紫斑病，多発性骨髄腫，悪性リンパ腫，癌の骨髄転移など

これだけは知っておこう！　検査の意味

- 骨髄は血球をつくる重要な造血臓器である．
  → 特に，胸骨，肋骨，脊椎骨，腸骨，大腿骨近位部，上腕骨近位部，頭蓋骨などで活発に造血が営まれている．
- 骨髄検査は造血に異常のある血液疾患の診断に重要である．
  → 貧血，白血病，骨髄異形成症候群，多発性骨髄腫，血小板減少症などの診断に欠かせない．癌細胞や悪性リンパ腫細胞の骨髄浸潤の確認にも重要である．
- 骨髄検査は血液疾患における治療効果の判定，悪性腫瘍に対する抗癌化学療法の際の骨髄抑制の有無・程度の判定，放射線障害の判定などにも有用である．

検査時の注意

- 血友病，フィブリノゲン減少症などの凝固因子欠乏性疾患は禁忌である．
  ← 深部出血の原因となりうるため．
- 事前に検査の方法や目的，また患者の協力を要すること，検査後の注意点などについ

観察のポイント（アセスメント視点）

異常値をもたらす原因・成因をチェックする
- 貧血はないか
  - ➔貧血をきたす原因疾患（再生不良性貧血，赤芽球癆など）はないか
- 多血症はないか
  - ➔多血症をきたす疾患（真性多血症，心肺疾患，エリスロポエチン産生腫瘍など）との関連性はないか
- 腎機能に異常はないか
  - ➔エリスロポエチンの産生障害をきたす慢性腎不全などの腎疾患はないか
- 慢性に低酸素血症をきたすような状態・環境におかれていないか
  - ➔心肺機能に異常はないか，先天性心疾患（動静脈シャントを有するもの）や肺疾患などはないか
  - ➔高地に住んでいないか
- 関連するほかの検査項目（白血球分画，骨髄検査など）に異常はないか

高頻度にみられる疾患

- エリスロポエチンは慢性腎疾患で産生が低下し，貧血を起こす．
- 慢性心肺疾患や悪性腫瘍では，エリスロポエチンの産生が高まって二次性に多血症を起こすことがある．

重篤な病態・疾患を見逃さないためのチェックポイント

- 再生不良性貧血などの貧血では，代償性にエリスロポエチンの産生が高まっている．貧血でエリスロポエチンが低値の場合には，エリスロポエチンの産生が障害されている可能性があり，腎疾患を考える．
- 多血症のうち，真性多血症ではエリスロポエチンは低下している．もし，エリスロポエチンが高値なら，慢性心肺疾患や高地居住者で酸素運搬を高めるために代償的にエリスロポエチンの産生が高まっている．また，肺癌などの悪性腫瘍では，本来エリスロポエチンを産生しない部位で異所性にエリスロポエチンを産生し，二次性の赤血球増加症を発症する．

エリスロポエチン

高 ↑
再生不良性貧血
鉄欠乏性貧血
骨髄異形成症候群
二次性多血症
エリスロポエチン産生腫瘍
妊娠

基準値　血清または血漿　8〜36 mU/mL

腎性貧血
真性多血症
↓ 低

これだけは知っておこう！　検査の意味

- エリスロポエチンは赤血球の産生を刺激するホルモンである．
  → エリスロポエチンは腎臓でつくられて分泌される．赤血球系前駆細胞を刺激して赤血球を産生する．
- エリスロポエチンは貧血や多血症の診断を行ううえで必要な検査である．

検査時の注意

- 早朝，空腹時に採血を行う．
- 採血後は速やかに血漿ないし血清に分離して検査する．保管するときはEDTA-2Na（抗凝固薬）入りの採血管に入れ，凍結保存し検査に提出する．
  ← 誤差が出ないようにするため．
- エリスロポエチン製剤を投与されている場合には検査をする必要はない．
  ← 患者体内でつくられるエリスロポエチン量を測定できないため．

必要なケア	患者教育
精神的ケア - 予後への不安 ➡ 患者の疾患に対する認識の把握に努め、少しでも希望を見いだせるよう闘病の目標をともに考えていく - 患者の表情や言動を観察する - 患者の訴えを傾聴し、受け止めたうえで、具体的に対応する - ストレス緩和や気分転換をはかるための工夫 - 脱毛などの治療の副作用について、見通しを含めてあらかじめ説明をしておく	- 現状についての理解を促す - 不安・疑問点の言語化を促す - 睡眠・休息の確保 - ストレス緩和や気分転換をはかる

緊急時・急性期の潜在的リスク

- 骨髄過形成があり、骨髄中に20％以上の芽球（白血病細胞）をみとめる場合
  ➡ 急性白血病の可能性
  ➡ 免疫不全による易感染状態←敗血症ショック、DIC、多臓器不全の可能性
  ➡ 血小板減少症（DICなど）←頭蓋内・消化管などの大量出血の可能性
- 骨髄低形成があり、汎血球減少がみとめられる場合
  ➡ 再生不良性貧血、骨髄異形成症候群の可能性

ケアのポイント

必要なケアと患者教育

必要なケア	患者教育
検査時	
・苦痛を伴う検査で，頻回に実施することも多く，事前に検査の必要性や目的，方法について十分に説明を行い，同意と協力を得る ・検査が安全・安楽に，また円滑に行えるように医師・患者の調整と介助を行う ・異常の早期発見に努めつつ，不安の軽減のために，声かけやタッチングを積極的に行う	・検査の目的・内容・方法についての理解 ・検査に伴い注意を要する事柄 ・検査後の注意点 ・痛みや不安の表出を促す
易感染状態の場合	
・外因性（交差感染）・内因性（自己感染）の両面を考慮して感染予防を徹底する ・身体の清潔維持（皮膚粘膜の保護と清潔維持） ・ライン挿入部の感染予防・清潔保持 ・栄養状態の維持・改善にむけた調整	・感染予防の具体的方法（外因性・内因性） ・安静保持の必要性 ・食事摂取の必要性
出血傾向が強い場合	
・ささいな圧迫や機械的摩擦などの回避 ・針刺入部などは十分に止血をはかる ・出血時は速やかに止血処置を実施 ・輸血を実施するような場合は，正確かつ安全に行われるよう血液型をはじめとする確認を確実に行う．また，副作用の有無に注意し，病態に応じて投与速度を調節する	・出血予防，また出血時の対応 ・不安への対処方法 ・排便コントロール
骨髄移植時	
・免疫力が著明に低下するため，無菌室での生活となることが多い．生活環境を整え，感染予防・出血予防をはかる ・悪心・嘔吐，倦怠感などの症状と不安の緩和をはかる ・移植後の移植片対宿主病による症状（発赤，下痢・腹痛，肝障害など）の早期発見 ・食事は患者の訴えや嗜好を考慮し，無菌食でもその内容を工夫する	・安静の維持 ・感染予防・出血予防に向けたセルフケア方法 ・出現する症状と対応策の検討 ・病状や治療に対するわかりやすい説明

高頻度にみられる疾患

有核細胞数が低下する場合	再生不良性貧血，骨髄線維症
有核細胞数が増加する場合	真性多血症，白血病
赤芽球が増加する場合	溶血性貧血
巨赤芽球が出現する場合	巨赤芽球性貧血（悪性貧血など）
異常細胞が出現する場合	白血病，骨髄異形成症候群，多発性骨髄腫，癌・悪性リンパ腫の骨髄浸潤
骨髄の線維化	骨髄線維症

重篤な病態・疾患を見逃さないためのチェックポイント

- 骨髄に異常のある疾患としては，再生不良性貧血，白血病，骨髄異形成症候群，多発性骨髄腫，癌や悪性リンパ腫の骨髄浸潤など重篤なものが多い．検査の結果は速やかに判定し，適切な対応を行う．

観察のポイント（アセスメント視点）

継続・追加観察項目
- 各種データ：血球検査値（赤血球数，白血球数，血小板数など），白血球分画，網赤血球数，赤血球恒数，出血時間・凝固時間，CRP，骨髄像・骨髄生検，マーカー検査，染色体分析，遺伝子学的検査
- バイタルサイン：発熱や頻脈の有無
- 臨床症状：貧血症状，感染徴候，出血傾向の有無

異常値をもたらす原因・成因をチェックする
- 原疾患との関連性はないか
- 関連ある他の検査項目（血球計数，白血球分画，赤血球恒数など）に異常はないか
- 治療との関連性（放射線療法，化学療法，薬物療法など）はないか
  → 化学療法後の効果の評価目的で骨髄検査を実施することも多い．
- 感染症との関連性はないか

て十分に説明を行う.
- ➡①一時的ではあるが,強い苦痛を伴う処置であるうえ,②患者が動くことで骨髄液採取がむずかしくなったり,③穿刺針による事故の危険性もある.また,④検査後の注意点(検査後の安静や出血,当日の入浴禁止など)もあり,検査についての患者の理解と協力を得たうえで実施することが重要である.
- 患者に,処置前は禁食,また排泄をすませておくことを伝える.
  - ⬅検査中および検査後の止血と安静を要するため.
- 通常は,腸骨稜か胸骨で穿刺を行い,採取した骨髄液を検査する.穿刺ができない場合には,骨髄生検を行って検査する.
  - ➡骨髄穿刺液が採取不能となった場合は,骨髄の組織を採取して検査を行う.いずれにしても骨を穿刺する際にかなりの圧迫が加わるため,不安の緩和に努める.
  - ➡小児の場合は,大血管損傷のリスク回避のためにも腸骨稜から採取されることが多い.
  - ➡骨髄穿刺で有害事象の起こることはまれであるが,①局所麻酔薬によるアレルギー反応,②多発性骨髄腫患者など骨病変がある患者での穿刺針貫通事故などがありうる.
- 検査時の消毒は十分に行う.
  - ➡この検査を受ける患者は,感染を起こしやすい状態にあることが多く,十分な感染予防対策を行う.
- 胸骨から採取する場合は,患者から穿刺の様子が見えないように工夫を行う.
  - ⬅胸骨に太い針が穿刺される様子を患者が目にすることで,不安の増強につながるため.
- 骨髄液を採取する直前に,患者に一瞬痛みが生じることを伝え,手を握るなどのケアを行う.
  - ➡生じる痛みに対する不安の緩和をはかり,リラックスを促す.
- 検査後は15〜30分ほど穿刺部位の止血操作を行い,数時間は安静を保持する.
  - ➡この検査を受ける患者は,出血を起こしやすい疾患を伴うことが多いため,圧迫止血を十分に行い,検査後の穿刺部出血や皮下出血を予防する.
- 穿刺液は,チュルク液などで希釈して細胞数を算定するとともに,ただちに塗抹標本を作製し,染色して顕微鏡で観察する.
  - ⬅骨髄液は末梢血よりもはるかに速く凝固するため,すばやく処理を行う必要がある.可能な限り検査技師に検査に立ち会ってもらうとよい.
- 凝血塊についてはホルマリン固定し,病理組織標本を作製する.

ケアのポイント

必要なケアと患者教育

必要なケア	患者教育
エリスロポエチン低値時	
・尿量と腎機能，電解質の推移の観察 ・不整脈モニタリング ・安静を保持し，必要に応じて酸素吸入の実施 ・体位変換など，体を動かす際はゆっくり実施し，めまいや倦怠感への配慮を怠らない ・皮膚の清潔保持と保護 ・瘙痒感などの苦痛の緩和	・原因および現状についての理解 ・日常生活の注意点 ・内服する薬剤の組み合わせと食品類との関係性についての理解 ・必要となる栄養素や食事摂取時の注意点についての理解(特に塩分やカリウム摂取量)
易感染状態の場合	
・スタンダードプリコーションを中心に，感染予防の徹底をはかる ・身体の清潔保持，皮膚・粘膜の保護 ・ライン挿入部の管理	・感染予防対策と清潔維持 ・安静の保持と十分な休息 ・嗜好品の制限 ・栄養摂取について
多血症の場合	
・血栓塞栓症の症状に注意する ・飲水を勧める	・水分摂取の促進 ・出現する可能性のある症状と対応についての理解

緊急時・急性期の潜在的リスク

- 貧血があるにもかかわらずエリスロポエチン値が基準値，あるいは低値の場合
  - →慢性腎不全など腎疾患に伴うエリスロポエチンの分泌障害→赤血球産生能低下→貧血に伴い酸素運搬能の低下
  - →臓器の酸素欠乏に伴う狭心症・心不全や一過性意識障害の可能性
- 貧血があり，エリスロポエチンが高値で，汎血球減少症を伴う場合
  - →再生不良性貧血による易感染状態
  - →敗血症性ショック，DIC，多臓器不全の危険性
- 貧血はないがエリスロポエチンが高値の場合
  - →多血症時
  - →脳梗塞・心筋梗塞・肺血栓塞栓症などの血栓塞栓症の可能性

出血時間

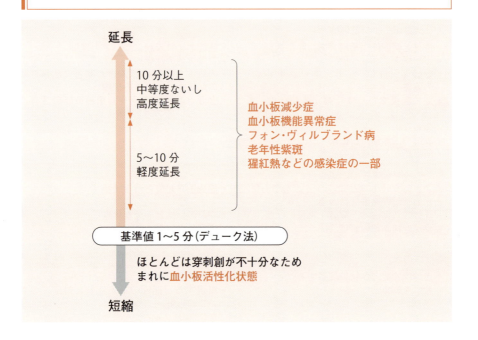

これだけは知っておこう！　検査の意味

- 血小板血栓形成（一次止血）により，傷口からの出血が止まるまでの時間を測定する．
  → 出血時間には，血小板数・血小板機能，細い血管とその周囲組織の性状，組織因子などの凝固因子が関係し，出血性素因の有無や機序に関する情報を与える．

検査の方法

- 皮膚を穿刺してわき出す血液を30秒ごとに濾紙に吸い取り，血液がつかなくなるまでの時間をはかる．
- 一般に耳朶を穿刺するが（デューク法），幼児では足の母趾やかかとを使う．ほかに上腕を使うアイビー法がある．
  ①耳朶をエタノール綿で消毒し，乾くのを待って使い捨ての穿刺針（ランセット）で穿刺する．

②穿刺したら，自然にわき出る血液を 30 秒ごとに濾紙に吸い取り，血液が濾紙につかなくなったら，濾紙についた血液斑の数を数え，これを 2 で割ると出血時間が分単位で出る．
- 薬，特にアスピリンなどの非ステロイド性抗炎症薬や抗血小板薬を服用しているときには血小板機能の低下から，出血時間が延長することがある．
  → 抗血小板薬クロピドグレル硫酸塩（プラビックス®）やアスピリン（バファリン®など）なら，少なくとも 7 日間（アスピリン以外の非ステロイド性抗炎症薬なら 2 日間）は服用を中止させておかないと，出血時間が延長する．
- 耳が冷えていると延長する傾向がある．
- 血友病など血液凝固因子の欠乏では，通常，出血時間も毛細血管抵抗試験も基準値を示すが，凝固異常が高度なときは，異常を示すこともある．

検査時の注意

- 抗血小板薬・非ステロイド性抗炎症薬を服用していないかを確認する．
  ← 服用していると出血時間が延長するため．
- 穿刺前に皮膚を十分に消毒し，完全に乾燥したあとに切創を加える．
  ← 皮膚からの感染を予防するため．

デューク法の場合
- 耳朶を温めたり，圧迫をしない．また，耳朶が冷えているときも注意が必要である．
  ← 耳朶が冷えているときは，出血時間が延長するため．

アイビー法の場合
- 安楽に前腕の水平が保てるよう配慮する．
  ← 毛細血管収縮の影響を除去するために，上腕を 40 mmHg で加圧し検査を行うため．

観察のポイント（アセスメント視点）

継続・追加観察項目
- 点状出血，紫斑，鼻出血などの浅在性の出血がみられないか
- 過去に出血傾向や止血困難がないか
- 家族に出血傾向や止血困難を有する者がいないか

異常値をもたらす原因・成因をチェックする
- 原疾患との関連はないか
- 関連のあるほかの検査項目の検査結果に異常はないか
  → 血球検査：血小板数算定，血小板凝集能試験・血小板放出能検査などの詳細な血小板機能検査，プロトロンビン時間，活性化部分トロンボプラスチン時間，フィブリン/フィブリノゲン分解産物（FDP）

- 抗血小板薬を使用していないか

ケアのポイント

必要なケアと患者教育

必要なケア	患者教育
血小板数の減少をみとめる場合	
• 安静にし，摩擦・転倒・打撲・外傷・圧迫などによって出血が誘発されないよう注意する	• 摩擦・打撲・外傷・努責・圧迫の予防 • 安静の保持 • 便通の調整，衣類の調整
• 皮膚・粘膜の保護と清潔保持による感染予防	• 出血に留意した保清
• 処置後の止血の促進	• 適切な止血方法の実施と止血の確認
• 出血・急変時の早期発見と速やかな応急処置	• 出血の有無の自己観察 • 出血時の応急処置 • 出血発見時の医療者への連絡
• 輸血療法	
貧血をみとめる場合	
• 安静による組織の酸素需要軽減と苦痛緩和	• 安静の保持
• 保温などによる末梢循環不良の改善	• 保温
• 皮膚・粘膜の保護と清潔保持による感染予防	• 保清
• 重篤な合併症・二次的障害の早期発見	• 安静の保持
• 輸血・薬物療法・食事療法による貧血の改善	

緊急時・急性期の潜在的リスク

出血時間の延長

- 血小板数の減少，貧血をみとめるとき
  → 特発性血小板減少性紫斑病(ITP)，急性白血病，再生不良性貧血，播種性血管内凝固症候群(DIC)，肝硬変の可能性

毛細血管抵抗試験

```
点状出血斑
20個以上：(#)    ┐ 血小板減少症
                │ 血小板機能異常症
10〜19個：(#)    │ フォン・ヴィルブランド病
                │ 老年性紫斑
                │ 猩紅熱などの感染症の一部
5〜9個：(+)      ┘ アレルギー性紫斑病
```

基準範囲　陰性(−)：点状出血斑が4個以下(陽圧法)

- 血小板減少症，血小板機能異常症，フォン・ヴィルブランド(von Willebrand)病，老年性紫斑，猩紅熱などの感染症などでは，出血時間，毛細血管抵抗試験ともに異常を示す．アレルギー性紫斑病では出血時間は正常であるが，毛細血管抵抗は低下することが多い．

これだけは知っておこう！　検査の意味

- 皮膚の毛細血管に内圧を加え，あるいは外部から陰圧を加えて，毛細血管壁の抵抗性（逆の表現では脆弱性）を検査する方法である．
  → 血管壁の透過性の亢進，脆弱性の増加があると，毛細血管抵抗は低下する．血小板活性の低下があるときは，毛細血管抵抗も減弱する．

検査時の注意

- 測定前20〜30分間は安静を保つ．
- マンシェットで加圧している間，安楽が保てるよう配慮する．
  → いずれも正確な値を得るため．

ルンペル-レーデ(Rumpel-Leede)のうっ血試験の方法
- 仰臥位の患者の上腕に収縮期血圧と拡張期血圧の中間あたりの圧をかけ，5分後に圧を取り除き，2〜3分後に前腕から手にかけての点状皮下出血を観察する．

観察のポイント(アセスメント視点)

継続・追加観察項目
- 点状出血,紫斑,鼻出血などの浅在性の出血がみられないか
- 過去に出血傾向や止血困難がないか
- 家族に出血傾向や止血困難を有する者がいないか

異常値をもたらす原因・成因をチェックする
- 原疾患との関連はないか
- 関連のあるほかの検査項目(血小板数算定,出血時間,線溶検査)の結果に異常はないか
- 抗血小板薬を使用していないか

ケアのポイント

必要なケアと患者教育

必要なケア	患者教育
・摩擦・転倒・打撲・外傷・圧迫などによって出血が誘発されないよう注意する	・摩擦・打撲・外傷・努責・圧迫の予防 ・便通の調整,衣類の調整 ・安静の保持
・皮膚・粘膜の保護と清潔保持による感染予防	・出血に留意した保清
・処置後の止血の促進	・適切な止血方法の実施と止血の確認
・出血・急変時の早期発見と速やかな止血処置	・出血の有無の自己観察 ・出血時の応急処置 ・出血時の安静保持 ・出血発見時の医療者への連絡や受診

緊急時・急性期の潜在的リスク

毛細血管抵抗が低下し,出血時間が延長
- 血小板数の減少をみとめる場合
  → 特発性血小板減少性紫斑病(ITP),急性白血病,再生不良性貧血などの可能性

血小板凝集能

凝集能亢進
↑
急性冠症候群
虚血性脳血管障害
糖尿病
脂質異常症

基準範囲　アデノシンニリン酸（ADP）2～10 μmol/L
　　　　　コラーゲン 2～5 μg/mL
刺激により，不可逆性の凝集を生じる*

先天性血小板無力症（先天性血小板機能異常症）**，血小板放出異常症
アスピリンなどの抗血小板薬・非ステロイド抗炎症薬投与
骨髄増殖性疾患
尿毒症
↓
凝集能低下

*ADP刺激で凝集解離を起こさない不可逆性の凝集（二次凝集）を生じる．コラーゲン刺激で明らかな不可逆性の凝集を生じる．
**先天性血小板機能異常症のベルナール-スーリエ症候群やフォン・ヴィルブランド病では，リストセチン凝集能の低下が特異的である．

これだけは知っておこう！　検査の意味

- 血小板凝集能は血小板止血機能のうちで最も重要な機能の1つである．
  - → 凝集能に低下があると出血傾向が，亢進があると血栓傾向が起こる可能性がある．
  - → 血管傷害部では血小板が活性化され，粘着・凝集反応ののち血小板血栓を生じ一次止血が行われる．この経路の検査である．
- 血小板数が減少していれば全体としての血小板機能が低下することは当然であるが，血小板数が正常でありながら，血小板凝集能が低下して出血傾向を示すことがある．
- 逆に，血小板凝集にいたる経路が亢進していると病的な血小板血栓ができやすく，心筋梗塞，脳梗塞など血管閉塞性疾患の原因となりうる．
  - → 心筋梗塞，脳梗塞の予防に抗血小板薬がよく用いられている．
  - → 血小板凝集能をアスピリンなどの抗血小板薬で低下させ治療効果を評価する検査としても行う．

検査時の注意

- 専用の採血管に抗凝固薬(クエン酸ナトリウム3.8%)を入れ,規定量を正確に採血する.
  → クエン酸ナトリウム1容：血液9容
- 必ず空腹時に採血を行う.
  ← 食後の採血では乳び血漿となり,混濁検査ができないため.
- 事前に血小板機能を阻害する薬剤の服用の有無を確認する.
  ← 正確な値が得られないため.

観察のポイント(アセスメント視点)

継続・追加観察項目
- 点状出血,紫斑,鼻出血などの浅在性の出血がみられないか
- 過去に出血傾向や止血困難がないか
- 家族に出血傾向や止血困難を有する者がいないか

異常値をもたらす原因・成因をチェックする
- 原疾患との関連はないか
- 関連のあるほかの検査項目(血球検査:血小板数算定,出血時間,プロトロンビン時間,活性化部分トロンボプラスチン時間,フィブリノゲン)の結果に異常はないか
- 抗血小板薬,抗炎症薬など,血小板機能を阻害する薬剤を使用していないか

ケアのポイント

必要なケアと患者教育

必要なケア	患者教育
血小板凝集能が低下している場合	
・安静にし,摩擦・転倒・打撲・外傷・圧迫などによって出血が誘発されないよう注意する	・摩擦・打撲・外傷・努責・圧迫の予防 ・安静の保持 ・便通の調整,衣類の調整
・皮膚・粘膜の保護と清潔保持による感染予防	・出血に留意した保清
・処置後の止血の促進	・適切な止血方法の実施と止血の確認
・出血・急変時の早期発見と速やかな応急処置	・出血の有無の自己観察 ・出血時の応急処置 ・出血発見時の医療者への連絡

血小板凝集能が亢進している場合	
• 安静，原疾患の治療および血栓形成に伴う症状改善へのケア	• 安静の保持

緊急時・急性期の潜在的リスク

- 血小板凝集能の亢進
  → 動脈血栓症，虚血性心疾患，脳梗塞，動脈硬化症，糖尿病などの可能性
- 血小板凝集能の低下
  → 血小板無力症などの可能性

プロトロンビン時間(PT)

延長 ↑

肝硬変，劇症肝炎，L-アスパラギナーゼ投与
DIC，大量出血
ビタミンK欠乏症，ワルファリンカリウム投与
ヘパリン投与，抗トロンビン薬，抗活性化第X因子(Xa)薬(リバーロキサバン，アピキサバン，エドキサバントシル酸塩水和物など)投与
単クローン性γグロブリン増加
活性化第Ⅶ・Ⅴ・Ⅹ因子，プロトロンビン・フィブリノゲンの先天性欠損症ないしそれらの因子に対する後天性インヒビター
(活性値なら30%以下を高度低下とする)

基準値*
凝固時間　9〜14秒(試薬によって異なる)
活性値　80〜120%
プロトロンビン比　0.8〜1.2
INR　1±0.1

活性化第Ⅶ因子製剤・血液凝固因子抗体迂回活性複合体を投与した場合
妊娠時などの凝固亢進状態を反映する場合
採血・検体調整の不手際の場合

短縮 ↓

*基準値は，国際標準品の力価と比較した数値(international normalized ratio; INR)が用いられている．
- 抗凝固療法の管理はINRを用いて行われる．
- 心房細動患者の塞栓症予防，深部静脈血栓症の治療や予防は，INR 2〜3でコントロールされている．

これだけは知っておこう！　検査の意味

- プロトロンビン時間(PT；prothrombin time)は，外因系の血液凝固活性〔凝固第Ⅶ因子，第Ⅹ因子，第Ⅴ因子，第Ⅱ因子(プロトロンビン)，第Ⅰ因子(フィブリノゲン)活性〕を反映する．
  →プロトロンビン時間は，①先天性凝固因子の異常，②重症肝障害，③播種性血管内凝固症候群(DIC)，④ビタミンK欠乏症などの疑いがある場合に検査する．
  →ほかにワルファリンカリウムなどの抗凝固療法のモニターに，国際標準比INR(PT-INR)として用いられる．
- 血液凝固には外因系と内因系の機序がある(次頁図参照)．

→**外因系**は，血管の損傷により血液が血管内皮より外側にある組織因子（第Ⅲ因子）と接触したり，病的に血管内皮や単球，悪性細胞に発現した組織因子と血液が接触して起こる凝固反応である．活性化した第Ⅶ因子が組織因子と結合して凝固反応が始まる．

→**内因系**は，血液が試験管内ガラスなどの陰性荷電面に接触して凝固する反応である．生体内では外因系のほうが意義が大きいとされている．

血液凝固反応と検査

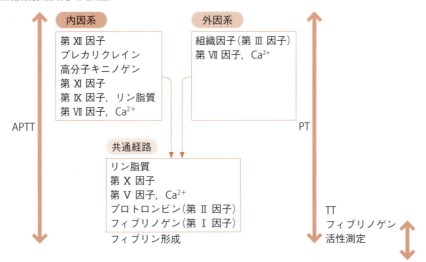

APTT：活性化部分トロンボプラスチン時間
PT：プロトロンビン時間
TT：トロンビン時間

ヘパプラスチンテスト(HPT)とトロンボテスト(TT)

かつて，肝臓で生成されるプロトロンビン，第Ⅶ因子，第Ⅹ因子の活性を調べるために，ヘパプラスチンテスト(hepaplastin test；HPT)やトロンボテスト(thrombo test；TT)が用いられた．HPTは主に肝障害の重症度を調べる目的で，TTはビタミンK作用の低下と関連性が強いので，主にワルファリン治療(血液の抗凝固療法)のモニターとして用いられたが，現在ではプロトロンビンINR(PT-INR)の測定が一般的になっている．

凝固因子の異常とPT，APTTの関係

		APTT	
		延長	正常
PT	延長	Ⅰ，Ⅱ，Ⅴ，Ⅹ	Ⅶ
	正常	Ⅷ，Ⅸ，Ⅺ，Ⅻ，高分子キニノゲン，プレカリクレイン	ⅩⅢ

検査時の注意

- 専用の採血管に抗凝固薬(クエン酸ナトリウム3.8％)を入れ，規定量を正確に採血する．
  → クエン酸ナトリウム1容：血液9容
- 採取された血液は，測定まで18℃以下で保存する．

観察のポイント(アセスメント視点)

継続・追加観察項目
- 止血困難や出血斑，全身性の出血がないか
- 全身状態(バイタルサイン，意識状態)に異常はないか
- 黄疸など肝機能障害に関連する症状はないか

異常値をもたらす原因・成因をチェックする
- 原疾患との関連はないか
- 肝機能に関する検査の結果に異常はないか
- 抗凝固薬を服用していないか

ケアのポイント

必要なケアと患者教育

必要なケア	患者教育
• 原疾患の治療および DIC が疑われるときは，抗凝固療法・血小板・凝固因子補充療法を実施する • 全身管理 • 急変時の早期発見と対応	• 安静の保持
• 摩擦・転倒・打撲・外傷・圧迫などによって出血が誘発されないよう注意する	• 摩擦・打撲・外傷・努責・圧迫の予防 • 便通の調整，衣類の調整 • 安静の保持
• 処置後の止血の促進	• 適切な止血方法の実施と止血の確認
経口抗凝固薬服用中の場合	
• 検査値に基づく指示量の与薬および服薬の確認	• 薬剤の作用・副作用および日常生活上の注意を理解し行動 • 検査結果に基づいて指示された量の確実な服用

緊急時・急性期の潜在的リスク

- PT の著しい延長
  - → DIC の可能性
  - → 肝機能障害増悪の可能性

活性化部分トロンボプラスチン時間（APTT）

延長 ↑

第Ⅻ・Ⅺ・Ⅸ・Ⅷ因子，プレカリクレイン，高分子キニノゲン，第Ⅹ・Ⅴ因子，プロトロンビン，フィブリノゲン，フォン・ヴィルブランド因子の先天性欠損症ないしそれらの因子に対する後天性インヒビター
ヘパリン投与
ループスアンチコアグラント・抗リン脂質抗体の存在
ビタミンK欠乏症，ワルファリンカリウム投与
抗トロンビン薬（アルガトロバン水和物，ダビガトランエテキシラートメタンスルホン酸塩）投与
単クローン性γグロブリン増加
肝硬変，劇症肝炎，L-アスパラギナーゼ投与
DIC，大量出血

基準値 26〜50秒（試薬によって異なる）
対照基準値より10秒以上延長は異常

↓ 妊娠などの凝固亢進状態を反映する場合
採血や検体調整の不手際の場合
短縮

これだけは知っておこう！　検査の意味

- 活性化部分トロンボプラスチン時間（activated partial thromboplastin time；APTT）は，血液凝固第Ⅻ・Ⅺ・Ⅸ・Ⅷ因子，プレカリクレイン，高分子キニノゲンなどの内因系に関与する因子や，共通経路の第Ⅹ・Ⅴ因子，プロトロンビン，フィブリノゲン活性を反映する（「プロトロンビン時間（PT）」の項の図（p.41）参照）．
     APTTは，①血友病A，Bなど先天性血液凝固異常症，②重症肝障害，③播種性血管内凝固症候群（DIC），④抗リン脂質抗体（習慣性流産の原因となるループスアンチコアグラント）などの検査に利用される．

検査時の注意

- 専用の採血管に抗凝固薬（クエン酸ナトリウム3.8％）を入れ，規定量を正確に採血する．
    → クエン酸ナトリウム1容：血液9容

- 採取された血液は，測定まで18℃以下で保存する．

観察のポイント（アセスメント視点）

継続・追加観察項目
- 表在的な出血に加えて関節内出血などをみとめないか
- 過去に出血傾向や止血困難はなかったか
- 家族に出血傾向や止血困難を有する者や血友病患者がいないか

異常値をもたらす原因・成因をチェックする
- 原疾患との関係はないか
- 関連ある検査項目（PT，フィブリノゲンなど）の検査結果に異常はないか
- 食事との関係はないか
- 抗凝固薬を使用していないか

ケアのポイント

必要なケアと患者教育

必要なケア	患者教育
・安静にし，摩擦・転倒・打撲・外傷・圧迫などによって出血が誘発されないよう注意する ・皮膚・粘膜の保護と清潔保持による感染予防 ・処置後の止血の促進 ・出血・急変時の早期対応と速やかな止血処置	・摩擦・打撲・外傷・努責・圧迫の予防 ・安静の保持 ・便通の調整，衣類の調整 ・出血に留意した保清 ・適切な止血方法の実施と止血の確認 ・出血の有無の自己観察 ・出血時の応急処置 ・安静の保持
DICの場合	
・原疾患の治療および抗凝固療法・血小板 ・凝固因子補充療法の実施，全身管理，急変時の早期発見と対応	・安静の保持
経口抗凝固薬服用中の場合	
・検査値に基づく指示量の与薬および服薬の確認 ・摩擦・転倒・打撲・外傷・圧迫などによって出血が誘発されないよう注意 ・処置後の止血の促進	・薬剤の作用・副作用および日常生活上の注意を理解し行動 ・検査結果に基づいて指示された量の確実な服用

緊急時・急性期の潜在的リスク

- APTTの著しい延長
  - ➡ DICの可能性
  - ➡ 肝機能障害増悪の可能性

全血凝固時間

延長 ↑
内因系凝固因子欠損，循環抗凝血素の存在，線溶亢進
（おおむね APTT と臨床的意義は同じ）

基準範囲　5〜15分

採血手技や試験管ガラス面の傷，試験管への分注手技に問題がある場合
（おおむね APTT と臨床的意義は同じ）
短縮 ↓

これだけは知っておこう！　検査の意味

- 全血凝固時間（blood coagulation time）は血液の内因系凝固の活性をみる簡便な検査法．現在は活性化部分トロンボプラスチン時間（APTT）が利用されている．

APTT と PT（プロトロンビン時間）による出血性疾患の鑑別診断

		APTT 延長	APTT 正常
PT	延長	肝障害，ビタミンK欠乏症，第 I・II・V・X 因子欠損症 播種性血管内凝固症候群（DIC）	第VII因子欠損症
PT	正常	血友病，フォン・ヴィルブランド病，後天性血友病（凝固因子第VIII・IX因子インヒビター）	第XIII因子欠損症，血小板系の異常

検査時の注意

- 採取した血液を指定の試験管に移し，37℃の条件を維持して検査を行う．
  ←温度が上昇すると短縮し，低下すると延長するため．
- 「観察のポイント」「ケアのポイント」「緊急時・急性期の潜在的リスク」については，「活性化部分トロンボプラスチン時間（APTT）」の項（p.112）を参照．

フィブリノゲン(Fbg)

増加

感染症
悪性腫瘍
脳梗塞や心筋梗塞後，手術後
糖尿病
ネフローゼ症候群
膠原病，ヘパリン中止後，血液製剤の大量または長期投与時など
生理的：高齢者，妊娠時，避妊薬服用時，運動後など

基準値 150〜400 mg/dL

消費・分解亢進：DIC，線溶亢進*，血栓溶解薬**，大量出血後，血管腫内の局所的フィブリン形成（カサバッハ-メリット症候群など）
産生低下：重症肝疾患，L-アスパラギナーゼ投与時
先天性フィブリノゲン欠損症***，抗フィブリノゲン抗体

減少
(欠乏)

*フィブリン(線維素)・フィブリノゲン(線維素原)溶解亢進
**ウロキナーゼ(uPA)，組織プラスミノゲンアクチベータ(tPA)，バトロキソビンなど線溶を促進する作用をもつ
***まれ．無フィブリノゲン血症，低フィブリノゲン血症，フィブリノゲン抗原はあるが活性が低下する異常フィブリノゲン血症

これだけは知っておこう！　検査の意味

- フィブリノゲン(fibrinogen；Fbg)は肝臓で合成される糖蛋白で，活性検査は，血液凝固能を知るスクリーニング検査の1つとして用いられる．
  → フィブリノゲンは代表的な急性相反応物質でもあり，炎症反応の程度も反映する．先天性欠損症のほか重症肝疾患に伴う産生の低下や，播種性血管内凝固症候群(DIC)をはじめとする過剰なフィブリン形成による消費とプラスミンによる分解により低値となる．
  → C反応性蛋白(CRP)と同様，急性相反応物質として，感染症，悪性腫瘍，膠原病などで増加する．

検査時の注意

- 専用の採血管に抗凝固薬（クエン酸ナトリウム 3.13％）を入れ，規定量を正確に採血する．

観察のポイント（アセスメント視点）

継続・追加観察項目
- 止血困難や出血斑，全身性の出血はないか
- 全身状態（バイタルサイン，心電図，意識状態，黄疸など肝機能障害に関連する症状）

異常値をもたらす原因・成因をチェックする
- 原疾患との関連はないか
- 関連する検査項目〔血小板数，フィブリン/フィブリノゲン分解産物（FDP），Dダイマー，TATなど〕の検査結果に異常はないか
- 妊娠反応はないか

ケアのポイント

必要なケアと患者教育

必要なケア	患者教育
検査値が高値を示す場合	
・安静が保てるように援助する ・原疾患の治療および血栓形成に伴う症状改善へのケア	・安静の保持
検査値が低値を示す場合	
・原疾患の治療およびDICが疑われる場合は抗凝固療法，血小板・凝固因子補充療法の実施 ・全身管理 ・急変時の早期発見と対応	・安静の保持
・摩擦・転倒・打撲・外傷・圧迫などによって出血が誘発されないよう注意する	・摩擦・打撲・外傷・努責・圧迫の予防 ・便通の調整，衣類の調整 ・安静の保持
・処置後の止血の促進	・適切な止血方法の実施と止血の確認

緊急時・急性期の潜在的リスク

- 検査値が高値を示す場合
  ➡血栓傾向(心筋梗塞,脳梗塞の可能性)
- 検査値が低値を示す場合
  ➡肝機能障害増悪(肝実質の障害),DICの可能性

フィブリン/フィブリノゲン分解産物（FDP），Dダイマー（D-dimer）

↑ 上昇

血清 FDP 高度上昇：40 μg/mL 以上
DIC，肝硬変，劇症肝炎，悪性腫瘍
血栓溶解薬*投与
プラスミノゲンアクチベータを多く含む臓器の手術や損傷
異常フィブリノゲン血症

血清 FDP 上昇：10〜40 μg/mL
上記病態のほか
各種血栓症，消化管出血，大動脈瘤・大血管腫，大きな血腫・多量の胸水や腹水の存在，ショック，経口避妊薬服用者の一部

基準値
血清 FDP 10 μg/mL 未満
血漿 FDP 4 μg/mL 以下
D ダイマー 1 μg/mL 以下

*ウロキナーゼ（uPA），組織プラスミノゲンアクチベータ（tPA），バトロキソビンなど

- FDP，Dダイマー測定においては，大きな血腫，多量の胸水や腹水が存在するとき，血腫，胸水・腹水中のフィブリン分解産物が血中に流入して高値を示す場合がある．おおむね，FDPとDダイマーの上昇は同程度であるが，FDP値が高値にもかかわらずDダイマー値が解離して比較的低値を示す場合は，一次線溶の亢進が考えられる．たとえば，プラスミノゲンアクチベータ（PA）を多く含む臓器である子宮・卵巣・前立腺の手術・損傷，急性白血病，アミロイドーシスなどで起こることがある．
- 異常フィブリノゲン血症では，トロンビン添加によっても完全に固まったフィブリンが形成されず，可溶性のまま存在してFDPとして検出され，FDP高値，Dダイマー基準範囲を示すことがある．
- まれに，抗マウスIgG抗体を血中に有する被検者では，Dダイマー高値，FDP基準範囲を示すことがある．

これだけは知っておこう！　検査の意味

- フィブリン/フィブリノゲン分解産物（fibrin/fibrinogen degradation products；FDP）はプラスミン形成すなわち線溶亢進を検出する分子マーカーである．
  → 血漿中プラスミノゲンが活性化されて，プラスミンが生成されると，プラスミンは，フィブリノゲン（Fbg）およびフィブリンを分解する（線溶反応）．これらの分解産物を総称して，FDPとよぶ．
- 血管内凝固なしに病的な線溶が起こることを一次線溶といい，Fbgの分解を生じる．しかし，線溶は大多数の場合は，播種性血管内凝固症候群（DIC）のときのように血液凝固に引き続いて起こる二次線溶である．
- FDPの上昇は生体内で線溶現象が起こっていることの目安となる．
  → FDPのなかで，特にフィブリンの分解産物は，分子構造上D分画が2つ連なったDダイマー（D-dimer）構造を保有する．このDダイマー保有分解産物の測定を俗にDダイマー測定とよぶ．
- Dダイマー値の上昇はフィブリン分解（二次線溶）の存在を意味する．

播種性血管内凝固症候群（DIC）の診断基準

- 1988年に設定されたDICの厚生省（現厚生労働省）診断基準は診断確率が高く，国際的にも評価されている．その要約を表1に示す．
- 急性期医療の現場では，全身性炎症反応症候群（systemic inflammatory response syndrome；SIRS）に伴って発症するDICが多い．そのため，日本救急医学会は，SIRSのスコアを診断基準に含めた，急性期病態でみられるDICの診断基準を公表している（表2）．

表1　1988年度厚生省DIC研究班診断基準要約

得点	0	1	2	3
基礎疾患	無	有		
出血症状	無	有		
臓器症状	無	有		
FDP（μg/mL）	< 10	10 ≦　< 20	20 ≦　< 40	40 ≦
血小板（万/μL）	> 12	12 ≧　> 8	8 ≧　> 5	5 ≧
Fbg（mg/dL）	> 150	150 ≧　> 100	100 ≧	
PT時間比	< 1.25	1.25 ≦　< 1.67	1.67 ≦	

判定：7点以上DIC，6点DIC疑い，5点以下DICの可能性少ない．
白血病その他で，骨髄巨核球減少が顕著で，高度の血小板減少をみる場合は，血小板数および出血症状の項は0点とし，判定の総数は3点ずつ低く設定する（4点以上DICなど）．
本診断基準は，新生児，産科領域，劇症肝炎のDIC診断には適用しない．

表2 急性期DIC診断基準要約

得点	1	3
SIRS	3項目以上	
FDP（μg/mL）	10≦　＜25	25≦
血小板（万/μL）	12＞　≧8 ないし 30％以上減少/24時間	8＞ないし 50％以上減少/24時間
PT 時間比	1.2≦	

判定：4点以上でDIC
SIRS（systemic inflammatory response syndrome）診断基準項目：
体温＞38℃ないし＜36℃，心拍数＞90/分，呼吸数＞20回/分ないし $Paco_2$＜32 mmHg，白血球数＞12,000/μLか＜4,000/μLか10％以上の幼若球出現
（丸藤哲，ほか：急性期DIC診断基準─第二次多施設共同前向き試験結果報告．日救急会誌　18：237-272，2007 より作成）

検査時の注意

- 従来，血清検体を作成するためFDP・Dダイマー専用試験管を用いてきたが，近年，血漿で測定できるFDP試薬が開発された．検体の取り扱いについては，施設の取り決めを確認する．

観察のポイント（アセスメント視点）

継続・追加観察項目
- 止血困難や出血斑，下血などの全身性の出血の有無
- 全身状態（バイタルサイン，意識状態など）

異常値をもたらす原因・成因をチェックする
- 原疾患との関連はないか
- 関連する検査項目（血小板数，トロンビン・アンチトロンビン複合体，フィブリノゲン，プラスミン・プラスミンインヒビター複合体，プロトロンビン時間，活性化部分トロンボプラスチン時間）の検査結果に異常はないか
- 血栓溶解薬を使用していないか

ケアのポイント

必要なケアと患者教育

必要なケア	患者教育
• 原疾患の治療および DIC が疑われる場合は抗凝固療法・血小板・凝固因子補助療法の実施 • 全身管理 • 急変時の早期発見と対応	• 安静の保持
• 安静が保てるよう援助する • 摩擦・転倒・打撲・外傷・圧迫などによって出血が誘発されないよう注意する	• 摩擦・打撲・外傷・努責・圧迫の予防 • 安静の保持 • 便通の調整，衣類の調整
• 皮膚・粘膜の保護と清潔保持による感染予防	• 出血に留意した保清
• 処置後の止血の促進	• 適切な止血方法の実施と止血の確認

緊急時・急性期の潜在的リスク

- 検査値が高値を示す場合
  → DIC，各種血栓性疾患の可能性

プラスミン・α₂ プラスミンインヒビター複合体（PIC または PPIC）

増加 ↑

高度増加：10 μg/mL 以上
播種性血管内凝固症候群（DIC）
血栓溶解薬（ウロキナーゼ，組織プラスミノゲンアクチベータ，バトロキソビン）投与
PA を多く含む臓器の手術や損傷

上記病態のほか
各種血栓症，悪性腫瘍，肝硬変，大動脈瘤・大血管腫，子宮・卵巣・前立腺・副腎・腎・肺・甲状腺など PA を多く含む臓器の手術や損傷，ショック，狭心症，膠原病，ネフローゼ症候群，血栓性微小血管障害（血栓性血小板減少性紫斑病，溶血性尿毒症症候群など）

基準値 0.8 または 1 μg/mL 以下（EIA*，LPIA**）

*EIA；enzyme immunoassay（酵素免疫測定法）
**LPIA；latex photometric immunoassay（ラテックス近赤外免疫比濁法）

これだけは知っておこう！　検査の意味

- プラスミン・α₂プラスミンインヒビター複合体（plasmin-plasmin inhibitor complex；PIC，PPIC）は，プラスミンによる線溶活性化の分子マーカーである．
  → プラスミノゲンが tPA に代表されるプラスミノゲンアクチベータ（PA）によって活性化されてできたプラスミンは，フィブリン溶解にはたらくが，プラスミンはただちにプラスミンインヒビター（PI）によって中和される．プラスミンは血中半減期が 0.1 秒と短く直接測定することは困難であるが，PIC（半減期 6 時間）を測定して，血管内に形成されたプラスミン量すなわち線溶の活性化をとらえることができる．

検査時の注意

- 専用の採血管に抗凝固薬（クエン酸ナトリウム 3.8％）を入れ，規定量を正確に採血する．
  → クエン酸ナトリウム 1 容：血液 9 容
- 採取された血液は，測定まで 18℃以下で保存する．

観察のポイント(アセスメント視点)

継続・追加観察項目
- 止血困難や出血斑，下血などの全身性の出血がみられるか
- 全身状態(バイタルサイン，意識状態など)

異常値をもたらす原因・成因をチェックする
- 原疾患との関連はないか
- 関連する検査項目(血小板数，トロンビン・アンチトロンビン複合体，フィブリノゲン，フィブリン/フィブリノゲン分解産物：FDP・Dダイマー，プロトロンビン時間，活性化部分トロンボプラスチン時間)の検査結果に異常はないか
- 血栓溶解薬を使用していないか

ケアのポイント

必要なケアと患者教育

必要なケア	患者教育
・原疾患の治療およびDICが疑われる場合は抗凝固療法，血小板・凝固因子補助療法の実施 ・全身管理 ・急変時の早期発見と対応	・安静の保持
・安静が保てるよう援助する ・摩擦・打撲・外傷・圧迫などによって出血が誘発されないように注意する	・摩擦・打撲・外傷・努責・圧迫の予防 ・便通の調整，衣類の調整 ・安静の保持
・皮膚・粘膜の保護と清潔保持による感染予防	・出血に留意した保清
・処置後の止血促進	・適切な止血方法の実施と止血の確認 ・出血時の応急処置 ・安静の保持
・出血・急変時の早期発見と速やかな止血処置	・出血の有無の自己観察 ・出血時の応急処置 ・安静の保持

緊急時・急性期の潜在的リスク

- 検査値が高値を示す場合
  → DIC，急性白血病，肝機能障害増悪の可能性

トロンビン・アンチトロンビン複合体(TAT)

増加 ↑

高度増加
- 20 ng/mL 以上
- 播種性血管内凝固症候群(DIC)
- 各種血栓症
- 多臓器不全
- 悪性腫瘍

増加
- 上記病態のほか
- 敗血症
- 肝硬変
- 外科的侵襲後
- 外傷
- 体外循環時(血液透析など)
- ネフローゼ症候群
- 心房細動
- 大動脈瘤・大血管腫
- 膠原病
- 妊娠高血圧症候群
- 先天性血栓性素因保有者

基準値 3 ng/mL 以下(ELISA*)

*ELISA；enzyme-linked immunosorbent assay(酵素免疫測定法)

これだけは知っておこう！　検査の意味

- トロンビン・アンチトロンビン複合体(thrombin-antithrombin complex；TAT)は，トロンビン産生を反映する凝固活性化の分子マーカーである．
  - 活性化凝固因子が形成されると，凝固阻止因子との複合体が形成される．一般に凝固阻止因子のほうがはるかに多量に存在するので，生じた複合体量は血管内での凝固活性化の程度を知る指標となる．そのような複合体としてTAT(半減期10〜15分)がある．
  - アンチトロンビン(AT)は従来，アンチトロンビンⅢ(ATⅢ)とよばれた．

検査時の注意

- 専用の採血管に抗凝固薬（クエン酸ナトリウム 3.8％）を入れ，規定量を正確に採血する．
  → クエン酸ナトリウム 1 容：血液 9 容
- 採取された血液は，測定まで 18℃ 以下で保存する．
- 採血は速やかに行う．
  ← 採血に時間を要すると，組織液が混入し TAT が高値を示すため．

観察のポイント（アセスメント視点）

継続・追加観察項目
- 止血困難や出血斑，下血などの全身性の出血がみられるか
- 全身状態（バイタルサイン，意識状態など）

異常値をもたらす原因・成因をチェックする
- 原疾患との関連はないか
- 関連する検査項目（血小板数，フィブリノゲン，フィブリン/フィブリノゲン分解産物：FDP・D ダイマー，プラスミン・プラスミンインヒビター複合体，プロトロンビン時間，活性化部分トロンボプラスチン時間）の検査結果に異常はないか
- 抗凝固薬を使用していないか

ケアのポイント

必要なケアと患者教育

必要なケア	患者教育
・原疾患の治療および DIC が疑われる場合は抗凝固療法，血小板・凝固因子補充療法の実施 ・全身管理 ・急変時の早期発見と対応	・安静の保持
・安静が保てるよう援助する ・摩擦・転倒・打撲・外傷・圧迫などによって出血が誘発されないよう注意する	・摩擦・打撲・外傷・努責・圧迫の予防 ・安静の保持 ・便通の調整，衣類の調整
・皮膚・粘膜の保護と清潔保持による感染予防	・出血に留意した保清
・処置後の止血の促進	・適切な止血方法の実施と止血の確認

| • 出血・急変時の早期発見と速やかな止血処置 | • 出血の有無の自己観察
• 出血時の応急処置
• 安静の保持 |

緊急時・急性期の潜在的リスク

- 検査値が高値を示す場合
  → DIC，血栓形成傾向（脳血栓，心筋梗塞など），糖尿病などの可能性

赤血球沈降速度（ESR，赤沈）

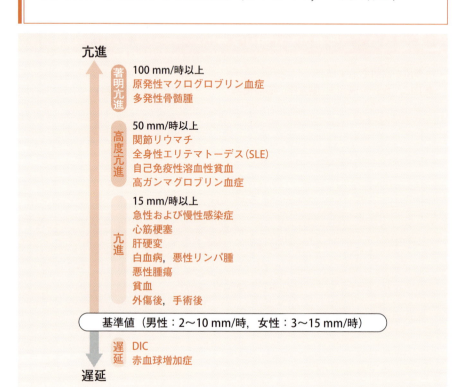

これだけは知っておこう！　検査の意味

- 赤沈は，血漿に浮遊する赤血球が比重により沈降する速度を測定するもので，CRP（C反応性蛋白）とともに炎症マーカーとして用いられている検査法である．
- 生理的変動は以下のような特徴がある．
  ・女性＞男性
  ・新生児は遅延傾向
  ・高齢者は亢進傾向
  ・妊娠では週数がすすむにつれて亢進する

赤沈とCRPの関係

赤沈亢進	CRP陰性	貧血，妊娠，M蛋白血症，炎症回復期
赤沈遅延	CRP高値	播種性血管内凝固症候群（DIC），線溶亢進

CRPは発症後6〜12時間で増加するが，赤沈は遅れて亢進する．

赤沈と疾患との関係

悪性腫瘍	組織崩壊に応じて亢進．良性との鑑別に有効
心筋梗塞	著明に亢進．心筋炎などは亢進．狭心症は正常
呼吸器系	肺炎・胸膜炎・肺壊疽は著明亢進．結核は亢進
血液疾患	骨髄腫などは著明亢進．白血病・AIHA（自己免疫性溶血性貧血）は亢進
潰瘍性大腸炎	臨床的重症度分類に利用されている

検査時の注意

- 赤沈は非特異的検査なので，健常者でも軽度異常値を示すことがある．
- 抗凝固薬と血液の混合比率を正確にする．
  → 血液と3.8％クエン酸ナトリウムを4対1の割合で混ぜ，ウエスターグレン管に気泡が混入しないように入れて，垂直に立てる．
- 採血時の長い静脈うっ血を避け，ただちに測定する．
  ← 放置によって赤沈の速度は遅延する傾向にあるため．
- 赤沈の値は，室温が高温で促進し低温で遅延するため，測定時は室温も記録する．
  → 正確な値を得るために，室温（18〜25℃）で2時間以上，冷蔵庫でも6時間以上経過した血液は使用しない．

観察のポイント（アセスメント視点）

継続・追加観察項目

- バイタルサインをはじめとした全身状態の観察
- 赤沈は，身体が病的状態であるかどうかを知るうえでのスクリーニング検査であるので，検査の実施とともに，身体的な異常の有無を詳細に観察する必要がある．

異常値をもたらす原因・成因をチェックする

- 原疾患との関係はないか
- 関連する検査項目（CRP，血球検査，腫瘍マーカー，血清心筋逸脱酵素，血清総蛋白濃度，免疫グロブリン定量，フィブリノゲン，プロトロンビン時間，FDP・Dダイマー，尿検査，胸部X線検査，心電図など）の検査結果に異常はないか
- 妊娠していないか

ケアのポイント

必要なケアと患者教育

必要なケア	患者教育
・バイタルサインをはじめとした全身状態を注意深く観察する	・重症感染性疾患，心筋梗塞，DIC などの急性状態：安静保持 心筋梗塞：心負荷の軽減（活動量の調整，温度差），服薬指導，食事指導 肺炎：呼吸法，再発予防（口腔内保清，上気道感染予防，特に高齢者は誤嚥予防指導），体力の保持（適度な運動や栄養摂取），服薬指導

緊急時・急性期の潜在的リスク

- 無症状なのに赤沈が著明亢進
  → 単クローン性免疫グロブリン血症の可能性
- 赤沈の亢進
  → 重症感染性疾患，心筋梗塞（組織破壊性の疾患）の可能性
- 赤沈の遅延
  → DIC の可能性

血清化学検査

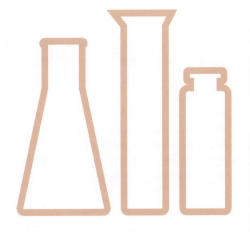

カルシウム(Ca)

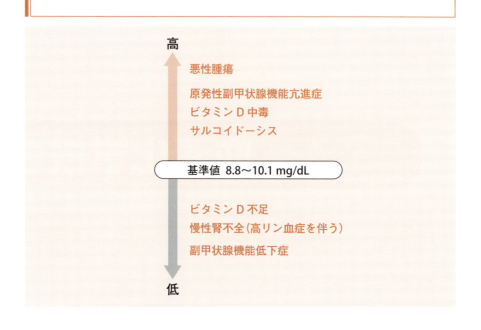

これだけは知っておこう！ 検査の意味

- 血清カルシウム(Ca)調節の主役は副甲状腺ホルモン(parathyroid hormone；PTH)とビタミンDである．
- 細胞外液中のカルシウムは次頁の図のように調節されている．
- PTHとビタミンDは協調して骨，腸からカルシウムを動員し，腎からの排泄は抑制することにより，血清カルシウムを増加させる．
  → したがって，PTH，ビタミンDの過剰は高カルシウム血症を，減少は低カルシウム血症をきたす．
- 細胞内カルシウムはきわめて低濃度に調節されている．
  → 細胞内カルシウム濃度の一過性上昇は，細胞機能のシグナル伝達となっている．
  → 細胞外からの流入が細胞内カルシウムの上昇を引き起こす．
- 血清カルシウム濃度はせまい範囲に調節されており，少しの変動でも症状が現れる．
  → 血清カルシウムの異常症状は，神経，筋に現れやすい．

カルシウムの体内動態

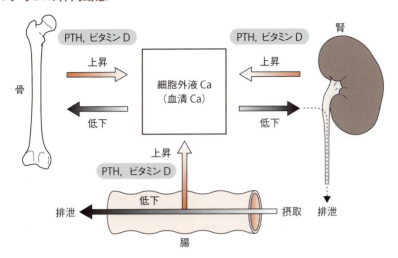

検査時の注意

- 採血後の検体は速やかに提出する．
  → 長時間放置すると，低値を示すことがある．

重篤な病態・疾患を見逃さないためのチェックポイント

高カルシウム血症の場合

- 骨粗鬆症に対してビタミンDが投与されていないか
  → 普段は問題がなくても食欲不振，下痢などで脱水が加わり尿中排泄が減ると高カルシウム血症となる．
- 悪性腫瘍はないか
  → 直接（骨転移），間接〔副甲状腺ホルモン関連蛋白質（PTHrP），サイトカイン〕に血清カルシウムを上昇させる．
- PTHとビタミンD，尿中カルシウム排泄を測定して病態を把握する．
  → PTHとビタミンDが増加，または何らかの原因で尿中排泄が減少すれば高カルシウム血症となる．
- 筋力低下，食欲不振，精神症状，多尿，腎結石はないか
  → 一度は血清カルシウムを測定する．

低カルシウム血症の場合

- 進行した腎不全はないか

- ➔ 高リン血症の直接作用によりカルシウムの腸管からの吸収抑制と，血清から骨への移動が起こるため，低カルシウム血症となる．
- テタニー，しびれ感，便秘，全身痙攣はないか
  - ➔ 低カルシウム血症の症状は神経過敏である．
- 低アルブミン血症はないか
  - ➔ 見かけ上低カルシウム血症となるので，補正カルシウムで考える．
    補正カルシウム(mg/dL) = 血清カルシウム + (4.0 − 血清アルブミン値)

観察のポイント(アセスメント視点)

継続・追加観察項目
- ほかの電解質(ナトリウム，カリウム，マグネシウム，塩素，重炭酸)，腎機能(血清総蛋白，アルブミン，尿素窒素，クレアチニン)，ホルモン(アルドステロン，副甲状腺ホルモン，カルシトニン)，ビタミンDなど

高値の場合
- ➔ 口渇，食欲不振，悪心・嘔吐，倦怠感，脱力感，多尿，血圧上昇，心電図所見(QT短縮)などの症状

低値の場合
- ➔ 神経・筋肉系の興奮の増加(テタニー，痙攣，トルソー徴候，クヴォステック徴候など)，心電図所見(QT延長，T波増高)などの症状

異常値をもたらす原因・成因をチェックする
- ビタミンD(腸管のカルシウム吸収，腎臓のカルシウム再吸収の促進)，ビタミンA(骨吸収促進)，サイアザイド系利尿薬(腎尿細管のカルシウム再吸収促進)などの投与・過剰摂取はないか
- 低アルブミン血症(蛋白結合性カルシウムとしてアルブミンと結合して存在するため，見かけ上の低カルシウム血症を示す)ではないか

ケアのポイント

必要なケアと患者教育

必要なケア	患者教育
高値の場合	
・十分な補液と利尿に対する水分出納バランス管理	・水分摂取の促進
安静に伴う骨負荷の減少による脱灰*を起こして高値を示している場合	
・自動・他動運動の促進	・運動の必要性と実施方法
低値の場合	
・カルシウム製剤の投与（急性：経静脈，慢性：経口）	・カルシウム，ビタミンD摂取（食事による効果的摂取，栄養補助食品・製剤）

* 脱灰：骨組織からカルシウム，リンなどが溶出し，骨が脆弱化すること

緊急時・急性期の潜在的リスク

- 高度の高カルシウム血症
    - →意識混濁・昏睡，急性腎不全の可能性
    - →脱水からさらに血中濃度上昇の悪循環
    - →悪性腫瘍による骨融解，骨破壊が原因となっている可能性
- 高度の低カルシウム血症
    - →意識障害，テタニー，痙攣など

カリウム（K）

高
↑
副腎不全
腎不全（急性，慢性）
薬剤（RAA系*の抑制）
細胞崩壊（溶血，横紋筋融解）

基準値 3.6〜4.8 mEq/L

アルカローシス
下痢，嘔吐

アルドステロン症
↓
低

*RAA系：レニン-アンジオテンシン-アルドステロン系

これだけは知っておこう！　検査の意味

- 体液中の電解質濃度は恒常性維持機構（ホメオスターシス）によって一定に保たれている．
  → 血清カリウム濃度の変動は細胞機能に影響する．
  → 体液のうち，細胞外液には陽イオンのナトリウムイオン（Na^+）が多くカリウムイオン（K^+）は少ないが，細胞内液にはK^+が多くNa^+が少なく，陰イオンのCl^-も少ない．
- 症状は神経，筋に出やすい．
  → 高カリウム血症の症状：しびれ感，脱力感，心電図変化，不整脈死
  → 低カリウム血症の症状：筋力低下，筋の麻痺，腸閉塞，呼吸筋麻痺による死亡
- 輸液による補正は，低濃度でゆっくり行う．

カリウム(K)の摂取と排泄

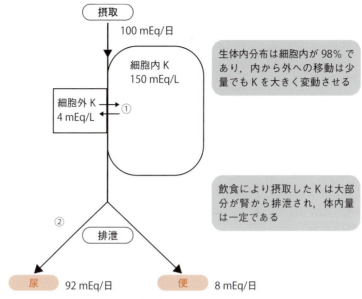

① 細胞内外の分布に影響するのは，酸塩基平衡，インスリン，カテコールアミンである．
② 腎からの排泄は，酸塩基平衡，アルドステロン，グルココルチコイドが影響する．

検査時の注意

- 採血後，長時間放置することで検査値の上昇がみとめられる．
- 採血時に駆血帯により強くしばりすぎたり，採血後，長時間検体を放置すると高値を示すことがある．

重篤な病態・疾患を見逃さないためのチェックポイント

- カリウムの細胞内外の移行はないか
  → アルカローシス，インスリン過剰，カテコールアミン過剰により，カリウムは細胞内へ移行して低カリウム血症となる．
- 細胞崩壊(溶血，横紋筋融解)はないか
  → 高濃度の細胞内カリウムが細胞外へ漏出して高カリウム血症となる．
- 腎からの排泄はどうか
  → アルドステロンと尿量に注意する．
  → アルドステロンが増加(アルドステロン症)すれば腎排泄が増え，減少(副腎不全)す

ればカリウムは排泄されにくくなる．
→尿量減少時は高カリウム血症になりやすく，多尿時は低カリウム血症に注意する．
- カリウム排泄に影響する薬剤の投与はないか
  → ACE阻害薬，アンジオテンシンⅡ受容体拮抗薬（ARB），抗アルドステロン薬による高カリウム血症（特に腎不全時）
  →利尿薬（フロセミド，サイアザイド系薬）による低カリウム血症

観察のポイント（アセスメント視点）

継続・追加観察項目
高値の場合
- 心機能：不整脈，心電図所見（T波増高，P波平坦化・消失，QRS延長，PQ延長）
- 神経・筋症状：脱力感，四肢麻痺，しびれ感，味覚異常など
- 消化器症状：悪心・嘔吐
- アシドーシスの有無
- 腎機能障害（腎不全，腎間質障害），糖尿病合併

低値の場合
- 心機能：不整脈，心電図所見（U波出現，ST低下，期外収縮）
- 神経・筋症状：脱力感，四肢のしびれ感，麻痺性イレウスなど
- アルカローシスの有無
- 腎機能障害（尿細管疾患，腎盂腎炎）

異常値をもたらす原因・成因をチェックする
- 高値をきたす薬剤（カリウム製剤，抗アルドステロン薬，β遮断薬，シクロスポリン，ジギタリス，非ステロイド性抗炎症薬など）の投与はないか
- カリウムを多く含む食品の摂取はないか
  →高カリウム血症となる．
- カリウムの細胞外移動（結果として高値になる）を引き起こす，細胞組織損傷や消化管出血などはないか
- アルコール多量摂取はないか
  →低カリウム血症となる．
- 利尿薬の投与はないか
- 下痢・嘔吐によるカリウム喪失はないか
  →低カリウム血症となる．

ケアのポイント

必要なケアと患者教育

必要なケア	患者教育
• カリウム補正に伴う症状や心電図のモニタリング	• 脱力感，しびれ，動悸などの症状の報告
	高値の場合
	• カリウムを多く含む食品（野菜・くだもの，魚，加工食品など）や調理法（野菜・くだものはゆでてさらす）を説明，便秘予防
	低値の場合
	• 食品からのカリウム補給
• カリウム製剤の経静脈投与時の尿量確保・モニタリング	• 必要により尿量測定または蓄尿
• カリウム製剤の経静脈投与時の血管痛対策（滴下速度，濃度の管理）	• 血管痛の報告

緊急時・急性期の潜在的リスク

- 心電図上の変化をきたすような場合（低値・高値とも）
  → 重篤な不整脈から心停止にいたる可能性
  → 筋弛緩により呼吸停止をきたす可能性

ナトリウム（Na）

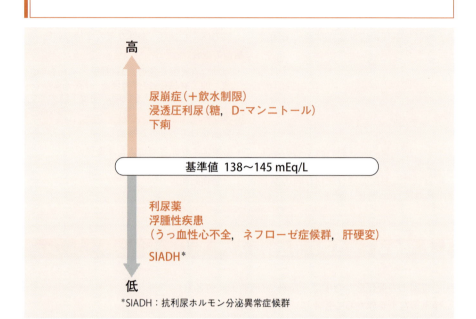

これだけは知っておこう！　検査の意味

- 血清ナトリウムは血漿浸透圧を決定する主要因子で，血清ナトリウム濃度を測るということは，体液の浸透圧を知ることである．
  → 血漿浸透圧は以下の式で表される．
  血漿浸透圧（mOsm/kgH$_2$O）
  ＝2×（Na＋K）（mEq/L）＋血糖値（mg/dL）/18＋尿素窒素（mg/dL）/2.8

血清ナトリウム濃度

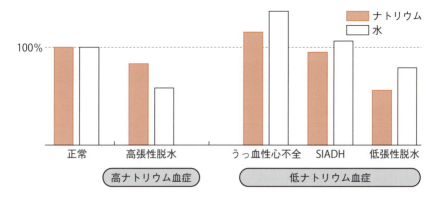

検査時の注意

- ヘパリンナトリウムなどにより上昇するので，投与の有無を確認する．

重篤な病態・疾患を見逃さないためのチェックポイント

高ナトリウム血症の場合
- 意識障害はないか
  - → 強い口渇があり水を飲むことで容易に是正される．したがって持続するのは自由に飲水ができないときに限られる．

低ナトリウム血症の場合
- 体液量は増えているか，減っているか，正常か
  - → 増：下腿浮腫があるか，腹水・胸水はあるか→浮腫性疾患
  - → 減：血圧，脈拍，舌の乾燥，BUN/Cr（尿素窒素/クレアチニン）比，レニン，尿酸値→脱水
  - → 正：上記の項目に異常をみとめない→SIADH（抗利尿ホルモン不適合分泌症候群）
- 脱水でナトリウム欠乏がある場合，原因が腎にあるか，腎以外か
  - → 尿中ナトリウム濃度を測定する．
  - → 20 mEq/L 以上であれば腎からの喪失，10 mEq/L 以下なら消化管など腎以外の原因と考える．
  - → 尿中ナトリウム量の調節は鉱質コルチコイド（アルドステロン）が，水の調節は抗利尿ホルモン（ADH）が中心である．
- 治療の基本
  - → 浮腫性疾患：ナトリウム制限，利尿薬

- → 脱水：体液量を正常にする（生理的食塩水）．
- → SIADH：水制限
- → 低ナトリウム血症の補正は 10 mEq/日以下とする．

観察のポイント（アセスメント視点）

継続・追加観察項目

- 高値：脱水症状（口渇，皮膚・粘膜の乾燥，体温上昇），尿量（減少することが多い），尿比重の上昇，二次的な水分貯留（浮腫）
- 低値：循環動態（心不全の可能性：血圧，脈拍数，脈圧，尿量などの水分出納），細胞外液増加に伴う症状〔脳浮腫（頭痛，悪心など），浮腫，胸水・腹水〕
- ほかの電解質（カリウム，塩素，カルシウム，マグネシウム，リンなど）
- 腎機能（排泄過多，再吸収障害の可能性）：血清総蛋白，アルブミン，血中尿素窒素（BUN），クレアチニン，尿蛋白など
- ホルモン（副腎皮質刺激ホルモン，バソプレシン，アルドステロンなど）

異常値をもたらす原因・成因をチェックする

高ナトリウム血症の場合

- 水分摂取が制限されていたり，不足してはいないか
- 副腎皮質ホルモン製剤や利尿薬の投与はないか
- 下痢，多量の発汗などの水分喪失はないか
- 塩分の過剰摂取・投与はないか

低ナトリウム血症の場合

- 水分の過剰摂取・投与はないか
- 塩分の摂取不足はないか
- ナトリウムを喪失させる重度の嘔吐・下痢などはないか

ケアのポイント

必要なケアと患者教育

必要なケア	患者教育
高値の場合	
・水分補給(経口,経管,経静脈)	・経口摂取が可能であれば水分摂取の促進 ・塩分摂取の制限
	尿崩症の場合
	・ADH類似体の点鼻などの服薬
重篤な低値の場合	
・循環・呼吸管理,利尿薬投与,ナトリウム製剤の経静脈投与(橋中心部神経細胞の細胞内脱水による非可逆的な中枢神経障害を防ぐために,補正は緩徐に行う)	
水分過多,バソプレシン分泌過剰症により低値の場合	
・水分制限,利尿薬の投与	・水分摂取の制限

緊急時・急性期の潜在的リスク

- 重度の高ナトリウム血症
  - →傾眠,見当識障害,頻脈,血圧低下
  - →心不全,腎不全移行の可能性
- 重度の低ナトリウム血症
  - →意識障害(傾眠,昏睡),痙攣
  - →心不全,腎不全移行の可能性

マグネシウム（Mg）

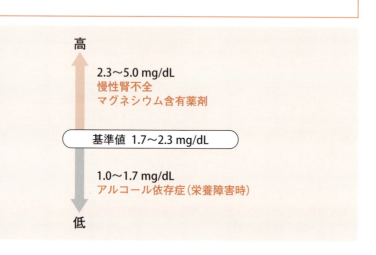

🔍 これだけは知っておこう！　検査の意味

- 生体内マグネシウムの調節は，腎からの排泄により行われる．
  ➡腎不全時には常に高マグネシウム血症の危険がある．
  ➡低マグネシウム血症は，内分泌疾患（甲状腺，上皮小体，副腎），腎疾患（尿細管を傷害する疾患，および薬剤）によるマグネシウム再吸収低下でも起こる．
- 高マグネシウム血症と低マグネシウム血症は，以下の症状を伴う．
  ➡高マグネシウム血症：うつ状態など多彩な精神症状，傾眠，徐脈，腱反射消失．
  ➡低マグネシウム血症：テタニー，腱反射亢進，頻脈，不整脈，精神症状．

🔍 検査時の注意

- 採血後の検体は速やかに遠心分離すると同時に，血球は速やかに提出する．
- 細胞内に多く存在する電解質を測定する場合，検体を血液のまま数時間以上放置してはならない．
  ⬅血球内からの溶出により，高値を示すことがあるため，原因のわからない高カリウム血症，高リン血症をみるときは，一度はこの機序を考えてみる．

重篤な病態・疾患を見逃さないためのチェックポイント

高マグネシウム血症の場合
- 腎不全はないか
  - →尿中排泄低下による．人工透析を含む高度腎不全患者では，マグネシウムを定期的に測定する．
- マグネシウム含有薬剤（緩下薬，制酸薬）は投与されていないか
  - →腎不全患者の場合，特に重要．
- 甲状腺機能低下，副腎不全はないか

低マグネシウム血症の場合
- 常にカルシウムの異常とともに考える．
  - →テタニー症状があり，カルシウムを測定するときは，マグネシウムも測定する．
  - →甲状腺疾患，副甲状腺疾患，利尿薬などカルシウム異常と原因を同じくするものがある．
- 摂取（吸収）不足はないか
  - →アルコール依存症者は特に注意．
- 尿中排泄の増加はないか
  - →利尿薬，糖質コルチコイド投与時にみられる．

観察のポイント（アセスメント視点）

継続・追加観察項目
- 栄養摂取状況，長期高カロリー輸液→摂取不足
- 腸管の外科的切除，下痢→吸収障害
- 尿中マグネシウム濃度→腎排泄の確認
- 低値時には低カルシウム血症を合併していることが多い
- 心電図異常

異常値をもたらす原因・成因をチェックする
- 腎機能低下によるマグネシウムの排泄障害はないか
- マグネシウム含有薬剤（緩下薬，抗潰瘍薬など）の投与はないか
- マグネシウムの排泄を促進するループ利尿薬投与はないか
- アルコールの多量摂取（吸収阻害，尿中排泄増加）はないか

ケアのポイント

必要なケアと患者教育

必要なケア	患者教育
・マグネシウム摂取不足の防止と補正 ・下痢などの排泄亢進の改善	・偏食（摂取不足）の予防 ・多量飲酒の禁止 ・マグネシウム含有薬剤や利尿薬などの適切な服用
重度の高値・低値の場合	
・呼吸・循環のモニタリングと管理	・注意すべき呼吸・循環症状の報告

緊急時・急性期の潜在的リスク

- 高値の場合
  - ➔ 筋弛緩から呼吸停止にいたる可能性
  - ➔ 深部反射の減弱，徐脈・低血圧，完全房室ブロックの可能性
- 低値の場合
  - ➔ 筋痙攣，テタニー，不整脈，呼吸困難出現の可能性

塩素(Cl)

```
          高
          ↑
    108 mEq/L より高い
    アルドステロン欠乏
    尿細管性アシドーシス
    下痢(HCO₃⁻喪失型)

   ( 基準値 101〜108 mEq/L )

    101 mEq/L 未満
    利尿薬
    胃液喪失(嘔吐, 吸引)
    アルドステロン過剰
          ↓
          低
```

これだけは知っておこう！ 検査の意味

- 塩素(クロール)は細胞外液に存在する最も多い陰イオンである．2番目が重炭酸イオンである．
  → 血清塩素異常は，酸塩基平衡の異常を発見するきっかけとなる．
- 高塩素(Cl)血症，低塩素(Cl)血症に特有の症状はないが，原因に応じた症状を呈する．
  → 血漿浸透圧が原因であれば，高浸透圧(高塩素)血症，低浸透圧(低塩素)血症の症状を呈する．
  → 重炭酸イオン(HCO_3^-)が原因であれば，酸塩基平衡異常の症状がそのまま高塩素血症，低塩素血症の症状となる．

重篤な病態・疾患を見逃さないためのチェックポイント

- 血清塩素が変動するメカニズムは2つある．
  → ①血漿浸透圧〔血清ナトリウム(Na)の変動と同じ理由〕
  → ②酸塩基平衡の異常により重炭酸イオン(HCO_3^-)が変動したとき：体液中の陽イオンの総和は陰イオンの総和に等しくなるため，重炭酸イオンの増減は塩素の減増

を伴っていることが多い.
- 同じサンプルで測定した Na の値はどうか
  - ➔ 同サンプルでの Na の値が Cl の 1.4 倍に近ければ，①の原因と考える.
  - ➔ もし，Na の値が Cl の 1.4 倍からはずれていれば，②の原因と考え，血液ガスの測定により酸塩基平衡を調べ，アニオンギャップ*を計算する.
    *アニオンギャップ＝$[Na^+]-([Cl^-]+[HCO_3^-])$　基準範囲 10～14 mEq/L
- 臭素（Br），ヨードを含む薬剤が投与されていないか
  - ➔ 高塩素血症で①，②ともあてはまらないときは，服用中の薬物による見かけ上の異常の疑いがある.

観察のポイント（アセスメント視点）

継続・追加観察項目
- 栄養摂取状況：摂取不足（大部分は NaCl として細胞外液中に存在）
- ほかの電解質：Na，K，Mg，Ca，P，HCO_3^- など
- 腎機能の指標として，総蛋白，血清アルブミン，尿中アルブミン，血中尿素窒素，クレアチニンなど

異常値をもたらす原因・成因をチェックする
高値の場合
- 下痢などの水分喪失による脱水がないか
- 腎不全などによる代謝性アシドーシスになっていないか
- 過呼吸による HCO_3^- の減少（呼吸性アルカローシス）はないか
- 副腎皮質ホルモン製剤の投与はないか

低値の場合
- 嘔吐による胃液内塩酸（HCl）の喪失はないか
- 利尿薬（フロセミド，サイアザイド系）投与による再吸収抑制はないか
- 呼吸性アシドーシスによる Cl の細胞内移動はないか
- 臭素（Br）を含む薬物（セデス A 錠® など）の服用はないか

ケアのポイント

必要なケアと患者教育

必要なケア	患者教育
・呼吸・代謝の酸塩基平衡の調節 ・過呼吸・呼吸不全などに対する呼吸管理 ・嘔吐，下痢などの水分や胃液喪失原因症状の緩和	・有効な呼吸法 ・水分出納管理に必要なセルフケア（経口飲水量の記録，蓄尿・尿量測定の実施など） ・水分・塩分摂取のコントロール

緊急時・急性期の潜在的リスク

- 高値の場合
  → 重篤な代謝性アシドーシス，呼吸性アルカローシスの可能性
- 低値の場合
  → テタニー症状，低下を引き起こす重篤な呼吸性アシドーシスの可能性

無機リン（IP）

高
急性腎不全（特に無尿時）
細胞崩壊（抗癌剤治療，横紋筋融解症）

慢性腎不全
副甲状腺機能低下症

基準値 2.7〜4.6 mg/dL

原発性副甲状腺機能亢進症
悪性腫瘍による高カルシウム血症
アルコール依存症（栄養障害時）
熱傷
低

これだけは知っておこう！ 検査の意味

- 副甲状腺ホルモン（PTH）とビタミンDはほとんど同じ方向にはたらくが，腎臓にのみ逆方向にはたらく（次頁図参照）．
- PTHの腎作用は非常に大きく，最終的な血清濃度を決定する．
  → したがって腎機能が正常であれば，PTH過剰は低リン血症を，減少は高リン血症をもたらす．
- 高リン血症の症状
  → 腎不全，上皮小体機能亢進症
  → 高カルシウム血症の合併があると，異所性石灰化をきたし，痛みを起こす．かゆみの原因にもなる．
- 低リン血症の症状
  → 中枢神経症状（易刺激性，脱力，意識障害），筋症状（筋力低下，イレウス），白血球機能低下，溶血

リンの体内動態

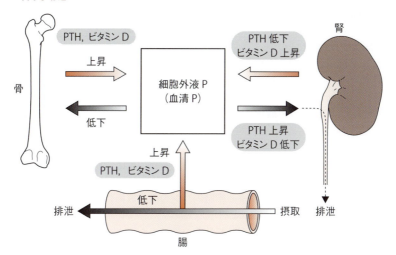

検査時の注意

- 採血後の検体は速やかに提出する．
  ←採血後の検体を長時間室温に放置したり，溶血を起こせば高値となるため．
- 採血時刻などの条件を一定にし，複数回の測定により評価する．
  ←日内変動（午前低く，午後高い）があり，食後に高くなる傾向があるため．

重篤な病態・疾患を見逃さないためのチェックポイント

- カルシウムの異常を伴うことが多いので同時に測定する．

高リン血症
- 腎不全が進行していないか
  ←腎排泄が低下して高リンとなるため．それがさらに，PTH分泌を刺激して二次性副甲状腺機能亢進症となり，骨に異常をきたす．

低リン血症
- 制酸薬の投与はないか
  ←リンを吸着して腸から吸収されにくくするため．

観察のポイント（アセスメント視点）

継続・追加観察項目
- 栄養摂取状況（蛋白やカルシウムの摂取量にほぼ比例する）
- 副甲状腺ホルモン濃度：腎臓でのリンの再吸収を抑制

異常値をもたらす原因・成因をチェックする

高リン血症
- 腎機能低下によるリンの排泄障害はないか
- 悪性腫瘍（多くは悪性リンパ腫，白血病）に対する化学療法，放射線療法施行中ではないか
  ←放射線療法では，細胞融解による細胞内リンの血中放出により高値となるため．

低リン血症
- アルミニウム，マグネシウムを含む制酸薬の投与はないか
  ←制酸薬が腸管内のリンを吸着し吸収阻害により低値となるため．
- 鉄製剤（静注用）の投与はないか
  ←尿中へのリン排泄促進により低値となるため．
- 慢性的な下痢，脂肪便による消化管からの吸収障害はないか
  ←吸収障害により低値となるため．
- ビタミンD不足はないか
  ←腎での排泄増加，腸管からの吸収阻害により低値となるため．
- 急激な高カロリー輸液を実施していないか
  ←リンの細胞内移行により重篤な低値を示すため．

ケアのポイント

必要なケアと患者教育

必要なケア	患者教育
重度の高値の場合	
・呼吸・循環のモニタリングと管理	
・リン摂取不足の防止と補正 ・下痢などの排泄亢進の改善	・蛋白質，ビタミンDを含む食品の摂取 ・リンの吸収阻害，排泄促進にかかわる薬剤の適切な服用

緊急時・急性期の潜在的リスク

- 重度の低値
  - ➔赤血球から各組織への酸素供給低下,細胞のエネルギー代謝障害
  - ➔錯乱,痙攣,昏睡,心不全,呼吸不全の可能性

亜鉛（Zn）

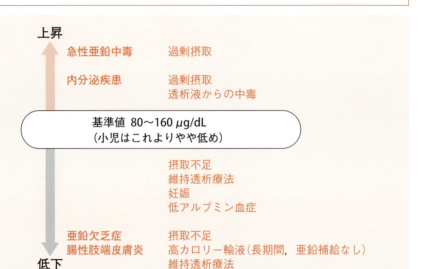

これだけは知っておこう！　検査の意味

- 亜鉛は生命維持に必須の微量元素である．亜鉛は 300 以上の酵素の構成要素となっており，さらに多くの蛋白の要素でもある．
  → 体内には 2～3 g の亜鉛があり 90％は筋と骨に存在する．
- 経口摂取された亜鉛は小腸から吸収され，血清中ではアルブミン，その他の蛋白と結合している．
- 細胞内亜鉛濃度は厳格に調節されており，その過剰は細胞死（アポトーシス）をまねく．
- 亜鉛の大量摂取には 3 つのルートがある．
  → ①肺からの吸入：亜鉛鉱山，工場での粉塵
  → ②皮膚からの吸収：メカニズムは不明
  → ③経口摂取：1 日の必要量は男性 11 mg，女性 8 mg．致死量（LD 50）は 27 g だが，225～400 mg 摂取すると嘔吐するのでここまでは摂取できない．したがって臨床的に遭遇する機会は少ない．
- 慢性の亜鉛過剰は銅の吸収障害として現れる．
  ← 細胞内での移動過程が共通しているため．

- 亜鉛の欠乏は，亜鉛補給なしの高カロリー輸液，アルコール依存症，栄養不良で起こる．
  - ➡症状は小児成長障害，性欲減退，免疫不全，皮膚角化，暗順応不全などである．
- 世界人口の少なくとも20％が亜鉛不足であり，そのほとんどは途上国である．71歳以上では42.5％しか適切な摂取量に達していないとの報告もある[1]．
  - ➡老人施設の高齢者では70 μg/dL以上の人は，それ以下に比べ長寿であるとのデータもある[2]．

検査時の注意

- 食前・食後の採血は結果の判定を考慮する．
  - ⬅空腹時に上昇，食後2〜3時間後には低下するため．
- 採血後の検体は速やかに提出する．
  - ⬅室温での放置（約2時間で20％）や溶血で上昇するため．

観察のポイント（アセスメント視点）

継続・追加観察項目

亜鉛欠乏症状
- 皮膚，粘膜症状：皮膚炎・皮疹，粘膜炎（口内炎など），脱毛症
- 味覚障害：味覚麻痺，味覚鈍麻
- 神経精神症状：抑うつ
- 亜鉛欠乏に対する亜鉛製剤投与後の症状の変化

亜鉛過剰（中毒）症状
- 嘔吐，腹痛，下痢，発熱など

異常値をもたらす原因・成因をチェックする

高値の場合
- 溶血性貧血はないか
- サイアザイド系利尿薬，ループ利尿薬，ジスルフィラム（アルコール依存症治療薬）の投与はないか

低値の場合
- 糖質コルチコイド，クロフィブラート（脂質異常症治療薬），経口避妊薬の投与はないか
- 長期間の高カロリー輸液管理による亜鉛の摂取不足はないか

ケアのポイント

必要なケアと患者教育

必要なケア	患者教育
・皮膚,粘膜症状軽減のためのケア:清潔保持,薬剤の塗布など	**摂取不足の場合**
	・食事指導:牡蠣,牛肉,レバー,チーズなどに多く含有
	吸収障害の場合
	・必要により亜鉛製剤の服薬指導
急性中毒の場合	
補液と利尿による排泄の促進	

緊急時・急性期の潜在的リスク

- 中毒症状を伴う血中亜鉛濃度の重度の上昇
  → 急性中毒の可能性(溶接・メッキ時の吸入,酸化した亜鉛メッキ容器使用など)
- 術後,外傷・熱傷後の低下
  → 創傷治癒遅延の可能性

文献
1) Plum LM, Rink L, Haase H: The essential toxin: impact of zinc on human health. Int J Environ Res Public Health 7: 1342-1365, 2010
2) Meydani SN, Barnett JB, Dallal GE, et al: Serum zinc and pneumonia in nursing home elderly. Am J Clin Nutr 86: 1167-1173, 2007

血漿浸透圧（*Posm*）

上昇
　高ナトリウム血症を伴う
　高血糖
　高窒素血症
　高乳酸血症

基準値　275～295 mOsm/kgH₂O

低下
　低ナトリウム血症を伴う

これだけは知っておこう！　検査の意味

- 浸透圧とは単位体積当たりの溶媒に含まれる溶質分子の総和である．
- 血漿中の主な浸透圧分子はイオン，ブドウ糖，尿素である．
  → 血漿浸透圧は次の式であらわされる．
  　$Posm = 2 \times (Na + K) +$ ブドウ糖$/18 +$ 尿素窒素$/2.8$
- ナトリウム（Na）は140，カリウム（K）は4程度で，Kの変動はせいぜい2～3である．ブドウ糖，血中尿素窒素も特殊な病態以外はそれぞれ5程度になる．
  → 圧倒的にNaの寄与が大きいので上記の式は，$Posm ≒ 2Na$ と考えることもできる．
  → 高（低）ナトリウム血症時はまずは高（低）浸透圧血症ではないかと考える．
- 水電解質異常の把握には検査の簡便さからNaが測定されることが多いが，以下が疑われると浸透圧そのものが測定される．
  → ①多発性骨髄腫，脂質異常症→血漿中の蛋白，脂肪が著増するため：偽性低ナトリウム血症
  → ②ブドウ糖が著増したとき→細胞内より水が移動して浸透圧の上昇は軽減されるが，Naは希釈により低値となる．
  → ③ブドウ糖，血中尿素窒素以外の浸透圧物質が著増したとき→薬剤，中毒
- 高ナトリウム血症はそのまま高浸透圧血症と考えてよい．
- 尿素窒素の上昇は浸透圧にはあまり影響しない．
  ← 尿素は細胞内外を自由に移動するため．
- 低浸透圧血症を治療するとき，急激な補正は避ける．
  → 中枢神経の障害を残すことがある．

検査時の注意

- 抗凝固薬の添加が多すぎると上昇する.
- 検体を長時間放置することは避ける.
  ←溶媒(水)が蒸発するため,栓付きの容器で保存するとよい.

観察のポイント(アセスメント視点)

継続・追加観察項目
- 水分出納バランス：尿量,尿比重
- 脱水,嘔吐・下痢などの水分喪失につながる症状
- 血糖値,高血糖症状
- 腎機能検査値(血清尿素窒素,クレアチニンなど)

異常値をもたらす原因・成因をチェックする
高値の場合
- 嘔吐・下痢などの水分喪失はないか
- 水分摂取ができず脱水になっていないか
- 塩分の過剰摂取はないか
- 高血糖ではないか

低値の場合
- 過剰な飲水,輸液はないか

ケアのポイント

必要なケアと患者教育

必要なケア	患者教育
ナトリウム値の異常の場合	
・水分出納コントロール ・意識レベルに応じた安全確保 ・痙攣,見当識障害や興奮,不穏などへの対応 ・循環管理(うっ血性心不全,浮腫など) ・嘔吐・下痢などの症状緩和	・飲水の促進または制限 ・水分出納把握のための蓄尿・尿量測定 ・注意する症状と医療者への報告の必要性
高血糖の場合	
・血糖コントロール：血糖値測定,指示によりインスリン投与など	・食事指導 ・(必要により)血糖値自己測定,インスリン自己注射

緊急時・急性期の潜在的リスク

- 高ナトリウム血症
  →意識レベル低下，痙攣の可能性
- 高血糖
  →糖尿病性昏睡の可能性
- 低ナトリウム血症
  →意識レベル低下の可能性
  →うっ血性心不全の可能性

血液ガス

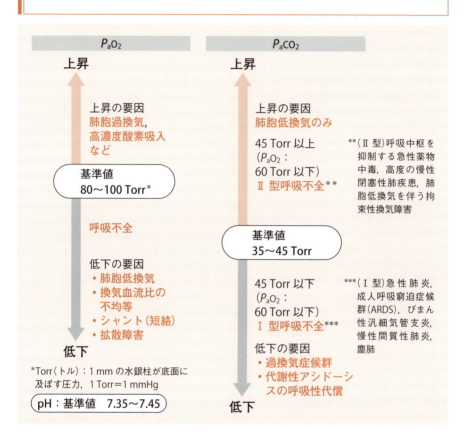

- 肺胞気-動脈血酸素分圧較差（A-aDO_2）：（基準値 10 Torr 以下）
  → 肺内の病的解剖学的シャントの増大，換気血流比の増大，拡散障害がある場合に開大する．
  → 動脈血ガス分析の結果から以下の式で計算することができる．

  $$\text{A-a}DO_2(\text{mmHg}) = 150 - 1.25 \times P_aCO_2 - P_aO_2$$

- 酸素飽和度（S_aO_2）：（基準値 96% 以上）
  → 動脈血中のヘモグロビンが酸素でみたされている度合（%HbO_2）．通常パルスオキシメータで測定する．P_aO_2 60 Torr に相当する S_aO_2 は 90%．P_aO_2 が少々下がっても，

酸素運搬にかかわる S_aO_2 は高値が維持されるが、P_aO_2 が 60 Torr 以下になると S_aO_2 が急激に低下する。

> **パルスオキシメータ**
> - 指先に装着したプローブで非観血的、リアルタイムに酸素飽和度を連続測定する装置である。操作が簡単であるため、術中・集中治療室などで連続モニターに、病棟・外来などでワンポイント測定、睡眠時・運動中の連続測定など広く活用されている。パルスオキシメータで測定された酸素飽和度は、動脈血から測定されたものと区別して S_pO_2 と表記される。

- S_aO_2 と P_aO_2 との関係（酸素解離曲線とその移動）

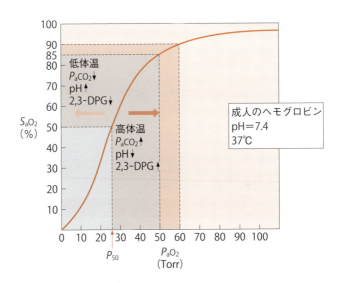

これだけは知っておこう！　検査の意味

- 血液ガスとは通常、動脈血ガス分析をいい、電極法で酸素分圧（P_aO_2）、二酸化炭素分圧（P_aCO_2）と pH の 3 項目が実測され、重炭酸イオン（HCO_3^-）、塩基過剰（base excess；BE）などが演算されて表示される。

検査時の注意

- 穿刺の際，被検者が痛みで息をこらえないように支援する．
- 採血後穿刺部を圧迫し止血を確実に行う．
- 採血時はヘパリンを加えた注射器を用いる．

観察のポイント（アセスメント視点）

継続・追加観察項目
- 呼吸状態を中心としたバイタルサインおよび一般状態の観察
- 気道からの分泌物の性状や量
- 呼吸困難に関連する随伴症状の有無

異常値をもたらす原因・成因をチェックする
- 原疾患との関連はないか
- 関連する検査項目（血球検査，胸部X線検査，胸部CT，肺機能検査）の検査結果に異常はないか
- 薬物吸入歴はないか
- 職業歴との関連はないか
- 酸素療法を受けている場合→確実に指示量の酸素が吸入されているか

ケアのポイント

必要なケアと患者教育

必要なケア	患者教育
・呼吸状態を中心にバイタルサインおよび一般状態の観察	
・酸素吸入	・確実な酸素吸入
・呼吸に伴う心身の苦痛軽減へのケア（安静，適切な体位・衣服の選択など）	・安静の保持

緊急時・急性期の潜在的リスク

- 血液ガス値の著しい低下があるとき
  →呼吸不全にいたる可能性

酸塩基平衡

pH	一次的変化	二次(代償)変化	酸塩基平衡異常状態	主な病態
上昇	P_aCO_2 低下	HCO_3^- 低下	呼吸性アルカローシス	過換気症候群,間質性肺炎,肺塞栓症
上昇	HCO_3^- 上昇	P_aCO_2 上昇	代謝性アルカローシス	大量の嘔吐,利尿薬の副作用
低下	P_aCO_2 上昇	HCO_3^- 上昇	呼吸性アシドーシス	肺胞低換気をきたす疾患
低下	HCO_3^- 低下	P_aCO_2 低下	代謝性アシドーシス	腎不全,飢餓,糖尿病性ケトアシドーシス

- 酸塩基平衡異常状態は,さらに代償性,非代償性や急性,慢性に分けられる.
- 代謝性アシドーシス,代謝性アルカローシスの場合,呼吸による代償が適切に行われているときは,$P_aCO_2 = HCO_3^- + 15$ が成り立つ.しかし呼吸性異常状態のときにはこの式は成り立たない.
- 代謝性異常は肺の換気量を増減させることにより速やかに行われるが,呼吸性異常については,腎臓での HCO_3^- の排泄や再吸収が遅いため1~2日遅れる.

塩基過剰(base excess;BE):基準値−2~+2 mEq/L
　臨床では英語のまま使用される.採取した動脈血を $P_aCO_2 = 40$ としたときのpHを測定して計算した HCO_3^- 濃度から得られる計算値である.
　BEがプラスなら代謝性アルカローシス,BEがマイナスなら代謝性アシドーシスが疑われる.

アニオンギャップ(AG):基準値 12±2 mEq/L
　AG = [Na^+] − ([Cl^-] + [HCO_3^-])　　Na^+:血清ナトリウム値(mEq/L),Cl^-:血清塩素値(mEq/L)
　アニオンギャップが上昇する代謝性アシドーシスは不揮発酸の蓄積が原因である.乳酸アシドーシス,糖尿病ケトアシドーシス,尿毒症,毒物中毒などがある.

これだけは知っておこう！ 検査の意味

- 血液のpHは生体内部環境の恒常性を保つため,常に一定の値をとるように酸-塩基の平衡が保たれている.基準値は7.40 ± 0.05.7.45より高い状態をアルカローシスといい,7.35より低い状態をアシドーシスという.
  → 体内では代謝やエネルギー産生に伴って酸がつくられる.酸の大部分は CO_2 とし

て呼気中に排泄される．一部は重炭酸やヘモグロビンなどによる緩衝系にかかわり，血液の pH の変動が抑えられる．最も重要な重炭酸緩衝系にかかわる P_aCO_2 は呼吸で調節され，HCO_3^- 濃度は腎で調節が行われる．

→血液の pH はヘンダーソン-ハッセルバルヒの式より

$$pH = 6.1 + \log \frac{HCO_3^-}{0.03 \times P_aCO_2}$$

$$pH = 6.1 + \frac{腎のはたらき}{肺のはたらき} = \frac{代謝性因子の変動}{呼吸性因子の変動}$$

→上記の式より動脈血ガス分析で測定された pH と動脈血二酸化炭素分圧（P_aCO_2）から重炭酸（HCO_3^-）を演算できる．HCO_3^- の基準値は 37℃で 24 mEq/L である．

検査時の注意

「血液ガス」と同時に行うため，それに準じる（p.160 参照）．

観察のポイント（アセスメント視点）

継続・追加観察項目
- バイタルサイン，意識状態の観察（特に呼吸状態，尿量，下痢・嘔吐などの消化器症状の有無）

異常値をもたらす原因・成因をチェックする
- 原疾患との関連はないか
- 関連する検査項目（動脈血ガス分圧，BE，血清電解質，血糖値，尿量・腎機能検査など）の検査結果に異常はないか
- 利尿薬，副腎皮質ホルモン製剤を使用していないか
- 酸素療法を受けている場合
  →確実に指示量の酸素が吸入されているか

ケアのポイント

必要なケアと患者教育

必要なケア	患者教育
呼吸性アシドーシスをみとめる場合	
・気道の確保，必要に応じて補助呼吸による呼吸管理の実施による換気障害の改善	・慢性呼吸不全：在宅酸素療法を行っている場合は適切な酸素濃度の保持
・CO_2 ナルコーシスへの注意	
・炭酸水素ナトリウムの使用	
・呼吸に伴う心身の苦痛軽減へのケア(安静，適切な体位・衣服の選択など)	・安静の保持
糖尿病性ケトアシドーシスをみとめる場合	
・ケトン体消失まで大量の水分とインスリン注射の実施	糖尿病：糖尿病に関するセルフケア教育(自己血糖測定，インスリン自己注射や血糖降下剤の服薬，食事，運動など)
・バイタルサインおよび意識状態の観察	・安静の保持

緊急時・急性期の潜在的リスク

- 重炭酸の増加と血中二酸化炭素分圧の増加をみとめるとき
  → 呼吸性アシドーシスにいたる可能性
- アニオンギャップが増加し，高血糖で尿中ケトンをみとめるとき
  → 糖尿病性ケトアシドーシスにいたる可能性

乳酸（有機モノカルボン酸）

```
                    増加
                     ↑
         痙攣，筋緊張，ショック，
         心筋梗塞，左心不全，
         肺栓塞，呼吸不全，慢性貧血，
         急性シアン中毒，急性一酸化炭素中毒，
         肝不全，尿毒症，
         糖尿病，ビタミンB₁欠乏症，
         悪性腫瘍，アルカローシス，
         薬物の副作用，先天性酵素欠損症

              ┌─────────────────┐
              │   基準値         │
              │ 成人　4～16 mg/dL │
              │ 小児* 5～18 mg/dL │   *8～15歳
              └─────────────────┘

         2型糖原病，LD欠損症，
         筋ホスホグリセリン酸キナーゼ欠損症
                     ↓
                    減少
```

🔍 これだけは知っておこう！　検査の意味

- ピルビン酸とともに測定される．
- 細胞内で，グルコースは酸素がなくてもアデノシン三リン酸（ATP）を産生しながら代謝されてピルビン酸になる（解糖）．
  → ピルビン酸は，乳酸脱水素酵素（LD）により可逆的に乳酸に変換される．
- 細胞に酸素が供給されている状況では，ピルビン酸はミトコンドリア内でクエン酸回路に組み込まれてATP産生に使われ，炭酸ガスと水に代謝される．
  → 酸素の供給が不十分な場合（ショック，循環不全，呼吸不全，激しい筋肉運動時など），ミトコンドリア機能が障害されている場合，肝における糖新生が低下している場合（糖尿病性ケトアシドーシス）には，乳酸の産生が増加，あるいは利用が障害されるため，血中乳酸濃度が高くなる．
- 細胞外に移行した乳酸は肝および腎で糖新生に利用される．
  → 乳酸の検査目的は，乳酸アシドーシスの診断および治療の指標を得るために行う．
- ショックや心血管系あるいは呼吸器系障害による循環不全や，肝・腎などの障害による代謝異常を伴うと，乳酸の産生が増加するとともに，乳酸の利用の減少をきたして血中乳酸が著明に増加し，乳酸アシドーシスとなる．

- 乳酸アシドーシスは死亡率の高い代謝性アシドーシスである．
- 1型糖尿病（インスリン依存型糖尿病）の急性合併症として，乳酸アシドーシスは高頻度にみられる．
- 1型糖尿病患者がインスリン注射を忘れたり，合併症（感染症，胃腸炎，膵炎，心筋梗塞など）によりインスリン需要が高くなる場合は，乳酸の産生増加や利用低下とともに脂肪酸代謝が増し，ケト酸（アセト酢酸やヒドロキシ酪酸）が蓄積してくる．

検査時の注意

- 採血は早朝の空腹安静時に行う．
  - ←早朝に最低値を示し，夜間に向けて漸増するため．
  - ←激しい運動（無酸素運動），食事摂取により血中濃度が上昇するため．
- 血液採取は，動脈血か静脈血かを確認する．
  - ←動脈血のほうがわずかに低値を示すため．
- 検体は蛋白を除去して4℃で保存する．
  - ←溶血の影響を少なくするため．
  - →長期間保存する場合は凍結保存とする．

観察のポイント（アセスメント視点）

継続・追加観察項目
- バイタルサイン
- 意識状態（傾眠，見当識障害，昏睡などの意識障害）の確認

異常値をもたらす原因・成因をチェックする
- 原疾患との関連性はないか
- 激しい運動をしたか，食事を摂取したか
  - →いずれも血中濃度を上昇させる．
- 薬剤による影響はないか
  - →特にビグアナイド系経口血糖降下薬などの投与により測定値は上昇する．

ケアのポイント

必要なケアと患者教育（乳酸アシドーシスの症状を呈している場合）

必要なケア	患者教育
・基礎にある乳酸代謝を阻害する状態（呼吸・循環不全）の是正 ・輸液と pH の補正	
・呼吸・循環状態を中心としたバイタルサインの観察 ・一般状態の観察 ・意識状態の観察 ・安静とし，呼吸・循環に対する負荷を軽減する	・安静の保持

緊急時・急性期の潜在的リスク

- 異常高値を示すとき
  ➡乳酸アシドーシスの可能性

血清総蛋白（TP）

```
高
↑
     高頻度の疾患              まれに多発性骨髄腫や脱水などの重篤な疾患

     肝硬変症                 多発性骨髄腫，ルポイド肝炎
                             サルコイドーシス，結核
     脱水，熱傷

     ┌─────────────────────┐
     │  基準値 6.6～8.1 g/dL │
     └─────────────────────┘

     急性肝炎

     癌末期,                 免疫不全症
     ネフローゼ症候群         蛋白漏出性胃腸症
↓
低
```

🗨 これだけは知っておこう！　検査の意味

- 健康状態を大まかに知るためのマーカーである．
- 血清蛋白は主にアルブミン（肝臓で産生）と免疫グロブリン（形質細胞）から構成される．血清総蛋白（total protein；TP）の変化は，①希釈・濃縮効果，②体外漏出，③産生の増加・低下の3つの機序による．
- 希釈・濃縮効果
  → 体位変換により15～20％変化する．すなわち，立位では血漿が血管内から血管外に漏出する一方，臥位では逆に流入するため，立位が相対的に高値となる．また脱水では濃縮効果，点滴と同一側からの採血は希釈による低下を示す．妊娠では血漿量が増加するため低下する．
- 体外漏出
  → ネフローゼ症候群，蛋白漏出性胃腸症では体外に多量の蛋白が漏出して，高度の低下をきたす．
- 産生の増加・低下
  → 通常アルブミン濃度は低下だけで増加は示さない．一方，免疫グロブリンは増加，低下いずれも起こる．形質細胞が腫瘍性，反応性に増殖してアルブミンの減少を上

回る産生があれば，TPは増加する．肝硬変，慢性感染症などは複雑でアルブミンは低下するが，免疫グロブリンの産生程度により，TPは基準範囲内にとどまるか，あるいは増加するかが決まる．
→低栄養状態では，全身組織からの産生が低下して，濃度は低下する．
- TPは，健康栄養状態の異常の有無のスクリーニング，疾患フォローなどに利用される．
→極端な高値，低値は重篤な疾患の存在が疑われる．

検査時の注意

- 採血前8時間の絶食が望ましい．
 ←比色法で測定するため，乳び（食後上昇して4時間後にピーク）が混入すると測定値に影響を与えるため．
- 体位をチェックし，15分ほど同一体位にして採血する．
 ←立位，運動後には濃縮により高値を示すため．
- 血清保存は4℃で1週間，-80℃で1年間安定である．
 →ただし乾燥，蒸発に注意する．

高頻度にみられる疾患

疾患名	主な症状	主要関連検査
多発性骨髄腫	貧血，腰痛	蛋白分画，免疫グロブリン定量，免疫固定法，尿免疫電気泳動法
脱水症	下痢，嘔吐	ヘマトクリット(Ht)，膠質浸透圧，血清，尿電解質，ケトン体
肝硬変症	黄疸，腹水	アルブミン，全血算(CBC)，AST，ALT，コリンエステラーゼ，凝固
ネフローゼ	浮腫，蛋白尿	アルブミン，腎機能，尿蛋白
蛋白漏出性胃腸症	るいそう，下痢	便中アンチトリプシン定量

観察のポイント（アセスメント視点）

継続・追加観察項目

- 栄養摂取状況
- 低蛋白血症を伴う症状：浮腫，胸水・腹水
- 尿量，水分出納（脱水の有無），尿蛋白

異常値をもたらす原因・成因をチェックする

低値の場合
- 低栄養状態(蛋白質摂取量の不足,消化吸収障害など)ではないか
- 蛋白質の漏出(ネフローゼ症候群,蛋白漏出性胃腸症,胸水・腹水の貯留など)はないか
- 蛋白の産生障害(肝炎,肝硬変,免疫不全など)はないか
- 蛋白の異化亢進(甲状腺機能亢進,外傷,手術,炎症など)はないか

高値の場合
- 脱水による血液濃縮はないか
- 免疫グロブリンを増加させる病態(感染,自己免疫疾患,肝硬変,悪性腫瘍など)はないか

ケアのポイント

必要なケアと患者教育

必要なケア	患者教育
アルブミン低値の場合	
・脱水,胸・腹水貯留や浮腫などに対する水分補正,症状緩和	・高蛋白食品の摂取 ・末梢循環の改善(体位,マッサージなど)
グロブリン高値の場合	
・免疫グロブリンを増加させる原疾患に対する治療,症状緩和	

緊急時・急性期の潜在的リスク

- アルブミン低下
  → 浮腫などによる循環血液量減少の可能性
- グロブリン低下
  → 感染防御機能低下の可能性
- グロブリン上昇
  → 免疫グロブリンを増加させる病態の存在(感染,悪性腫瘍など)

アルブミン（Alb），アルブミン/グロブリン（A/G）比

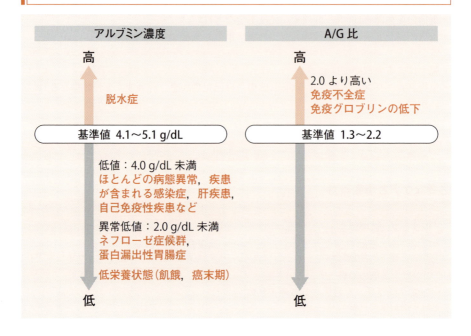

これだけは知っておこう！　検査の意味

- 健康状態，栄養状態を知るマーカーである．
- 血清蛋白はアルブミン（Alb）とアルブミン以外のすべての成分グロブリン（G）に分類される．アルブミンは総蛋白（TP）の2/3を占め，濃度変化，病態生理は総蛋白に近似する．アルブミンの濃度変化はほとんどが低下で，上昇はまれである．
- アルブミンの希釈，濃縮効果
  → 体位変換による変化，脱水での濃縮効果，点滴による希釈効果，妊娠での変化は総蛋白と同一．
- アルブミンの体外漏出
  → ネフローゼ症候群，蛋白漏出性胃腸症では体外に多量の蛋白が漏出して，高度の低下をきたす．ただし肝臓での産生は増加しており，これを上回るロスが起きていることになる．
- アルブミンの産生低下

- ➡️アルブミンは感染症，悪性腫瘍などのストレスで産生が低下する．肝炎，肝硬変症などでは肝細胞数の減少，産生能の低下で血清濃度は減少する．
- アルブミン/グロブリン比(A/G 比)
  - ➡️古くから臨床医の間で親しまれた検査．アルブミンは色素法で測定される．総蛋白からアルブミン量を引き算してグロブリンを求め，A/G 比を算定する．蛋白分画検査が優れており，これを実施していない施設で活用される．
- A/G 比の増加
  - ➡️グロブリンの大半を占める免疫グロブリン(γグロブリン)の低下，すなわち免疫不全症による．
- A/G 比の低下
  - ➡️アルブミン減少，高度の免疫グロブリンの増加による．ほとんどの疾患はこれに含まれる．顕著な低下は高度の免疫グロブリンの増加による．

検査時の注意

- 血清総蛋白(TP)とほぼ同じ．「血清総蛋白(TP)」の項(p.169)を参照．
- A/G 比の病態異常は血清総蛋白(TP)とほぼ一致する．

観察のポイント(アセスメント視点)

継続・追加観察項目
- 栄養摂取状況
- 低蛋白血症を伴う症状：浮腫，胸水・腹水
- 尿量，水分出納(脱水の有無)，尿蛋白

異常値をもたらす原因・成因をチェックする

アルブミン低値の場合
- 低栄養状態(蛋白質摂取量の不足，消化吸収障害など)ではないか
- 蛋白質の漏出(ネフローゼ症候群，蛋白漏出性胃腸症，胸水・腹水の貯留など)ではないか
- 蛋白の産生障害(肝炎，肝硬変，免疫不全など)はないか
- 蛋白の異化亢進(甲状腺機能亢進，外傷，手術，炎症など)はないか

アルブミン高値の場合
- 脱水による血液濃縮はないか

A/G 比の低下
- 相対的に A/G 比が低下していないか
  - ⬅️γグロブリンは慢性肝障害(特に肝硬変)で著しく増加するため．

ケアのポイント

必要なケアと患者教育（アルブミン低値の場合）

必要なケア	患者教育
・脱水，胸水・腹水貯留や浮腫などに対する水分補正，症状緩和 ・原因となる病態・原疾患に伴う症状の緩和	・高蛋白食品の摂取 ・末梢循環の改善（体位，マッサージなど）

緊急時・急性期の潜在的リスク

- アルブミン低下
  - →血漿浸透圧・血漿量の調節能低下の可能性
  - →循環血液量低下の可能性
  - →細胞の合成障害（創傷治癒遅延）の可能性

血清蛋白分画

蛋白分画検査：蛋白分画のパターン分析による病態解析

パターン	グロブリンの分画比率(%)					関連疾患・病態
	Alb 60.2～71.4	α₁ 1.9～3.2	α₂ 5.8～9.6	β 7.0～10.5	γ 10.6～20.5	
急性炎症	↓	↑	↑			感染症，炎症，悪性腫瘍
慢性炎症	↓	↑	↑		↑	感染症，自己免疫，悪性腫瘍
ネフローゼ症候群	↓		↑↑↑		↓	ネフローゼ
肝硬変症	↓		↓	↑↑	↑↑↑	肝硬変症
急性肝不全	↓		↓			
妊娠，鉄欠乏状態				↑↑		
免疫グロブリン減少・欠損症					↓↓↓	免疫不全症
M 蛋白* (M ピーク)	シャープな M ピークの出現					骨髄腫，原発性マクログロブリン血症

Alb
α₁ α₂ β γ
(＋) (－)

*M 蛋白：骨髄腫や原発性マクログロブリン血症などの免疫グロブリン異常症に特徴的に検出される蛋白質

これだけは知っておこう！ 検査の意味

- 血清蛋白を電気泳動法で分離するとアルブミン（Alb），α₁，α₂，β，γグロブリンの5分画に分離される．各分画のピークを個別に総合的にパターン分析して病態を知る．
- M 蛋白を検出する．

検査時の注意

- 分画に異常単一ピークが出現する場合，病的ピーク(M蛋白)との鑑別が必要である．
  - ←抗凝固薬使用(血漿)や血餅形成が不完全で血清分離するとフィブリノゲンが混在することによる．
- 血清分離を完全に行う．
  - ←誤診断(M蛋白と誤認)になりかねないため．
  - →ヘモグロビン(Hb)も同様で，急速採血での溶血を避けること．
- 血清保存は4℃で1週間，−80℃で1年間安定である．
  - →ただし乾燥，蒸発に注意する．
- 食事による影響，日内変動はほとんどみられない．
  - →季節間変動がみとめられることがある．
    春・秋：アルブミン分画上昇，夏：γグロブリン分画上昇

観察のポイント(アセスメント視点)

継続・関連検査
- 血清総蛋白(TP)に異常がみとめられた場合に詳細解析を目的に実施される．蛋白分画検査は，骨髄腫，原発性マクログロブリン血症などの免疫グロブリン異常症に出現するM蛋白の検出が第一適応である．このほか異常病態，偶然見いだされる蛋白関連異常症などから新たな検査が実施される．
- M蛋白関連検査：血清総蛋白，免疫グロブリン定量，免疫電気泳動法，免疫固定法，全血算(CBC)，骨髄像など
- 蛋白欠損症：免疫グロブリン欠損症(免疫不全)，a_1-アンチトリプシン欠損症，アルブミン欠損症など
- 特異なパターン：ネフローゼ症候群，肝硬変症

継続・追加観察項目
- 蛋白分画の各異常パターンの原因となる疾患・病態に伴う検査値や症状の観察を行う
- 栄養不良型：栄養摂取状況，血清総蛋白
- ネフローゼ型：尿蛋白，血清総蛋白，腎機能，浮腫，脂質異常症，血液凝固能亢進
- 慢性肝障害型：肝機能検査値，黄疸，浮腫
- 急性・慢性炎症型：炎症反応検査値〔白血球数，C反応性蛋白(CRP)など〕，炎症に伴う症状(発熱，疼痛，滲出液など)
- M蛋白血症型：多発性骨髄腫(骨X線所見，疼痛，貧血，血中カルシウム値，腎機能など)，原発性マクログロブリン血症(貧血，リンパ節腫脹，肝脾腫，尿中蛋白など)などの原疾患に伴う症状

異常値をもたらす原因・成因をチェックする
- 自己免疫疾患，遺伝子異常症などはないか
- 血清蛋白の合成障害，血管外漏出，体外喪失，異化（蛋白崩壊）が起こっていないか

ケアのポイント

必要なケアと患者教育

必要なケア	患者教育
・血清蛋白分画異常の原因となる各疾患・病態に対するケア（感染症，悪性腫瘍，肝硬変，ネフローゼ症候群，免疫不全など）	

緊急時・急性期の潜在的リスク

- 全分画の減少
  → 出血，熱傷などの可能性
- アルブミンの低下，$α_1$，$α_2$グロブリンの上昇
  → 急性炎症性疾患の可能性
- アルブミンの低下，$α_2$グロブリンの低下
  → 急性肝不全の可能性

免疫グロブリン

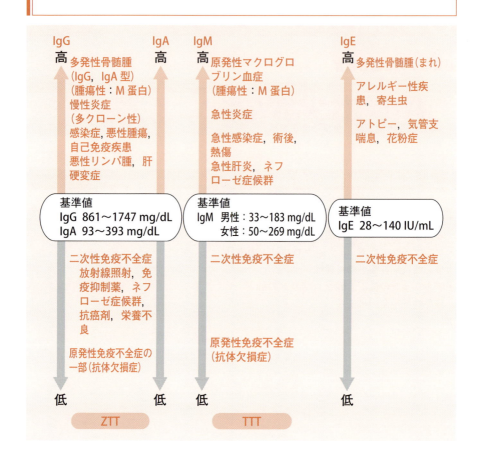

これだけは知っておこう！　検査の意味

- 免疫グロブリンは，生体防御にはたらく抗体で，IgG，IgM，IgA，IgD，IgEの5つのクラスに分類される．
    → 生体内外由来の異物抗原(悪性腫瘍，病原微生物，アレルゲン)と一対一に結合してこれらを排除する．
    → 免疫グロブリン検査は，蛋白量を測る検査と，抗体活性(アレルギー検査，ウイル

ス抗体検査)を見る検査からなる．
- 免疫グロブリンは，形質細胞，Bリンパ球から産生される．
- IgG
  - ➡胎盤を介して母体から胎児に移行し，新生児・乳児期の感染防御に作用する．
  - ➡生体ストレス異常変化から約10日以降に緩徐に増加してくる．
  - ➡膠質反応の硫酸亜鉛混濁試験(ZTT)はIgGの変動を反映する．
  - ➡自己免疫疾患は，自己の生体成分と強く反応する抗体(自己抗体)が出現する．
- IgM
  - ➡同種凝集素(ABO式血液型抗A，抗B抗体)は，IgMクラスである．
  - ➡生体ストレス異常変化ののちに約1週間後に急激に上昇してくる．
  - ➡膠質反応のチモール混濁試験(TTT)はIgMの変動を反映する．
  - ➡胎生期から産生され，新生児での上昇は母体内感染が疑われる．
- IgA
  - ➡消化器，呼吸器などの粘膜に局在し，外来異物の除去に作用する．
  - ➡新生児には検出されない．全小児期を通じて徐々に増加し成人レベルに達する．
  - ➡初乳に豊富に存在し，母乳を介して新生児の粘膜局所防御機能に作用する．
- IgE
  - ➡アレルギー反応(気管支喘息，鼻炎，食物アレルギー)に関与する．
  - ➡寄生虫の排除に作用する．
  - ➡アレルギー検査は，IgEの抗体活性(抗体価)を測定してアレルゲンを推定する．

検査時の注意

- IgA，IgEは年齢別変動，IgMは性差(女性が高値)に留意する．
- ウイルス抗体価の測定は，症状陽性期と回復期に採取したペア血清で，抗体価を比較測定する．
- 先天性の抗体欠損症では，免疫グロブリン濃度が基準範囲の1/10以下をさす．完全に0にはならない．
- 膠質反応のZTTは食後の乳びの影響を受けやすい．
  - ➡10時間絶食後に採血する．

観察のポイント(アセスメント視点)

継続・追加観察項目
- IgMあるいはTTTの著明な上昇はA型急性肝炎を反映することがある．発熱，黄疸などの症状をあわせて観察する．
- 慢性肝疾患から肝硬変に進展した場合，慢性肝炎で肝炎の活動性が高い場合のいずれにもIgGが高値となる．

- 多発性骨髄腫により低下している場合は，四肢の疼痛，貧血症状，発熱などの症状を伴うことがあるが，無症候のことも多い．

異常値をもたらす原因・成因をチェックする
- 脂質異常症（TTT が高値になる），慢性感染症，膠原病などに罹患していないか
- ヘパリンを投与していないか
  → 血漿（EDTA，ヘパリン，クエン酸）では低値となる．

ケアのポイント

必要なケアと患者教育

必要なケア	患者教育
・肝炎の急性期では，肝庇護，肝機能障害に伴う症状（腹水，黄疸，倦怠感など）の緩和ケア	・肝臓への負荷軽減（栄養，安静など）
・多発性骨髄腫では，化学療法に伴うケア，病的骨折の予防	・化学療法の有害事象対策 ・病的骨折の予防

緊急時・急性期の潜在的リスク

- 急性肝炎の場合
  → 劇症肝炎，肝不全への移行の可能性
- 多発性骨髄腫の場合
  → 腎不全，貧血，病的骨折などの合併の可能性

コリンエステラーゼ（ChE）

↑高

高値の臨床的意義は高くない
脂肪肝，肥満，甲状腺機能亢進症
ネフローゼ症候群

*測定に用いる基質によって
　ChE の基準値は異なる．

基準値　（基質*）
- アセチルコリン　　　　　　　　　　　　0.8〜1.1 ΔpH
- ブチリルチオコリン　　　　　　　　　　3,600〜7,600 U/L
- P-ヒドロキシベンゾイルコリン　　　　男性：240〜486 U/L
　　　　　　　　　　　　　　　　　　　　女性：201〜421 U/L
- 3,4-ヒドロキシベンゾイルコリン　　　　170〜440 IU/L

低下の程度は幅広い
基準値の 50〜20% 以下の低下は軽度，20〜10% は中等症，
10% 以下は重症
急性劇症肝炎，肝硬変症，肝臓癌
農薬中毒，サリン中毒，カルバミン酸中毒
先天性欠損症

↓低

💬 これだけは知っておこう！　検査の意味

- アルブミンとあわせて評価する．
- コリンエステラーゼ（cholinesterase；ChE）は主に肝臓で産生されている．肝細胞数，肝細胞での蛋白質合成能を反映した変化を示す．
  → 血清中に存在するのは肝臓由来の非特異的コリンエステラーゼで，基質であるブチリルコリンなどの分解酵素活性を測定する．
- 劇症肝炎，活動性慢性肝炎，肝硬変症，肝癌（肝硬変症を合併）では肝細胞の破壊，残存細胞での産生能の低下により高度に低値となる．
  → 癌など低栄養状態では肝臓での産生が低下する．
- ネフローゼ症候群のように体外に蛋白が漏出する疾患では，これを補うために産生が亢進して，基準値を上まわり増加する．

- → 機序は不明であるが，脂肪肝においても産生が増大し血中濃度は増加する．
- 有機リン農薬（殺虫剤）中毒，サリン中毒などではコリンエステラーゼは血中に存在するが，その酵素活性が阻害される．
  - → 基質と構造が似ているため，コリンエステラーゼと強く結合して酵素活性を阻害する．神経伝達に関係するアセチルコリン（基質）を分解する真性コリンエステラーゼも同様に阻害され，異なる構造，作用の血清中の非特異的コリンエステラーゼ活性の低下を指標に代用して，診断していることになる．
- 先天性欠損症があれば，酵素活性が高度に低下する．
  - → 手術時に利用される筋弛緩薬（スキサメトニウム塩化物）が分解されずに長時間作用するため，術後無呼吸を起こす．

検査時の注意

- ヘパリン以外の抗凝固薬は，血漿を検体とする場合には用いない．
  - ← Ca^{2+} が除かれることで酵素活性が低下するため．
- 測定法が標準化されておらず，異なる測定法により基準値，単位が異なる．
  - → 基準値幅が広く，個人差が比較的大きいので，初回検査時の判断に注意を要する．
- コリンエステラーゼ阻害薬を含む殺虫剤で汚染された試験管・検査機器を使用しない．
  - ← 検体のコリンエステラーゼ活性を阻害し，低値となるため．

観察のポイント（アセスメント視点）

継続・追加観察項目
- 極端な低値には要注意．
- 肝疾患治療のフォロー：アルブミン，肝機能検査，脂質検査
- ネフローゼ症候群治療のフォロー：肝機能検査，脂質検査
- 有機リン中毒のフォロー：ガス電解質分析，肝機能，腎機能，血糖
- 先天性欠損症：コリンエステラーゼ高度低下の再測定確認，ジブカイン活性抑制率試験など（術前検査）
- 主に肝臓で生合成されるので，血清コリンエステラーゼ値の低下は肝機能を反映する．
- ほかの肝機能検査値（AST，ALT，LD，γ-GT，ビリルビンなど）をあわせて観察する．肝障害時の血清アルブミン値，フィブリノゲン値，BSP試験とよく相関する．
- 肝機能低下に伴う症状：倦怠感，黄疸など

異常値をもたらす原因・成因をチェックする
低値の場合
- 肝機能障害（肝炎，肝硬変など）はないか
- アミノ酸プールの減少による生合成低下や，蛋白異化の亢進を起こすような重症消耗

性疾患(悪性腫瘍,急性感染症など)の罹患はないか
- 薬剤(抗コリンエステラーゼ)の投与はないか
- 有機リン剤による中毒はないか

高値の場合
- 脂質異常症,脂肪肝はないか
- ネフローゼ症候群(低蛋白血症の代償作用で合成増加)はないか

ケアのポイント

必要なケアと患者教育

必要なケア	患者教育
・肝機能障害の場合,肝庇護(肝庇護薬投与や安静)や症状(倦怠感,黄疸など)に伴う苦痛緩和	・肝庇護のための生活指導(栄養,安静など) ・脂質異常症,肝硬変などに対する生活指導(低脂肪食,運動療法など)

緊急時・急性期の潜在的リスク

- 急性肝炎時の著明な低下
  → 重篤な肝機能障害,劇症肝炎への移行の可能性
- 極端な低値
  → 有機リン中毒の可能性

ALT(GPT), AST(GOT)

ALT(GPT)

高

- 高度上昇 500 U/L 以上
  劇症肝炎，急性肝炎，ショック
- 中等度上昇 200〜500 U/L
  急性肝炎，慢性肝炎
- 軽度上昇 42〜200 U/L
  慢性肝炎，肝硬変
  アルコール性肝炎
  脂肪肝，胆囊炎，
  閉塞性黄疸

基準値 7〜42 U/L

低

AST(GOT)

高

- 高度上昇 500 U/L 以上
  劇症肝炎，急性肝炎，心筋梗塞
- 中等度上昇 200〜500 U/L
  ショック，急性筋肉壊死
  急性肝炎，慢性肝炎，
  心筋梗塞
- 軽度上昇 33〜200 U/L
  慢性肝炎，肝硬変
  アルコール性肝炎
  心筋梗塞，皮膚筋炎，溶血

基準値 8〜33 U/L

低

💭 これだけは知っておこう！　検査の意味

- ALT(GPT)と AST(GOT)は，組織障害が生じた際に血液中に流出する逸脱酵素である．これらの数値が高いほど，組織障害が高度であることを示している．
  → 近年，国際的な標準になりつつある ALT(アラニンアミノトランスフェラーゼ)は GPT(グルタミン酸ピルビン酸トランスアミナーゼ)から名前が変わっただけで，内容も単位も同じである．
  → AST(アスパラギン酸アミノトランスフェラーゼ)も同様に GOT(グルタミン酸オキサロ酢酸トランスアミナーゼ)から名前が変わっただけで，内容も単位も同じである．
- ALT は，主として肝臓に存在する．
  → ALT 高値の場合は，肝障害をきたしていると判断できる．
- AST は，肝臓のみならず心筋，骨格筋，脳，腎臓などにも存在する．
  → AST 高値の場合は，肝障害以外にも心筋梗塞，皮膚筋炎，筋ジストロフィー，骨

格筋壊死，溶血性貧血などの可能性がある．

検査時の注意

- 基準値は測定方法により異なる．
  → 検査基準を確認する．
- 採血時に長時間駆血しないようにする．
  ← 駆血帯で2分以上うっ血させると，軽度の上昇がみとめられるため．
- シリンジで採血した場合の採血管への分注は静かに行い，検体は速やかに提出する．
  ← AST は軽度の溶血でも上昇するため．
- ビタミン B_6 欠乏により低値を示すことがある．
  → 栄養状態を確認する．
- AST，ALT ともに幼児期には成人の2～3倍の高値を示し，小児期に次第に低下する．
  → 年齢を考慮する．
- 食事はほとんど影響しない．
  → 空腹時に採血する必要はない．
- 採血は可能な限り安静時に行い，筋肉注射の直後は避ける．
  ← AST は運動や筋肉注射の後で上昇することがあるため，これらの履歴に注意する．
- AST/ALT 比は疾患により特徴がある．
  → 慢性肝炎，脂肪肝では1以下．
  → 肝硬変，アルコール性肝炎，ショック，うっ血肝では1以上．

高頻度にみられる疾患

疾患名	主な症状	関連検査項目
急性肝炎	倦怠感，黄疸	ウイルスマーカー，飲酒歴，薬剤服用歴
慢性肝炎・肝硬変	特異的症状なし	ウイルスマーカー，腹部超音波
脂肪肝	肥満	血糖値，血中脂質
溶血性貧血	貧血症状	血中ハプトグロビン

重篤な病態・疾患を見逃さないためのチェックポイント

疾患名	主な症状	関連検査項目
劇症肝炎	意識障害，黄疸	ウイルスマーカー，凝固能，腹部超音波
心筋梗塞	胸痛（時に腹痛）	血中トロポニン，CK，LD，心電図

観察のポイント（アセスメント視点）

継続・追加観察項目
AST，ALT 双方の上昇
→肝機能細胞障害（肝炎，肝硬変など）に伴う症状や検査項目の観察を行う．
- 肝機能検査値（ALP，LD，γ-GT，ChE，ビリルビン，肝炎ウイルスマーカー，血清総蛋白，アルブミンなど）
- 腹部超音波所見
- 黄疸
- 倦怠感・食欲不振，腹水など

AST のみの上昇
→心筋梗塞，循環不全，筋疾患，溶血性貧血などに伴う症状や検査項目の観察を行う．
- 心筋梗塞，循環不全：バイタルサイン，心電図所見，水分出納，胸部症状など
- 筋疾患：血清 CK 値，筋緊張や萎縮・筋力低下など
- 溶血性貧血：ヘモグロビン値，血清間接ビリルビン値，ウロビリノゲン，一般的な貧血症状など

異常値をもたらす原因・成因をチェックする
高値の場合
- アスコルビン酸，コデイン，モルヒネなどの投与履歴はないか
  ←これらの投与で上昇することがあるため．
- 薬剤性肝炎の原因となり得る薬剤の投与履歴はないか

低値の場合
- ビタミン B_6 欠乏はないか

ケアのポイント

必要なケアと患者教育

必要なケア	患者教育
肝細胞障害の場合	
・肝庇護（安静など），高蛋白食摂取 ・肝機能低下や黄疸に伴う食欲不振・倦怠感・発熱などの症状緩和ケア	・安静（肝庇護），高蛋白食摂取，アルコール摂取制限
虚血性心疾患の場合	
・急性期の循環管理（循環動態の観察，水分出納，薬剤投与など），早期からの段階的リハビリテーション，生命危機に対する不安への心理的支援	・心負荷の軽減（運動量調節，気温差），食事指導（減塩，コレステロール過剰摂取による動脈硬化予防），服薬指導（抗血液凝固薬など）

緊急時・急性期の潜在的リスク

- AST，ALT 双方の上昇
  ➔ 重篤な肝機能障害（劇症肝炎）の可能性
- AST のみの上昇
  ➔ 虚血性心疾患の可能性

アルカリホスファターゼ(ALP)

高 ↑
高度上昇　500 U/L 以上
　肝内胆汁うっ滞(原発性胆汁性肝硬変, 原発性硬化性胆管炎)
　胆嚢炎, 閉塞性黄疸, 癌の骨転移

軽度上昇　220〜500 U/L
　肝炎, 脂肪肝, 軽度の肝内胆汁うっ滞, 閉塞性黄疸の初期
　転移性肝腫瘍, 甲状腺機能亢進症, 肉芽腫症, サルコイドーシス
　骨折

基準値 60〜220 U/L

低 ↓

これだけは知っておこう！　検査の意味

- アルカリホスファターゼ(ALP)には5種類のアイソザイム(1〜5)が存在する.
- 肝型 ALP(ALP$_2$)が健常人の血中 ALP の大部分を占める.
  → 肝・胆道疾患で上昇する.
- 骨型 ALP(ALP$_3$)は骨由来の ALP で, 骨芽細胞(osteoblast)の活動性を反映する.
  → 成長期の小児, 造骨性の癌骨転移, 甲状腺機能亢進症, 上皮小体機能亢進症で骨型 ALP(ALP$_3$)が上昇する.
- ALP は, γ-GT とともに胆汁うっ滞の指標となる.
  → ただし, ALP とγ-GT が解離している場合も存在するので注意が必要である.

検査時の注意

- 検査基準値を確認する.
  → 検査方法, 検査室により基準値が若干異なるので, 確認する必要がある.
- 採血時に長時間駆血しない.
  ← 駆血帯で2分以上うっ血させると, 軽度の上昇がみとめられるため.
- 可能であれば空腹時に採血する.
  ← 食後に軽度の上昇がみとめられるため. 特に高脂肪食を摂取した場合は高値となる.

- 成長期の小児では高値を示すので，年齢を考慮する．
  ←成長期には骨の成長に伴い骨型 ALP（ALP_3）が出現するため．
- 妊娠 30 週以降には高値を示すので，妊娠の有無を考慮する．
  ←妊婦では胎盤型 ALP（ALP_4）が出現するため．

高頻度にみられる疾患

肝内胆汁うっ滞	急性肝炎（ウイルス性，薬剤性），自己免疫性胆管炎（PBC，PSC），細菌性胆管炎，妊娠，エンドトキシンショックなど原因はさまざまである．
閉塞性黄疸	胆汁の流出がなんらかの原因で障害された病態である．総胆管結石，胆管癌，胆嚢癌，乳頭部癌，膵頭部癌などが原因となる．
その他	骨折，癌の肝転移，甲状腺機能亢進症，サルコイドーシス，粟粒結核，うっ血肝などでは ALT，AST が上昇する前から ALP が上昇することが多いので，鋭敏な指標となる．

観察のポイント（アセスメント視点）

継続・追加観察項目

- 骨疾患，悪性腫瘍，胆道系疾患，潰瘍性大腸炎などの鑑別のため，アイソザイム（同じ反応を触媒する分子的には異なる酵素群で，臓器によって異なる）の分析を行う．
- 高値を示す原因となりうる各疾患に伴う症状および検査データ
  →胆道系疾患，肝疾患：肝機能検査値，黄疸，倦怠感，食欲不振，腹水など
  →骨疾患：疼痛，X 線所見
  →潰瘍性大腸炎：下痢・血便など

異常値をもたらす原因・成因をチェックする

- 骨疾患（骨肉腫，悪性腫瘍骨転移など）の罹患はないか
  ←骨増殖で上昇を示すため．

ケアのポイント

必要なケアと患者教育

必要なケア	患者教育
肝疾患の場合	
・肝庇護(安静など),高蛋白食摂取 ・肝機能低下に伴う食欲不振・倦怠感・発熱などの症状緩和ケア	・安静,高蛋白食摂取,アルコール摂取制限
胆道系疾患の場合	
・減黄処置(経皮経肝胆道ドレナージ,経鼻胆管ドレナージなど)に伴うケア ・黄疸に伴う瘙痒感などの症状緩和ケア	・(必要に応じて)減黄チューブの管理方法を指導する ・黄疸時の皮膚ケア方法を指導する

緊急時・急性期の潜在的リスク

- 肝型 ALP の上昇
  → 肝機能障害・胆汁うっ滞の可能性

γ-GT

```
高
↑
高度上昇    500 U/L 以上
           アルコール性肝炎，薬剤性肝障害，閉塞性黄疸

中等度上昇  200〜500 U/L
           アルコール性肝炎，薬剤性肝障害，胆嚢炎，閉塞性黄疸
           肝内胆汁うっ滞（原発性胆汁性肝硬変，原発性硬化性胆管炎）
           転移性肝腫瘍

軽度上昇    40〜200 U/L
           肝炎，脂肪肝，肝腫瘍（原発性，転移性）

基準値 男性：13〜64 U/L  女性：9〜32 U/L
↓
低
```

これだけは知っておこう！ 検査の意味

- γ-GT（従来は，γ-GTPといった）は，種々の肝病態やアルコール摂取により肝臓で誘導合成される酵素である．
  → 血中γ-GT上昇は各種肝疾患の鋭敏な指標となる．
- アルコール性肝障害ではγ-GTの著増が特徴的である．
  → 禁酒により急速に低下することが，鑑別診断上も重要である．
  → しかし飲酒者でも，γ-GTが上昇しない場合がある．
- 肝内胆汁うっ滞や肝外閉塞性黄疸でも高度な上昇を示す．
  → ALPと同様に胆道系酵素としての異常を反映する．

検査時の注意

- 検査基準値を確認する．
  ← 検査方法，検査室により基準値が若干異なるため．
- 性別を考慮する．

- ←男性のほうが女性より一般に高値を示すため.
- 年齢を考慮する.
  - ←新生児では100 U/L前後の高値を示し,乳児期以後には正常化するため.
- 採血前の絶食,安静などの必要はない.
  - ←食事や運動の影響はみとめないため.溶血の影響もない.
- 採血時には長時間駆血しない.
  - ←駆血帯で2分以上うっ血させると,軽度の上昇がみとめられるため.
- 薬剤服用歴を確認する.
  - ←向精神薬,抗てんかん薬,副腎皮質ホルモン製剤などの投与で上昇するため.
- 飲酒歴,アルコール摂取量について確認する.
  - ←アルコール摂取量との間に相関がみとめられるため.

重篤な病態・疾患を見逃さないためのチェックポイント

- アルコール摂取歴,薬剤服用歴(向精神薬,抗てんかん薬,抗痙攣薬などの常用)を問診する.
  - →アルコールと薬剤の併用が肝障害を増幅させることがあり,注意が必要である.
- γ-GT値は肝・胆道疾患の重症度とは相関しないので,γ-GTが高値であっても,肝炎や肝内胆汁うっ滞では通常保存的な経過観察が可能である.
  - →ウイルス性,アルコール性,薬剤性,自己免疫性などの鑑別診断をさらに進める.
- 閉塞性黄疸(特に胆道感染を伴う場合)では観血的処置(胆汁ドレナージ)が必要なことが多い.
  - →閉塞性黄疸か否かの鑑別には,腹部超音波検査がきわめて簡便かつ有用である.

観察のポイント(アセスメント視点)

継続・追加観察項目
- アルコール性肝炎・肝障害:飲酒歴(量,期間),ほかの肝機能検査値,超音波所見(肝腫大など)
- 閉塞性黄疸:肉眼的黄疸の有無,黄疸に伴う症状(倦怠感,瘙痒感,淡色・脂肪便など),血清ビリルビン値,ビリルビン尿
- 肝硬変,肝癌,脂肪肝:ほかの肝機能検査値・肝炎ウイルスマーカー,肝機能低下に伴う症状(倦怠感など)

異常値をもたらす原因・成因をチェックする
- 向精神薬,抗てんかん薬,副腎皮質ホルモン製剤などの投与はないか

ケアのポイント

必要なケアと患者教育

必要なケア	患者教育
・肝機能低下に伴う食欲不振，倦怠感，発熱などの症状緩和ケア ・閉塞性黄疸：減黄処置（経皮経肝胆道ドレナージ，経鼻胆管ドレナージなど）に伴うケア，黄疸に伴う瘙痒感などの症状緩和ケア	・肝庇護（安静など），高蛋白食摂取，アルコール性肝炎では禁酒・節酒 ・（必要に応じて）減黄チューブの管理方法を指導する ・黄疸時の皮膚ケア方法を指導する

緊急時・急性期の潜在的リスク

- 急性肝炎
    - ➡重篤な肝機能障害，劇症化の可能性
    - ➡肝硬変，肝癌への移行の可能性

クレアチンキナーゼ（CK）

高
急性心筋梗塞，多発性筋炎，筋ジストロフィー
外傷，気管支喘息
甲状腺機能低下症，筋萎縮症，脳梗塞，悪性腫瘍，大理石（骨）病

基準値　男性：59〜248 U/L
　　　　女性：41〜153 U/L
　　　　CK-MB：2〜20 U/L

低
甲状腺機能亢進症，長期臥床

これだけは知っておこう！　検査の意味

- クレアチンキナーゼ（CK）はクレアチンホスホキナーゼ（CPK）ともよばれるリン酸の転移酵素である．
  - ➡ CKは，クレアチン＋ATP ⇌ クレアチンリン酸＋ADPの反応を触媒し，筋肉の収縮・弛緩に必要なエネルギー供給をになっている．
  - ➡ CKはM（muscle：筋肉）とB（brain：脳）の2つのサブユニットからなる2量体であり，CK-BB，CK-MB，CK-MMの3つのアイソザイムが存在する．
  - ➡ CK-MMは骨格筋，CK-MBは心筋，CK-BBは脳，平滑筋に多量に存在する．
- 骨格筋，心筋，平滑筋，脳が傷害された場合にはこれらに多量に存在するCKが血中に逸脱・遊出するために，血中CK活性が上昇する．

検査時の注意

- 運動の状況を記しておく．
  - ⬅ 筋肉運動により活性値が上昇するため．
- 手術や筋肉内注射の履歴がないかを確認する．
  - ⬅ 手術や筋肉内注射など筋肉傷害を伴う場合には上昇するため．
- 特に小児の採血時の状況には注意をはらう．
  - ⬅ 小児で採血時に号泣したり激しく暴れた場合には上昇するため．

- 測定系によって溶血の影響を受けることはない
  → 現在の測定系では影響を受けることはない．

高頻度にみられる疾患

疾患名	主な症状	関連検査
急性心筋梗塞	激烈な胸痛 放散痛（背中，左肩）	心電図，心エコー 血液検査（心筋トロポニン）
筋ジストロフィー	左右対称の筋力低下・筋萎縮	血液検査（アルドラーゼ↑，クレアチニン↓），筋生検
甲状腺機能低下症	寒がり，皮膚の乾燥・荒れ，筋力低下，徐脈，低血圧	甲状腺ホルモン（FT_3, T_4↓，TSH↑）
気管支喘息	発作性呼吸困難，チアノーゼ	血液検査：好酸球，白血球増多 喀痰：クルシュマンらせん体，シャルコーライデン結晶 アレルゲン検査（RIST，RAST）

重篤な病態・疾患を見逃さないためのチェックポイント

- 悪性腫瘍では CK-BB が上昇する症例があり，腺癌であることが多い．
- 大理石（骨）病では CK が上昇する症例があるが，CK-BB が 50％以上の症例もある．

観察のポイント（アセスメント視点）

継続・追加観察項目
- 血液データ（白血球，赤沈，CRP，LD，AST）
- 心筋を含む筋肉疾患，脳神経疾患などの有無と程度
- 運動負荷の程度

異常値をもたらす原因・成因をチェックする
- 心筋障害がないか
- 骨格筋疾患（筋ジストロフィー，多発性筋炎など）がないか
- 12〜24 時間前に筋肉運動や咳き込み，筋肉注射がなかったか
  → 筋肉運動や筋肉傷害で高値を示す場合がある．
- 甲状腺機能低下症，腎機能低下がないか

ケアのポイント

- 「乳酸脱水素酵素(LD)」の項(p.200)を参照．

緊急時・急性期の潜在的リスク

- CK-MB型心筋トロポニンの上昇をみとめるとき
  ➡急性心筋梗塞の可能性
- CKの低下をみとめるとき
  ➡(晩期)筋ジストロフィーの可能性

心筋トロポニンT，心筋トロポニンI

高 ↑
急性心筋梗塞
狭心症，心筋炎，心臓手術後
骨格筋変性疾患（進行性筋ジストロフィー，甲状腺機能低下症）

カットオフ値（心筋梗塞での）　cTnT：0.1 ng/mL
　　　　　　　　　　　　　　　cTnI：0.1 ng/mL〔Access2 イムノアッセイシステム（ベックマンコールター社）〕
　　　　　　　　　　　　　　　　　　0.4 ng/mL〔ストラタスCS（デイドベーリング社）〕

💬 これだけは知っておこう！　検査の意味

- 心筋トロポニンは心筋細胞を構成する細いフィラメントであり，トロポニンT(cTnT)，C(cTnC)とI(cTnI)の3成分からなる.
  - → トロポニンは筋収縮のキーポイントであるカルシウムの活性化に関与して，**筋収縮機能**を調節している.
  - → トロポニンTが37 kDa，トロポニンIが23 kDaと低分子であり，**心筋傷害後**に早期に血中に出現し，血中異常値が長時間持続する.
  - → 血中半減期はいずれも2〜4時間と短時間であり，心筋傷害の持続の有無の指標となる（下表参照）.

心筋梗塞時の心筋逸脱蛋白マーカー

心筋マーカー	出現時間	ピークまでの時間
CK-MB	3〜12 時間	18〜24 時間
トロポニンT，トロポニンI	3〜12 時間	18〜24 時間
ミオグロビン	1〜4 時間	6〜8 時間
ミオシン軽鎖	6〜12 時間	48〜72 時間
LD	10 時間	48〜72 時間

検査時の注意

- トロポニンIについては施設での基準範囲を確認する.
  ← トロポニンIの測定値は試薬メーカーにより異なるため.
- 骨格筋疾患の有無を確認する.
  ← 心筋と骨格筋の免疫交差性による誤差がみられるため.
- 慢性腎障害の有無を確認する.
  ← トロポニンは低分子蛋白であり，腎障害で高値となる場合があるため.
- 年齢・性別を考える必要はない.
  ← 年齢・性による変動はないため.

高頻度にみられる疾患

疾患名	主な症状	関連検査（前項参照）
急性心筋梗塞	激烈な胸痛 放散痛（背中，左肩）	心電図，心エコー 血液検査（CK, CK-MB, ミオグロビン）
心筋炎	感冒様症状，発熱 呼吸困難，胸痛	血液検査（CK-MB, LD_1, CRP, WBC↑） ウイルス検査，心電図
狭心症	前胸部絞扼感，放散痛 不整脈	心電図（ST変化，負荷心電図）

重篤な病態・疾患を見逃さないためのチェックポイント

- 心筋梗塞の早期診断のために，20分程度の短時間で簡単に測定できるトロポニンT迅速診断キット「トロップTセンシティブ」がある．陽性は 0.1 ng/mL 以上
- ヨーロッパ心臓学会，アメリカ心臓学会合同委員会による「心筋梗塞の基準」(Eur Heart J 28: 2525-2538, 2007)に定められた基準を満たす場合には，急性心筋梗塞（進行中あるいは最近発生した）と診断してよい.
  ← トロポニン値が健常者の99パーセンタイル値を超えて上下し，下記の心筋虚血を示す所見が1つ以上みとめられる.
    ・虚血の症状
    ・新たな虚血を示す心電図変化（新たなST-T変化または新たな左脚ブロック）
    ・心電図での異常Q波の出現
    ・画像診断にて新たな心筋虚血の出現もしくは新たな壁運動異常の出現

観察のポイント（アセスメント視点）

継続・追加観察項目
- 「クレアチンキナーゼ（CK）」の項（p.194）を参照．

異常値をもたらす原因・成因をチェックする
- 心筋傷害がないか
- 心電図，心エコー検査に異常はないか
- 血清CK（CK-MB），心筋脂肪酸結合蛋白に異常はないか
- 骨格筋変性を起こす甲状腺機能低下症，筋ジストロフィーなどの既往はないか

発症からの経過時間別にみた各心筋バイオマーカーの診断精度

	＜2時間	2〜4時間	4〜6時間	6〜12時間	12〜24時間	24〜72時間	＞72時間
ミオグロビン*	○	○	○	○	○	△	×
心臓型脂肪酸結合蛋白（H-FABP）*	○	○	○	○	○	△	×
心筋トロポニンI, T*	×	△	◎	◎	◎	◎	◎
高感度心筋トロポニンI, T	◎	◎	◎	◎	◎	◎	◎
CK-MB	×	△	◎	◎	◎	△	×
CK	×	△	○	○	○	△	×

◎：感度，特異度ともに高く診断に有用である．　○：感度は高いが，特異度に限度がある．　△：感度，特異度ともに限界がある．
×：診断に有用でない．　*：全血迅速診断が可能である

〔ST上昇型急性心筋梗塞の診療に関するガイドライン（2013年改訂版）http://www.j-circ.or.jp/guideline/pdf/JCS2013_kimura_h.pdf（2015年12月閲覧）〕

ケアのポイント

- 「乳酸脱水素酵素（LD）」の項（p.200）を参照．

乳酸脱水素酵素（LD）

高 ↑
急性心筋梗塞，悪性貧血，悪性腫瘍
肝炎，血液疾患（白血病，悪性リンパ腫，伝染性単核球症）
筋肉疾患（皮膚筋炎，進行性筋ジストロフィー），甲状腺機能低下症
肺梗塞・塞栓症，LD結合免疫グロブリン

基準値 124〜222 U/L（乳酸基質）

抗腫瘍薬や免疫抑制薬の投与，
遺伝性HまたはMサブユニット欠損症
↓ 低

これだけは知っておこう！ 検査の意味

- LDは乳酸脱水素酵素もしくは乳酸デヒドロゲナーゼともよばれる酸化還元酵素である．
  → LDは，乳酸＋NAD ⇄ ピルビン酸＋NADH の反応を触媒する．
  → LDはHとM型のサブユニットからなる4量体であり，LD_1〜LD_5までの5つのアイソザイムが存在する．
- LDは解糖系の最終段階に関与するため，ほとんどの臓器に存在するが，心筋，腎臓，骨格筋，膵臓，肝臓，赤血球・白血球などの障害では特に上昇する．

検査時の注意

- 採血時や検体取り扱い中の溶血の有無を確認する．
  ← 赤血球中には多量のLDが存在するので，溶血すると偽高値となるため．
- 激しい筋肉運動や筋肉内注射の有無を確認する．
  ← 筋肉運動で上昇し，数日間続くため．採血前の問診で確認する．
- 施設での基準値を確認する．
  ← 測定法（基質の違い）により活性値が相違するため，現在，95％以上の施設で用いられている乳酸基質を用いる測定法では 120〜220 U/L，ピルビン酸基質法では

200〜440 U/L が基準範囲である．
- 単独に高値の場合にはアイソザイム分析を行う．
  ← LD は臓器特異性が低いので，臨床症状や他の検査結果と統合しないと損傷の推定ができないため．この場合にはアイソザイム分析が傷害臓器推定の手助けとなる．

高頻度にみられる疾患

疾患名	症状	関連検査
悪性貧血	貧血，舌乳頭萎縮，舌炎 大球性貧血，好中球過分葉 ビリルビン↑ 白髪，神経症状	ビタミンB_{12}，シリング試験
急性心筋梗塞	激烈な胸痛 放散痛（背中，左肩）	心電図，心エコー 血液検査（CK，CK-MB，ミオグロビン，心筋トロポニン）

重篤な病態・疾患を見逃さないためのチェックポイント

- 肺梗塞・塞栓症では，LD（LD_2，LD_3）だけが高値で，AST は基準値であることが心筋梗塞との鑑別となる．また，局所の溶血のためにビリルビンが上昇する．
- 悪性腫瘍では LD だけが異常高値となる症例がある．基準値上限の 10〜15 倍以上にも上昇することがあり，腺癌（肺癌，胃癌，前立腺癌など）のことが多い．

観察のポイント（アセスメント視点）

継続・追加観察項目
- 心電図所見
- 血液データ（白血球分画，AST，ALT）

異常値をもたらす原因・成因をチェックする
- 肝臓，心臓，筋骨格，赤血球などの壊死，変性，崩壊などがないか
  → あれば，血清活性が上昇する．
- 悪性腫瘍はないか
  → 悪性腫瘍では腫瘍組織で LD が過剰生産され血中に逸脱する．
- 妊娠していないか
  → 妊娠によって高値を示すことがある．

ケアのポイント

必要なケアと患者教育（心筋梗塞の場合）

必要なケア（急性期）	患者教育（急性期）
胸痛の対応 ・素早く12誘導心電図を記録する ・確実な酸素投与を行う ・安楽な体位を保持する ・痛みからくる不安を緩和する **呼吸困難出現時の対応** ・意識レベルの低下，チアノーゼなどの症状・所見の有無を確認する ・バイタルサインを確認する ・水分出納バランスを確認する ・心タンポナーデなど合併症の有無を確認する ・不安を緩和する **身体管理** ・バイタルサインの測定と合併症の徴候を見逃さないようにする ・輸液管理を行う ・血液検査を一定時間ごとに行い，変動を確認する ・心電図を定期的に記録する	・心筋梗塞とその合併症について説明し，理解を得る ・治療計画を説明し，協力を得る ・塩分制限など食事療法の必要性を説明し，理解を得る

緊急時・急性期の潜在的リスク

- LD_1 の上昇をみとめるとき
  ➡心筋梗塞の可能性
- LD_5 の上昇をみとめるとき
  ➡肝疾患（肝炎，肝硬変，肝細胞癌）の可能性

血清アミラーゼ，尿アミラーゼ

高 ↑

急性膵炎，悪性腫瘍（肺癌や卵巣癌で異所性産生がある場合）
急性耳下腺炎，糖尿病性ケトアシドーシス，腎不全，マクロアミラーゼ血症
膵癌，慢性膵炎，十二指腸穿孔，開腹術後

基準値　血清：44〜132 U/L（活性）　15〜65%（アイソザイム P）
　　　　　　　　35〜85%（アイソザイム S）
　　　　尿：100〜1,000 U/L（活性）　40〜80%（アイソザイム P）
　　　　　　　20〜60%（アイソザイム S）

シェーグレン症候群，慢性膵炎・膵癌（末期），膵臓切除後

低 ↓

これだけは知っておこう！　検査の意味

- アミラーゼはデンプン，グリコーゲンなどの多糖類を加水分解する酵素である．
  → 唾液腺と膵臓にきわめて多量に存在するほか，肺や肝臓，卵巣，小腸などにも存在する．
- 膵型（P型）と唾液型（S型）の2つのアイソザイムがあり，S型は唾液腺のほか，小腸や卵巣，肺などに存在して，これら臓器の傷害で血中の活性が上昇する．
  → S型はP型と比較して荷電が異なり，尿中に排泄されにくい．このため，血中ではS型優位，尿中ではP型優位のアイソザイムパターンとなる．
- 臨床ではアミラーゼ・クレアチニンクリアランス比が用いられている．
  → 腎不全によりアミラーゼは排泄されずに血中に停滞するので，その影響を除外するために，クレアチニン濃度で補正したのがアミラーゼ・クレアチニンクリアランス比（ACCR）である．
  → 急性膵炎では，分子量の小さなP型が上昇するため，クリアランス比は上昇する．このため，従来は急性膵炎の診断指標として用いられてきた．
  → アミラーゼが免疫グロブリンと結合するために分子量が大きくなるマクロアミラーゼでは，尿中に排泄されないためにクリアランス比は小さくなる．

検査時の注意

- 血漿か血清かを確認する．
  - →EDTA塩，クエン酸ナトリウムなどの脱カルシウムによる抗凝固薬で処理した血漿では，活性賦活剤の Mg^{2+}，Ca^{2+} が除去されるため，低値となる．
- 採血のときは会話には十分注意する．
  - ←唾液が混入すると偽高値となるため．
- 新生児ではアミラーゼが低値である．
  - →膵組織の発達が不十分なために血清アミラーゼ活性は低値であり，12～15歳で成人値となる．
- 迅速アイソザイム分析が必要である．
  - →抗S型アミラーゼ活性阻害抗体を用いた迅速アイソザイム測定法が開発されている．

高頻度にみられる疾患

疾患名	症状	関連検査
急性膵炎	腹痛(心窩部～背部の持続痛) アルコール・脂肪摂取で増悪 発熱，悪心・嘔吐	白血球，リパーゼ エラスターゼI 血清Ca↓
急性耳下腺炎	耳下腺腫脹(びまん性，弾力性) 発熱	ウイルス検査(ムンプス)

重篤な病態・疾患を見逃さないためのチェックポイント

- 開腹術後には挿管時の唾液腺・腸刺激によりS型アミラーゼが上昇するので，基準値の数倍に上昇する．
- 術後膵炎は重篤な疾患であるので，アミラーゼが数倍の高値の場合にはアイソザイム分析でP型かS型の上昇かを鑑別する．
- 十二指腸穿孔では小腸由来のS型アミラーゼが上昇する．
- 悪性腫瘍では膵疾患，耳下腺疾患がないにもかかわらず，異常高値となる症例がある．腺癌(肺癌や卵巣癌など)での異所性産生の場合であり，アイソザイムはS型のことが多い．

観察のポイント(アセスメント視点)

継続・追加観察項目
- 検査結果(ほかの酵素系,白血球数,CRP,血糖,腫瘍マーカーなど)
- 随伴症状の有無と程度(腹痛,背部痛,嘔吐,耳下腺・顎下腺痛および耳下腺・顎下腺腫脹など)
- 全身状態(バイタルサイン,ショックの有無など)

異常値をもたらす原因・成因をチェックする
- 膵疾患,唾液腺疾患がないか
- 開腹術,胃腸穿孔がないか
- 腎機能の低下がないか
- マクロアミラーゼ(免疫グロブリンとアミラーゼが結合したもの)の可能性がないか
- 悪性腫瘍の合併がないか

ケアのポイント

必要なケアと患者教育(急性膵炎の場合)

必要なケア	患者教育
疼痛の緩和	
・腹痛の部位・程度・経過,放散痛の有無,腹部の圧痛の有無などを観察し,指示された鎮痛薬を投与する ・衣服やかけものによる圧迫を避け,できるだけ安楽な体位を保持する	・腹痛の原因,腹痛を増強する要因について説明する ・膵炎の腹痛は飲酒や食事内容との関連が深いことを説明し,生活の見直しを促す
心身の安静	
・発病後数日間は絶飲食とし,安静臥床を守る ・経口摂取開始時は,水などを摂取してみて異常のないことを確認する	・絶飲食と安静の必要性を説明する ・経口摂取が可能となれば,1回量を少なく,回数を多くし,ゆっくり食べるよう説明する ・過食しないよう,糖質・蛋白質を中心に脂質の少ないものを少量ずつとるよう指導する
合併症の早期発見と予防	
・血圧,脈拍数,尿量,呼吸状態,S_pO_2,意識状態などを頻回にチェックし,重症度を判断するとともに合併症の徴候を見逃さない ・輸液管理を行う ・検査値を把握する(白血球数,アミラーゼ,リパーゼなど)	・治療計画を説明し,患者の協力を得る

緊急時・急性期の潜在的リスク

- （P型）アミラーゼ高値をみとめるとき
  ➡急性膵炎，術後膵炎の可能性
- （S型）アミラーゼ高値をみとめるとき
  ➡急性耳下腺炎の可能性
- （P型）アミラーゼ低値をみとめるとき
  ➡膵癌，膵組織荒廃の可能性

リパーゼ

```
           高
            ↑
         急性膵炎
         慢性膵炎
    ┌─────────────────────────┐
    │ 基準値  酵素法：10〜50 U/L │
    │        比濁法：40〜160 U/L │
    └─────────────────────────┘
         膵癌（末期）
            ↓
           低
```

これだけは知っておこう！　検査の意味

- 血中リパーゼの大部分は膵由来のリパーゼであり，急性膵炎に伴い高値となる．
  → リパーゼは，急性膵炎の診断のためにアミラーゼとともに測定する．
- リパーゼは，トリグリセリドのα位脂肪酸エステルを加水分解し，小腸での吸収をたすける加水分解酵素である．
  → リパーゼはアミラーゼより分子量は小さいが，尿中には出現しない．

検査時の注意

- 空腹時に採血するか，食事の有無を記載しておく．
  ← 食事刺激により高値となるため．
- 施設での基準範囲を記憶する．
  ← リパーゼは基質特異性に乏しいため．

高頻度にみられる疾患

疾患名	症状	関連検査
急性膵炎	腹痛(心窩部〜背部の持続痛) アルコール・脂肪摂取で増悪 発熱,悪心・嘔吐	白血球,アミラーゼ(P型) エラスターゼI 血清Ca↓
慢性膵炎	腹痛(上腹部〜背部の反復痛)	アミラーゼ(P型) セクレチン試験,糖負荷試験 腹部単純X線,内視鏡的逆行性胆管膵管造影

重篤な病態・疾患を見逃さないためのチェックポイント

- アルコール性膵炎では血中アミラーゼに比較してリパーゼの上昇の程度が大きい.
- 膵癌ではリパーゼよりアミラーゼ,エラスターゼIのほうが診断能が高く,高値の場合には膵液のうっ滞や膵炎が,異常低値の場合には膵組織の荒廃が考えられる.また,腫瘍マーカー(CA 19-9,CEA,SPan-1など)が診断上有用な症例もある.

観察のポイント(アセスメント視点)

継続・追加観察項目
- 随伴症状の有無と程度(腹痛,悪心・嘔吐,発熱,ショック症状など)
- アルコール摂取量
- 検査結果(白血球,血中・尿中アミラーゼなど)

異常値をもたらす原因・成因をチェックする
- 膵疾患(膵炎,膵癌など)がないか
- アミラーゼ,エラスターゼI,トリプシンなどの膵酵素に異常はないか
- 造影CTや超音波検査など画像検査に異常はないか
- 腎機能の低下はないか
  - ←腎機能の低下により血中リパーゼが上昇する場合があるため.
- 結石をはじめとする肝内・外胆汁うっ滞はないか

ケアのポイント

- 「血清アミラーゼ,尿アミラーゼ」の項(p.203)を参照.

緊急時・急性期の潜在的リスク

- リパーゼの高値をみとめるとき
  ➔膵疾患(急性膵炎, 慢性膵炎, 膵癌など)の可能性
- リパーゼの低値をみとめるとき
  ➔慢性膵炎, 膵癌などの可能性

血清鉄(Fe),総鉄結合能(TIBC),不飽和鉄結合能(UIBC),フェリチン

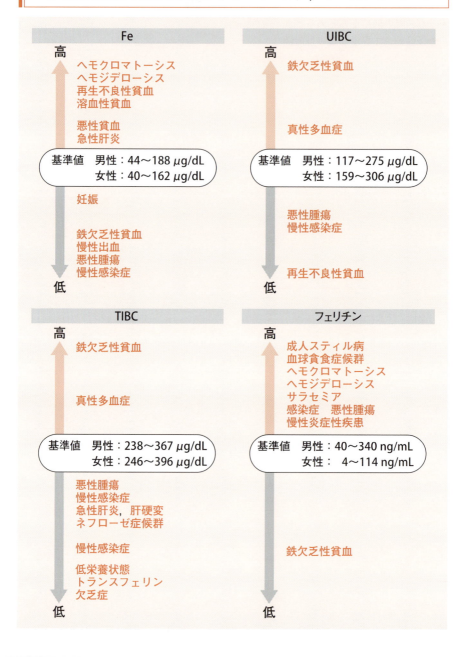

これだけは知っておこう！ 検査の意味

- 体内の鉄の総量は3〜4 gであり，その約65%はヘモグロビンである．
  → 鉄が欠乏すると小球性低色素性貧血になる．
  → 平均赤血球容積（MCV）< 80 fL，平均赤血球血色素量（MCH）< 26 pg
- 鉄はエネルギー代謝に不可欠である反面，毒性が高い．
- 鉄の吸収，細胞内での貯蔵や体内移送等には担体が存在し，有効かつ安全に鉄を利用するための機構がある．
  → 健康な成人男性では1日に約1 mg，月経がある成人女性では約1.5 mgの鉄が体外に失われ，消化管から同量の鉄が吸収されバランスが保たれている．
- ヘモグロビンの合成に利用される鉄は，肝細胞やマクロファージ内でフェリチンとして貯蔵されている．
  → 体内の貯蔵鉄量と血清中のフェリチン濃度との間には通常はよい相関がみられ，貯蔵鉄量が減少すると血清フェリチン濃度は低下する．血球貪食症候群や成人スティル病では，フェリチン濃度が5,000 ng/mL以上の異常高値となる．
- 血清中の鉄はトランスフェリンと結合している．
  → 鉄と結合していないトランスフェリンを不飽和鉄結合能（UIBC）といい，鉄結合トランスフェリンと合わせて総鉄結合能（TIBC）という．
- 小球性低色素性貧血の評価は，血清鉄とフェリチンによって行う．

検査時の注意

- 通常は早朝空腹時に採血して検査する．
  ← 血清鉄は朝高く，夜間に低くなる日内変動があるため．
- 採血操作や測定操作時に鉄分が混入しないように注意する．
- 採血時に溶血が起こると，血清鉄が見かけ上高値になる．

高頻度にみられる疾患

疾患名	血清鉄（Fe）	フェリチン	総鉄結合能（TIBC）
鉄欠乏性貧血（小球性低色素性）	低下↓	低下↓	上昇↑
小球性低色素性貧血（鉄欠乏を伴わない）	低下↓	上昇↑	低下↓

鉄欠乏性貧血

- 食物からの鉄吸収が低下した場合，慢性失血により鉄の喪失量が多い場合，あるいは

成長期や妊娠などによる鉄需要が増加している場合などには、体内の貯蔵鉄量が払底してヘモグロビン合成に必要な鉄の供給量が不足し、小球性低色素性の鉄欠乏性貧血になる。
- ➡この場合は、血清鉄とフェリチンは低下し、総鉄結合能は上昇する。
- ➡貧血が高度になると、疲れやすい、舌炎、口角炎、スプーン状爪などの症状がみとめられるようになる。

・高頻度にみられる鉄欠乏性貧血
- ➡女性：月経血量過多（子宮筋腫がある場合が多い）、妊娠、成長期
- ➡男性：消化管からの出血

鉄欠乏性貧血の原因

鉄吸収不全	偏食、不適切な食生活、胃切除後、吸収不全症候群、炎症性腸疾患など
失血量の増大	月経血量が多い状態（子宮筋腫など）、消化管からの失血（消化性潰瘍、大腸癌、炎症性腸疾患、痔など）
鉄需要の増大	成長期、妊娠、授乳など

小球性低色素性貧血（鉄欠乏がない）
・感染症、悪性腫瘍や慢性炎症性疾患などでは、サイトカインを介して肝のヘプシジン合成が増加し、鉄の吸収やマクロファージからの鉄の放出が抑制される。その結果、鉄の利用が障害されて小球性低色素性貧血になる。
- ➡この場合は、血清鉄濃度や総鉄結合能は低下するが、フェリチンは低下せずにむしろ上昇する。

・サラセミアや鉄芽球性貧血は、鉄がヘモグロビン合成に利用できないために起こる小球性低色素性貧血である。
- ➡血清鉄、フェリチン、トランスフェリン鉄飽和度などは高値になる。

鉄過剰状態
・身体には鉄を積極的に排出する経路はない。
- ➡健常者では、消化管粘膜上皮や皮膚の剥離に伴い1日に1mg程度の鉄が失われ、補充する量が消化管から吸収される。

・遺伝性ヘモクロマトーシスでは鉄が過剰に吸収されて、全身のあらゆる組織に鉄が沈着し、臓器を障害する。
- ➡血清鉄は180μg/L以上、フェリチンは1,000 ng/mL以上、トランスフェリン飽和度は60％以上になる。
- ➡通常中年以降に発症し、皮膚はブロンズ色になり、障害が進行すると、肝硬変、糖尿病、心不全などになる。

・再生不良性貧血や骨髄異形成症候群などで貧血を治療するために繰り返し輸血すると、輸血液由来の鉄がヘモジデリンとして多くの組織内に沈着する。
- ➡組織内にヘモジデリンが沈着しても、組織に障害が生じない状態をヘモジデローシ

スという．ヘモジデローシスでは，血清鉄およびフェリチンは高値になる．
→特定の臓器内で繰り返し出血が起こり，その組織内にヘモジデリンが沈着する（たとえばグッドパスチャー病など）．
→組織内に沈着したヘモジデリン鉄はヘモグロビン合成に利用できないため，しばしば鉄欠乏性貧血になる．

観察のポイント（アセスメント視点）

継続・追加観察項目
- 鉄排出の増加および蛋白質の消費増大の有無（消化管出血，月経過多など）
- 鉄の需要増大の有無（妊娠，授乳，思春期など）
- 鉄の吸収障害の有無とその程度（胃腸障害や胃切除後）
- 摂食状態（食欲不振，食事内容，量）
- 随伴症状の有無と程度（動悸，息切れ，めまい，耳鳴，頭痛，倦怠感など）
- 皮膚粘膜症状（スプーン状爪，舌炎や口角炎）

異常値をもたらす原因・成因をチェックする
- 眼瞼粘膜や舌などの蒼白，スプーン状爪，疲れやすい，軽作業で動悸がするなどの症状はないか
  →これらの症状がある場合は貧血を疑う．
- 血算で小球性低色素性貧血の徴候がみとめられないか
  →みとめられたら，血清鉄，フェリチンの検査が必要である．
- 鉄欠乏性貧血の徴候がみとめられないか
  →鉄欠乏性貧血では鉄とフェリチンは減少し，TIBC は増加する．
  →女性では摂食状態，妊娠，月経血量過多などを，男性では消化管からの出血を疑って，それらの徴候について問診し，必要なら検査する．
- 再生不良性貧血の徴候がみとめられないか
  →再生不良性貧血では造血の低下から鉄の需要が低いため鉄は増加する．
- 鉄が基準値の範囲内であってもフェリチン値が低値を示していないか
  →これは潜在的鉄欠乏状態といえる．

血清鉄(Fe)，総鉄結合能(TIBC)，不飽和鉄結合能(UIBC)，フェリチン

ケアのポイント

必要なケアと患者教育（鉄欠乏性貧血の場合）

必要なケア	患者教育
・安静時と動作を行った後の血圧，脈拍，呼吸数，疲労感を観察する（息切れや疲労感，脈拍数増加をきたしていないか）	・息切れや疲労感，動悸などを招くような活動は控えるよう説明する（運動は酸素消費の増加を伴うため，これらの症状が出現しやすいことをわかりやすく説明する）
・食事は，高蛋白，高カロリーで，鉄や葉酸，ビタミンB, Cを多く含むバランスのとれたものを摂取する	・アルコールは赤血球合成を阻害するため，禁酒を指導する
・四肢冷感がある場合は，室温を調節したりかけものや衣類で調節するなど，保温に注意する	・鉄剤は胃粘膜の障害をきたすことが多いので，空腹時の内服は避け，消化器症状に注意する ・自覚症状がなくなっても，自己判断で内服を中断しない

緊急時・急性期の潜在的リスク

- 鉄低下，TIBC上昇，フェリチン低下
  → 鉄欠乏性貧血の可能性

血清銅（Cu），セルロプラスミン

Cu

高

セルロプラスミンも高値
（37 mg/dL 以上）

悪性腫瘍（乳癌，肺癌，消化器癌，骨肉腫，白血病，ホジキンリンパ腫，非ホジキン性リンパ腫，メラノーマ，甲状腺悪性腫瘍），感染症（ウイルス性，細菌性），心筋梗塞，膠原病，肝・胆道疾患，妊娠，薬物（エストロゲン，フェニトインなど）

基準値　男性：70〜140 μg/dL
　　　　女性：80〜155 μg/dL

セルロプラスミンも低値
（21 mg/dL 未満）

ウィルソン病，メンケス病，無セルロプラスミン病，栄養障害，吸収不全症候群，ネフローゼ，蛋白漏出性胃腸症，新生児

低

セルロプラスミン

高

肝・胆道疾患，感染症，悪性腫瘍，膠原病，急性心筋梗塞，妊娠

基準値　18〜37 mg/dL

ウィルソン病，吸収不良症候群，無セルロプラスミン血症，メンケス病

低

これだけは知っておこう！　検査の意味

- 銅は必須微量元素で，種々の銅酵素や銅蛋白の構成成分として重要な役割を担っている．
- 銅は小腸（主として十二指腸）から吸収され，アルブミンと結合して肝臓に移送され，肝臓でセルロプラスミンに合成されて血中に放出される．
  → 血清銅の95％はセルロプラスミンと強く結合している．5％はアルブミンと弱く結合していて遊離しやすい．
- セルロプラスミンは鉄酸化触媒としてヘモグロビン合成にかかわっている．
  → メンケス病は，遺伝子変異により銅の吸収が障害され，銅不足になり，セルロプラスミンは低値になる．

- 遺伝性疾患である**ウィルソン病**は，セルロプラスミン合成が障害されているため，セルロプラスミンが低値となる．
  - → その半面，血清中のアルブミンやアミノ酸と結合した銅が肝臓や他の臓器に沈着し，肝臓，中枢神経，腎などを障害するので，早期診断が重要である．
- **感染症**，**悪性腫瘍**，**膠原病**，**心筋梗塞**などでは，セルロプラスミン値が上昇する．
  - → 病変から放出されるサイトカインの作用により，肝臓でのセルロプラスミン合成が増加するため．
- セルロプラスミンは，大部分が**肝臓**で分解され**胆汁**中に排泄される．
  - → したがって肝や胆道疾患では排泄が障害されるため，血清銅とセルロプラスミンが上昇する．
- セルロプラスミンは新生児で低く，乳幼児期は成人より高い．
- セルロプラスミンは妊娠時には上昇し，基準値の3倍くらいになる．
  - ← **エストロゲン**刺激によって合成が促進されるため．
- セルロプラスミンは激しい運動やストレスにより一時的に上昇する．
- セルロプラスミンは**ウィルソン病**の早期診断に欠かせない．

検査時の注意

- 通常，早朝空腹時に採血する．
  - ← セルロプラスミンには午前中高値，夕方低値になる日内変動があるため．
- 採血時の溶血に注意し，検体は血清に分離して保存する．

高頻度にみられる疾患

- セルロプラスミンが低値になる場合
  - → ウィルソン病，栄養障害
- セルロプラスミンが高値になる場合
  - → 肝・胆道疾患，感染症，悪性腫瘍，膠原病

重篤な病態・疾患を見逃さないためのチェックポイント

- 治療が可能で重篤なウィルソン病を見逃さないために，40歳以上の患者について，ウィルソン病の家族歴，原因不明の肝障害，神経症状（不随意運動，構語障害，筋緊張異常など），クームス陰性溶血性貧血などの徴候に注意する．

観察のポイント（アセスメント視点）

継続・追加観察項目
- 栄養状態
- 発熱や痛みなど炎症の徴候の有無
- 黄疸など肝胆道疾患徴候
- 不随意運動などの神経症状

異常値をもたらす原因・成因をチェックする
- 貧血症状（動悸，息切れ，めまい，耳鳴，頭痛，倦怠感など）はないか

ケアのポイント

必要なケアと患者教育（ウィルソン病の場合）

必要なケア	患者教育
・薬物療法（銅の排出を促す）	・服薬指導
・食事療法（銅を多く含む食事の制限）	・食事指導

緊急時・急性期の潜在的リスク

- 血清銅低値の場合
  → ウィルソン病の可能性

グルコース，HbA1c

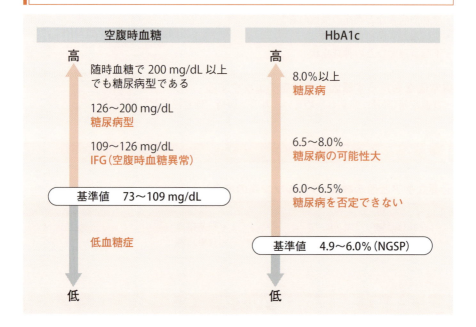

これだけは知っておこう！ 検査の意味

- 血中の糖質を血糖(BS, GLU)といい，その主成分はグルコース(ブドウ糖)である．
- 高血糖は，インスリン分泌低下やインスリン感受性低下が原因で生じる．
  → インスリンは膵ランゲルハンス島β細胞から分泌され，血糖値を下げるはたらきをもつ唯一のホルモンである．
- 空腹時血糖値126 mg/dL以上，または随時血糖値200 mg/dL以上，あるいはHbA1c 6.5%(国際標準値)以上なら糖尿病が疑われる．
  → 上記の3項目のすべてを満たさず糖尿病が疑われる場合には，75 g糖負荷試験(75 g OGTT)を行って，確認する必要がある〔「ブドウ糖負荷試験(グルコース負荷試験)の項(p.222)を参照」〕．
- 薬剤やストレスによっても，血糖値が上昇することがある．
  → 薬剤では，グルカゴン，副腎皮質ホルモン製剤やアドレナリンなどに血糖上昇作用がある．
  → 強いストレス下でも血糖が上昇するので，糖尿病の診断を確定するにはくり返し血

糖値を測定する必要がある．
- 妊娠糖尿病：「妊娠中に初めて発見または発症した糖尿病に至っていない糖代謝異常」をいい，75 g OGTT において次のうち1つ以上を満たした場合に診断する．
  空腹時血糖値≧ 92 mg/dL
  1 時間値≧ 180 mg/dL
  2 時間値≧ 153 mg/dL
  → 糖尿病に至らない軽い糖代謝異常でも児の過剰発育が起こりやすく，周産期のリスクが高くなる．
  → 母体の糖代謝異常が出産後いったん改善されても，一定期間後に糖尿病を発症するリスクが高い．
- 低血糖症は，摂取時のインスリン過剰分泌，インスリン分泌性膵島細胞腫（インスリノーマ），経口血糖降下薬，インスリン過剰投与などのインスリン過剰状態で起こる．また低血糖は，空腹時に肝での糖新生の低下，末梢でのグルコース利用の亢進，アルコール摂取なども原因となる．
  → 低血糖発作の場合は，ただちにブドウ糖を摂取させるなど適切な処置が必要である．
- HbA1c は，長期（過去1～2か月）の平均血糖値の指標である．
  → HbA1c は，ヘモグロビンにグルコースが結合したもので，一般的に血糖レベルが高いほど高値を示す．
- HbA1c は，平均血糖値に関係なく異常値を呈することもある．
  → 異常ヘモグロビン存在のほかに，腎不全やアルコール多飲などで偽高値を示し，赤血球寿命を短縮させる溶血性疾患，肝硬変などで偽低値を示す．
  → 糖尿病における血糖コントロールは表に示す数値を目標にする．

血糖コントロールの目標

目標	コントロール目標値[注4]		
	血糖正常化を目指す際の目標[注1]	合併症予防のための目標[注2]	治療強化が困難な際の目標[注3]
HbA1c(%)	6.0 未満	7.0 未満	8.0 未満

治療目標は年齢，罹病期間，臓器障害，低血糖の危険性，サポート体制などを考慮して個別に設定する．

注1：適切な食事療法や運動療法だけで達成可能な場合，または薬物療法中でも低血糖などの副作用なく達成可能な場合の目標とする．
注2：合併症予防の観点から HbA1c の目標値を7%未満とする．対応する血糖値としては，空腹時血糖値 130 mg/dL 未満，食後2時間血糖値 180 mg/dL 未満をおおよその目安とする．
注3：低血糖などの副作用，その他の理由で治療の強化が難しい場合の目標とする．
注4：いずれも成人に対しての目標値であり，また妊娠例は除くものとする．
〔日本糖尿病学会（編・著）：糖尿病治療ガイド 2014-2015, p.25, 文光堂, 2014〕

- 日本糖尿病学会の診断基準に 2004 年に加えられた HbA1c の測定に関して，これまで日本の測定値（JDS 値）と，欧米で用いられる国際標準値（NGSP 値）が存在し，JDS

値が約 0.4％低値を示していた．日本糖尿病学会は「2014 年 4 月 1 日より NGSP 値のみを表記」との方針を発表した．HbA1c ≧ 6.5％の場合に糖尿病が疑われる．日本糖尿病学会による正式な計算式は以下のように定められている．

NGSP 値(％) = 1.02 × JDS 値(％) + 0.25

検査時の注意

- 食事摂取の有無，採血時間などを記録する．
  - ←血糖値は食事の影響を受けるため．
  - ←血糖値には生理的変動があり，午前 4 時ごろに最低値を示すため．
  - ←血糖は全血で測定すると血漿の測定値より低値を示すため．
- 血液検査は全血，血清，血漿などで測定するが，HbA1c はヘモグロビンを含む赤血球を検査するので全血を使用する．
  - →HbA1c は，食事の影響を受けない．

観察のポイント（アセスメント視点）

継続・追加観察項目
- 随伴症状の有無と程度
- 食生活習慣，生活習慣（運動量，ストレス，薬物使用など）
- 排尿状態（回数，時間，量など）
- 家族歴

異常値をもたらす原因・成因をチェックする
- 原疾患との関連性で，異常値を示す可能性がないか
- 関連あるほかの検査項目の検査結果に異常はないか
  - →尿，血糖値
- 副腎皮質ホルモン製剤は使用していないか

ケアのポイント

必要なケアと患者教育（糖尿病患者の場合）

必要なケア	患者教育
皮膚の清潔	
・全身の皮膚（特に足，足趾間）を観察する　←糖尿病では化膿性病変表在性真菌症も多い	・足の病変は観察しづらい足の裏や足趾に生じやすいので，爪を短く切り，足をいつも清潔に保つよう注意を促す
食事療法	
・適正カロリーを維持し，標準体重を保てているか把握する	・就寝前に食事をしたり，過食や頻回の間食をしないよう指導する
運動療法	
・運動療法の意義を説明する	・早足での歩行，ジョギングなど有酸素運動を行う ・空腹時や食後2時間以内には行わない ・20分/日以上は行うようにし，気分不快があったら中止する ・インスリン使用時や合併症があると，高血糖や低血糖になる場合があるので注意する
薬物療法	
・経口血糖降下薬・インスリン注射の作用，副作用について指導する	・発熱，下痢や嘔吐あるいは食欲不振のため食事ができない場合（sick day）は高血糖になりやすいので，主治医に連絡するとともに，インスリン注射を自己判断で中断しないように指導する

緊急時・急性期の潜在的リスク

- HbA1c高値で高血糖，高ケトン血症を伴うとき
  → 糖尿病性昏睡の可能性
- 低血糖のとき
  → 意識障害の可能性

ブドウ糖負荷試験(グルコース負荷試験)

空腹時血糖値[注1]および75gOGTTによる判定区分と判定基準

	血糖測定時間			判定区分
	空腹時		負荷後2時間	
血糖値 (静脈血漿値)	126 mg/dL 以上	◀ または ▶	200 mg/dL 以上	糖尿病型
	糖尿病型にも正常型にも属さないもの			境界型
	110 mg/dL 未満	◀ および ▶	140 mg/dL 未満	正常型[注2]

注1:血糖値は,とくに記載のない場合には静脈血漿値を示す.
注2:正常型であっても1時間値が180mg/dL以上の場合は180mg/dL未満のものに比べて糖尿病に悪化する危険が高いので,境界型に準じた取り扱い(経過観察など)が必要である.また,空腹時血糖値が100〜109mg/dLは正常域ではあるが,「正常高値」とする.この集団は糖尿病への移行やOGTT時の耐糖能障害の程度からみて多様な集団であるため,OGTTを行うことが勧められる.

〔日本糖尿病学会(編・著):糖尿病治療ガイド2014-2015,p.18,文光堂,2014〕

これだけは知っておこう! 検査の意味

- ブドウ糖負荷試験は耐糖能障害の診断に役だつ.
  → 耐糖能障害の評価を目的として行うもので,すでに糖尿病と診断されているものには行わない.
- 血糖値と同時にインスリン(IRI)値を測定することにより,病態を把握できる.
  → 糖負荷後のインスリン初期反応は糖尿病では低い.これは膵臓からのインスリン分泌障害を示す指標である.糖尿病では,インスリノゲニック・インデックス(insulinogenic index:I.I.)が0.4未満となることが多く,境界型でも,この値が0.4未満のものは糖尿病への移行率が高い.
  インスリノゲニック・インデックス(I.I.)=(負荷後30分IRI値−負荷前IRI値)/(負荷後30分血糖値−負荷前血糖値)
- 空腹時血糖値と空腹時インスリン値からインスリン感受性の指標であるHOMA-IRを求めることができる〔「インスリン,C-ペプチド」の項(p.301)を参照〕.
- 消化管からのブドウ糖の吸収亢進により急峻性高血糖がみられることがある.
  → 甲状腺機能亢進症や胃切除後は,消化管からの吸収の亢進によって急激な血糖上昇とインスリン分泌の亢進がみられる.
- 境界型でも動脈硬化性疾患に罹患しやすいため,生活習慣の改善が必要である.
  → 近年,舟形町研究Funagata studyの報告などから,食後高血糖や負荷後2時間血糖が高値なほど,動脈硬化性疾患に罹患しやすいことがわかってきた.

糖尿病診断のための手順

- 以下のいずれかを複数回確認できれば糖尿病としてよい．
  - 随時血糖値 200 mg/dL 以上が確認された場合
  - 早朝空腹時血糖値 126 mg/dL 以上が確認された場合
- 上記の確認が1回であっても，次のいずれかの条件が満たされた場合は，糖尿病と診断できる．
  - 多飲，多尿，口渇，体重減少などの糖尿病の特徴的な症状がある場合
  - HbA1c（NGSP値）≧ 6.5%の場合
  - 確実な糖尿病網膜症が存在する場合
  - 過去に糖尿病型を示した資料（検査データ）がある場合
- 75 g OGTT で2時間値 200 mg/dL 以上が確認されたら糖尿病と診断してよい．

検査時の注意

- 前夜9時以後絶食とし，朝まで空腹のままで来院させる．
- 空腹のまま採血し血糖値を測定する．次にブドウ糖 75 g（トレーラン G®）を服用（負荷）する．この検査を午前9時までに開始することが望ましい．
  → 検査中はできるだけ安楽な姿勢で座らせる．
  → 検査中，悪心・嘔吐，腹痛，下痢，腹部膨満感などの胃腸障害を起こすことがあるので注意する．
- ブドウ糖負荷後 30 分，1 時間と 2 時間に採血し血糖値を測定する．
- 判定基準に従い，糖尿病型，正常型，境界型のいずれかを判定する．
- 検査終了まで喫煙，運動はひかえる．また，本試験は胃バリウム検査や内視鏡検査後には行わない．
  → 検査終了まで水以外の摂取は禁止する．
  → 運動，精神的興奮により影響を受けることがある．

観察のポイント（アセスメント視点）

継続・追加観察項目
- 随伴症状の有無と程度
- 食生活習慣，生活習慣（運動量，ストレス，薬物使用など）
- 排尿状態（回数，時間，量など）
- 家族歴

異常値をもたらす原因・成因をチェックする
- 検査を空腹時に行っていたか
  ←糖分を含むジュースなどにより影響を受けるため.
- 運動した後ではなかったか
  ←運動により影響を受けることがあるため.

ケアのポイント

必要なケアと患者教育
「グルコース，HbA1c」の項(p.218)を参照.

緊急時・急性期の潜在的リスク

- インスリンの極度の欠乏とそれに伴う高血糖，ケトーシスをみとめるとき
  →糖尿病性ケトアシドーシスの可能性

総コレステロール(TC)，HDLコレステロール，LDLコレステロール

血清化学検査 — 脂質

TC

高

500 mg/dL 以上
<u>家族性高コレステロール血症</u>

220〜500 mg/dL
<u>家族性高コレステロール血症</u>，<u>家族性複合型脂質異常症</u>，<u>家族性Ⅲ型脂質異常症</u>，<u>CETP欠損症</u>，甲状腺機能低下症，下垂体機能低下症，糖尿病，ネフローゼ症候群，クッシング症候群，閉塞性黄疸，原発性胆汁性肝硬変

基準値 142〜248 mg/dL

低栄養(悪性腫瘍などに伴う)
<u>低βリポ蛋白血症</u>，<u>無βリポ蛋白血症</u>，<u>タンジール病</u>，甲状腺機能亢進症，肝硬変，吸収不良症候群，アジソン病

低

下線は原発性疾患を示す

LDL-C

高

- 遺伝子異常によるもの
  <u>家族性高コレステロール血症</u>，<u>家族性複合型脂質異常症</u>，<u>家族性Ⅲ型脂質異常症</u>，<u>CEPT欠損症</u>

- 疾患に伴うもの
  <u>甲状腺機能低下症</u>，下垂体機能低下症，クッシング症候群，糖尿病，ネフローゼ症候群，<u>閉塞性黄疸</u>，<u>原発性胆汁性肝硬変</u>など

基準値 65〜163 mg/dL

- 低β・遺伝子異常によるもの
  <u>低βリポ蛋白血症</u>，<u>無βリポ蛋白血症</u>，タンジール病など

- 疾患に伴うもの
  <u>甲状腺機能亢進症</u>，アジソン病，<u>肝硬変</u>など

- コレステロール摂取不足

低

下線は高頻度にみられるもの

HDL-C

高

- 遺伝子異常によるもの
  <u>CETP欠損症</u>，<u>HTGL活性低下</u>

- 疾患に伴うもの
  <u>大量飲酒</u>，妊娠

基準値 40〜65 mg/dL

- 遺伝子異常によるもの
  <u>タンジール病</u>，<u>アポA-1欠損症</u>，<u>LCAT欠損症</u>

- 疾患に伴うもの
  <u>糖尿病</u>，甲状腺機能亢進症，肝硬変，慢性腎不全，骨髄腫，薬物

- 肥満，運動不足

低

- 血清コレステロールは，食物由来のものと，体内で合成されたものがある．
  → コレステロールは細胞膜成分，ステロイドホルモンの素材，胆汁成分など，身体に不可欠な成分である半面，動脈硬化の原因になる．血清中のコレステロール濃度はさまざまな代謝因子により，比較的狭い範囲内に調節されている．
- 高LDLコレステロール血症(高LDL-C血症)の原因は，①コレステロール代謝に関係する遺伝子の変異によるものと，②甲状腺機能低下症や原発性胆汁性肝硬変などの疾患に伴うもの，③コレステロールの過剰な摂取とがある．

- →健診などで発見される高 LDL-C の主たる原因は，コレステロールの過剰摂取，家族性高コレステロール血症，甲状腺機能低下症である．家族性高コレステロール血症は常染色体優性遺伝する LDL レセプターの変異によるもので，ヘテロ接合体は 500 人に 1 人ぐらいの頻度でみられる．ホモ接合体の場合は，LDL-C は 500 mg/dL 以上になり，適切に治療しないと 20 歳までに心筋梗塞で死亡する．
- HDL コレステロール (HDL-C) は中性脂肪値と負の相関にあることも知られていて，中性脂肪が高値になる肥満者や糖尿病患者で高値になる．HDL-C は女性ホルモンで上昇するため，月経周期と関連して変動するとともに，妊娠中期から後期にかけて上昇する．

これだけは知っておこう！ 検査の意味

- 血清中の主な脂質は，コレステロール，中性脂肪（トリグリセリド：TG）とリン脂質である．
  - →これらの脂質は血清中では，アポ蛋白と結合してリポ蛋白となって存在している．
- リポ蛋白は比重により，カイロミクロン(CM)*，超低比重リポ蛋白(VLDL)*，低比重リポ蛋白(LDL)*，高比重リポ蛋白(HDL)*に分類される．
  *CM：chylomicron, VLDL：very low-density lipoprotein, LDL：low-density lipoprotein, HDL：high-density lipoprotein
- すべてのリポ蛋白に含まれているコレステロールの総和を総コレステロール(TC)，LDL に含まれているコレステロールを LDL コレステロール(LDL-C)，HDL に含まれているコレステロールを HDL コレステロール(HDL-C)という．
  - →これらのコレステロールはいずれも直接測定されているが，中性脂肪(TG)が 400 mg/dL 未満の場合は，これらのコレステロール値相互と TG 値の間に，次のフリードワルド Friedewald の式が成り立つことが明らかにされている（単位：mg/dL）．
  LDL コレステロール
  　＝総コレステロール－HDL コレステロール－中性脂肪÷5
- LDL-C が高い場合，あるいは HDL-C が低い場合，さらには中性脂肪が高い場合は，動脈硬化性変化が促進されることが明らかにされている．
  - →通常，空腹時血清中の LDL-C が 140 mg/dL 以上，HDL-C が 40 mg/dL 以下，TG が 150 mg/dL 以上のいずれかがみとめられる場合を脂質異常症という．
- 動脈硬化の促進因子としては，脂質異常症のほか，年齢（男性 45 歳以上，女性 55 歳以上），高血圧，糖尿病（耐糖能異常を含む），喫煙，冠動脈疾患の家族歴などがある．これらを考慮して，動脈硬化の予防のため，以下のように血清脂質の管理目標値を決めている．

リスク区分別脂質管理目標値

治療方針の原則	管理区分	脂質管理目標値(mg/dL)			
		LDL-C	HDL-C	TG	non HDL-C
一次予防 まず生活習慣の改善を行った後、薬物療法の適用を考慮する	カテゴリーⅠ	<160	≧40	<150	<190
	カテゴリーⅡ	<140			<170
	カテゴリーⅢ	<120			<150
二次予防 生活習慣の是正とともに薬物治療を考慮する	冠動脈疾患の既往	<100			<130

- 若年者などで絶対リスクが低い場合は相対リスクチャートを活用し，生活習慣の改善の動機づけを行うと同時に絶対リスクの推移を注意深く観察する．
- これらの値はあくまでも到達努力目標値である．
- LDL-C は 20〜30％の低下を目標とすることも考慮する．
- non HDL-C の管理目標は，高 TG 血症の場合に LDL-C の管理目標を達成したのちの二次目標である．TG が 400 mg/dL 以上および食後採血の場合は，non HDL-C を用いる．
- いずれのカテゴリーにおいても管理目標達成の基本はあくまでも生活習慣の改善である．
- カテゴリーⅠにおける薬物療法の適用を考慮する LDL-C の基準は 180 mg/dL 以上とする．

〔日本動脈硬化学会（編）：動脈硬化性疾患予防ガイドライン 2012 年版，p.17，日本動脈硬化学会，2012〕

検査時の注意

- 血清コレステロール値は，通常，早朝空腹時に採血して検査する．
  - ←食事の影響は少ないが，TG と一緒に検査することが多いため．
  - →TG の生理的日差変動は大きく，健常者で約 20 mg/dL の幅がある．
- コレステロール代謝にはエストロゲンの影響がみられる．
  - →閉経後は LDL-C が上昇し，妊娠中期以降は LDL および HDL-C が上昇する．

観察のポイント（アセスメント視点）

継続・追加観察項目
- 高コレステロール血症：アキレス腱肥厚，結節性黄色腫，眼瞼黄色腫，角膜輪など
- 脂質異常症に伴う動脈硬化の予防：動脈硬化性疾患の家族歴，禁煙，食生活・運動などの生活習慣，体重，血圧，糖代謝異常
- 年齢：加齢とともに徐々に増加する．
- 性差：女性はしばしば閉経後に増加する．

異常値をもたらす原因・成因をチェックする
- TC，LDL-C：食事からの摂取過剰はないか．運動不足ではないか．肥満ではないか

→いずれも上昇する．
- HDL-C：運動不足ではないか．肥満ではないか．喫煙していないか．肝細胞障害はないか

  →ほかに食事内容によっても低下する．

ケアのポイント

必要なケアと患者教育
「中性脂肪（TG）」の項（p.229）を参照．

緊急時・急性期の潜在的リスク

- 脂質異常症のとき

  →動脈硬化性疾患にいたる可能性

中性脂肪（TG）

高 ↑

1,000 mg/dL 以上
<u>リポ蛋白リパーゼ欠損症</u>，<u>アポ蛋白CⅡ欠損症</u>，<u>アポ蛋白E欠損症</u>，アポ蛋白A-Ⅴ欠損症，ジーベ症候群，急性膵炎，アルコール多飲

400～1,000 mg/dL
<u>リポ蛋白リパーゼ欠損症</u>，<u>アポ蛋白CⅡ欠損症</u>，<u>家族性Ⅲ型脂質異常症</u>，<u>アポ蛋白E欠損症</u>，ジーベ症候群，ネフローゼ症候群，クッシング症候群，アルコール多飲

150～400 mg/dL
<u>家族性複合型脂質異常症</u>，<u>家族性Ⅳ型脂質異常症</u>，<u>L-CAT欠損症</u>，甲状腺機能低下症，糖尿病，ネフローゼ症候群，クッシング症候群，下垂体機能低下症，アルコール多飲

基準値　50～150 mg/dL

<u>低βリポ蛋白血症</u>，<u>無βリポ蛋白血症</u>，甲状腺機能亢進症，吸収不良症候群，肝硬変，栄養障害，副腎不全

低 ↓

下線は高頻度にみられるもの

🔍 これだけは知っておこう！　検査の意味

- 中性脂肪（トリグリセリド，triglyceride；TG）は主にカイロミクロン（CM），超低比重リポ蛋白（VLDL）といった大型のリポ蛋白に含有されている．
  - →摂取された脂質は小腸において，アポ蛋白と結合してカイロミクロン（CM）となる．CMはアポ蛋白CⅡ存在下でリポ蛋白リパーゼ（LPL）の作用を受けて分解され，レムナントとなって肝臓に取り込まれる．
  - →この代謝過程でアポ蛋白C-ⅡやLPLが欠損するとCMが増加し，高トリグリセリド血症となる．一方，肝臓では糖質から合成された脂肪酸や取り込んだ遊離脂肪酸をもとにTGが合成され，これがアポ蛋白と結合してVLDLとなる．
  - →VLDLはLPLにより中間比重リポ蛋白（IDL），低比重リポ蛋白（LDL）となる．この代謝過程でアポ蛋白C-ⅡやLPLが欠損すると，やはり高トリグリセリド血症となる．
- 高トリグリセリド血症は動脈硬化の危険因子であり，重度になると，急性膵炎の原因ともなりうる．

➡VLDLやCMが減少する低βリポ蛋白血症や無βリポ蛋白血症では，低トリグリセリド血症となる．

検査時の注意

- 採血は必ず早朝空腹時に行う．
  ⬅中性脂肪(TG)は食事による影響が大きく，食後高値を示すため．
  ⬅日差変動が大きいため．
- 採血前日夕食時の高脂肪食，アルコール摂取は避ける．

観察のポイント(アセスメント視点)

継続・追加観察項目
- 年齢(加齢とともに徐々に増加)，身長，体重，肥満度
- 性差(男性のほうが高値を示す．女性はしばしば閉経後に増加する)
- 食事摂取量，内容
- 生活習慣とリズム(喫煙，飲酒量，運動習慣など)
- 家族歴

異常値をもたらす原因・成因をチェックする
- 食事，アルコール摂取はないか
  ➡摂取により上昇する．
- アポ蛋白異常はないか
- 酵素異常はないか
- 薬剤の服用はないか
  ➡サイアザイド系薬，β-遮断薬，経口避妊薬，副腎皮質ホルモン製剤，テストステロン，抗真菌薬などの服用で上昇を示す．

ケアのポイント

必要なケアと患者教育（脂質異常症の場合）

必要なケア	患者教育
食事療法	
• 食事指導 • 喫煙・飲酒の制限	• 脂質・コレステロールの少ない食事の摂取 • 糖質やアルコールはTGの合成を促進するので制限する • 食物繊維を摂取する • 食べる際はゆっくりよくかみ，過食を避ける
運動療法	
• 運動療法の意義を説明する	• 早足での歩行，ジョギングなど有酸素運動を行う • 空腹時や食後2時間以内には行わない • 適正体重の維持 • ウォーキングなど有酸素運動を継続して1日20分以上行うようにする

緊急時・急性期の潜在的リスク

- 脂質異常症
  → 動脈硬化性疾患の危険因子となる．

直接ビリルビン，間接ビリルビン

高 ↑

高度上昇 10 mg/dL 以上
重症急性肝炎(ウイルス性，薬剤性)，劇症肝炎，原発性胆汁性肝硬変，原発性硬化性胆管炎，閉塞性黄疸

中等度上昇 5〜10 mg/dL
急性肝炎(ウイルス性，薬剤性)，肝硬変，原発性胆汁性肝硬変，原発性硬化性胆管炎，胆嚢炎，閉塞性黄疸

軽度上昇 1.5〜5 mg/dL
急性肝炎，肝硬変，胆嚢炎，転移性肝腫瘍，体質性黄疸，溶血性貧血

基準値
総ビリルビン　0.4〜1.5 mg/dL

低 ↓

これだけは知っておこう！　検査の意味

- 間接ビリルビンは，脾臓など網内系で破壊される赤血球ヘモグロビンに由来するビリルビンである．
  → 溶血性貧血，グルクロン酸抱合不全(ジルベール症候群，クリグラー–ナジャー症候群，新生児黄疸)で間接ビリルビンが上昇する．
- 間接ビリルビンが肝臓でグルクロン酸抱合をうけ直接ビリルビンとなり，胆汁から十二指腸に排泄される．
  → 肝細胞障害(肝炎)，胆汁うっ滞(PBC，PSC)，胆管閉塞(胆石，胆管癌，膵臓癌による閉塞性黄疸)で直接ビリルビンが上昇する．
- 軽度の血清総ビリルビン上昇では黄疸は発見しにくい．
  → 総ビリルビンが 2〜3 mg/dL 以上に上昇してはじめて肉眼的に黄疸がみとめられるようになる．

検査時の注意

- 早朝空腹時の採血が原則である.
  → 食事状況を考慮する.
- 日光照射や薬剤服用が測定系に影響を及ぼすことがあり,注意が必要である.
  → 保存状況,薬物服用歴に注意する.

重篤な病態・疾患を見逃さないためのチェックポイント

劇症肝炎
- ウイルス性,アルコール性,薬剤性などさまざまな要因がありうる.
- 高度な黄疸,意識障害,凝固機能の著明な低下,腹水貯留をきたす.
- 血漿交換などが行われるが,一般に予後不良の場合が多い.
- 若年者では肝移植の適応となる.

閉塞性黄疸
- 総胆管結石,胆管癌,胆嚢癌,乳頭部癌,膵頭部癌などが原因となる.
- 肝内胆汁うっ滞との鑑別のために,腹部超音波検査がきわめて重要である.
- 二次的に胆道感染を伴う場合は危険であり,速やかな胆汁ドレナージが必要となる.

観察のポイント（アセスメント視点）

継続・追加観察項目
- 黄疸の原因,誘因となる疾患の有無と程度
- 黄疸の部位と程度
- 随伴症状の有無と程度（食欲不振,全身倦怠感,瘙痒感,嘔吐,腹部膨満感など）
- 出血傾向,便秘,肝性脳症の有無と程度
- 検査データ（AST, ALT, LD）

異常値をもたらす原因・成因をチェックする
- 薬物中毒の履歴はないか
- 貧血はないか
  ← 血性貧血,悪性貧血で間接ビリルビンが高値となるため.
- 新生児黄疸ではないか
  ← 新生児では高頻度に高ビリルビン血症を呈するが,その後3〜5か月で低下する.

ケアのポイント

必要なケアと患者教育（黄疸出現時の場合）

必要なケア	患者教育
臥床安静	
・血流量を増加させることにより肝臓組織の修復を図り，回復を早める	・安静を守るよう指導する
食事療法	
・食事は高蛋白，高エネルギー，高ビタミン食とする	・肝性脳症の徴候がある場合は，蛋白食を制限するよう指導する
瘙痒感の緩和	
・皮膚の乾燥をできるだけ防ぐ ・衣服は刺激性の少ない木綿などを用いる ・清拭を行ったり薬剤を投与する ・掻き傷をつくらないように爪を短く切り，手袋などを使用する	・瘙痒感への対処法を指導する ・瘙痒感の増強因子がわかるよう説明する
排便の調整	
・腹部マッサージ，水分補給などで便秘の予防に努める	・黄疸は便秘を伴う場合があるため，便秘の予防法を指導する
環境調整	
・皮膚の乾燥や，温度上昇に伴う血管拡張は瘙痒感を増強させるため，室内の温度や湿度の調整を行う	・瘙痒感への対処法を指導する ・瘙痒感の増強因子がわかるよう説明する

緊急時・急性期の潜在的リスク

- 急性肝炎で黄疸の増強とプロトロンビン時間の延長をみとめるとき
  → 劇症肝炎に陥る可能性
- 閉塞性黄疸をみとめるとき
  → 胆管癌，胆管結石，乳頭部癌，膵頭部癌の可能性
- 溶血性肝細胞性黄疸をみとめるとき
  → ウイルス肝炎，アルコール性肝炎，薬剤性肝炎の可能性

クレアチニン(Cr)

```
高 ↑
  糸球体濾過率の低下
  (尿毒症，慢性腎炎，腎不全など)
  筋肉量の増加
  (先端肥大症，巨人症)

        基準値  男性：0.65〜1.07 mg/dL
                女性：0.46〜0.79 mg/dL

  妊娠
  筋肉量の減少(筋ジストロフィーなど)
  急性肝不全
低 ↓
```

血清化学検査 ― 含窒素化合物

これだけは知っておこう！　検査の意味

- 血清クレアチニン(Cr)値は腎機能検査の際の指標として優れている．
  → クレアチニンは筋肉内に存在する有機酸であるクレアチンの代謝産物で，毎日一定の量が尿中に排泄される．血中尿素窒素(BUN)などに比べ，腎外性因子により影響を受けることがほとんどない．また，尿細管で再吸収も分泌もされずに尿中にほとんど排泄されるので，腎機能すなわち糸球体が血漿を濾過する能力(糸球体濾過量：GFR)を正確に反映する．
- GFR の基準値は，≧ 60 mL/min/1.73 m^2 である．GFR が低下すると血性 Cr 値は上昇する．GFR は以下のように，慢性腎臓病(CKD)の定義に使われている．
  → CKD は，次の①，②のいずれか，または両方が 3 か月以上持続する場合をいう．
  ①尿異常，画像診断，血液，病理で腎障害の存在が明らかである．特に 0.15 g/gCr 以上の蛋白尿(30 mg/gCr 以上のアルブミン尿)の存在が重要．
  ② GFR ＜ 60 mL/min/1.73 m^2
- 尿中 Cr 排泄量は一定である．
  → 筋肉量が一定であれば，そのクレアチンの代謝産物である Cr の尿中排泄量は毎日一定である．筋肉量に比例するので，女性，高齢者は少ない傾向がある．
- 糸球体濾過率はクレアチニンクリアランス(Ccr)によって測定される．
  → 正確にはイヌリンクリアランス(Cin)を用いるが，日常臨床では Ccr で十分である．
  → Ccr が低下すると，血清 Cr 値は反比例して上昇する．

→Ccrは次式により算出する.

$$Ccr = \frac{Ucr \times V}{Pcr} \times \frac{1.73}{A}$$

Ucr：尿中クレアチニン濃度(mg/dL)
Pcr：血清クレアチニン濃度(mg/dL)
V：1分間の尿流量(mL/分)
A：体表面積(m²)

推定GFR(eGFR)は血清クレアチニン値と年齢より次式で推算できる.
eGFR(mL/分/1.73 m²) = $194 \times Cr^{-1.094} \times Age^{-0.287}$ (男性の場合)
女性の場合は，上記×0.739

検査時の注意

- Crの尿中排泄量は毎日一定であるので，蓄尿中のCrの量を複数回測定して比較すれば，蓄尿が正確になされているかどうか判定できる.
- クレアチニンクリアランス検査は，飲水負荷をして1時間後に採尿するか，あるいは24時間蓄尿を行うが，いずれの場合も開始時，終了時に完全に排尿させることが重要である. 正確を期すために，カテーテルによる導尿を行うこともある.
- 溶血により血球内の非クレアチニン性呈色物質が遊出すると，クレアチニン値は誤差を生じる.
- グルコース，アスコルビン酸，尿酸，ビリルビン酸，アセトン体が増加する疾患や，薬剤の使用で誤差を生じる.

高頻度にみられる疾患

疾患名	主な症状	関連検査項目
腎機能低下，腎不全	悪心，むくみ，高血圧	BUN，電解質
脱水	尿量減少，血圧低下	BUN，尿中Na

重篤な病態・疾患を見逃さないためのチェックポイント

疾患名	危険因子	主な症状	関連検査項目
尿毒症	腎疾患	悪心，むくみ，高血圧	BUN，電解質

観察のポイント（アセスメント視点）

継続・追加観察項目
- 尿の性状，量
- 水分の出納（脱水，浮腫）
- 随伴症状の有無と程度（倦怠感，食欲不振，嘔吐，血圧上昇，頭重感など）
- BUNと血清クレアチニン比（BUN/Cr比）

異常値をもたらす原因・成因をチェックする
- 先端肥大症，巨人症など筋肉量増加疾患はないか
- アンジオテンシン変換酵素（ACE）阻害薬など降圧薬使用はないか
- 妊娠していないか
  ← 妊娠により低値となるため．

ケアのポイント

必要なケアと患者教育（急性腎不全の場合）

必要なケア	患者教育
全身状態の観察	
・バイタルサインを経時的にチェックし，発熱，高血圧，心不全，浮腫に注意する ・体重，尿量を確実に測定し，水分出納と尿・血液成分の変化を注意深く観察する	・自覚症状の申告
食事療法	
・悪心・嘔吐や食欲不振がみられる場合は，制限された食事内容でも楽しみがもてるように工夫する ・食事指導を行う	・低蛋白，塩分制限など食事療法の必要性についてわかりやすく説明する

緊急時・急性期の潜在的リスク

- クレアチニン高値のとき
  → 急性腎不全の可能性

血中尿素窒素（BUN）

高
- 腎不全（尿毒症）
- 腎機能低下
- 体蛋白の異化
- 脱水症など

基準値 8～20 mg/dL

- 妊娠
- 劇症肝炎
- 腎機能正常者の低蛋白食

低

これだけは知っておこう！　検査の意味

- 摂取した蛋白質中の窒素は最終的にはほとんどが尿素の形で尿中に排泄される．
- 糸球体濾過量が低下すると，少ない量の糸球体濾過量で同じ量の尿素を排泄しなければならないために，血液中の尿素の濃度が上昇してくる．
  → 検査では直接尿素の濃度を測定せずに，尿素に含まれる窒素（N）の量で表示する．これが血中尿素窒素（blood urea nitrogen；BUN）であり，BUN が高いということは，糸球体濾過量が低下していることを意味する．ただし，BUN は摂取蛋白量や体蛋白の異化，脱水などに左右されるので，クレアチニン（Cr）値のほうが正確である〔「クレアチニン（Cr）」の項（p.235）を参照〕．

検査時の注意

- 血清 Cr を同時に測定すべきである．
  ← 血清 Cr に反映される腎機能との間に大きな乖離がみとめられる場合は，腎機能低下以外の病態の可能性があるため．

BUN/Cr 比
- BUN/Cr ＞ 10　消化管出血，体蛋白異化，高蛋白食

- BUN/Cr = 10　正常
- BUN/Cr < 10　低蛋白食，妊娠，肝不全

高頻度にみられる疾患

疾患名	主な症状	関連検査項目
腎機能低下，腎不全	悪心，むくみ，高血圧	Cr，Ccr
脱水	尿量減少，血圧低下	Cr，尿中Na
体蛋白異化	発熱，広範な熱傷	

重篤な病態・疾患を見逃さないためのチェックポイント

疾患名	危険因子	主な症状	関連検査項目
消化管出血	潰瘍，腫瘍	下血，貧血	便潜血，血算，BUN/Cr比

観察のポイント（アセスメント視点）

継続・追加観察項目
- 水分出納（脱水，浮腫）
- 食事摂取量とその内容
- 消化管出血の有無と程度

異常値をもたらす原因・成因をチェックする
- 妊娠していないか
  ←妊娠により低値となるため．

ケアのポイント

必要なケアと患者教育（急性腎不全の場合）
「クレアチニン（Cr）」の項（p.235）を参照．

緊急時・急性期の潜在的リスク

- BUN 高値のとき
  ➔急性腎不全の可能性

血清尿酸（UA）

高 ↑
高尿酸血症
痛風
遺伝性痛風
慢性腎不全
骨髄増殖性疾患
悪性リンパ腫

基準値　男性：3.7〜7.8 mg/dL
　　　　女性：2.6〜5.5 mg/dL

遺伝性腎性低尿酸血症
尿酸低下薬の過剰投与
腎性低尿酸血症
↓ 低

これだけは知っておこう！　検査の意味

- 尿酸（UA）は，核酸であるDNAあるいはRNAを構成するプリン体の代謝産物であり，尿中に排泄される．
- 産生が亢進している場合，あるいは排泄が低下している場合に，血中の値が高値となり，結晶として析出する．
  → 関節においては痛風発作を，腎においては間質性腎炎（痛風腎）を生じる．産生が亢進して尿中濃度が高くなると，尿路結石を生じることもある．急激な高尿酸血症は急性腎不全を呈することもある．
  → 以上のような症状がなくても（無症候性），高尿酸血症が持続すると，動脈硬化の危険因子となる．
- 産生過剰型と排泄低下型の鑑別は尿酸クリアランスによって判定できる．
  → 低尿酸血症は尿酸低下薬過剰投与の場合以外は問題にならないことが多いが，まれに遺伝性腎性低尿酸血症患者で運動後に急性腎不全を起こすことがある．

検査時の注意

- 通常の生活時に測定する.
  - ←絶食中,無酸素運動後,大量飲酒後には高値を示すため.
- 蓄尿しなくても産生過剰型と排泄低下型の鑑別が可能である.
  - →尿酸クリアランスの計算には尿量が必要であるが,％尿酸クリアランス(C_{UA}/Ccr,FE_{UA}ともいう)は分子と分母で尿量が消去されるので蓄尿の必要がない.
  - →5.5％未満なら排泄低下,11.1％以上なら過剰産生または排泄亢進である.
- ％尿酸クリアランス＝$\dfrac{尿中尿酸濃度×血清クレアチニン濃度}{血清尿酸濃度×尿中クレアチニン濃度}×100$

高頻度にみられる疾患

疾患名	主な症状	関連検査項目
無症候性高尿酸血症	なし	尿酸クリアランス
痛風	関節炎	CRP,尿酸クリアランス

重篤な病態・疾患を見逃さないためのチェックポイント

疾患名	危険因子	主な症状	関連検査項目
高尿酸血症性急性腎不全	血液疾患	腎不全	腎機能検査
尿酸低下薬過剰投与	腎不全	骨髄抑制	血算

観察のポイント(アセスメント視点)

継続・追加観察項目
- 年齢,性別,体重,肥満度
- 食習慣
- 関節痛の有無,程度,部位
- ストレス,運動の程度

異常値をもたらす原因・成因をチェックする
- 尿酸低下薬などの薬剤を使用していないか

ケアのポイント

必要なケアと患者教育（尿酸値が高い場合）

必要なケア	患者教育
・必要に応じて消炎鎮痛薬を投与	
・食事療法の指導を行う	・プリン体を多く含む食品（魚卵，干物，レバー，ベーコン，ビールなど）の摂取を極力避けるよう指導する
・生活指導を行う	・アルコールの摂取を控え，水分を多く摂取するよう薦める ・規則正しい生活を指導する

緊急時・急性期の潜在的リスク

・高尿酸血症をみとめるとき
　→痛風の可能性

アンモニア

高
重症肝機能障害：劇症肝炎
　　　　　　　　末期肝硬変
門脈-体循環シャント：肝硬変
　　　　　　　　　特発性門脈圧亢進症
　　　　　　　　　肝外門脈閉塞症
尿毒症
先天性尿素サイクル酵素欠損症

基準値 20〜70 μg/dL

低蛋白血症
低

これだけは知っておこう！　検査の意味

- 摂取した蛋白質はアミノ酸に分解された後，肝臓内で身体を構成する蛋白質に再合成されるが，同時に古い蛋白質は代謝され，アンモニアを産生する．
- アンモニアは腸管内で細菌によっても産生され，門脈経由で肝臓に運ばれる．アンモニアは毒性が強いので，肝臓内で尿素に変換される．
  ➡肝不全時，あるいは門脈を迂回する血行路があるとき(肝硬変など)，血中のアンモニアが高値になる．

検査時の注意

- 安静・食前に採血する．
  ⇐激しい運動後や蛋白質大量摂取後には高値となるため．
- 採血後は氷冷して速やかに測定する．
  ⇐全血のまま室温に長時間放置すると，赤血球からのアンモニア遊離により高値となるため．
- 消化器症状に注意する．
  ⇐消化管出血，便秘でも高値を呈することがある．

高頻度にみられる疾患

疾患名	主な症状	関連検査項目
肝硬変	黄疸, 腹水	ビリルビン, アルカリホスファターゼ
劇症肝炎	黄疸, 出血傾向	ビリルビン, AST(GOT), ALT(GPT)
門脈圧亢進症	腹壁静脈怒張	腹部超音波検査

重篤な病態・疾患を見逃さないためのチェックポイント

疾患名	危険因子	主な症状	関連検査項目
劇症肝炎	ウイルス肝炎	黄疸, 出血傾向	AST, ALT, プロトロンビン時間

観察のポイント(アセスメント視点)

継続・追加観察項目
- 尿量, 水分出納, 電解質バランス
- 意識レベル
- 浮腫, 腹水の有無, 程度
- 便秘の有無, 程度
- 栄養状態

異常値をもたらす原因・成因をチェックする
- 激しい運動後でなかったか
- 食前採血だったか

ケアのポイント

必要なケアと患者教育(肝性脳症の場合)

必要なケア	患者教育
安静	
・肝血流量を保ち, 肝庇護のための安静を促し, 安楽に安静を保持できるよう体位を工夫する	・日常生活における肝庇護の必要性と方法を説明し, 指導する

必要なケア	患者教育
食事療法	
・経口摂取が可能であれば、蛋白質を制限し、食物繊維を多く摂取する	・食事療法の必要性を理解してもらい、血中アンモニアや窒素化合物の増加を防ぐため、蛋白制限のあることを指導する
排便の調整	
・便秘は腸内のアンモニア発生を増し、高アンモニア血症による肝性脳症の原因となりうるため、適切な排便習慣の保持を援助する ・ラクツロースなどの投与で、排便を促進する	・排便コントロールの重要性を指導する
環境の調整	
・ベッド周囲の整頓、ベッドの高さや履き物の調整により転倒・転落の防止を図る	・肝性脳症ではせん妄などの精神的問題を起こし、危険行動がみられることがあるため、看護師が安全を確保するとともに家族にも指導する

緊急時・急性期の潜在的リスク

- 肝不全での血中アンモニア濃度上昇をみとめるとき
  → 肝性脳症の可能性

ホルモン・内分泌検査

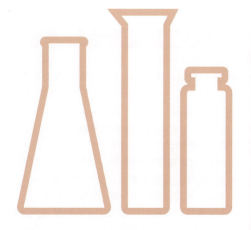

成長ホルモン（GH）

高 ↑
先端肥大症，巨人症

基準値（血清）　男性：0.15 ng/mL 以下　（早朝空腹時）
　　　　　　　　女性：0.2～9.0 ng/mL

下垂体性低身長症：下垂体性低身長症が疑われた場合には，各種のGH分泌刺激試験によって調べる
↓ 低

これだけは知っておこう！　検査の意味

- 成長ホルモン（growth hormone；GH）の測定により，先端肥大症，巨人症，下垂体性低身長症など，成長過剰や低身長の診断に役だつ．
- GHは下垂体前葉から分泌される．
- GHは，アミノ酸191個，分子量約21,500のペプチドホルモンである．
- GHは視床下部からのGH放出ホルモン（GRH）とGH抑制ホルモン（ソマトスタチン）により，二重に分泌が支配されている．
- GHは肝臓でインスリン様成長因子-Ⅰ（IGF-Ⅰ）の産生を介して，骨端部軟骨の増殖を促進し身長増加を促す．
  → そのほか，蛋白合成促進，脂肪分解促進，抗インスリン作用をもつ．

検査時の注意

- GHの測定では，30分以上安静を保たせた状態で，できれば早朝安静空腹時に採血する．
  ← GHは運動，食事，ストレスによって一過性に増加するため．
- GHは，1回の測定値が基準範囲を超えているだけでは異常と判断することは困難なこともある．
  ← GHは睡眠中に増加するなど律動性に分泌され，日内変動が著しいため．
- インスリン，グルカゴン・プロプラノール，アルギニン，グルコースなど種々の負荷試験，夜間睡眠中の分泌量測定を行う．
- インスリン負荷によるGH分泌刺激試験は危険を伴う場合があるので，検査には細心

の注意が必要である．

- ← インスリン負荷試験の成立には，血糖値が 50 mg/dL または前値の半分以下に下降することが必要であり，低血糖を介して検査が行われるため．
- → 簡易血糖測定器を用いて血糖をモニタリングするが，発汗，動悸，振戦などの低血糖症状に注意し，検査後，血糖値上昇が確認できるまでベッドサイドに付き添う．
- → 重篤な低血糖時（頭痛，目のかすみ，傾眠などが出現）にブドウ糖静脈注射などの処置がすぐに行えるよう準備する．
- 採血サンプルは室温に長時間放置せず，4℃以下に保存する．
- 1日あたりの GH 分泌能検査としては，血中 GH よりも，尿中 GH が優れている．また，IGF-I の測定は GH 分泌を最もよく反映する．

高頻度にみられる疾患

疾患名	主な症状	関連検査項目
先端肥大症	顔，下顎，末端の肥大	IGF-I
巨人症	高身長	IGF-I
下垂体性低身長症	低身長	IGF-I

観察のポイント（アセスメント視点）

継続・追加観察項目
- 身長，体重，体型，顔貌，生育歴，家族歴，既往歴
- GH 過剰症状：高身長，鼻・口唇・舌などの肥大，手足の肥大，高血圧，高血糖，恥毛脱落，性欲低下，視力障害
- GH 不足症状：低身長，永久歯の出現の遅れ，体脂肪増加，気力・活動力の低下

異常値をもたらす原因・成因をチェックする
- 睡眠，運動，食事，ストレス，低血糖による GH 分泌動態への影響がないか
- 副腎皮質ホルモン製剤など，GH 分泌に影響を与える薬剤の投与がないか
- 甲状腺機能低下症，中枢性尿崩症，栄養障害，肝障害，コントロール不良な糖尿病など，GH 分泌異常をきたす原疾患の影響がないか
- 関連あるほかの検査項目に基準値の逸脱がないか
  - → IGF-I，GH 分泌刺激試験（インスリン負荷試験，L-ドーパ負荷試験，クロニジン負荷試験，アルギニン負荷試験，グルカゴン負荷試験など），頭部 MRI，頭部 CT，視野・視力検査，眼底検査，髄液検査

ケアのポイント

必要なケアと患者教育

必要なケア	患者教育
先端肥大症の場合	
・四肢末端の肥大や知覚異常，関節の運動障害により転倒・転落を起こしやすいため，ベッド周囲の環境整備を行う	・日常生活での転倒・転落の予防
・身体面の変化への患者自身の受けとめを知り，ボディイメージの再構築を行うことができるよう援助する	・ボディイメージの再構築の促進
・下垂体腫瘍に出血をきたし，頭痛，項部硬直，悪心・嘔吐など，下垂体卒中が起こる場合があるので注意する	・頭痛や悪心・嘔吐時の受診の促進
下垂体の手術療法時の場合	
・術前は口腔や鼻腔に傷や炎症を起こさないよう注意する	・口呼吸や含嗽の練習
・髄液鼻漏の予防のため上体を30〜40度に挙上する	・安静の保持，髄液鼻漏の予防
・術後は含嗽や口腔清拭により口腔内を清潔に保ち，上行感染（創部感染，髄膜炎）を予防する	・含嗽の励行
・術後は一過性に尿崩症となる場合があるため，飲水量，尿量，水分出納バランスに注意し，口渇・多飲・多尿など症状を観察する	・飲水量と尿量の測定の励行
・術後にホルモン補充療法を行うときは，服薬や注射が中断なく継続できるよう援助する	・薬物療法の中断の予防
成長ホルモン分泌不全性低身長症の場合	
・成長ホルモン薬は，毎日就寝前に，家庭で自己注射を行う．自己注射部位は大腿部・腹部とし，注射部位は少しずつずらしていく	・確実な自己注射手技の習得 ・薬剤管理の習得
・成長ホルモン薬投与中は，副作用の早期発見のため，3〜6か月ごとに，甲状腺機能，血液検査や尿検査を行う	・定期的な受診の促進
・成長ホルモンの治療効果には，食事内容も大きく影響するため，バランスのとれた食事の必要性と内容について指導する	・食事指導
・患者は低身長により劣等感をもちやすい．低身長を患者，家族がどのように受けとめているかを知り，気持ちを支持する	・低身長に対する受けとめの促進

緊急時・急性期の潜在的リスク

- 視野障害や視力障害をみとめるとき
  ➔下垂体腫瘍による視神経圧迫の可能性
- 髄膜刺激症状，ショック，意識障害
  ➔下垂体卒中の可能性
- 四肢末端の肥大や顔貌の変化をみとめるとき
  ➔先端肥大症の可能性
- 脂質異常や筋力低下，動脈硬化，うつ状態を伴うとき
  ➔成人成長ホルモン分泌不全症の可能性

プロラクチン(PRL)

高
- プロラクチノーマ
- 視床下部・下垂体茎疾患
- キアリ・フロンメル症候群
- 原発性甲状腺機能低下症：甲状腺刺激ホルモン放出ホルモン(TRH)増加が関与する
- 腎不全
- 妊娠, 授乳
- 種々の薬物服用：エストロゲン製剤, ドパミン拮抗薬(ドンペリドン, シメチジン, クロルプロマジン, メトクロプラミドなど)

基準値(血清)　男性：1〜10 ng/mL
　　　　　　　女性：1〜15 ng/mL

- 下垂体機能低下症
- 薬剤服用(ドパミン)

低

- 血中 PRL が高値になる原因は種々あるが, 300 ng/mL を超える場合は, プロラクチノーマが疑われる. それ以下の場合は, 上記赤字の諸疾患, 状態が鑑別の対象となる.

これだけは知っておこう！　検査の意味

- プロラクチン(prolactin；PRL)の主な生理作用は, 出産後の乳汁分泌作用である.
- PRL は下垂体前葉から分泌される.
  → PRL はアミノ酸 199 個, 分子量約 22,000 のペプチドホルモンである.
- PRL は, 視床下部の PIF(prolactin inhibiting factor：ドパミン)によって, 下垂体からの分泌が抑制されている.
  → したがって, 視床下部疾患では抑制がなくなるため血中 PRL は増加する.

検査時の注意

- 妊娠の有無, 種々の薬剤服用について十分な問診を行う.
- そのほか, 血中 PRL の異常の原因である腎不全, 原発性甲状腺機能低下症をチェックする必要がある.

- 採血は，起床後3時間以上，食後2時間以上経過した安静時に，ストレスを避けて行う．
  - ←血中PRL値は日内変動を示し，ストレス，運動，食事などにより一過性に上昇するため．
- 女性の場合は，採血は卵胞期に行う．
  - ←血中PRL値は月経周期に敏感に反応するため．
- 妊娠の有無について問診を行う．
  - ←妊娠中は初期から血中PRL値が高く，分娩まで上昇するため．
- 種々の薬物服用について問診を行う．
  - ←エストロゲン製剤，ドパミン拮抗薬，降圧薬などの内服により，PRL分泌が上昇するため．

高頻度にみられる疾患

疾患名	主な症状	関連検査項目
プロラクチノーマ（プロラクチン産生下垂体腺腫）PRLが300 ng/mL以上の場合には，大部分がプロラクチノーマである	乳汁漏出，無月経，男性機能低下	MRI，CTなどの下垂体画像検査

観察のポイント（アセスメント視点）

継続・追加観察項目
- 男性：性欲低下症，性腺機能低下による勃起障害
- 女性：無月経，月経異常，乳汁漏出症，不妊症
- 下垂体腺腫症状：視野狭窄，頭痛

異常値をもたらす原因・成因をチェックする
- 原疾患との関連でPRL分泌異常をきたす可能性がないか
- 関連あるほかの検査項目に基準値の逸脱はないか
  - →腎機能検査，甲状腺機能検査，CT，MRI，下垂体ホルモン分泌機能検査，視力・視野検査
- エストロゲン製剤やドパミン拮抗薬などの薬剤内服による影響がないか
- 妊娠，腎不全，原発性甲状腺機能低下症による影響がないか

ケアのポイント

必要なケアと患者教育（プロラクチノーマの場合）

必要なケア	患者教育
薬物療法のケア	
・ドパミン作動薬投与の際は，悪心・嘔吐，めまい，立ちくらみ，便秘などの副作用の観察と対処を行う．就眠前に服用することで，副作用を軽減することが可能である	・副作用症状と対処方法の理解
・女性患者は基礎体温表をつけ，排卵性周期が再開するか確認する	・基礎体温測定の促進
・薬物療法でPRL値を正常に保つためには，薬剤を飲み続ける必要があるため，服薬の継続を促す	・薬物療法の継続の促進
・長期の薬物療法により腫瘍が線維化し手術が困難となるため，治療選択は患者，家族，内分泌科医，脳神経外科医と相談して行う	・治療選択に関する情報の理解
手術療法のケア	
・術前に含嗽を行い，鼻腔・口腔を清潔に保つ	・口呼吸や含嗽の練習
・術後は髄液鼻漏を予防するため，ファウラー位とする	・安静の保持
・鼻腔や咽頭の流出感があっても，鼻をかまないよう説明する	・髄液鼻漏の予防
・術後尿崩症を生じることがある．倦怠感，皮膚の乾燥，発熱，意識障害などに注意し，水分出納管理を行う	・飲水量と尿量の測定の励行

緊急時・急性期の潜在的リスク

- 視野障害と視力低下をみとめるとき
  →プロラクチノーマによる視神経圧迫の可能性
- 頭痛や頭重感をみとめるとき
  →プロラクチノーマによる鞍隔膜や硬膜刺激の可能性
- 眼が動かないとき
  →プロラクチノーマによる眼筋麻痺の可能性

副腎皮質刺激ホルモン（ACTH）

高 ↑
クッシング病（ACTH産生下垂体腺腫）
アジソン病*，ネルソン症候群*
*この2疾患は，コルチゾールが低下したため，フィードバックによってACTH分泌が増加する

基準値（血漿） 5～40 pg/mL

下垂体前葉機能低下症（シモンズ病，シーハン症候群）
副腎皮質腫瘍によるクッシング症候群
副腎皮質ホルモン製剤長期服用
コルチゾール増加のため，フィードバックによってACTHが低下する
低 ↓

これだけは知っておこう！　検査の意味

- 副腎皮質刺激ホルモン（adrenocorticotropic hormone；ACTH）は下垂体前葉から分泌される．
  → ACTHはアミノ酸39個，分子量4,500のペプチドホルモンである．
- ネガティブフィードバック（次ページ図）によって，コルチゾールが増加する病態（副腎腫瘍など）では副腎皮質刺激ホルモン（ACTH）は低下し，コルチゾールが減少する病態（アジソン病など）ではACTHは上昇する．
- ACTHは視床下部の副腎皮質刺激ホルモン放出ホルモン（corticotropin releasing hormone；CRH）により分泌を促進され，副腎皮質から分泌されるコルチゾールによるネガティブフィードバック機構により調節（抑制）されている．
- ACTHは副腎皮質に作用して，コルチゾール，アルドステロンの合成・分泌を促進する．
  → 副腎外作用として，メラニン細胞刺激作用を有し，色素沈着の原因となる．

ホルモン・内分泌検査

ネガティブフィードバック機構

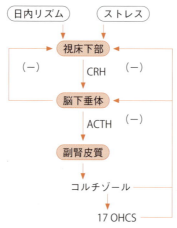

(−)：ネガティブフィードバック

検査時の注意

- 測定は，早朝（6〜9時），空腹時，30分以上の臥床安静の後に採血をして行う．
  ←ACTHは，早朝起床時に高く就眠時に低い日内変動があるため．
- EDTA（エチレンジアミン四酢酸）入り採血管に採取し，採取後，ただちに試験管を氷水中に入れる．測定には血漿を用いる．
  ←ACTHは分解酵素の影響を受け，室温で分解されやすいなど不安定なため．
  →採血後は速やかに氷冷し，30分以内に遠心分離を行う．
- 採血時の針刺しの痛みに対する工夫も必要である．採血ラインを確保する場合もある．
  ←ACTHは痛みによるストレスの影響で変動しやすいため．
- 採血時の患者の状態を把握し，採血時間を明記する．

高頻度にみられる疾患

疾患名	主な症状	関連検査項目
クッシング病	満月様顔貌，無月経，高血圧，糖尿病	コルチゾール 下垂体画像検査
副腎腫瘍	満月様顔貌，無月経，高血圧，糖尿病	コルチゾール 副腎画像検査
アジソン病	低血圧，低血糖，色素沈着	コルチゾール Na, K, Cl

重篤な病態・疾患を見逃さないためのチェックポイント

疾患名	危険因子	主な症状	関連検査項目
副腎クリーゼ	ショック，意識障害	低血糖，低ナトリウム(Na)血症	コルチゾール Na, K, Cl

観察のポイント（アセスメント視点）

継続・追加観察項目
- コルチゾール分泌過剰（クッシング病など）：満月様顔貌，中心性肥満，赤色皮膚線条，高血圧，糖尿病，月経異常
- コルチゾール分泌低下（アジソン病など）：疲労感，体重減少，色素沈着，低血糖，低血圧，低ナトリウム血症，高カリウム血症，悪心・嘔吐，食欲不振

異常値をもたらす原因・成因をチェックする
- 原疾患との関連で，ACTH分泌異常をきたす可能性がないか
- 検査時の患者の状況（睡眠パターン，ストレス，食事，薬剤使用）による影響がないか
- 関連あるほかの検査項目に基準値の逸脱がないか
  →コルチゾール，ACTH放出ホルモン，ACTH分泌刺激試験，頭部MRI，頭部CT
- 頭部外傷や手術の既往，視床下部-下垂体病変，副腎腫瘍がないか

ケアのポイント

必要なケアと患者教育

必要なケア	患者教育
クッシング病の場合	
・高血糖，高血圧，脂質異常症の症状に対する食事療法を行う	・食事療法，減塩食の指導
・生活環境を整え，体型の変化や骨粗鬆症による転倒，骨折を防ぐ	・日常生活での転倒・転落の予防
・皮膚や粘膜を清潔に保ち，感染を予防する	・身体の清潔保持
・易感染状態にあるため，食前や食後は含嗽を促す	・食前・食後の含嗽の促進
・患者が気持ちを表出できるような環境を提供し，ストレスの軽減や，ボディイメージの変化に対するケアを行う	・気持ちの表出の促進 ・ストレスの対処方法の検討
・抑うつ状態や精神的な不安定状態，不眠に対するケアを行う	・抑うつ症状や不眠が強いときは受診を促す

ホルモン・内分泌検査

必要なケア	患者教育
アジソン病の場合	
・起立性低血圧による転倒に注意し，起き上がりの際にはめまいがないことを確かめ，徐々に体を動かすよう援助する	・転倒予防の指導
・ストレスの予防につとめ，静かで落ち着きある生活環境を整え，感情面に影響を与えるような人物の面会を避ける	・ストレスの対処方法の検討
・低血糖症状に注意し，低血糖症状時には糖分の摂取を促す	・低血糖時の対処方法の理解を促す
・生涯のホルモン補充療法が必要であり，服薬は量・時間を守り確実に行う．副作用により肥満や脂質異常症が起こる場合もあり，急激な中断は副腎クリーゼを起こす危険がある．ストレス下では服薬量の増量が必要であることを説明する	・服薬指導（服薬方法，副作用症状，服薬中断のリスク，ストレス時の服薬方法）
・副腎クリーゼの予防として，不意の事故に備え，病名や医療機関連絡先，緊急時の処置などを記載したカードを備え，家族の理解を得ておく	・副腎クリーゼに対する教育

緊急時・急性期の潜在的リスク

- 血圧低下，ショック，意識障害をみとめるとき
  → 副腎クリーゼの可能性
- 低血糖，低血圧をみとめるとき
  → アジソン病の可能性
- 高血糖，高ナトリウム血症をみとめるとき
  → クッシング病の可能性

卵胞刺激ホルモン（FSH）

高 ↑
原発性卵巣機能不全（ターナー症候群など）
原発性精巣機能不全（クラインフェルター症候群など）
精巣性女性化症，閉経後，更年期
　以上は，卵巣ホルモン，精巣ホルモンの低下のため，フィードバック
　によりFSHは高値
中枢性思春期早発症（視床下部のGnRHの過剰刺激による）

基準値（血清）　男性：1〜15 mIU/mL
　　　　　　　女性：月経周期により変動
　　　　　　　　　卵胞期　1〜 14 mIU/mL
　　　　　　　　　排卵期　3〜 25 mIU/mL
　　　　　　　　　黄体期　1〜 17 mIU/mL
　　　　　　　　　閉経期 12〜235 mIU/mL

下垂体前葉機能低下症
神経性食欲不振症
カルマン症候群
　低値の場合は大部分が下垂体機能不全によるものである
　視床下部性性腺機能不全ではFSHの基礎値は低下しない

↓ 低

ホルモン・内分泌検査

これだけは知っておこう！　検査の意味

- 卵胞刺激ホルモン（follicle stimulating hormone；FSH）は，月経異常や不妊症がある場合，視床下部-下垂体-卵巣系のどこに原因があるか調べるため測定する．
  → 下垂体に原因があるときは，FSHは低値である．卵巣に原因があるときは，フィードバックによってFSHは高値となる．
- FSHは下垂体前葉から分泌される．
  → FSHは分子量約32,000の糖蛋白である．
- FSHは視床下部のゴナドトロピン放出ホルモン（gonadotropin-releasing hormone；GnRH）により合成・分泌が促進され，性ステロイドによりフィードバック制御を受けている．
  → 女性では，卵巣に作用して卵胞成熟を促進する．
  → 男性では，精巣に作用して精子形成を促す．

検査時の注意

- FSH の基礎値測定は，卵胞期早期に相当する月経周期の 3～5 日目に検査を行う．
  ←女性では月経周期に伴って変動し，排卵日前後に最も高くなるため．
- 検査に先立って，基礎体温をつける．
  ←基礎体温を参考に，検査日が卵胞期早期であることを確認するため．
- 性ホルモン剤投与終了後 2 週間以上経過してから検査を行う．
  ←FSH は性ホルモン剤の影響を受けるため．

観察のポイント（アセスメント視点）

継続・追加観察項目

- 男性性腺機能低下症：二次性徴の欠如（男性 15 歳以上），陰茎および精巣の発育不全，陰毛・腋毛の脱落，体型（四肢の先端部，下肢が長い），性欲の低下，不妊，勃起障害
- 男性性腺機能亢進症：二次性徴の早発（9 歳未満の精巣，陰茎，陰嚢の発育，10 歳未満の陰毛発生，11 歳未満の腋毛・ひげ発生・変声），骨端の早期閉鎖
- 女性性腺機能低下・亢進症については「黄体形成ホルモン（LH）」の項（p.262）を参照

異常値をもたらす原因・成因をチェックする

- 排卵期に採血が行われた可能性がないか
- 原疾患との関連で，FSH 異常をきたす可能性がないか
- 関連あるほかの検査項目に基準値の逸脱がないか
  →GnRH 試験，LH-RH 負荷試験，ホルモン測定（LH，PRL，GH，ACTH，TSH など），CT，精巣生検，腹腔鏡検査
- 性ホルモン剤投与の影響がないか
- 放射線療法，化学療法，性腺摘出術の既往がないか

ケアのポイント

必要なケアと患者教育

必要なケア	患者教育
男性性腺機能低下症の場合	
・テストステロン療法のケア：二次徴候の誘発，精巣機能低下症状の回復を目的に行う．使用薬剤の量や注射方法，効果発現までの期間を説明する	・治療への理解の促進
・LHとFSHの併用療法のケア：精子形成能の回復を目的に，LH製剤(hCG)，FSH製剤(hMG)を併用するが，男性徴候や精子形成能の回復には最低6か月必要であり，定期的な外来治療が必要であることを説明する	・定期受診の促進
・精神面のケア：患者が身体的コンプレックスから孤立しているときには，その立場をよく理解し，他者との交流を深めるよう援助する	・不安の表出の促進 ・支援環境の調整
男性性腺機能亢進症の場合	
・リュープロレリン酢酸塩(リュープリン®)による治療は，4週に1回の外来注射が必要なため，注射の時刻の便宜をはかるなど配慮する	・治療への理解の促進
・外来通院のために学校を遅刻，早退する必要があることや，1年以上の長期にわたる治療であることへの理解を促す	・定期的な通院の理解促進
・ブセレリン酢酸塩(スプレキュア®)で治療する場合は，正確に点鼻ができるよう指導する．点鼻は4～6回/日必要である	・点鼻方法の習得
・ブセレリン酢酸塩(スプレキュア®)は，鼻粘膜の状況により薬剤の吸収が変化し，鼻炎などがあると薬剤の吸収が低下するため，感染を予防し，鼻炎を起こさないよう説明する	・感染予防，鼻炎の予防
・二次性徴の早期発現に患者や家族が困惑し，年齢不相応に異性に関心をもつなどの心理的問題について傾聴し，共感的態度を示すとともに，対処方法を検討する	・二次性徴の早期発現の戸惑いへの対処方法の検討

緊急時・急性期の潜在的リスク

- FSH低値で低血糖，意識障害出現時
  → 汎下垂体機能低下症の可能性
- FSH正常～高値で頭痛・視力障害を伴うとき
  → 下垂体腫瘍の可能性

黄体形成ホルモン(LH)

高

原発性卵巣機能不全(ターナー症候群など)
原発性精巣機能不全(クラインフェルター症候群など)
精巣性女性化症
更年期
閉経後
　以上は，卵巣ホルモン，精巣ホルモンの低下のため，フィードバックにより高値となる

中枢性思春期早発症(視床下部の GnRH の過剰刺激による)
多囊胞性卵巣症候群

　　基準値(血清)　男性：1～10 mIU/mL
　　　　　　　　　女性：月経周期により変動
　　　　　　　　　　　　卵胞期 1～16 mIU/mL
　　　　　　　　　　　　排卵期 3～90 mIU/mL
　　　　　　　　　　　　黄体期 1～30 mIU/mL
　　　　　　　　　　　　閉経期 4～80 mIU/mL

下垂体前葉機能低下症
神経性食欲不振症
カルマン症候群
　低値の場合は，大部分が下垂体機能不全によるものである
　視床下部性性腺機能不全では LH の基礎値は低下しない

低

これだけは知っておこう！　検査の意味

- 黄体形成ホルモン(luteinizing hormone；LH)は，月経異常や不妊症がある場合，視床下部-下垂体-卵巣系のどこに原因があるか調べるため測定する．
  → 下垂体に原因があるとき，LH は低値である．卵巣に原因があるときは，フィードバックによって LH は高値となる．
- 黄体形成ホルモン放出ホルモン(LH-RH)負荷試験(LH-RH を静注して LH，FSH を測定)によって，下垂体・視床下部のいずれに異常があるかを知ることができる．
- LH は下垂体前葉から分泌される．
  → LH は分子量約 30,000 の糖蛋白である．
- LH は視床下部のゴナドトロピン放出ホルモン(GnRH) (LH-RH)により分泌を促進さ

れる．
- LHは，女性では卵巣に作用して排卵を促す．
  →FSHとともに卵胞発育に関与する．
- LHは，男性では精巣の間質細胞（ライディッヒ細胞）に作用してテストステロンの生成・分泌を促す．

月経周期に伴うホルモン変動

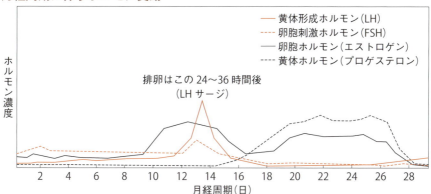

検査時の注意

- LHは性周期により異なり，排卵期に最も高い．
  →LHが予想以上に高値の場合，排卵期である可能性を考えて，別の時期に再検査する．
- LHの基礎値測定は，卵胞期早期に相当する月経周期の3～5日目に行う．
  ←成人女性では月経周期に伴い変動し，排卵日前後に最も高くなるため．
- 検査に先立ち，基礎体温をつける．
  ←基礎体温を参考に，卵胞期早期であることを確認するため．
- LHは性ホルモン剤投与終了後2週間以上経過してから検査を行う．
  ←LHは性ホルモン剤の影響を受けるため．

観察のポイント（アセスメント視点）

継続・追加観察項目

- 女性性腺機能低下症状：二次性徴の欠如（女性13歳以上），無月経，月経異常，性欲低下，不妊
- 女性性腺機能亢進症状：7歳未満での乳房発育，8歳未満での陰毛発生，9歳未満の

初経，骨成熟の促進，頻発月経，不妊，高齢者での再女性化
- 男性性腺機能低下・亢進症については「卵胞刺激ホルモン（FSH）」の項（p.259）を参照

異常値をもたらす原因・成因をチェックする
- 排卵期に採血が行われた可能性がないか
- 原疾患との関連性で，LH 異常値をきたす可能性がないか
- 関連あるほかの検査項目に基準値の逸脱がないか
  →GnRH 試験，LH-RH 負荷試験，ホルモン測定（エストラジオール，テストステロン，PRL，GH，ACTH，TSH，DHEA-S），染色体検査，CT，腹腔鏡検査
- 性ホルモン剤投与の影響がないか
- 放射線療法，化学療法，性腺摘出術の既往がないか

ケアのポイント

必要なケアと患者教育

必要なケア	患者教育
女性性腺機能低下症の場合	
・基礎体温の測定と記録を促す	・基礎体温測定の継続促進
・無月経，月経異常，不妊などの症状に対する不安を傾聴し，共感的にかかわる	・不安の表出の促進
・検査の際はプライバシーを保護し，羞恥心への配慮を行う．検査スケジュールを調整し，苦痛が少なく受けられるよう支援する	・検査への理解の促進
・性ホルモン補充療法について理解を促し，月経周期に合わせて正しく服薬ができるよう支援する	・ホルモン補充療法への理解と服薬指導
女性性腺機能亢進症の場合	
・基礎体温の測定と記録を促す	・基礎体温測定の継続促進
・検査の際はプライバシーを保護し，羞恥心への配慮を行う	・検査への理解の促進
・思春期の早発・頻発月経，不妊などの症状に対する不安を傾聴し，共感的にかかわる	・不安の表出の促進
・思春期早発症の女児は，着替えや身体計測のときに周囲に見られたくないと感じていることが多いため，担任教諭や養護教諭と保護者，医療者が連携し，自然なかたちで配慮を行う	・支援環境の調整
・リュープロレリン酢酸塩（リュープリン®），ブセレリン酢酸塩（スプレキュア®）などの性腺抑制療法が確実に受けられるよう援助する	・薬物療法への理解の促進

緊急時・急性期の潜在的リスク

- LH低値で低血糖，意識障害をみとめるとき
  ➜汎下垂体機能低下症の可能性
- LH正常〜高値で頭痛・視力障害を伴うとき
  ➜下垂体腺腫の可能性

黄体形成ホルモン放出ホルモン負荷試験（LH-RH負荷試験）

高 ↑

原発性性腺機能低下症（卵巣機能低下，精巣機能低下）
閉経後
更年期
　LH，FSHは，基礎値だけでなくLH-RHに対して過剰な増加反応を呈する

　　基準値（血清）　LH：注射後に基礎値の5～10倍増加
　　　　　　　　　　FSH：注射後に基礎値の1.5～2.5倍増加
　　　　　　　　・年齢によって，大きく変化する
　　　　　　　　・性差は大きくない

下垂体機能低下症
視床下部性性腺機能低下症
神経性食欲不振症
　低反応の場合，下垂体性と視床下部性のいずれかが考えられる
　両者を鑑別するため，試験前5～7日間，LH-RHを点滴する方法が行われる
　下垂体性では，低反応のままであるが，視床下部性では，反応が改善されることが多い

低 ↓

これだけは知っておこう！　検査の意味

- LH-RH（LH-releasing hormone）負荷試験は，主に婦人科領域において，不妊症や月経異常の部位診断のために行われる．
  → LH-RH 100μgを静脈から注射し，血清中のLH，FSH濃度を測定する．
  → 採血時間は，投与前，投与15分，30分，60分，90分，120分後である．
- LH-RHは，視床下部から分泌されるアミノ酸10個のペプチドである．
  → 現在ではGnRH（ゴナドトロピン放出ホルモン）とよばれることが多い．
- LH-RHは下垂体前葉に作用して，LH（黄体形成ホルモン）およびFSH（卵胞刺激ホルモン）を分泌させる．

検査時の注意

- 年齢によって，反応は大きく異なる．
  → 小児期では低反応，思春期で増加し，成人で最大となる．
  → 思春期前では，FSHは基礎値，頂値ともLHに比べて高い．

- →思春期後，生殖年齢に達すると，LH が FSH より高くなる．
- →閉経後は LH，FSH とも過剰反応を呈する．男性でも高齢になると，同様の傾向がある．
- ピルなどエストロゲン製剤服用により，LH，FSH の反応は影響を受ける．
- 試験薬静注前の採血までに最低 15 分間の安静を保ち，検査中も安静とする．
  - ←検査は LH-RH 100μg を静注，投与前および投与 15 分，30 分，60 分，90 分，120 分後に採血を行い LH，FSH の分泌を評価するもので，安定した結果を得るため．
- 女性では，卵胞期早期に LH-RH 負荷試験を行うことが望ましい．
  - ←LH と FSH は成人女性では月経周期に伴い変動し，排卵日前後に最も高くなるため．
- 試験薬であるホルモン製剤の静注は，ゆっくりと行う．
  - ←注入速度が速いと，副作用が現れやすいため．
- 検査中は，患者の状態をよく観察する．
  - ←副作用として，軽いのぼせや悪心，薬剤性ショックの可能性があるため．

高頻度にみられる疾患

疾患名	主な症状	関連検査項目
下垂体機能低下症	無月経，やせ，性器発育不全	エストラジオール(E_2) プロゲステロン

観察のポイント(アセスメント視点)

継続・追加観察項目

- 二次性徴の遅延(思春期遅発)，二次性徴の早期発現(思春期早発)，1度みとめられた二次性徴の退行，性欲低下，無月経，月経異常，不妊，体重の変化，食行動異常の有無など

異常値をもたらす原因・成因をチェックする

- 女性の場合，排卵期の LH-RH 負荷試験ではないか
- 運動など，検査前や検査中の状況に変化がないか
- 関連あるほかの検査項目に基準値の逸脱がないか
  - →ホルモン測定(LH，FSH，PRL，GH，ACTH，TSH など)，TRH 負荷試験，インスリン低血糖試験，CRH 負荷試験など

ケアのポイント

必要なケアと患者教育

必要なケア	患者教育
下垂体機能低下症の場合	
・ホルモン補充療法のケア：欠損しているホルモンの補充療法が行われる．ホルモン補充療法が生涯にわたり継続できるよう，患者や家族の訴えをよく聞き，支持する	・服薬指導（服薬目的，服薬量，服用方法，副作用，服薬継続の必要性）
・感染予防：抵抗力が弱く感染により症状が悪化することがあるため，手洗いや含嗽を勧め，感染予防につとめる	・感染予防（手洗い，含嗽）
神経性食欲不振症の場合	
・体重（標準体重−20％のやせ），食行動の異常（少食，多食，隠れ食いなど），体重や体型についてのゆがんだ認識，発症年齢，無月経の有無について観察を行う	・通学の継続や低身長の予防など具体的目標を設定し，患者の体重増加の受け入れを促す
・食べることに恐怖を覚える場合は，患者が好む食べやすい食品を容認し，必要摂取エネルギーの確保を行う．肥満恐怖に理解を示して，患者の容認できる体重に応じた栄養療法を行う	・患者の容認できる体重に応じた栄養指導
・体重に合わせた活動の制限を行う．転倒による骨折，長時間臥床による下肢の神経麻痺が起こらないよう注意する	・体力や筋力の低下による転倒の予防
・ストレスに適切に対処できる能力を養い，やせや過食に陥らないように，コーピングスキルの増進と認知の偏りの修正をはかる	・支持的精神療法，行動療法，認知行動療法，対人関係療法など
・家族，学校関係者，医療者が連携し，患者が療養しやすい環境を整える	・支援環境の調整促進

緊急時・急性期の潜在的リスク

- 全身倦怠感，無月経や性欲低下，耐寒性低下，低血圧，低血糖がみられるとき
  → 下垂体機能低下症の可能性
- 無月経，標準体重の20％のやせ，食行動の異常，徐脈
  → 神経性食欲不振症の可能性

抗利尿ホルモン（ADH）

高 ↑

SIADH
1) 異所性 ADH 産生腫瘍（肺小細胞癌，膵癌）
2) 下垂体後葉 ADH 分泌亢進（胸腔内疾患，中枢神経系疾患：脳腫瘍，髄膜炎，脳炎など）

腎性尿崩症

基準値（血漿）0.3〜3.5 pg/mL

中枢性尿崩症
心因性多飲症
汎下垂体機能低下症

多尿を呈する疾患で，血中の ADH が低値のときは，中枢性尿崩症か心因性多飲症である．この際，中枢性尿崩症では，水制限試験，高張食塩水負荷を行うと尿量は減少せず ADH は上昇しない．これに対して心因性多飲症では ADH が上昇し，尿量も減少する．

低 ↓

💬 これだけは知っておこう！　検査の意味

- 1 日 5 L 以上の多尿を呈するとき，中枢性尿崩症か心因性多飲症か腎性尿崩症かの鑑別が必要になる．抗利尿ホルモン（antidiuretic hormone；ADH）はこれらの鑑別に有用である．
- ADH は，視床下部の視索上核，室傍核で産生され，下垂体後葉から分泌される．
  → ADH は，アミノ酸 9 個，分子量約 1,100 のペプチドホルモンで，アルギニンバソプレシン（AVP）ともよばれる．
- 抗利尿ホルモンは腎集合管に作用して，水の再吸収を促進し尿量を少なくする．
- 血漿浸透圧が上昇すると抗利尿ホルモンの分泌が促進され，血漿浸透圧低下により分泌が抑制される．
  → ADH は血漿浸透圧によって分泌がコントロールされているため，通常は，ADH 高値は血漿浸透圧が高いことを示し，ADH 低値は血漿浸透圧が低いことを示す．
- したがって，両者の関係がアンバランスな場合は，異常所見である．
  → 尿崩症では血漿浸透圧が高いのに ADH は低値である．
  → ADH 不適合分泌症候群（SIADH）では，血漿浸透圧が低いのに ADH は低下しない．

検査時の注意

- 原則として,自由飲水下の条件で測定する.
  ← ADH濃度は,飲水行動の影響を強く受けるため.
- 採血は,30分安静臥床後に行う.
  ← 血漿ADH値は体位やストレスの影響を受けやすいため.
- ADHは,EDTA入り採血管に採血し,ただちに氷冷し,速やかに検査室へ提出する.
  ← ADHは室温で分解酵素の影響を受けやすく,化学的に不安定であるため.

高頻度にみられる疾患

疾患名	主な症状	関連検査項目
尿崩症	1日5L以上の多尿,口渇	尿浸透圧,血漿浸透圧,Na,水制限テスト
SIADH	低ナトリウム血症	Na,尿浸透圧,血漿浸透圧

重篤な病態・疾患を見逃さないためのチェックポイント

疾患名	危険因子	主な症状	関連検査項目
肺癌,膵癌(SIADHの原因)	悪性腫瘍	低ナトリウム血症	肺,膵の画像検査

観察のポイント(アセスメント視点)

継続・追加観察項目

- 尿量,尿比重,尿浸透圧,尿性状,水分摂取量,水分出納,体重,妊娠の有無
- 脱水症状の有無:口渇感,皮膚・粘膜の乾燥,倦怠感,嘔吐
- 水中毒症状の有無:意識障害(傾眠,昏睡),見当識障害,痙攣
- 電解質バランス,血漿浸透圧

異常値をもたらす原因・成因をチェックする

- 検査前に飲水制限が行われた可能性がないか
- 検査前に,急激な体位の変動が行われた可能性はないか
- 原疾患との関連性で,ADH異常をきたす可能性がないか
- 関連あるほかの検査項目で基準値の逸脱はないか
  → 血液・尿の一般検査(血清Na濃度,血漿浸透圧,血清尿酸値,アルドステロン値,

尿浸透圧など），ADH分泌抑制試験（水負荷試験），ADH分泌刺激試験（水制限試験）

ケアのポイント

必要なケアと患者教育

必要なケア	患者教育
ADH不適合分泌症候群（SIADH）の場合	
・水分制限への援助：1日1,000 mL以下の水分摂取をまもり，食塩摂取量は10 g以上とする	・水分制限の理解の促進
・低ナトリウム血症の改善：高張食塩水の静脈内投与により，血清Na値を120 mEq/L以上に維持する．血清Na値の急激な上昇は，四肢麻痺や意識障害を引き起こすため注意する	・1日の飲水量・尿量の記録 ・1日の飲水量の適切な配分
・水中毒症状の早期発見：意識障害（傾眠・昏睡），見当識障害，痙攣の症状に注意する	・水中毒症状の理解の促進
ADH分泌障害：中枢性尿崩症の場合	
・水・電解質バランスの援助：尿量や尿比重，水分摂取量の観察を行う．脱水予防のため，口渇感や皮膚の乾燥を観察し，適切な水分補給を行う	・1日の飲水量・尿量の記録 ・適切な水分補給の促進
・環境の調整：多尿による疲労や睡眠障害の緩和のため，トイレに近い病室への変更や，夜間は尿器やポータブルトイレを準備する	・排泄環境の調整
・デスモプレシン酢酸塩水和物治療への援助：患者にデスモプレシン酢酸塩水和物の点鼻方法を説明し，決められた量の点鼻を継続するよう指導する．過剰投与による水中毒に注意する	・適切な点鼻方法の習得 ・水中毒症状の理解の促進
・皮膚の保護：皮膚の保清，保湿を援助し，感染を予防する	・皮膚の保護
・夏は脱水傾向となるので注意する	・脱水症状の理解の促進

緊急時・急性期の潜在的リスク

- 見当識障害，意識障害，痙攣をみとめるとき
  ➜水中毒の可能性
- 多尿時で意識障害をみとめるとき
  ➜脱水の可能性
- 四肢麻痺，意識障害をみとめるとき
  ➜急激な血清Na値の上昇の可能性

甲状腺刺激ホルモン（TSH）

高
　原発性甲状腺機能低下症
　橋本病（後期）
　TSH産生腫瘍（非常にまれ）

基準値（血清）0.3〜4.0 μU/mL

　バセドウ病
　無痛性甲状腺炎
　亜急性甲状腺炎
　下垂体機能不全
低

これだけは知っておこう！　検査の意味

- 甲状腺刺激ホルモン（thyroid stimulating hormone；TSH）は下垂体前葉ホルモンの1つである．
  → TSHは分子量28,000の糖蛋白である．
- 視床下部のTSH放出ホルモン（TSH releasing hormone；TRH）により分泌が増加する．
  → 甲状腺ホルモンによって分泌が抑制される．
- 下垂体のTSHと甲状腺のT_3，T_4分泌の間には，フィードバック機構（次ページ図）がはたらいている．
  → 甲状腺ホルモンが低下すると甲状腺刺激ホルモンは増加し，甲状腺ホルモンが増加すると甲状腺刺激ホルモンは低下する．
  → 甲状腺刺激ホルモンは甲状腺ホルモンの合成・分泌，甲状腺組織の増殖を促進する．
- 血中TSHの測定は高感度法が一般的で，測定感度は0.01 μU/mL程度である．
  → そのため，甲状腺刺激ホルモンによって健常者と未治療バセドウ病の区別が可能である．バセドウ病では測定感度以下になる．

フィードバック機構とネガティブフィードバック

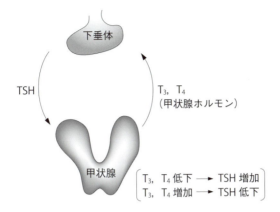

甲状腺ホルモンが低下すると，フィードバックによってTSHは増加する．
甲状腺ホルモンが増加すると，ネガティブフィードバックによってTSHは低下する．

検査時の注意

- TSH測定の採血は，特別な注意は必要としない．
  ←TSHの血中濃度は変動が小さく，食事，運動，ストレスなどの影響をほとんど受けないため．

高頻度にみられる疾患

疾患名	主な症状	関連検査項目
バセドウ病	頻脈，甲状腺腫，眼球突出	FT_4*，FT_3*，TRAb
橋本病	甲状腺腫，一部は甲状腺機能低下症を呈する	FT_4*，FT_3* TPOAb，TgAb

*FT_4，FT_3については「遊離サイロキシン(FT_4)，遊離トリヨードサイロニン(FT_3)」の項(p.276)を参照

観察のポイント(アセスメント視点)

継続・追加観察項目

- 甲状腺機能亢進症状：微熱，頻脈，発汗過多，体重減少，食欲亢進，下痢，イライラ，集中力低下，不眠，皮膚湿潤，眼球突出，手指振戦，易疲労感
- 甲状腺機能低下症状：寒がり，発汗減少，徐脈，体重増加，食欲低下，便秘，動作の

緩慢，皮膚乾燥，易疲労感，無気力

異常値をもたらす原因・成因をチェックする
- 原疾患との関連性で，TSHの異常をきたす可能性がないか
- 関連するほかの検査項目に基準値の逸脱がないか
    → 血液検査（FT_4，FT_3，CRP，白血球数，血清コレステロール値），超音波，MRI，CT，甲状腺シンチグラフィ
- 甲状腺ホルモン製剤，副腎皮質ホルモン製剤の使用がないか

 ケアのポイント

必要なケアと患者教育

必要なケア	患者教育
甲状腺機能亢進症：バセドウ病の場合	
・抗甲状腺薬服用の援助：服薬の中断により，症状が悪化するおそれがある．服薬状況を確認し，服薬の必要性を十分説明する．皮疹，肝機能障害，関節炎，無顆粒球症などの副作用に注意する	・服薬への理解の促進（服薬中断のリスク，副作用，対処方法）
・無顆粒球症と思われる咽頭痛や発熱がみられたら，速やかに外来受診するよう説明する	・無顆粒球症の症状と対処方法の理解
・治療前から治療後しばらくの間はヨウ素制限食をまもる	・ヨウ素制限食への理解の促進
・治療後3か月間は妊娠を控えるよう指導する	・治療後3か月間の避妊の理解
・食事摂取への援助：必要なエネルギー，蛋白，ビタミンが摂取できるよう援助する．治療により甲状腺ホルモン値が正常化したあとは，同じ調子で食べ続けると逆に体重増加となるため，注意するよう促す	・食事管理への理解の促進
・発汗や下痢により水分・電解質バランスが不良となる場合があるため，イオン飲料などで水分摂取を促す	・水分摂取の促進
・上気道感染の予防のため，含嗽を勧め，口腔内の清潔を促す	・口腔内の清潔保持
・甲状腺クリーゼの予防のため，感染や手術，ストレス，アルコールを避けるよう説明する	・甲状腺クリーゼの誘因の理解
・ボディイメージの変化への不安を傾聴し，共感的にかかわり，患者が治療を継続できるよう援助する	・ボディイメージへの不安の表出の促進
・涼しい室内，騒音の少ない静かな環境など，患者の心身の安静が保たれるよう援助する	・心身の安静の保持
甲状腺機能低下症：橋本病の場合	
・傾眠傾向，全身浮腫，イビキが大きいなど，粘液水腫性昏睡の徴候を早期発見し，甲状腺ホルモン補充療法につなげる	・粘液水腫性昏睡の徴候の理解

・甲状腺ホルモン補充療法のケア：毎日忘れずに服薬を行うこと，自己判断で服薬を中止しないよう指導する	・服薬への理解の促進（服薬中断のリスク）
・心疾患合併の場合は，不整脈や狭心症誘発の危険性があるため，治療開始後の症状の変化に注意する	・狭心症発作時の対応方法の理解
・昆布などに含まれるヨウ素を過剰に摂取すると甲状腺機能低下症が悪化するため，海藻類の食事制限を勧める	・ヨウ素制限食への理解の促進
・甲状腺ホルモン薬をあやまって大量に服用した場合や，無痛性甲状腺炎による甲状腺機能亢進症状（異常に暑がる，発汗過多，頻脈）に注意する	・甲状腺機能亢進症状の出現時の受診の促進

緊急時・急性期の潜在的リスク

- 高熱，頻脈，多量発汗，下痢，不穏状態をみとめるとき
  → 甲状腺クリーゼの可能性
- 低体温，徐脈，低換気をみとめるとき
  → 粘液水腫性昏睡の可能性
- 抗甲状腺薬治療中に発熱をみとめるとき
  → 無顆粒球症の可能性

遊離サイロキシン（FT₄），遊離トリヨードサイロニン（FT₃）

高

バセドウ病：甲状腺におけるホルモンの産生・分泌がともに亢進した病態

無痛性甲状腺炎，亜急性甲状腺炎：甲状腺濾胞の破壊によりホルモンが血中に漏出した状態

　FT$_4$，FT$_3$ が高いとき，甲状腺機能亢進状態である．このとき TSH が低下していれば，甲状腺機能亢進の原因が甲状腺自体にあり，フィードバックによって TSH が低下したことを示している．

甲状腺ホルモン分泌性の甲状腺腺腫：プランマー病
TSH 産生腫瘍（まれ）

> 基準値（血清）　　FT$_4$　　0.9〜1.7 ng/dL
> 　　　　　　　　　FT$_3$　　2.3〜4.3 pg/mL

橋本病（後期），原発性甲状腺機能低下症，クレチン症
　FT$_4$，FT$_3$ が低いときは，甲状腺機能低下状態である．このとき，TSH が高値であれば，原発性甲状腺機能低下症である．TSH の増加は FT$_4$，FT$_3$ 低下によるフィードバックの結果である．

下垂体性甲状腺機能低下症，視床下部性甲状腺機能低下症
　FT$_4$，FT$_3$ が低値で，TSH が低値か正常であれば，下垂体性，視床下部性の甲状腺機能低下症である．

低 T$_3$ 症候群
　種々の疾患で，末梢の 5' 脱ヨード酵素の活性低下によって血中 FT$_3$ が低下する．FT$_4$，TSH は正常で FT$_3$ が低下している状態である．

低

これだけは知っておこう！　検査の意味

- 甲状腺ホルモンの FT$_4$，FT$_3$ の不足により**甲状腺機能低下症**になり，FT$_4$，FT$_3$ の過剰により**甲状腺機能亢進症**となる．
- 甲状腺からは 1 分子にヨードが 4 個ついた T$_4$（サイロキシン）と，ヨードが 3 個の T$_3$（トリヨードサイロニン）が分泌される．
  → T$_4$ は末梢でヨードが 1 つとれて T$_3$ に変換され，ホルモン作用を発揮する．
- 以前は，甲状腺ホルモンとして T$_4$（総 T$_4$），T$_3$（総 T$_3$）が測定されていたが，現在ではそれぞれのフリー（遊離）部分であるフリー T$_4$（FT$_4$），フリー T$_3$（FT$_3$）が主に測定されている．
  → FT$_4$ は全 T$_4$ の 0.03%，FT$_3$ は全 T$_3$ の 0.3% であるが，生理作用を発揮するのはフ

- リーホルモンである．
- 甲状腺ホルモンの生理作用は，各組織における酸素消費の増加，代謝の促進である．
- 下垂体からのTSHによりホルモン合成・分泌が促進される．

検査時の注意

- 異常値がみられた場合は，抗T_4抗体，抗T_3抗体の検査を行う．
  ←血中に抗T_4抗体や抗T_3抗体がある場合には，臨床症状やほかの甲状腺検査の結果からかけ離れた異常高値あるいは異常低値（測定法により異なる）を呈することがあるため．

高頻度にみられる疾患

疾患名	主な症状	関連検査項目
バセドウ病	頻脈，甲状腺腫，眼球突出	TRAb，TSAb
橋本病	甲状腺腫，一部は甲状腺機能低下症状を呈する	TgAb，TPOAb

重篤な病態・疾患を見逃さないためのチェックポイント

疾患名	危険因子	主な症状	関連検査項目
甲状腺クリーゼ	意識障害	FT_4高値，FT_3高値 高体温，発汗過剰	TRAb，TSAb，心電図
粘液水腫性昏睡	意識障害 低体温	FT_4低値，FT_3低値	胸部X線，心電図 TPOAb，TgAb
周期性四肢麻痺	筋力低下	FT_4高値，FT_3高値 起立困難	TRAb，TSAb，血清カリウム

観察のポイント（アセスメント視点）

継続・追加観察項目

- 甲状腺機能亢進症状：動悸，手指振戦，体重減少，発汗過多，落ち着きのなさ，眼球突出，下痢など
- 甲状腺機能低下症状：無気力，易疲労感，眼瞼浮腫，寒がり，体重増加，動作緩慢，

記憶力低下，便秘など

異常値をもたらす原因・成因をチェックする
- 原疾患（肝疾患，腎疾患，心疾患，糖尿病）との関連で，FT_4，FT_3 に影響を与える可能性がないか
- 副腎皮質ホルモン製剤やインターフェロンなど，検査値に影響を与える薬剤の使用がないか
- 低栄養状態がないか
- ヨウ素過剰摂取がないか
- 関連するほかの検査項目に基準値の逸脱がないか
    → 血液検査（TSH，CRP，白血球数，血清コレステロール値），超音波，MRI，CT，甲状腺シンチグラフィ

ケアのポイント

必要なケアと患者教育

必要なケア	患者教育
甲状腺機能亢進の急性増悪：甲状腺クリーゼの場合	
・発熱，動悸，著しい発汗，下痢，せん妄や嗜眠傾向など，甲状腺クリーゼの徴候を早期発見する	・甲状腺クリーゼの誘因と徴候の理解
・症状発現時には代謝を抑えるため，外界からの刺激を避け，安静を保つ	・安静の促進
・発熱に対し，全身のクーリングを行い，解熱薬の投与を行う	・症状出現時の受診の促進
・発汗に対してこまめに清拭と更衣の援助を行う	・身体の清潔の保持
・水分出納バランスを確認し，輸液管理を行う	・水分摂取の促進
・不眠やイライラ，興奮，せん妄などの症状に対して，傾聴の姿勢でかかわり，必要時は睡眠薬や向精神薬の使用を検討する	・心理的苦痛の表出の促進
甲状腺機能低下の急性増悪：粘液水腫性昏睡の場合	
・進行性の意識障害，全身浮腫，心不全，低体温，低血糖，呼吸数減少などの粘液水腫性昏睡の徴候を早期発見する	・粘液水腫の徴候の理解
・甲状腺ホルモン薬および副腎皮質ホルモン製剤の投与による治療が行われる．呼吸不全や低体温，低血糖，低ナトリウム血症などに対する迅速な治療を行う	・薬物療法への理解の促進

緊急時・急性期の潜在的リスク

- 高熱, 頻脈, 多量発汗, 下痢, 不穏状態をみとめるとき
  ➜甲状腺クリーゼの可能性
- 低体温, 徐脈, 低換気をみとめるとき
  ➜粘液水腫性昏睡の可能性
- 抗甲状腺薬治療中に発熱をみとめるとき
  ➜無顆粒球症の可能性

副甲状腺ホルモン(PTH)

高 ↑

原発性副甲状腺機能亢進症(以下の3型がある)
- 高カルシウム血症のみ
- 高カルシウム血症と尿路結石
- 高カルシウム血症と汎発性線維性骨炎

副甲状腺腫瘍によりPTHの生成・分泌が増加

続発性副甲状腺機能亢進症
慢性腎不全などによる低カルシウム血症のため，PTHが反応性に増加

偽性副甲状腺機能低下症
腎尿細管のPTH受容体の異常症のため，PTHが反応性に増加

基準値(血清) 10～65 pg/mL(インタクトPTH*)

副甲状腺機能低下症
特発性副甲状腺機能低下症，副甲状腺の術後など

悪性腫瘍による高カルシウム血症
PTHは反応性に低下

低 ↓

*PTHの測定法には種々あるが，分子の全長を測定できるインタクトPTHはもっとも信頼性が高く，一般的に行われている．

💡 これだけは知っておこう！　検査の意味

- 副甲状腺ホルモン(parathyroid hormone；PTH)の測定はカルシウム(Ca)やリン(P)の代謝疾患の診断に役だつ．
- PTHの主な役割は，血清Ca値の恒常性維持である．
- PTHは，甲状腺の背面に4個存在する上皮小体から分泌される．
  →PTHはアミノ酸84個，分子量9,500のペプチドホルモンである．
  →インタクトPTHは，肝臓や腎臓で代謝されず血中に完全な形で存在し，PTH分泌状態を正確に反映する．
  →上皮小体からの副甲状腺ホルモン分泌は血中Caの低下によって促進される．
- 副甲状腺ホルモンは骨からのCa遊離，腎からのCa再吸収促進などを介して血中Caを上昇させ，腎からのP再吸収を抑制して血中Pを低下させる．

検査時の注意

- 早朝空腹時に採血を行う．
  ←食事中のCa摂取の影響を受けるため．
- 検体採取後は速やかに遠心分離し，凍結保存を行う．

高頻度にみられる疾患

疾患名	主な症状	関連検査項目
原発性副甲状腺機能亢進症	高カルシウム血症，低リン血症 尿路結石，骨病変	副甲状腺画像検査 血中Ca，P
続発性副甲状腺機能亢進症	低カルシウム血症，高リン血症 腎機能障害，骨病変	腎機能検査 血中Ca，P

観察のポイント（アセスメント視点）

継続・追加観察項目

低カルシウム血症
- 口周辺のしびれ感，筋肉痛，テタニー，指のしびれ・こわばり感，全身の痙攣

高カルシウム血症
- 倦怠感，疲労感，食欲不振，関節痛，腰背部痛，血尿，多尿，口渇，多飲，集中力や思考力の低下

異常値をもたらす原因・成因をチェックする

- 原疾患との関連性で，PTH異常をきたす可能性がないか
- 関連あるほかの検査項目に基準値の逸脱がないか
  → 血清Ca，P，アルブミン，クレアチニンクリアランス，尿中Ca排泄量，血清ビタミンD代謝物濃度，PTH負荷試験，頸部CT，副甲状腺シンチグラフィ，頸部エコー
- 抗癌剤，抗菌薬，利尿薬などの薬物の使用がないか

ホルモン・内分泌検査

ケアのポイント

必要なケアと患者教育

必要なケア	患者教育
副甲状腺機能低下症の場合	
・テタニー発作時のケア：発作時はCa製剤を静注投与する．Ca液がもれると痛いので，血管をしっかり確保して行う．テタニー発作を起こしている患者には病態を説明し不安を軽減する	・テタニー発症時の対処方法の理解の促進
・薬物療法のケア：慢性期には活性型ビタミンD製剤，Ca製剤の投与を行う．血清Ca値を維持するよう，定期的な血液検査が必要であることを説明する	・服薬継続の必要性の理解 ・定期的な受診の促進
副甲状腺機能亢進症の場合	
・高カルシウム血症による合併症予防：血清Ca値が15 mg/dL以上になると，意識障害や急性腎不全の危険性がある．輸液，利尿薬投与，骨吸収抑制薬投与とともに，継続的モニタリングを行う	・高カルシウム血症クリーゼ症状の理解 ・症状出現時の受診促進
・Caの排泄を促進するため，1日2,000 mL以上の水分摂取を勧め，尿量を確保する	・水分摂取の促進 ・尿量確保の必要性の理解
・外傷や骨折の予防：環境を整備し，転倒による外傷を予防する．過度の運動を避け，骨折を予防する	・転倒による骨折の予防
・副甲状腺摘出術のケア：術直後からテタニー発症の予防のため，活性型ビタミンD，Ca製剤の投与を行う	・低カルシウム血症，高カルシウム血症の症状と対処方法の理解
・定期受診と服薬が継続できるよう援助する	・定期的な受診と服薬継続の理解

緊急時・急性期の潜在的リスク

- 手指や足指の痙攣，咽頭痙攣，全身性の痙攣をみとめるとき
  → 低カルシウム血症によるテタニー発作の可能性
- 意識障害，呼吸困難，急性腎不全をみとめるとき
  → 高カルシウム血症クリーゼの可能性

コルチゾール

高
ACTH 高値
クッシング病
異所性 ACTH 産生腫瘍

ACTH 低値
クッシング症候群
(副腎腺腫, 副腎癌)

基準値(血漿)　コルチゾール　4.0〜23.3 μg/dL
(午前 8〜10 時に測定)

ACTH 高値
アジソン病
先天性副腎皮質過形成

ACTH 低値
下垂体機能低下症
ACTH 単独欠損症
低

これだけは知っておこう！　検査の意味

- コルチゾールは副腎皮質束状層で合成分泌されるグルココルチコイドであり，ACTH 刺激によって合成・分泌が調節されている〔「副腎皮質刺激ホルモン(ACTH)」の項，ネガティブフィードバック機構の図(p.256)を参照〕．
  → コルチゾールは副腎腺腫や副腎癌で増加する．
  → 下垂体腺腫や異所性 ACTH 産生腫瘍で二次性に増加する．
  → グルココルチコイド分泌過剰が疑われる場合，デキサメタゾン抑制試験を行う．
  → グルココルチコイド分泌低下が疑われる場合は，CRH や ACTH による分泌刺激試験を組み合わせることにより診断する．
- コルチゾールは早朝に高く，夕方に低値となる日内変動がみられる．
  → 夜間は早朝の 50%以下に低下する．
  → コルチゾールは運動やストレスで高値となる．

検査時の注意

- コルチゾールの値は測定するキットの種類によって異なる．
  → 負荷試験の値の読みなど注意が必要である．
- コルチゾール検査は早朝空腹時，30分安静臥床後に採血することが望ましい．
  ← コルチゾールはACTHの分泌に伴い日内変動を示し，ストレスに影響を受けるため．
- 採血時刻を明記する．
  ← コルチゾールは早朝に高く，夜間に低い生理的日内変動があるため．
- 早朝コルチゾールの測定だけで副腎皮質機能を評価することは困難であり，副腎機能異常が疑われた場合には，ACTHの測定，日内リズムの有無を検討する必要がある．尿中コルチゾール測定も有用である．
- 尿検査の場合は冷所に蓄尿し，よく混和し所定量を提出する．

高頻度にみられる疾患

クッシング症候群	コルチゾールの過剰分泌により，満月様顔貌，中心性肥満，高血圧，耐糖能異常などの症状を呈する．下垂体前葉からのACTH過剰分泌（クッシング病）や副腎皮質腺腫・癌，異所性ACTH産生腫瘍などがある
アジソン病	副腎皮質が破壊された慢性の副腎皮質機能低下症．原因としては特発性，結核性のものが多い．易疲労感，低血圧，色素沈着などの症状を呈する

重篤な病態・疾患を見逃さないためのチェックポイント

- クッシング症候群では，コルチゾールの日内変動が消失している場合があるので，午前と午後の測定が望まれる．
- コルチゾールはACTHによって分泌調節されているので，病態が不明の間はペアで測定したほうがよい．

観察のポイント（アセスメント視点）

継続・追加観察項目

コルチゾール過剰症状：中心性肥満，満月様顔貌，水牛様脂肪沈着，高血圧，糖尿病，皮膚線条，筋力低下，骨粗鬆症

コルチゾール低下症状：皮膚の色素沈着，易疲労感，脱力，食欲不振，悪心・嘔吐，下痢，腹痛，体重減少，低血糖，低血圧，低ナトリウム血症

異常値をもたらす原因・成因をチェックする
- ストレスのある状態での採血ではないか
- 副腎皮質ホルモン製剤の使用がないか
- 原疾患との関連で，コルチゾール異常をきたす可能性がないか
- 関連あるほかの検査項目に基準値の逸脱がないか
  → 尿中 17-KGS，アルドステロン，DHEA-S，ACTH，レニン活性，デキサメタゾン抑制試験，CRH負荷試験，CT，MRI

ケアのポイント

必要なケアと患者教育

必要なケア	患者教育
副腎皮質機能亢進症：クッシング症候群の場合	
・手術療法のケア：術前は高血圧，糖尿病，低カリウム血症の管理を行う．術後は感染，骨折，皮膚損傷に注意し，全身状態の観察を行う	・転倒の予防
・ステロイド補充療法のケア：薬物の必要性を説明し，服薬が適切に行えるよう援助する	・服薬指導（服薬方法，副作用症状，服薬中断のリスク）
・急性副腎不全の予防：血圧低下，意識障害，発熱，嘔吐，ショック症状に注意し，徴候出現時は速やかに必要な処置を行う	・急性副腎不全の症状の理解
・心理的援助：うつ病などの精神障害をきたしやすいため，おだやかな態度で接し，心身の安静を保つよう援助する	・心身の安静の保持
副腎皮質機能低下症：アジソン病の場合	
・臥位から起座位，端座位，立位と十分に時間をかけて徐々に起き上がり，急激な体位変換による起立性低血圧の予防につとめる	・起立性低血圧による転倒予防
・栄養バランスを保持し，脱水や塩分制限が血圧低下をまねくため，必要十分な水分や塩分を摂取するよう促す	・栄養バランスの保持 ・必要な水分，塩分の摂取
・ストレスの予防につとめ，低血糖時の対処ができるよう指導する	・ストレスの対処方法の検討
・ステロイド補充療法のケア：生涯のステロイド補充療法が必要であり，ストレス下では薬剤増量が必要なため，受診するよう説明する	・服薬指導（服薬方法，副作用症状，服薬中断のリスク，ストレス時の受診の促し）
・急性副腎不全の予防：不慮の事故に備え，病名や医療機関連絡先，緊急時の処置などを記載したカードを備え，家族の理解を得ておく	・急性副腎不全の症状の理解

ホルモン・内分泌検査

緊急時・急性期の潜在的リスク

- アジソン病患者がストレスにさらされたとき
  ➔急性副腎不全の可能性
- 副腎皮質ホルモン製剤長期大量療法中の急な内服中止
  ➔急性副腎不全の可能性
- 副腎出血（抗凝固薬使用中，髄膜炎，敗血症など）
  ➔急性副腎不全の可能性

アルドステロン

```
高
↑
高レニン活性                    低レニン活性
続発性アルドステロン症          アルドステロン症
21-ヒドロキシラーゼ欠損症      アルドステロン産生副腎癌
（単純性男性化型）

        基準値（血漿）  アルドステロン 30～160 pg/mL
                      （安静臥位）

高レニン活性                    低レニン活性
アジソン病                      低レニン低アルドステロン症
21-ヒドロキシラーゼ欠損症      11β-ヒドロキシラーゼ欠損症
（塩類喪失型）                  17α-ヒドロキシラーゼ欠損症
18-ヒドロキシステロイド        DOC産生腫瘍
デヒドロゲナーゼ欠損症          偽性アルドステロン症
                               （グリチルリチンや甘草服用時）
↓
低
```

これだけは知っておこう！　検査の意味

- レニン活性も同時に測定する．
- アルドステロンは副腎皮質球状層で合成されるミネラルコルチコイドである．
- アルドステロンは腎臓の遠位尿細管にはたらいて，カリウム（K）と水素イオンの交換反応を刺激して，ナトリウム（Na）再吸収に作用する．
- アルドステロン分泌は，アンジオテンシンⅡにより刺激される．アンジオテンシンはアンジオテンシノーゲンよりレニンによって産生される．
  → アルドステロン分泌は，K，副腎皮質刺激ホルモン（ACTH）によっても増加する．
  → レニン-アンジオテンシン-アルドステロン系の調節機構図〔「血漿レニン活性（PRA）」の項（p.312）〕を参照．
  → レニン活性も同時に測定する．
- アルドステロン/レニン比（ARR）を用いて50以上の場合，アルドステロン症を疑うスクリーニング検査となる．

検査時の注意

- 午前中の空腹時に，30分臥床安静後に採血することが望ましい．
    - ⇐アルドステロン分泌は，早朝に高く深夜に低い日内変動があることと，立位では臥位の2倍に増加するため．
- 検査前数日間は食塩摂取量を8〜12g/日とする．
    - ⇐アルドステロン分泌は，塩分摂取量が多いと低下するため．
- アルドステロン分泌に影響する薬剤を検査2週間前から中止する．
    - ⇐利尿薬，β遮断薬，ACE阻害薬，Ca拮抗薬，アルドステロン拮抗薬などは分泌に影響を及ぼすため．

高頻度にみられる疾患

原発性アルドステロン症	腫瘍化や過形成により副腎皮質からアルドステロンが過剰分泌され，高血圧，低カリウム血症，腎機能異常（多尿，夜間尿増加）などを呈する
続発性アルドステロン症	レニンの分泌上昇によって二次的にアルドステロン分泌が亢進する疾患で，心不全，肝硬変，ネフローゼ症候群，腎血管性高血圧，悪性高血圧，レニン産生腫瘍などで起こることがある

重篤な病態・疾患を見逃さないためのチェックポイント

- 高血圧と低カリウム血症，筋力低下や周期性四肢麻痺などの症状所見がみられたら，血漿レニン活性とアルドステロン値を測定する．
- 未治療の高血圧患者ではアルドステロン症を視野にいれてホルモン測定を行う．スクリーニングには，レニン活性＜1.0 ng/mL/時かつアルドステロン＞120 pg/mLを用いるとよい．確定診断にはACTH負荷試験を行う．
- 原発性アルドステロン症でも，Na摂取制限を行っていると低Kとなることは少ない．
- 身体状態によってホルモン値が変動するので，採血前30分は安静を保ち，降圧薬も中止することが望ましい．

観察のポイント（アセスメント視点）

継続・追加観察項目
アルドステロン過剰症状：高血圧，低カリウム血症，心電図異常，四肢のしびれ，筋力低下，四肢麻痺，テタニー，多尿，多飲

アルドステロン不足症状：低ナトリウム血症，高カリウム血症，低血圧，脱水

異常値をもたらす原因・成因をチェックする
- 原疾患との関連でアルドステロン異常をきたす可能性がないか
- 関連あるほかの検査項目で基準値の逸脱がないか
  → 血清電解質（Na，K），フロセミド立位負荷試験，ホルモン検査（血漿レニン活性，血中コルチゾール濃度）
- アルドステロン分泌に影響する薬物の服用がないか
- カンゾウ（甘草）を含む漢方製剤，グリチルリチン投与による偽性アルドステロン症ではないか

ケアのポイント

必要なケアと患者教育（原発性アルドステロン症の場合）

必要なケア	患者教育
症状の観察：高血圧，頭痛，四肢麻痺，筋力低下，多飲・多尿などの症状の有無を観察する	症状の理解の促進
手術療法のケア（腹腔鏡下副腎摘出術）：術後合併症（急性副腎不全，低血圧，低血糖，感染症）予防のため，十分な観察を行う	術前の準備と術後の経過の情報提供
急性副腎不全出現時は，副腎皮質ホルモン製剤投与・昇圧薬投与，輸液，酸素吸入など迅速に処置を行い，苦痛や不安の軽減を行う	急性副腎不全症状の理解
薬物療法のケア：治療薬は主にスピロノラクトン（アルダクトンA®）が用いられる．適切な服薬が行えるよう援助する	薬物療法の継続の促進
食事療法のケア：塩分摂取量が多いと高血圧と低K血症が増悪するため，減塩食を継続できるよう指導する	減塩食，高K食の指導
水分摂取量，排泄量，体重を測定し，水分出納の評価を行う	体重測定の継続促進
安楽への援助：高血圧に伴う頭痛に対しては氷枕などを使用する	頭痛時の対処方法の理解

緊急時・急性期の潜在的リスク

- Ⅱ度以上の高血圧（160/100 mmHg以上），低カリウム血症をみとめるとき
  → 原発性アルドステロン症の可能性
- 低血圧（収縮期血圧100 mmHg以下），低ナトリウム血症，高カリウム血症をみとめるとき
  → アジソン病の可能性

デヒドロエピアンドロステロン(DHEA), デヒドロエピアンドロステロンサルフェート(DHEA-S)

高 ↑

クッシング症候群
（副腎腺腫を除く）
先天性副腎皮質過形成
男性ホルモン産生腫瘍

鑑別法
DHEA-S 高値, コルチゾール高値,
ACTH 測定, デキサメタゾン抑制試験, 画像診断
DHEA-S 高値, コルチゾール低値,
ステロイド定量, 画像診断

甲状腺機能亢進症　　TSH, FT_3, FT_4

基準値（血清）
DHEA：1.2～7.5 ng/mL
DHEA-S：400～1,500 ng/mL

アジソン病
続発性副腎機能低下症　　DHEA-S 低値, コルチゾール低値,
先天性副腎皮質過形成　　ACTH 測定
（17α-水酸化酵素欠損症,
コレステロール側鎖切断酵
素欠損）

低 ↓

これだけは知っておこう！　検査の意味

- アンドロゲンは男性ホルモン作用をもつステロイドの総称であり，精巣，副腎皮質，卵巣で生合成される．
  - → 男性体内におけるアンドロゲンの生合成の主要な場は精巣間細胞である．
  - → 副腎皮質で大量に生成分泌される副腎性アンドロゲンは男性ホルモン作用の弱いデヒドロエピアンドロステロン（dehydroepiandrosterone；DHEA）およびその硫酸抱合体であるデヒドロエピアンドロステロンサルフェート（dehydroepiandrosterone-sulfate；DHEA-S）である．
  - → これに対して精巣ではテストステロンが産生される．
- 副腎性アンドロゲンで分泌量が最も多く変動が少ないのが DHEA-S である．
  - → DHEA-S は，副腎癌の経過観察のマーカーになる．
- アンドロゲンは，副腎皮質刺激ホルモン（ACTH）によって分泌調節を受けているので，間接的に ACTH 分泌動態を判定することができる．

→コルチゾールとペアで測定することにより副腎疾患を鑑別できる．
- 17α-ヒドロキシプロゲステロンは，21-水酸化酵素欠損症のスクリーニング検査に用いられている．

検査時の注意

- DHEA-S は，採血には特別な注意を必要としない．
  ←安定した血中動態を示し，短時間のストレスに影響を受けず，日内変動もわずかであるため．
- DHEA を測定することもあるが，臨床的意義は小さい．
  ←血中レベルの変動が大きく，結果の判定が困難であるため．
- アンドロステンジオン（AD）は，測定時の年齢，妊娠の有無，性周期を考慮する．
  ←加齢，妊娠，月経周期により変動を示すため．

高頻度にみられる疾患

| 先天性副腎皮質過形成 | 副腎皮質のステロイドホルモン合成酵素の先天性異常によりコルチゾールが低下し，下垂体からの ACTH の過剰分泌が起こり，両側副腎の過形成が生じる疾患．最も多いのが 21-水酸化酵素欠損症（90%）であり，アルドステロン合成が障害され，低ナトリウム血症，高カリウム血症となる（塩喪失型）．この程度が軽いとアンドロゲン過剰が前景となる（単純男性型）．リポイド過形成症（5%）は StAR 遺伝子変異のため，すべてのステロイド合成が低下する．塩喪失症状とともに，外性器は女性型となる |

重篤な病態・疾患を見逃さないためのチェックポイント

- 副腎癌，男性ホルモン産生副腎腫瘍は，副腎性男性ホルモンを過剰に産生・分泌するので，DHEA-S の血中濃度が異常に高いときはこれらの疾患を疑う．

DHEA-S の基準値(ng/mL)

年齢（歳）	男性	女性
20〜29	1,650〜5,420	850〜2,990
30〜39	1,200〜4,410	640〜2,030
40〜49	830〜3,960	250〜1,950
50〜59	620〜2,820	110〜1,160
60〜	140〜2,240	50〜1,000

観察のポイント（アセスメント視点）

継続・追加観察項目
- 分泌過剰症状：体毛増加，声音低下，無月経（女性），骨端線早期閉鎖（発育期）
- 分泌低下症状：腋毛・陰毛の脱落（女性），性欲低下，勃起障害（男性）

異常値をもたらす原因・成因をチェックする
- 原疾患との関連性で，異常をきたす可能性がないか
- 関連するほかの検査項目に基準値の逸脱がないか
  → ACTH，コルチゾール，レニン活性，性ホルモン，CT，MRI，腹部超音波検査，副腎シンチグラフィ

ケアのポイント

必要なケアと患者教育

必要なケア	患者教育
先天性副腎皮質過形成症（21-水酸化酵素欠損症）の場合	
・副腎皮質ホルモン補充療法時は，決められた薬量を必ず服用するよう指導する．服用は一生必要であり，自己判断による服用の中止は副腎クリーゼの危険性があることを十分に説明する	・副腎皮質ホルモン補充療法の理解と適切な服薬の継続
・薬が多すぎると太り，身長の伸びが悪くなる．薬が少なすぎると二次性徴が早く始まり，骨が早く成熟するために低身長となる．薬の調整のために定期受診を継続するよう説明する	・定期的な受診の促進
・発熱，下痢，外傷などのストレス時には，副腎皮質ホルモン製剤服用量を通常の2～3倍に増やす必要のあることを繰り返し説明する	・副腎クリーゼの予防 ・ストレス時の服薬方法の理解
・急性副腎不全の症状出現時（発熱や下痢をきっかけに，意識がもうろうとする，ぐったりする）は，すぐに医療機関を受診するよう促す	・急性副腎不全の対処方法
・身体的な理由でいじめられたりしないよう，家族，担任教諭，養護教諭，医療者が連携し，接する	・支援環境の形成の促進
副腎癌の場合	
・手術療法のケア：術前は高血圧，高血糖，低カリウム血症など代謝異常の調整を行う．術後は感染，骨折，皮膚損傷に注意し，全身状態の観察を行う	・血圧や血糖の自己管理の促進

- ホルモン産生性副腎癌の術後は，副腎皮質ホルモン補充療法の援助を行う
- 化学療法のケア：化学療法薬のミトタンは，食欲不振，嘔吐，下痢などの副作用が強いので，食事内容に配慮する
- 服薬指導（継続の必要性，服薬中断のリスク）
- 化学療法中の食事摂取方法への理解

緊急時・急性期の潜在的リスク

- 血圧低下，脱水，意識障害，発熱，嘔吐，ショック症状出現時
  → 副腎クリーゼの可能性

尿中カテコールアミン

高 ↑
褐色細胞腫
神経芽腫
本態性高血圧

基準値（尿中）
アドレナリン　　　3〜15 μg/日
ノルアドレナリン　20〜120 μg/日
ドパミン　　　　　100〜700 μg/日

カテコールアミンと代謝物の合成経路

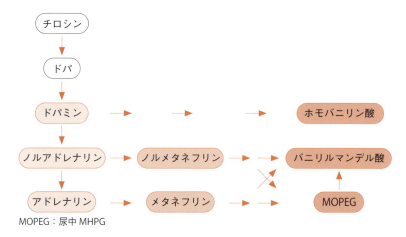

MOPEG：尿中 MHPG

これだけは知っておこう！　検査の意味

- 尿中カテコールアミンはカテコールアミンを過剰産生する腫瘍において増加する．運動負荷によってもカテコールアミンは増加する．
- カテコールアミンはアミン系のホルモンであり，アドレナリン，ノルアドレナリン，ドパミンの3種類がある．
- アドレナリンは主に副腎髄質機能を，ノルアドレナリンは交感神経機能を反映する．

→ アドレナリンは心臓賦活作用や糖質脂質代謝に及ぼす作用が強く，ノルアドレナリンは血圧上昇作用が著明である．

カテコールアミン代謝物の基準値

カテコールアミン代謝物	尿中	血中
アドレナリン	3～15 μg/日	60 pg/mL 以下
ノルアドレナリン	20～120 μg/日	60～500 pg/mL
ドパミン	100～700 μg/日	30 pg/mL 以下
メタネフリン	0.04～0.19 mg/日	―
ノルメタネフリン	0.09～0.33 mg/日	―
バニリルマンデル酸（VMA）	1.4～4.9 mg/日	3～9 mg/mL

検査時の注意

- 24 時間蓄尿の場合は，蓄尿瓶に 6 N 塩酸を 10～30 mL 添加し，酸性蓄尿を守る．
  ← 尿中カテコールアミンは中性～アルカリ性ではきわめて不安定なため，カテコールアミンが分解してしまい低値をとるため．
  → 小児など尿量が少ないと予想される場合，尿 100 mL に 6 N 塩酸 1 mL の割合で入れておく．
- 蓄尿中は激しい運動や緊張を伴う仕事を避けるよう説明する．
  ← 運動やストレスが測定値に影響を及ぼすため．
- 血管拡張薬，α遮断薬などは，測定前数日間は服用を中止する．
  ← 薬剤が測定値に影響を及ぼすため．
- バニラを含有する食品，バナナ，柑橘類，チーズ，赤ワインは，測定前数日間は避ける．
  ← これらの食品がカテコールアミンを上昇させるため．
- 蓄尿は正確に行い，尿は冷所保存する．

高頻度にみられる疾患

褐色細胞腫	・臨床症状は多彩であり，顔面蒼白，動悸，頻脈，発汗，高血圧などの症状を呈する． ・治療抵抗性の高血圧や糖尿病症状を呈することもある． ・関連のない疾患の検索中に形態診断により偶発的にみつかる場合もある．
神経芽腫	・小児の代表的な固形腫瘍である．ノルアドレナリン，ドパミンを多く産生する． ・不明の持続発熱，四肢・関節痛，歩行障害，眼瞼腫脹，腹部膨隆などの初発症状がある． ・1 歳を越えて発症した場合の予後は不良である．

ホルモン・内分泌検査

重篤な病態・疾患を見逃さないためのチェックポイント

- 褐色細胞腫はカテコールアミンを過剰に産生する腫瘍である.
  - → カテコールアミン産生の状態によって,1回の蓄尿では,高値を証明できないことがあるので,続けて3日くらい蓄尿を続ける.
  - → 尿中メタネフリンを同時に測定すると診断感度が上がる.

特に留意すべき事項

- 確定診断:カテコールアミンの異常高値が確認できれば,次はCT,副腎シンチグラフィ(^{131}I-MIBG)などの画像診断を行う.
- 悪性褐色細胞腫に関して,手術後のフォローアップが必要である.
  - → 褐色細胞腫の悪性例は10〜15%,長期観察例では20〜25%の悪性(転移)例がみられたとの報告がある.
- 偶発性褐色細胞腫:近年の画像診断などの進歩により,ほかの疾患を疑って精査中に偶然に発見される褐色細胞腫の頻度は,偶発性副腎腫瘍のなかで頻度の高いものである.

観察のポイント(アセスメント視点)

継続・追加観察項目

褐色細胞腫

- 高血圧,動悸,脈拍増加,発汗過多,頭痛,悪心・嘔吐,腹痛,便秘,めまい,血糖上昇,体重減少,不眠,不安,焦燥感

神経芽腫

- 観察のポイントとケアのポイントについては「尿中バニリルマンデル酸(VMA),尿中ホモバニリン酸(HVA)」の項(p.298)を参照.

異常値をもたらす原因・成因をチェックする

- 測定に影響する薬物や食物の摂取がないか
- 酸性蓄尿が正確に行われていたか
- 激しい運動やストレス下での採尿ではないか
- 関連する検査項目に基準値の逸脱はないか
  - → 尿中バニリルマンデル酸(VMA),尿中ホモバニリン酸(HVA),クロニジン試験,CT,MRI,腹部超音波検査,副腎シンチグラフィ

ケアのポイント

必要なケアと患者教育（褐色細胞腫の場合）

必要なケア	患者教育
薬物療法の場合	
・患者に降圧薬服用の目的と必要性を説明し，服薬を指導する．起立性低血圧に注意する	・服薬指導（目的，服薬量，作用と副作用，服薬継続の必要性）
・定期的に血圧と脈拍を測定するよう指導する	・血圧と脈拍の定期的な測定
・腹部を圧迫する行為，体動，持ち上げ動作，排便，食事，咳，くしゃみなどで，高血圧発作が起こるので，注意するよう説明する	・高血圧発作の誘因の除去
・高血圧発作時は，静かで落ち着いた環境で臥床安静とし，血圧・脈のモニタリングを行う．降圧薬が投与されるため，緊急時に適切な処置を行えるよう準備する	・安静の保持
手術療法の場合	
・術前に血圧の管理を行う．術後は低血圧対策として，カテコールアミンの点滴静脈注射が行われるため，大量投与による副作用に注意し，異常の早期発見を行う	・手術前の準備，手術後の経過についての情報提供
・術後合併症（急性副腎不全，低血圧，創傷治癒の遅延，感染症）を予防するため，継続したモニタリングを行う	・血圧と脈拍の定期的な測定
・術後早期に低血糖を起こす場合がある．低血糖症状（意識障害，言語障害，頻脈，発汗）に注意し，定期的に血糖測定を行う	・血糖値の定期的な測定
・急激な体動を避け，血圧に大きな変動を起こさないよう注意する	・安静の保持
・両側の副腎を摘出した場合は，副腎皮質ホルモン補充療法が生涯にわたり必要となる．適切な服薬ができるよう援助する	・服薬指導（目的，服薬量，作用と副作用）

緊急時・急性期の潜在的リスク

- 急激な血圧の上昇，動悸，頭痛，発汗をみとめるとき
  → 高血圧発作の可能性
- 血圧低下，脱水，意識障害，発熱，嘔吐，ショック症状の出現時
  → 急性副腎不全の可能性

尿中バニリルマンデル酸(VMA)，尿中ホモバニリン酸(HVA)

↑高
褐色細胞腫
神経芽腫

基準値(尿中)　VMA　1.4～4.9 mg/日
　　　　　　　　　　小児(1～12歳)　9.1＋3.38 μg/mg/Cr
　　　　　　　HVA　1.6～5.5 mg/日
　　　　　　　　　　小児(1～12歳)　17.4＋4.98 μg/mg/Cr

これだけは知っておこう！　検査の意味

- バニリルマンデル酸(VMA)は，アドレナリンがメチル化，酸化を受けた代謝産物である．カテコールアミンのおよそ100倍多く排泄される．
- ホモバニリン酸(HVA)はドパミンの代謝産物である．
- 神経芽腫では腫瘍内の代謝が早いので，VMA，HVAなどのカテコールアミン代謝物の測定が有用となる．
- 褐色細胞腫でも腫瘍自身が代謝物を多く産生することがある．尿中VMAの増加は多くみとめられる．

検査時の注意

- 尿中VMA，尿中HVAは，6N塩酸20 mLを加えた容器に24時間蓄尿を採取する(酸性蓄尿)．検体は冷暗所に保存する．
  ←カテコールアミンの最終代謝物で比較的安定な化合物であるが，変性を防ぐため．
- 乳幼児ではおむつにはさんだ濾紙に尿をしみ込ませ，回収後濾紙を乾燥させて測定する方法もある．
  ←乳幼児では1日の全尿量を正確に採取することが困難であり，一時尿を試料としてmgクレアチニン量(μg/mg/Cr)で表示するほうが実際的であるため．
- 採尿のため尿パックを使用する際は，1回で採尿できる工夫を行う．
  ←かぶれなどの皮膚トラブルを避けるため．
- 検査に影響する薬剤の服用の有無を確認する．
  ←カテコールアミン類，レセルピン，グルカゴンなどの投与で高値を示し，クロニジ

ン，MAO阻害薬，モルヒネなどにより低値を示すため．
- バナナや柑橘類，バニラ含有の食品の摂取を制限する．
  ←これらの食品により尿中VMA，尿中HVAが高値を示すため．

高頻度にみられる疾患

褐色細胞腫	・臨床症状は多彩であり，顔面蒼白，動悸，頻脈，発汗，高血圧などの症状を呈する． ・治療抵抗性の高血圧や糖尿病症状を呈することもある． ・関連のない疾患の検索中に形態診断により偶発的にみつかる場合もある．
神経芽腫	・小児の代表的な固形腫瘍である． ・不明の持続発熱，四肢・関節痛，歩行障害，眼瞼腫脹，腹部膨隆などの初発症状がある． ・1歳未満の場合，腫瘍が消退してしまうこともある． ・1歳を越えて発症した場合の予後は不良なことが多い．

観察のポイント（アセスメント視点）

継続・追加観察項目
神経芽腫
- 腹部膨満，皮下腫瘤，呼吸困難，発熱，不穏，骨痛，貧血，眼球突出，跛行

褐色細胞腫
- 観察のポイントとケアのポイントについては「尿中カテコールアミン」の項（p.294）を参照

異常値をもたらす原因・成因をチェックする
- 原疾患との関連性で，尿中VMA，尿中HVAの異常をきたす可能性がないか
- 関連する検査項目に基準値の逸脱がないか
  → ノルアドレナリン，アドレナリン，ドパミン，腹部超音波，CT，MRI，骨髄生検
- 摂取していた食品や薬物の影響がないか

ケアのポイント

必要なケアと患者教育(神経芽腫の場合)

必要なケア	患者教育
・検査時の援助:検査について患者や家族に説明し協力を得る.尿中VMA・尿中HVA検査では,持ち込み食の制限を家族に説明する	・検査に必要な食事制限の説明
・手術療法のケア:術後合併症(低体温,脱水,感染など)の徴候に注意し,厳重なモニタリングを行う.積極的に疼痛の緩和をはかる	・手術前の準備と,手術後の経過についての情報提供
・ストレス緩和のため,看護ケアに遊びを取り入れる工夫を行う	・ストレス緩和方法の説明
・化学療法のケア:副作用(悪心・嘔吐,食欲低下,脱毛,発熱,出血傾向など)を観察し,症状に応じて対処する	・化学療法の副作用の出現時期と症状の説明
・手洗い,うがい,陰部洗浄,清拭などを行い,身体の清潔を保つ.感染予防のため,身体侵襲のある処置では無菌操作を確実に行う	・感染予防行動の促進
・食事摂取へのケア:食べたいものを食べたいときに勧め,調理や盛りつけを工夫する.食堂でみんなと一緒に食べるなど,楽しい雰囲気をつくる.腹部膨満が強いときは分割摂取を試みる	・食事摂取の促進
・家族への援助:家族の理解を確認し,病気や治療について段階的に説明する.ケアの方法や,遊びのようすをていねいに説明し,かかわりができるよう援助する	・家族に対するケア方法の説明

 ## 緊急時・急性期の潜在的リスク

・腹部膨満,呼吸困難,発熱,貧血などを伴うとき
　→神経芽腫の可能性

インスリン，C-ペプチド

インスリン

増加 ↑

高度増加：30 μU/mL 以上
インスリン抵抗性・インスリン抗体の存在：
異常インスリン血症，インスリン受容体異常症，家族性高プロインスリン血症，インスリノーマ

軽度増加：15〜30 μU/mL
肥満，肝硬変，腎不全，インスリノーマ

基準値 5〜15 μU/mL（空腹時）

軽度減少：1〜5 μU/mL
インスリン分泌低下：2 型糖尿病

高度減少：1 μU/mL 以下
1 型糖尿病

減少 ↓

C-ペプチド

増加 ↑

肥満，慢性腎不全，2 型糖尿病（早期），インスリノーマ，肝硬変，家族性プロインスリン血症，インスリン自己免疫症候群

基準値（血中）1.2〜2 ng/mL

軽度減少：0.6〜1.2 ng/mL
2 型糖尿病，耐糖能異常

0.6 ng/mL 以下
内因性インスリン分泌欠乏

減少 ↓

尿中基準値　40〜100 μg/日
24 時間尿で 20 μg/日以下なら 1 型糖尿病，30 μg/日以下なら 2 型糖尿病である場合が多い．

これだけは知っておこう！　検査の意味

- インスリンは血糖値を下げる作用をもつ唯一のホルモンで，膵ランゲルハンス島のβ細胞で合成・分泌される．
  - → 1 型糖尿病ではインスリンを分泌する膵 β 細胞が破壊され，インスリン分泌能がほとんど枯渇するため，インスリン注射が必須となる．若年者に多い．
  - → 2 型糖尿病では，インスリン分泌量低下やインスリン感受性低下により，高血糖をきたす．遺伝的要因のほかに生活習慣（過食・偏食・運動不足など）が原因となり，肥満者に多い．
- インスリン分泌には，基礎分泌と追加分泌がある．
  - → 空腹時のインスリン分泌量は低くほぼ一定に保たれている（基礎分泌）が，食後は血糖の上昇に伴って分泌量が増加する（追加分泌）．糖尿病では追加分泌が遅延または低下する．

- インスリンは主に肝臓や腎臓で代謝されるので，肝硬変や腎不全などではインスリンの代謝が低下し高値を示す．また血中にインスリン抗体が存在する場合も高値を示す．
- 空腹時血糖値とインスリン（immunoreactive insulin；IRI）値を測定することにより病態を把握できる．
  - → インスリン抵抗性をあらわす簡便な指標の1つとしてHOMA-Rを用いることがある．この式は空腹時血糖値 140 mg/dL 以下が対象である．

  $$\text{HOMA-R} = \text{IRI}(\mu\text{U/mL}) \times 空腹時血糖(\text{mg/dL})/405$$

  この値が1.6以下の場合は正常，2.5以上の場合にインスリン抵抗性があると考えられる．
- C-ペプチド（connecting peptide immunoreactivity；CPR）は，分泌刺激に応じて，インスリンと等モルで膵β細胞から血中に放出される．
- インスリン分泌が低下している1型糖尿病のインスリン分泌機能を調べるには，測定誤差が大きいIRIよりもCPRを測定するほうがよい．またインスリン治療を受けている患者では，外因性のインスリンと区別して内因性のインスリン分泌能を検査する必要があるため，CPRの測定のほうが有用である．
  - → ほとんどは腎臓で代謝され尿中に排出されるので，尿中CPRの1日排泄量を測定することで，インスリンの1日分泌量を推定できる．
  - → 空腹時に1 mgのグルカゴンを注射するグルカゴン負荷試験により血中CPRを測定することで，内因性インスリン分泌能を推定できる．

検査時の注意

- 複数回測定を行い，CPRなどほかの指標も参考にして判断する必要がある．
  - ← インスリン分泌は日内変動・日差変動があるため．
- 食事摂取による影響を除いた基本的な代謝の状態を知るために，早朝空腹時に採血を行う．
  - ← インスリン，血中CPRは，食事の影響を大きく受けるため，前日より10時間以上の絶食とする．
  - → 溶血した検体の場合は低値となる．
- 蓄尿に際しては防腐剤（NaN₃）を添加しておく．
  - ← 細菌汚染によりCPRが分解されるため．
- 尿中CPRの検査は複数回行う．
  - ← 日差変動があり，ばらつきが多いため．

観察のポイント（アセスメント視点）

継続・追加観察項目
- 血糖値，HbA1c，糖負荷試験，肝機能，検尿

- バイタルサイン
- 電解質バランス
- 随伴症状の有無

異常値をもたらす原因・成因をチェックする
- 原疾患との関連で，インスリン異常をきたす可能性がないか．口渇・多飲・多尿・手足のしびれ・冷汗などないか
- 副腎皮質ホルモン製剤，避妊薬などを服用していないか

ケアのポイント

必要なケアと患者教育（糖尿病の場合）

必要なケア	患者教育
食事療法	
・指示されたカロリーの食事量と栄養バランスがとれた食事指導を行う	・同じカロリーであっても，摂取後の血糖が高くなる単純糖質を避け，複合糖質の形で摂取するほうが望ましく，清涼飲料水はこの点に関しては特に注意が必要である ・患者の好みに合わせた食事の献立を検討し，指導する．この際，キーパーソンの有無などサポート状況も考慮し指導する
運動療法	
・糖尿病患者の多くにみとめられるインスリン抵抗性の改善が目的であり，運動によるエネルギー消費が主な目的ではない ・空腹時や食後2時間以内は行わない ・空腹時血糖値250 mg/dL以上（HbA1c 9%以上）では禁忌	・いつでもどこでも1人で安全に行える運動としてウォーキングが推奨される
薬物療法	
・経口糖尿病薬：原則的には，食事療法と体重の適正化を行う ・インスリン療法：インスリン製剤は作用時間から速効型・中間型・混合型・持続型に分類される ・耐糖能異常をきたす病態〔①肥満，②遺伝性（ミトコンドリア脳筋症），③膵疾患，④肝硬変，⑤インスリン拮抗ホルモン過剰：妊娠，先端巨大症，クッシング症候群，褐色細胞腫，バセドウ病〕や薬剤（末梢でのインスリン作用低下は，副腎皮質ホルモン製剤・避妊薬．インスリン分泌抑制は，フェニトイン，ジアゾキシド），これらに付随するバイタルサインのほか，症状の観察が重要である	・経口糖尿病薬やインスリン自己注射による，低血糖時の症状，対処方法を指導する ・自己管理にむけ，自己注射方法を指導する．また血糖自己測定は，患者の自己管理にはたいへん重要であることを理解し，チェックするよう指導する ・喫煙は，インスリン分泌を阻害し，血糖上昇に寄与するので禁煙指導も行う必要がある

必要なケア	患者教育
フットケア	
・糖尿病があると，足先は神経障害を起こしやすく血液の循環が悪くなっていることが多い．また細菌に対する抵抗力が低下し感染しやすい．そのため合併症予防につとめる必要がある	・毎日の観察が重要 ・清潔：フットバスなどを行い清潔に留意する ・保護：靴下などを履き，足の保護につとめる（靴下は通気性のよいものを選択する）

緊急時・急性期の潜在的リスク

- 冷汗，生あくび，動悸，頻脈などの症状があるとき
  → 低血糖（血糖値 50 mg/dL 以下）の可能性（低血糖性ショックに注意）
- 口渇，多飲，多尿，手足のしびれ，冷汗などの症状があるとき
  → 高血糖（血糖値 300 mg/dL 以上）の可能性（糖尿病性昏睡に注意）

エストロゲン，プロゲステロン

	E₂	E₃	P₄
高 ↑	エストロゲン産生卵巣腫瘍（卵巣顆粒膜細胞腫） 卵巣過剰刺激症候群 思春期早発症 先天性副腎皮質過形成 エストロゲン産生副腎腫瘍 肝疾患	多胎妊娠 巨大児	先天性副腎皮質過形成 クッシング症候群 副腎癌 精巣間質細胞腫 妊娠 本態性高血圧

基準値

		エストラジオール (E₂)	エストリオール (E₃)	プロゲステロン (P₄)
非妊婦（血中）	卵胞期 排卵期 黄体期	20〜350 pg/mL 50〜550 pg/mL 45〜900 pg/mL	≦5 pg/mL ≦5 pg/mL ≦5 pg/mL	≦0.92 ng/mL ≦2.36 ng/mL 1.28〜29.6 ng/mL
妊婦（血中）	妊娠〜20週 妊娠21〜30週 妊娠31週〜	0.6〜20 ng/mL 3.2〜35 ng/mL 11〜49 ng/mL	20〜100 pg/mL 0.1〜10 ng/mL 10〜40 ng/mL	13.8〜51.1 ng/mL 42.2〜128 ng/mL 65.2〜221 ng/mL
男性（血中）		15〜35 pg/mL	≦5 pg/mL	≦0.88 ng/mL
妊婦（尿中）	妊娠21〜24週 25〜28週 29〜32週 33〜36週 37〜40週		6.7〜23.7 mg/日 8.25〜31.5 mg/日 9.45〜33.4 mg/日 11.5〜74.2 mg/日 17.4〜87.3 mg/日	

卵巣機能低下ないし不全症 胎盤機能不全 胎盤アロマターゼ欠損症	子宮内胎児死亡 無脳児妊娠 重症妊娠高血圧症候群 胎盤サルファターゼ欠損症 胎児胎盤機能不全	卵巣機能低下症 黄体機能不全 流産 胎盤機能不全 汎下垂体機能低下症 アジソン病

低 ↓

これだけは知っておこう！ 検査の意味

- エストロゲンはエストラジオール（E₂）とエストリオール（E₃）で評価する．
- エストラジオールは，卵巣機能の評価や排卵予知に有用である．
  → エストラジオールは，最もエストロゲン作用の強いエストロゲンである．

- ➡ エストラジオールは，卵巣・胎盤で産生され，卵巣の成熟に伴い年齢とともに増加し，妊娠の際には著増するが更年期とともに減少する．月経周期および妊娠週数での変動が大きい．
- エストリオールは，胎児・胎盤機能のよい指標である．
  - ➡ エストリオールは，主に卵巣で合成される．妊娠中は胎児の副腎や肝臓で合成されたアンドロゲンを材料として，胎盤で合成される．胎児の副腎，肝臓や胎盤の機能低下により低下し，また栄養状態の悪化でも低下する．
- エストリオールは，母体の肝臓・腎臓の機能障害で尿中の値が低値となる．
  - ➡ 尿中エストリオール値が低値となる胎盤サルファターゼ欠損症などの胎盤酵素欠損症では，子宮頸管熟化不全と陣痛発来不全のために帝王切開となることが多い．
- プロゲステロン(P_4)は，黄体機能や胎盤機能の指標として有用である．
  - ➡ プロゲステロンは，副腎皮質および性腺で合成され，月経周期および妊娠週数での変動が大きい．
  - ➡ 黄体からのプロゲステロン分泌は，ヒト絨毛性ゴナドトロピン(hCG)投与により増加する．
  - ➡ プロゲステロンは，子宮内膜の発達を促し，基礎体温を上昇させる．妊娠時は，子宮の収縮抑制効果があり，流早産を予防して妊娠維持にはたらく．
  - ➡ 男性では，日内変動があり，午後8時ごろには測定感度以下になる．

検査時の注意

- 月経周期，妊娠週数をたずね記載する．
  - ⬅ ホルモン分泌が月経周期，妊娠週数により大きく変動するため．
- 採血は時間を一定にし，尿は24時間完全蓄尿とする．
  - ⬅ ホルモン分泌に日内変動があるため．
- 蓄尿は保存条件をまもる．
  - ➡ トルエン1～2 mLをあらかじめ容器に加え，冷暗所に保存する．
  - ➡ 蓄尿後，尿量を記入して一部を凍結保存する．
- 検査前に経口避妊薬やホルモン製剤などの測定値に影響する薬剤を中止する．

観察のポイント(アセスメント視点)

継続・追加観察項目
- 黄体形成ホルモン(LH)，卵胞刺激ホルモン(FSH)
- 基礎体温(排卵の有無や黄体機能を知ることができる)

異常値をもたらす原因・成因をチェックする
- 経口避妊薬，甲状腺ホルモン製剤，副腎皮質ホルモン製剤などを服用していないか

- 産科的画像検査や下垂体・副腎機能検査に異常はないか
- 加齢，妊娠，月経異常，閉経はないか
- 更年期障害による自律神経失調症，精神神経症状はないか
- 代謝異常による骨粗鬆症や動脈硬化症は出現していないか

ケアのポイント

必要なケアと患者教育

必要なケア	患者教育
更年期障害の場合	
・不定愁訴の診断にクッパーマン更年期指数（11症状から重症度を判定する方法）を用いる ・更年期障害の場合，80％は自律神経症と考え治療をしていくが，心因性の場合，自律神経調整薬の効果がないため，精神的ケアが重要になってくる ・ホルモン補充療法：エストロゲン製剤（プレマリン®）を黄体ホルモン製剤（プロゲストン®・ヒスロン®など）とともに用いる ・黄体ホルモン製剤は子宮体癌の発生を予防する目的で併用する	・自律神経症状の緩和とともに，食事などに注意するよう指導し，コレステロール値を下げる ・ホルモン療法中は婦人科癌検診と乳癌検診の定期的な受診を推奨する ・骨粗鬆症の予防にも効果がある ・服薬に伴う副作用（悪心など）に対する対処法を含め自己管理指導を行う
不妊（排卵障害・無月経）の場合	
・治療を継続できるよう精神的援助を行う	・治療がスムーズに進むよう，服薬指導を行う

緊急時・急性期の潜在的リスク

- 血中エストロゲンの低下
  → のぼせ，異常発汗，心悸亢進，めまいなどの症状が出現する可能性
- 動脈硬化
  → 心筋梗塞，高血圧，冠動脈硬化の可能性

テストステロン

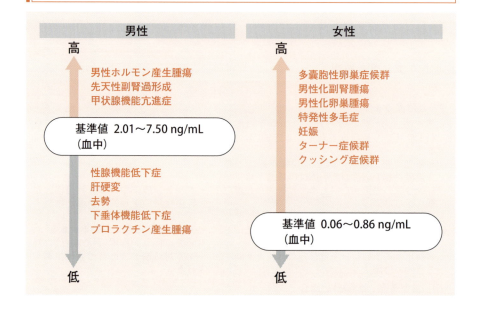

これだけは知っておこう！　検査の意味

- テストステロンは，男性の場合，精巣のライディッヒ（Leydig）細胞から分泌される．
  → 血中では，テストステロンのほとんどすべて（約98％）が性ホルモン結合グロブリン（SHBG）およびアルブミンと結合しており，残りのわずか約2％が遊離型テストステロンとして存在し，生物学的活性を発揮する．
- テストステロンは，視床下部-下垂体-性腺系および副腎皮質系の内分泌検査項目として重要である．
- テストステロンには性差がある．
- テストステロンは年齢により変化する．
  → テストステロンは10歳以降から漸増して，20～50歳代ではほぼ一定に維持され，以後漸減する．生後2か月から数か月の新生児期に高値となる．
- テストステロンには日内変動がある．
  → 深夜から早朝にかけて高く，午後から夜にかけて低くなる．

検査時の注意

- 通常は午前8時から10時ごろの早朝に採血する．
  ←日内変動があるため．
- 検査前の激しい運動は避ける．
  ←急激な運動で上昇し，持続的な運動ではやや低下するため．
- 説明と同意を十分行ったうえで検査する．
  ←検査結果によっては患者のプライバシーにかかわる染色体異常などの問題になるため．
- 検査前にホルモン製剤，鎮静薬，麻薬，抗真菌薬などの測定に影響する薬剤の服用の有無を確認する．

観察のポイント（アセスメント視点）

継続・追加観察項目
- 黄体形成ホルモン（LH），卵胞刺激ホルモン，エストロゲン
- 染色体

異常値をもたらす原因・成因をチェックする
- ホルモン製剤，鎮静薬，麻薬，抗真菌薬などを服用していないか
- 性腺・副腎の画像検査や下垂体・性腺機能検査，染色体検査に異常はないか
- 不妊や，多毛などの男性化徴候はないか
- 結合蛋白に影響する疾患（肝硬変，バセドウ病など）はないか

ケアのポイント

必要なケアと患者教育

必要なケア	患者教育
・低身長などに対するホルモン療法 ・精神的ケア	・成長ホルモン（GH）投与のため自己注射指導

緊急時・急性期の潜在的リスク

- 1歳未満での心不全症状（呼吸困難，チアノーゼ）
  →大動脈縮窄症，動脈管開存症（PDA）の可能性

ヒト絨毛性ゴナドトロピン(hCG)，妊娠反応

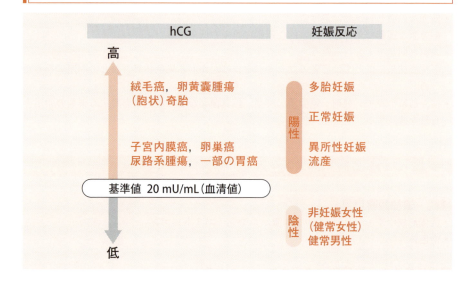

これだけは知っておこう！　検査の意味

- ヒト絨毛性ゴナドトロピン（human chorionic gonadotropin；hCG）は，正常な胎盤（絨毛）でつくられるホルモンで，妊娠初期から高値となる妊娠反応のマーカーである．
- hCG グループには，完全な分子の hCG，その一部だけの LH と β hCG，β hCG-CTP，hCG の分解産物で尿中に出る β-CF などがある．
  → 検体は尿 1 mL と血液（血清 0.5 mL）があり，それぞれ基準値や陽性疾患が違うので混同しないこと．
  → 基準値（血清値）は hCG 20 mU/mL，β hCG 1.0 mIU/mL，β hCG-CTP は 0.5 mIU/mL，尿中 β-CF 0.2 ng/mg，クレアチニン 1.9 ng/mL である．
- 妊娠反応は，尿を用いる hCG の定性・半定量検査法で，予定月経がなく妊娠の可能性が考えられる場合に，妊娠の迅速診断に用いられる．
  → 高感度キットの基準値は 25～50 mIU/mL である．
- 半定量で異常低値や異常高値を示す場合は，異常妊娠などを疑う．
  → 異常低値を示す場合は，異所性妊娠，切迫流産の可能性がある．
  → 異常高値を示す場合は，多胎妊娠の可能性がある．
  → 超音波断層法などの婦人科的検査を併用して判定する．

- hCG はまた，絨毛癌や卵巣癌で増加する特異性の高い腫瘍マーカーでもある．
  ➜絨毛癌などの胚細胞腫瘍（卵黄嚢腫瘍）では妊婦レベルの高値を示す．
- その他の婦人科系腫瘍，泌尿器系腫瘍と，一部の消化管癌でも高値を示す．

検査時の注意

- 検体は血液，尿のいずれも可能である．
- 妊娠反応の場合は採尿後速やかに測定する．
- 混濁尿や血尿の場合は遠心してから測定する．
- 極端に高値の検体があるので，試料の雑菌混入に注意する．
- βhCG，βhCG-CTP はより特異性が高いが，絨毛癌のスクリーニング検査には妊娠反応で代用できる．
- 胚細胞腫瘍でも hCG をつくらないグループがある．

血漿レニン活性（PRA）

高 ↑

アルドステロン低値：30 pg/mL 未満
アジソン病
21-水酸化酵素欠損症
（塩喪失型）
3β-水酸化ステロイド
脱水素酵素欠損症

アルドステロン高値：160 pg/mL 以上
腎血管性高血圧
褐色細胞腫
レニン産生腫瘍
悪性高血圧
循環血漿量低下
バーター症候群
偽性バーター症候群
浮腫性疾患
肝硬変
心不全
21-水酸化酵素欠損症

基準値 0.5〜3.0 ng/mL/時

アルドステロン低値：30 pg/mL 未満
偽性アルドステロン症
DOC 産生腫瘍
リドル症候群
循環血漿量増加
11β-水酸化酵素欠損症
17α-水酸化酵素欠損症
低アルドステロン症
シャイ-ドレーガー症候群

アルドステロン高値：160 pg/mL 以上
原発性および特発性アルドステロン症
原発性副腎過形成
糖質コルチコイド反応性アルドステロン症

↓ 低

＊色文字は高血圧を呈する疾患

🗨 これだけは知っておこう！　検査の意味

- アルドステロンも同時に検査する．
- レニンは腎傍糸球体細胞で産生される酵素で，肝臓由来のアンジオテンシノーゲンに作用してアンジオテンシンⅠを産生する．アンジオテンシンⅠはアンジオテンシンⅡおよびⅢとなり，血圧の上昇やアルドステロンの分泌刺激をもたらす．

レニン-アンジオテンシン-アルドステロン系

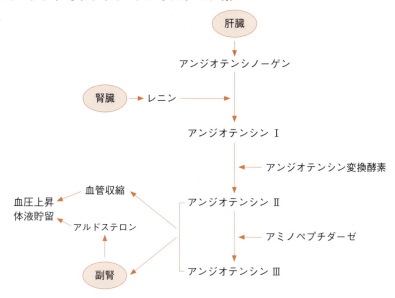

- 血漿レニン活性はレニン濃度とアンジオテンシノーゲン濃度の両者に依存するが，重篤な肝疾患，妊娠，経口避妊薬の服用など以外では，アンジオテンシノーゲン濃度はほぼ一定なのでレニン濃度と相関する．
- レニン分泌は腎灌流圧，ナトリウム負荷，交感神経活性，アンジオテンシン，心房性Na利尿ポリペプチドなどにより調節される．
  → そのため血圧や体液量，電解質に異常を生じる病態の診断，評価目的で検査を行う．

検査時の注意

- 採血は必ずEDTA-2Na管を用い，採血後はできるだけ速やかに血漿分離し，測定まで凍結保存する．
  ← 検体血漿中のアンジオテンシン変換酵素およびアンジオテンシナーゼ活性を抑制する必要があるため．
- 検査は一定の条件下で行う必要がある．
  ← 血漿レニン活性は早朝に高値，夕方～夜に低値を示す日内変動が存在し，また年齢，性別，体位，食塩摂取量により変動する．さらに妊娠や薬物に影響を受けるため．
- 一般的には以下の条件で採血を行う．
  ・血漿レニン活性に影響を与える薬物を2週間以上中止
  ・食塩摂取量を8～10 g/日に安定させる．
  ・早朝空腹時に30分以上の安静臥位

- ・禁煙
- 異常値が得られた場合は，再検査を行う．
  ← 採血条件や既存疾患，薬物などを確認し異常値の再現性を確認するため．
- 血漿レニン活性単独で検査を行わない．
  → 常にアルドステロンや血圧，電解質異常の有無などとあわせて病態を把握する必要がある．
- 検査に影響を及ぼす薬物を把握する．
- 検査に影響を及ぼす薬物を下表に示す．

血漿レニン活性に影響をおよぼす薬物

レニン活性増加		レニン活性減少	
降圧薬	利尿薬	降圧薬	遮断薬
	Ca 拮抗薬		交感神経抑制薬
	血管拡張薬	PG 合成阻害薬	
	ACE 阻害薬	甘草	
	AT₁ 受容体拮抗薬	ジゴキシン	
β-刺激薬 PG 製剤 経口避妊薬 女性ホルモン剤 糖質コルチコイド	レニン阻害薬	鉱質コルチコイド	

異常を示す主な疾患（レニン活性）

疾患	病態	症状	関連検査
腎血管性高血圧	腎動脈の狭小化などで腎血流が低下しレニン分泌が増加	高血圧，腹部血管雑音	低カリウム血症，代謝性アルカローシス，レニン分泌試験，静脈性腎盂造影，レノシンチグラフィ，CT で腎臓の左右差，腎動脈造影，腎静脈血サンプリング
アルドステロン症	副腎の病変からアルドステロンが過剰に分泌．腫瘍や副腎皮質過形成がある	高血圧，多飲，多尿	低カリウム血症，代謝性アルカローシス，レニン分泌試験，CT，MRI，^{131}I-アルドステロール副腎シンチグラフィ，副腎静脈血サンプリング
褐色細胞腫	副腎髄質や交感神経細胞由来の腫瘍カテコールアミンを分泌	高血圧，代謝亢進（やせ，振戦，頻脈），頭痛，多汗，高血糖	尿中カテコールアミン測定，尿中 VMA，CT，MRI，^{131}I-MIBG（副腎髄質シンチグラフィ）

疾患	病態	症状	検査
バーター症候群	遺伝子異常によるNa, Clの再吸収障害	正常血圧，低カリウム症状	低カリウム血症，代謝性アルカローシス，腎生検（傍糸球体装置の過形成）
アジソン病	両側副腎の慢性疾患から副腎皮質ホルモンの分泌が低下した病態	やせ，疲労感，低血糖，低血圧，無月経，恥毛脱落，色素沈着	低ナトリウム血症，高カリウム血症，血中コルチゾール低下，ACTH上昇，ACTH連続刺激試験，腹部CT

注意すべき疾患

疾患	病態	症状	検査
悪性高血圧	拡張期血圧の上昇を呈し，進行性の臓器障害（脳・心・腎・眼底）を伴う予後不良な病態．さまざまな疾患が原因になる．	拡張期血圧上昇（130 mmHg以上）眼底異常（キース-ワグナー分類Ⅳ以上）腎機能障害，心不全，中枢神経症状	眼底検査，心電図，胸部X線，尿検査（蛋白尿），腎生検
偽性アルドステロン症	甘草やグリチルリチン製剤によるアルドステロン作用	アルドステロン症と同じ	低レニン低アルドステロン症，低カリウム血症，代謝性アルカローシス，左記薬物の使用歴の聴取
偽性バーター症候群	慢性下痢や嘔吐，下剤・利尿薬乱用による	高レニン・高アルドステロン	病歴や薬物使用歴の聴取　場合によっては薬物濃度測定

観察のポイント（アセスメント視点）

継続・追加観察項目
- 電解質バランス（特にNa，K値）
- 血圧，尿量
- テタニー症状の有無，筋力低下，多飲多尿

異常値をもたらす原因・成因をチェックする
- アルドステロン症ではないか
  →アルドステロン症では，副腎皮質から自律性にアルドステロンが過剰に分泌され，高血圧，低カリウム血症，代謝性アルカローシス，テタニー，筋力低下，四肢麻痺，多飲多尿などの症状を呈する．

ケアのポイント

必要なケアと患者教育

必要なケア	患者教育
・内服治療	・服薬指導：降圧薬，利尿薬の内服が確実に行えるよう指導する．
・代謝性アルカローシス 　→テタニー症状の有無を観察する	・補液と安静（腎血流量の保持）
・外科的治療 　→周手術期の看護に準ずる ・術前より電解質バランスを整えるなど補液を行い，クリーゼを起こさないよう注意深く観察する	・術前オリエンテーション ・退院指導

緊急時・急性期の潜在的リスク

- 高血圧，テタニー，筋力低下，四肢麻痺，多飲多尿
  →急性副腎皮質機能不全（副腎クリーゼ）の可能性

ナトリウム利尿ペプチド

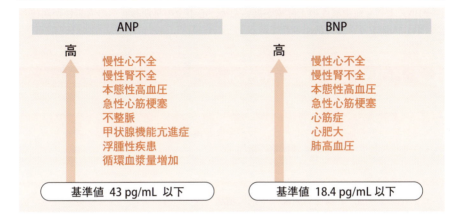

これだけは知っておこう！　検査の意味

- 臨床上重要となるのは心房性ナトリウム利尿ペプチド(ANP)と脳性ナトリウム利尿ペプチド(BNP, NT-proBNP)である．
  → ANPは主に心房への体液負荷の指標，BNPおよびNT-proBNPは主に心室機能や心筋の障害に対する指標となる．
- ANP：主として心房から分泌され，強力なナトリウム利尿作用，血管拡張作用を有する．
  → 心房圧による心房筋の伸展により調節されていると考えられており，心不全では血中濃度は心房圧・肺動脈楔入圧の上昇に相関し，NYHA分類(New York Heart Association)の重症度にほぼ比例して増加する．また，頻脈や高血圧症でも上昇する．心肥大に伴い，心室でもANPの生合成が亢進する．これらの疾患の重症度や治療効果の指標に有用である．
- BNP：当初ブタの脳由来のペプチドとして見いだされたが，ヒトでは主として心室から分泌される．心室負荷により分泌され強力なナトリウム利尿作用，血管拡張作用や交感神経系およびレニン-アンジオテンシン系を抑制し心不全などの病態を改善させる．
  → 心室負荷や心室肥大，心筋虚血などで合成が亢進され，慢性や急性心不全および心筋梗塞の病態評価に有用である．
  → 心不全や心肥大においてはANPより鋭敏なマーカーであり，病初期の不顕性・代

償性心不全の早期発見に役だつ可能性がある.
- 近年,ヒト脳性ナトリウム利尿ペプチド前駆体 N 端フラグメント(NT-proBNP)が測定可能となった.
  - ➔ NT-proBNP は,NYHA 分類による心不全重症度をよく反映するため,心不全の指標になるばかりでなく予後判定にも有用である.
  - ➔ BNP よりも血中濃度の上昇率が高いため,心不全の早期診断への有用性が期待され,人間ドックでも活用されている.

どういうときに検査を行うか

ANP
- 浮腫性疾患の病態把握:心不全・腎不全など体液量の増加する疾患の評価
- 血液透析患者の管理:至適体重の指標
- 血中濃度(薬物としての ANP 濃度)のモニタリング

BNP
- 心室機能評価,心筋梗塞発症後早期に増加
- 慢性および急性心不全の診断,重症度および予後の判定
- 治療効果の判定:心肥大や心不全の治療効果判定
- NT-proBNP は,心不全の早期診断と予後判定

ANP および BNP の変動と異常値を示す疾患

- **うっ血性心不全**:ANP および BNP は NYHA の重症度に従い増加する.特に BNP はⅢ度以上の重症例では ANP より増加する.
- **急性心筋梗塞**:発症後 24 時間以内に ANP,BNP ともに増加する.特に BNP は発症直後より著明に上昇するため,診断的意義を有する可能性がある.梗塞巣が広範で重症なほど遷延化する.
- **本態性高血圧**:両者とも高血圧による臓器障害の程度に応じて増加する.末梢血管抵抗の上昇に伴う圧負荷に対して,血管拡張,Na 利尿,アルドステロン分泌抑制などの作用を介する代償性分泌と考えられる.特に BNP は心肥大の程度と相関する.
- **慢性腎不全**:ANP は高値を呈し,透析後,体液の適正化に伴い低下する.BNP も高値を呈するが,ANP と異なり透析後はあまり低下しない.これは,慢性腎不全では BNP の代謝が遅いことや,長期にわたる体液量過剰により心室壁伸展が持続しているためと考えられる.

検査時の注意

- 一般的には，以下の条件で採血を行うことが望ましい．
  ① 体液量に影響を及ぼす薬物を 1 週間以上中止
  ② 食塩摂取量を 8〜10 g/日に安定させる
  ③ 早朝空腹時に 30 分以上の安静臥位
  ← 明らかな性差や年齢差はないが，食塩摂取過剰，姿勢，運動などの要因に影響を受けるため．
- 検体は EDTA-アプロチニン入りの採血管へ採取し，冷却遠心後血漿を凍結保存する．
  ← ANP は特に不安定である．NT-proBNP は血清検体での測定が可能で検体中の安定性も良好である．ほかの関連した検査を行い，総合的に評価する．
  → 心不全の指標として ANP と BNP をあわせて測定することが望ましい．
  → また，心臓超音波検査など心機能の評価をあわせて行う．
- 腎機能障害例では検査結果に注意する．
  ← BNP および NT-proBNP は，腎機能障害による体液貯留のみならず，代謝遅延により測定値の上昇が生じるため．

観察のポイント（アセスメント視点）

継続・追加観察項目
- 電解質（Na，K，Cl，Ca，P，BUN，血清クレアチニン），エンドセリン
- 尿量
- 胸痛の有無
- 心電図

異常値をもたらす原因・成因をチェックする
- 感染症はないか
  → 特に呼吸器感染症は利尿期に起こりやすい
- 消化管出血はないか
- 神経系異常はないか

ケアのポイント

必要なケアと患者教育

必要なケア	患者教育
心筋梗塞の場合	
・急性期には血栓溶解療法・経皮的冠動脈形成術(PTCA)，冠動脈バイパス術，抗凝固療法，抗血小板療法などに対し，看護介入を行い援助する ・薬物療法・食事療法の援助	・状態改善に伴いリハビリテーションプログラムに従って離床を進め，生活指導を行う
腎不全の場合	
・急性期には透析療法時のケアを行う ・水分出納バランスをチェックする	・食事指導とともに生活指導を行う

緊急時・急性期の潜在的リスク

- 胸痛，不整脈，冷汗，頻脈，頻呼吸，悪心・嘔吐，めまい，血圧低下などの症状
  → 心筋梗塞，慢性心不全の可能性

免疫検査

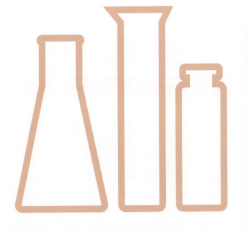

C反応性蛋白（CRP）

	代表的原因疾患・病態	否定できない疾患
高度上昇	**10mg/dL 以上** 重症細菌感染症 敗血症　RA 活動期	
中等度上昇	**2〜10 mg/dL** 細菌感染症，肺炎 急性膵炎 血管炎	新生児感染症 ウイルス感染症 真菌感染
軽度上昇	**1〜2 mg/dL** ウイルス感染症 心筋梗塞 サルコイドーシス 潰瘍性大腸炎 悪性腫瘍 心不全 SLE	歯周炎 脳梗塞 白血病 SLE 以外の膠原病
境界〜軽度	**0.3〜1 mg/dL** 軽症急性炎症性疾患 炎症性疾患初期・回復期	新生児感染症 動脈硬化性疾患 糖尿病

基準値 0.3 mg/dL 未満

これだけは知っておこう！　検査の意味

- 組織障害や感染が起こると，産生されたサイトカインが肝細胞にはたらき，種々の急性期反応蛋白(acute phase protein；APP)を産生する．その代表がC反応性蛋白（C-reactive protein；CRP)である．
- 急性炎症性刺激が起こって2〜3時間で上昇し，2〜3日でピークに達する．
  → 組織障害が大きいほど上昇し，期間も長くなる．
- 感染症では高値を示し，特に敗血症や肺炎などの重篤な場合は著明に上昇する．

- ➔ ウイルス感染症では上昇が軽度である．
- 悪性腫瘍では進行とともに上昇するが，感染症ほど高値にはならない．
- 膠原病では関節リウマチ(RA)や血管炎などの活動期で上昇するが，全身性エリテマトーデス(SLE)などでは上昇が軽度である．
  - ➔ 上昇したときには赤沈やSAAを測定するとよい．RAでは疾患活動性や治療効果の判定に有効である．
  - ➔ SAA〔血清アミロイド(蛋白)A；serum amyloid (protein) A〕は，炎症刺激により産生されたサイトカインの作用により肝細胞から産生される急性期反応蛋白(APP)の一種で，関節リウマチなどの慢性炎症性疾患に続発するアミロイドーシスで組織沈着するアミロイドA蛋白と共通抗原をもち，血中に存在する前駆体蛋白である．
- 最近，新生児感染症の診断，動脈硬化性疾患やそのリスク状態(糖尿病・肥満・脂質異常症)の判定に高感度CRPが用いられてきている．

検査時の注意

- 生理的変動：妊娠(後期)や経口避妊薬の使用で軽度上昇する．
- 喫煙により軽度上昇する．
- 出生時は低く，生後増加し，約1週間で成人とほぼ同じ値になる．
- M蛋白血症では異常低値(マイナス値)を示すことがある．
- 乳び血清や高ビリルビン血清では測定に影響を及ぼすことがある．

観察のポイント(アセスメント視点)

継続・追加観察項目
- 発熱(熱型)と感染症状の有無，息切れ，胸痛などの有無
- 食事・水分摂取状況
- 排泄状況(特に尿量)
- 随伴症状の有無

異常値をもたらす原因・成因をチェックする
- 原疾患との関連で，CRP異常をきたす可能性がないか
- 関連あるほかの検査項目に基準値の逸脱がないか
  - ➔ 赤沈，白血球数，血液像，腫瘍マーカー，血清蛋白分画
  - ➔ CRPは赤沈値とよく相関するが，赤沈値よりも早く増加(発症後6時間)し，正常化も早いとされている．
- ホルモン製剤の投与はないか
  - ⬅ これらの投与があると，異常低値を示すため．

- 新生児感染症の診断では，臍帯血では CRP 濃度が非常に低く個人差が大きいため，4〜6 時間ごとに検査をくり返して，その増加率で診断していく．
- 悪性腫瘍ではないか
  → 造血器腫瘍，骨転移を伴う前立腺癌，ホルモン産生腫瘍では CRP が基準値以下の場合が多くみられる．
- 動脈硬化性疾患がないか
  → 血清 CRP 濃度が 0.3 mg/dL 以上では，脳卒中や心筋梗塞の発症するリスクが高くなるといわれている．

ケアのポイント

必要なケアと患者教育

必要なケア	患者教育
症状の観察	
・発熱，咳嗽，喀痰，息切れ，胸痛，皮膚の発赤や腫脹，疼痛など	・起こりうる症状について説明し，異常がみられたら医療者に報告するよう指導する
苦痛の緩和	
・発熱時の冷罨法や水分摂取の指導，体位の工夫（圧迫の除去）をする	・発熱時の水分補給の必要性を説明する
薬物療法	
・目的を説明して，鎮痛薬や解熱薬，抗菌薬などを投与する	・薬物療法の目的と必要性をわかりやすく説明する ・内服薬の場合は医師に指示された内服方法を遵守するよう指導する
感染予防	
・含嗽と手洗い，清潔ケア（全身，陰部，口腔内など）を指導する ・過労を避けて十分な栄養と睡眠をとることを指導する	・感染予防のための手洗いや含嗽，全身の清潔保持の必要性をわかりやすく説明する
環境調整	
・室内の清潔保持と保湿を行う ・安静に過ごせる環境をつくる	・室内の清潔保持と保湿の方法を具体的に説明する ・安静の必要性を説明する
栄養管理	
・消化吸収がよく高カロリーの食事を摂取できるようにする	・十分な栄養摂取の必要性を説明する
発熱が持続するとき	
・IN・OUT の量を把握，ほかの検査値や症状などから脱水の徴候がないかアセスメントする	・経口による水分・栄養摂取の必要性を説明し，脱水症状の観察方法を指導する

緊急時・急性期の潜在的リスク

- 高値が持続し炎症所見がみられるもの
  →肺炎や敗血症の可能性
- 腫瘍マーカーも高値を示すとき
  →悪性腫瘍の可能性

補体 CH 50，C 3，C 4

CH 50，C 3，C 4 による鑑別疾患

CH 50	C 4	C 3	疾患・病態
高値	高値	高値	感染症 関節リウマチ(RA)などの炎症性疾患 悪性腫瘍
低値	正常	正常	C 3，C 4 以外の補体成分欠損症
低値	正常	低値	C 3 欠損症 急性糸球体腎炎 膜性増殖性糸球体腎炎
低値	低値	正常	C 4 欠損症，遺伝性血管浮腫
低値	低値	低値	全身性エリテマトーデス(SLE) 悪性関節リウマチ(MRA) クリオグロブリン血症 慢性肝障害

基準値　CH 50：30～45 U/mL(Mayer 変法)
　　　　C 4：14～49 mg/dL
　　　　C 3：86～160 mg/dL

これだけは知っておこう！　検査の意味

- この3つはセットで測定する．
- CH 50 は血清中の補体成分(C 1～C 9)の総合的溶血活性を調べる検査である．
  → 補体系の機能には，炎症への関与，オプソニン化，病原体の細胞膜破壊誘発などがある．
- 膠原病・腎炎などで低下し，感染症・炎症・悪性腫瘍などで上昇する．
- 補体が活性化する経路(pathway)には，古典(classical)経路と第2(alternative)経路，さらにレクチン経路がある．
  → 補体活性化経路
  　classical 経路：CH 50 ↓，C 3 ↓～→，C 4 ↓
  　alternative 経路：CH 50 ↓，C 3 ↓，C 4 →

血清補体価の異常を示す主な原因

- 補体成分(C1以外)は肝臓とマクロファージで産生されるので、肝疾患では低補体価を示す。また、ネフローゼ症候群では補体成分の漏出により低補体価を示す。
- 補体系蛋白質の各種先天的欠損症が知られている。
- 全身性エリテマトーデス(SLE)、自己免疫性溶血性貧血、膜性増殖性糸球体腎炎などでは免疫複合体により低補体価を示す。

検査時の注意

- 採取された検体はできるだけ早く血清分離し、−70℃に凍結保存する。
- C型肝炎ウイルス(HCV)陽性慢性肝疾患の患者では、血清を低温保存してはならない。
  ← 低温(4℃)で保存すると、補体活性化物質によりCH50が低下する(cold activation)ため。この現象を防ぐには、血清を37℃で分離するかEDTA血漿で測定する。
- 幼小児や高齢者ではCH50、C3、C4はともに低値傾向となる。

観察のポイント(アセスメント視点)

継続・追加観察項目
- 発熱(熱型)と感染症状の有無
- 随伴症状(関節症状、皮膚粘膜症状、神経症状、レイノー現象など)
- 体重の変化

異常値をもたらす原因・成因をチェックする
- 原疾患との関連で、異常値を示す可能性がないか
- 関連あるほかの検査項目(CRP、IC、APCH50)に基準値の逸脱がないか

ケアのポイント

必要なケアと患者教育（全身性エリテマトーデスの場合）

必要なケア	患者教育
症状の観察	
・発熱，倦怠感，食欲不振，体重減少，皮膚症状，関節症状，呼吸困難や胸部症状など	・起こりうる症状について説明し，異常がみられたら医療者に報告するよう指導する
薬物療法	
・目的を説明して，医師から指示された薬物が適切に服用できるように支援する ・多量の副腎皮質ホルモン製剤を含む免疫抑制療法時には，副作用管理に注意する ・薬剤管理や生活に関する指導を行う	・薬物療法の目的と必要性をわかりやすく説明する ・服薬を自己中断しないように治療継続の必要性を説明する ・副作用に注意して，異常を感じたら医療者に報告するよう指導する
発熱時	
・冷罨法，解熱薬の投与，安静の保持，清潔の保持，栄養価の高い食品の選択，感染予防を行う	・発熱時の対処法を指導する ・栄養価の高い食事摂取，水分摂取を促す
感染予防	
・含嗽と手洗いの指導，清潔ケア（全身，陰部，口腔内など）の指導する ・過労を避けて十分な栄養と睡眠をとることを指導する	・感染予防のための手洗いや含嗽，全身の清潔保持の必要性をわかりやすく説明する
刺激の回避	
・刺激（皮膚刺激や寒冷刺激）や日光照射を回避するように調整したり，患者に指導する	・皮膚症状に合わせた洗顔や保湿をする（石けんや化粧水など），整髪用ブラシや歯ブラシの選択，手袋や靴下の着用，帽子や日傘，長袖衣服やサングラスの着用，ベッドの位置調整などに注意する
合併症の早期発見	
・腎障害，胸膜炎，心膜炎などの症状がないか観察する	・咳嗽，胸痛，呼吸困難，尿量異常などの症状を感じたら報告するよう指導する
ストレスや過労の回避	
・安静と活動のバランスの維持，休息のとり方，気分転換について指導する	・疲れすぎない生活時間の管理，効果的な休息の活用，気分転換を意識的に行うよう促す
栄養管理	
・副腎皮質ホルモン製剤の影響で過食傾向のときは，摂取カロリーや体重に変化がないか観察して指導する	・バランスの良い食事を摂るよう指導する ・体重や胸囲を定期的に測定する

精神的ケア	
・抑うつ状態の確認，ボディイメージの変化がある場合の支援，支持的な傾聴，家族や周囲のサポート状況の確認と支援を行う ・悲しみやつらさを表出しやすい雰囲気をつくり接する	・不安や不眠，気持ちが落ち込んだり，食事摂取量の低下などがある場合は，医療者に話したり，相談したりするよう説明する

緊急時・急性期の潜在的リスク

- CH 50，C 3，C 4 すべてが低値
  → SLE，悪性関節リウマチ（MRA），自己免疫性溶血性貧血，肝硬変症などの可能性

リウマトイド因子（RF），抗CCP抗体

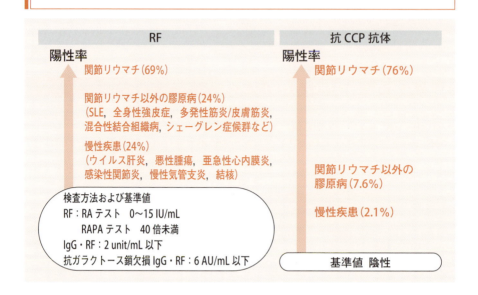

これだけは知っておこう！　検査の意味

- リウマトイド因子（rheumatoid factor；RF）は免疫グロブリン（Ig）分子の一部分（Fcレセプター部分）と強く反応する自己抗体である．
  → IgM型RF，IgG型RF，IgA型RFなどの種類がある．
- 2010年の米国とヨーロッパの関節リウマチ分類基準では，関節症状とCRPまたは赤沈に加えて，RFまたは抗シトルリン化ペプチド抗体（抗CCP抗体，ACPA）検査結果も関節リウマチ（rheumatoid arthritis；RA）の診断に用いられる．また抗CCP抗体は関節リウマチではRFと同程度の高い陽性率であるが，他の疾患での陽性率はずっと低いので診断に役立つ．

関節リウマチ（RA）分類基準（米国およびヨーロッパのスコアシステム）2010

A：関節異常所見（腫脹または圧痛）（0〜5）		
1つの	大関節[1]	0
2〜10の	大関節	1
1〜3	小関節[2]	2
4〜10の	小関節	3

	11以上の 関節(小関節1つ以上を含む)³⁾	5
B：血清学的検査⁴⁾(0～3)		
	RF・抗CCP抗体正常	0
	RFまたは抗CCP抗体の少なくとも1つが陽性	2
	RFまたは抗CCP抗体の少なくとも1つが高値陽性	3
C：急性期反応物質(0～1)		
	CRP，ESR(赤沈)ともに正常	0
	CRPまたはESRが高値	1
D：関節炎の持続(0～1)		
	6週未満	0
	6週以上	1

スコア合計6以上を確定的RAと分類する．
1) 大関節：肩，肘，股，膝，足首関節
2) 小関節：近位指節間関節(PIP)，指節間関節(IP)，中手指節関節(MCP)，2～5中足指関節(MTP)，手首関節
3) 小関節1つ以上を含めば上記以外の関節でもカウントする．
4) 陽性：基準値上限の3倍以下　高値陽性：基準値上限の3倍を超えた場合

- 関節リウマチ(RA)のスクリーニング検査で，RAでは血中のほかにも障害関節液中でRF活性を検出できる．
  → RFはRAの患者の20%で陰性を示し，また健常者でも1～2%で陽性を示す．
- RF陽性はRA以外にも全身性エリテマトーデス(SLE)などの膠原病や自己免疫疾患でしばしばみとめられる．
- 通常の検査においては，IgM(免疫グロブリンM)型RFをRFとよぶ．
  → RFの定量値はRA治療での目安とはなりにくい．
- IgM型RFのほかにIgG型RF，ガラクトース鎖欠損IgG・RFが臨床検査として用いられている．
  → IgG・RF値(免疫グロブリンGクラスのRF値)はRA活動性を反映するのでRA治療での指標となる．
- 抗CCP抗体は，RAでは76%と高い陽性率を示すが，他の疾患での陽性率は数%以下である．健常者でも3%は陽性となる．

検査時の注意

- 前処置は不要である．

観察のポイント（アセスメント視点）

継続・追加観察項目
- RA の確定診断のために関節 X 線造影，抗ガラクトース鎖欠損 IgG・RF，抗 CCP 抗体，関節の触診検査を行う．また，RA 疾患活動性，治療の指標として炎症検査（CRP，SAA，赤沈値），IgG・RF 値，MMP-3（マトリックスメタロプロテアーゼ 3）値，ガドリニウム強調 MRI 検査を行う．
- 鑑別：SLE などの各膠原病の疾患標識抗体検査を行いつつ臨床症状などの総合的見地から鑑別診断を行う．

RF 検査が予想外に陰性であったとき
- 関節炎があり，RA が疑われたのに RF が陰性である場合は seronegative arthropathy〔血清反応が陰性の関節の炎症（変形性関節症，痛風，リウマチ熱，反応性関節炎，ベーチェット病，強直性脊椎炎，リウマチ性筋痛症など）〕や，RA でも早期の場合，あるいはリウマトイド因子陰性関節リウマチが考えられる．
- 関節症状（関節炎による疼痛，腫脹，熱感），関節の変形の有無と程度，全身症状（微熱，倦怠感，貧血症状など），筋萎縮の程度
- 日常生活動作（ADL）の状態
- 治療内容

異常値をもたらす原因・成因をチェックする
- 原疾患との関連で，異常値を示す可能性がないか
- 関連あるほかの検査項目に基準値の逸脱がないか
  → CRP，赤沈，RAPA（RF 検出法）
- 食後の採血ではないか
  ← 中性脂肪高値の血清，クリオグロブリン血清，パイログロブリン血清では偽陽性となることがあるため．
- 健常者でも陽性がみとめられ，加齢とともに増加する．
- 被検査血清中に免疫複合体が存在すると低値になる．

ケアのポイント

必要なケアと患者教育（RA の場合）

必要なケア	患者教育
症状の観察	
・関節症状，筋萎縮，微熱，食欲不振など	・起こりうる症状について説明し，異常がみられたら医療者に報告するよう指導する

疼痛の緩和と安静の保持	
・疼痛を評価しながら鎮痛薬を検討するとともに，関節に負担がかからない体位や体動方法の検討，装具や自助具の検討，寒冷刺激の回避と湿気の防御を行う	・疼痛の緩和と安静の保持：医療者とともに症状を評価しながら，苦痛を最小限にする方法を検討し実施を促す
薬物療法	
・目的を説明して，医師から指示された薬物が適切に服用できるように支援する ・副作用管理（肝・腎・肺・胃・血液・感染症に注意）を行う	・薬物療法の目的と必要性をわかりやすく説明する ・薬剤の自己管理を促す ・副作用症状が現れたら医療者に報告するよう指導する
感染予防	
・含嗽と手洗い，清潔ケア（全身，陰部，口腔内など）を指導する ・過労を避けて十分な栄養と睡眠をとることを指導する	・感染予防のための手洗いや含嗽，全身の清潔保持の必要性をわかりやすく説明する ・免疫抑制薬や副腎皮質ホルモン製剤を使用している場合は，易感染状態であることをわかりやすい言葉で説明する
関節可動域運動	
・関節を良肢位に保つ（関節の状況に合わせて装具を選択する），関節可動域の維持と改善のための運動を実施する	・医師に指示された装具をつけて良肢位に保つ，関節可動域訓練を行う，残存機能をいかして生活するなどを指導する
栄養管理	
・栄養価の高い食品を取り入れ，バランスのよい食事ができるように指導する	・バランスのとれた食事（蛋白質，鉄分，ビタミンCが不足しないように）の摂取を指導する
精神的ケア	
・ボディイメージの変化に対する支援，完治困難で長期療養が必要となるため，精神面を観察して必要な支援を行う	・精神的な負担を軽減する方法を紹介する（不安や心配があるときは医療者に相談する，つらいときは人に助けてもらう，気分転換を行う，自分のペースをまもる）

緊急時・急性期の潜在的リスク

- RF値が高値（500 IU/mL以上）のとき
  → RAに肺線維症や腎などの全身血管炎を伴うMRAである可能性．この場合，適切な治療を行わないと重症化や生命にかかわるリスクがあるため，精査を早急に行う必要がある．

抗核抗体，LE テスト

抗核抗体

陽性率 ↑

高頻度で陽性となる疾患
- SLE (97%)
- 全身性硬化症 (SSc，83%)
- 混合性結合組織病 (MCTD，99%)

しばしば陽性となる疾患
（上記の項目に加えて）
- シェーグレン症候群 (76%)
- 円板状エリテマトーデス (DLE)
- 自己免疫性肝炎，慢性肝炎
- 薬剤誘発性ループス
- レイノー症候群
- 多発性筋炎，皮膚筋炎
- 関節リウマチ (RA，41%)
- 原発性胆汁性肝硬変 (PBC)
- 慢性甲状腺炎

時に陽性となる疾患
（上記の全項目に加えて）
- 間質性肺炎
- 慢性気管支炎
- 健常者（高齢者，女性，小児）

基準値 陰性（80 倍未満）

LE テスト

陽性
- SLE

ときに陽性
- 薬剤性ループス

まれに陽性
- MCTD
- シェーグレン症候群

基準値 陰性

これだけは知っておこう！ 検査の意味

- 抗核抗体は，細胞の核中にある抗原性物質に反応する自己抗体の総称である．
  - → 抗核抗体検査は，全身性エリテマトーデス (SLE) などの膠原病に特異的に出現し，また自己免疫性肝炎などの自己免疫疾患のスクリーニングとしても行われる．
- 抗核抗体が陽性の場合は自己免疫異常が存在する可能性がある．
  - → 個々の抗原に対応する抗体の検査を行い，臨床所見，一般検査，疾患標識自己抗体などにより各自己免疫疾患の鑑別診断に進む．
  - → 抗核抗体は健常者でも陽性となることがあることに注意する．
- LE テストは患者の血清中に現れる LE 因子を検出する検査である．

→LE因子は，抗核抗体のうちDNA核蛋白に対する抗体で，SLEの診断に有用である．
→LEテストは簡便な検査ではあるが検出感度は低い．

検査時の注意

- 検査時は特に空腹である必要はない．
  ←これらの検査は食事の影響を受けないため．
- 検査は通常，HEp-2細胞(ヒト表皮細胞)を用いる間接蛍光抗体法(IF法)が使われている．
  →IF法による抗核抗体の基準値は各施設によって異なる．臨床では80倍未満を陰性とすることが多い．
- 抗核抗体と疾患の関連性は下表のとおりである．

主な蛍光パターン	疾患標識抗体との関連	関連疾患
辺縁(Shaggy)型	抗ds-DNA抗体	SLE
均一(Homogenous)型	ヒストンなどを認識する抗体	SLE，強皮症などの膠原病
斑紋型	抗Sm抗体，抗RNP抗体，抗SS-B抗体など	MCTDほかの膠原病
核小体型	核リボソーム抗体など	膠原病
散在斑点型	抗セントロメア抗体	強皮症，クレスト症候群

観察のポイント(アセスメント視点)

継続・追加観察項目

- IF法による抗核抗体は自己免疫疾患診断のためのスクリーニングとして用いる．しかし，病勢の反映，治療の指標としては用いられない．
- 抗核抗体陽性の場合で膠原病，自己免疫疾患が疑われる場合には表に示した疾患標識抗体などの検査を行う．なお，自己免疫疾患の診断を自己抗体のみでは行わない．各疾患特有の症状を含めた各疾患の診断基準を用いて確定診断を行う．
- 発熱(熱型)と感染症状の有無
- 随伴症状(関節症状，皮膚粘膜症状，神経症状，レイノー現象など)
- 体重の変化

抗体	疾患
抗ds-DNA抗体(抗二本鎖DNA抗体)	SLE
抗ヒストン抗体	薬剤誘発性ループス，SLE
抗Sm抗体	SLE
抗U1-RNP抗体	MCTD

抗体	疾患
抗 SS-A 抗体，抗 SS-B 抗体	シェーグレン症候群，SLE
抗 Scl-70 抗体	SSc
抗セントロメア抗体	クレスト症候群
抗 Jo-1 抗体	多発性筋炎，皮膚筋炎

異常値をもたらす原因・成因をチェックする
- 原疾患との関連で，異常値を示す可能性がないか
- 関連あるほかの検査項目に基準値の逸脱がないか
  ➜ LE 細胞試験，抗 ENA 抗体，抗 ds-DNA 抗体
- 陰性でも SLE を否定できない．また，抗核抗体で健常者の 3〜5%，70 歳以上の 20〜40% で陽性とされており，この検査だけで膠原病の診断をすることはできない．
- 低蛋白血症があったり，継続した強力な免疫抑制療法などを行っていないか
  ⬅ 抗核抗体測定に影響を及ぼす因子として，血清免疫グロブリンが最も大きい．これらにより，抗核抗体価は低下するため．
- プロカインアミド，ヒドララジンなどの内服はないか
  ➜ これらの内服で，抗核抗体が陽性になることが知られている．

ケアのポイント

必要なケアと患者教育
➜ SLE の場合は「補体 CH 50，C 3，C 4」の項（p.326）を参照．

緊急時・急性期の潜在的リスク

- 抗核抗体値が高くても緊急性や重症度を示すわけではないため，あわてずに精査を進める．

抗DNA抗体

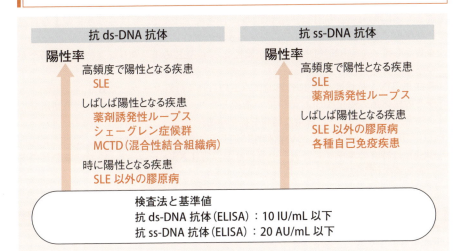

各種検査法と略称
PHA：passive hemagglutination test（受身赤血球凝集反応）：主に一本鎖DNA抗体を検出
RIA：radioimmunoassay（放射性免疫測定法）：二本鎖DNAに特異的
ELISA：enzyme linked immunosorbent assay（酵素結合免疫反応吸着測定法）
EIA：enzyme immunoassay（酵素免疫測定法）
IRMA：immunoradiometric assay（免疫放射定量測定）
CLIA：chemiluminescent immunoassay（化学発光免疫測定法）

SLEの経過と抗DNA抗体の変化

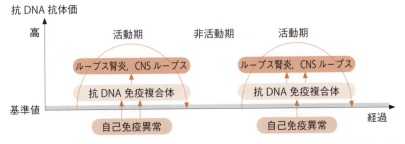

- 抗ss（一本鎖）-DNA抗体はSLEで高頻度に出現し，SLEの病態形成に関与する．しかし，現在行われている検査では非病原性抗ss-DNA抗体も検出するのでSLE以外の自己免疫疾患でもしばしば陽性となる．

これだけは知っておこう！　検査の意味

- 抗DNA抗体は一本鎖および二本鎖DNAに対する自己抗体であり，陽性を示すと自己免疫異常が強く疑われる．
- 抗ss(一本鎖)-DNA抗体は，全身性エリテマトーデス(SLE)以外のさまざまな自己免疫疾患でも出現するが，SLEに対する疾患特異性は低い．
  - しかし抗ds(二本鎖)-DNA抗体が陰性を示すSLEのモニタリングに有用な場合がある．
  - 抗ds-DNA抗体はSLEに特異的にみとめられる診断マーカーである．
  - その抗体価の変化はSLE治療での指標となり，副腎皮質ホルモン製剤の使用量の決定，モニタリングに有用な情報を提供する．
- IgG型抗DNA抗体は，SLEの活動性に連動して免疫複合体を形成することにより，
  - SLEに特有のループス腎炎，中枢神経系障害(CNSループス)，蝶形紅斑などの皮膚粘膜症状を起こすと考えられている．

検査時の注意

- 検査時の前処理による影響はなく，また特に空腹である必要はない．
  - これらの検査は食事の影響は受けないため．

観察のポイント(アセスメント視点)

継続・追加観察項目
- 発熱(熱型)と感染症状の有無
- 随伴症状(関節症状，皮膚粘膜症状，神経症状，レイノー現象など)
- 体重の変化

SLEの確定診断
- 抗Sm抗体，抗RNP抗体，抗β_2-GPIカルジオリピン抗体，ループス抗凝固因子(LAC)
- 尿蛋白定量，尿沈渣(細胞性円柱)*
- 末梢血検査*
- 腎，肝，心，肺，中枢神経などの臓器障害に関する検査

SLEの活動性，治療での指標とされる(抗DNA抗体以外の)検査
- 上記の*の検査
- 血清補体値(CH 50，C 3，C 4)：活動期は低値になる

異常値をもたらす原因・成因をチェックする
- 原疾患との関連性で，異常値を示す可能性がないか
- 関連あるほかの検査項目に基準値の逸脱がないか
  → 抗核抗体，免疫複合体，抗Sm抗体，血清補体価
- SLEの活動期と一致して変動し，活動期には高値，寛解期では低値または基準値を示す．

ケアのポイント

必要なケアと患者教育
→ SLEの場合は「補体CH50，C3，C4」の項（p.326）を参照．

緊急時・急性期の潜在的リスク

- SLEの場合
  → 腎障害や中枢神経障害を呈するものは予後が悪い．

TSHレセプター抗体(TRAb), 甲状腺刺激抗体(TSAb)

高 ↑

バセドウ病
- 甲状腺機能亢進症の原因には，バセドウ病のほかに無痛性甲状腺炎，亜急性甲状腺炎などがあるが，バセドウ病以外は，通常，TSHレセプター抗体は陰性なので，鑑別診断に役だつ．
- バセドウ病の治療中，TSHレセプター抗体は徐々に低下する．抗体が低下しないときはなおりにくく，投薬中止後の再発も多い．

特発性粘液水腫
- TRAbは高値だが，甲状腺機能低下症を呈する．甲状腺は萎縮して触知されない．

基準値　2.0 IU/L 未満(ECLIA法)

＊ECLIA法：電気化学発光免疫測定法

これだけは知っておこう！　検査の意味

- 甲状腺刺激ホルモン(thyroid-stimulating hormone：TSH)レセプター抗体は，甲状腺の濾胞細胞膜のTSHレセプターに対する自己抗体である．
- バセドウ病患者の大部分でこの自己抗体が血中にみとめられる．
  → 甲状腺を刺激して過剰にホルモンを産生し，バセドウ病の原因となる．
- TSHレセプター抗体にはTRAb(TSH receptor antibody)とTSAb(thyroid stimulating antibody)の2種類がある．
  → TRAb測定法には種々あるが，現在では上記の第3世代測定法が一般的である．
  → TSAbは，甲状腺を刺激する活性を指標にして測定される．

検査時の注意

- バセドウ病以外でTRAbが陽性の疾患として，特発性粘液水腫がある．このときとめられる抗体は甲状腺を刺激する抗体ではなく，TSHレセプターと結合して，TSHの作用を阻害することにより，甲状腺機能低下を起こす．阻害型TRAb(またはTSBAb)とよばれる．

高頻度にみられる疾患

疾患名	主な症状	関連検査項目
バセドウ病	甲状腺腫, 頻脈, 眼球突出	FT_4, FT_3, TSH

観察のポイント(アセスメント視点)

継続・追加観察項目
- 随伴症状(甲状腺腫, 眼球突出, 頻脈, 心悸亢進, 多汗, 手指や眼瞼のふるえ, 発熱, 食欲亢進, 不眠など)
- 体重の変化

異常値をもたらす原因・成因をチェックする
- 原疾患との関連で, 異常値を示す可能性がないか
- 関連あるほかの検査項目に基準値の逸脱がないか
  → T_3, T_4, TSH, FT_3, FT_4
- ホルモン剤を内服していないか

ケアのポイント

必要なケアと患者教育(甲状腺機能亢進症の場合)

必要なケア	患者教育
症状の観察	
・発汗, 頻脈, 手指振戦, 甲状腺腫大, 眼球突出など	・起こりうる症状について説明し, 異常がみられたら医療者に報告するよう指導する
薬物療法	
・目的を説明して, 医師から指示された薬物を適切に継続して内服できるように支援する ・患者が薬物の副作用を理解して, 発症時に対処できるように指導する	・薬物療法の目的と必要性をわかりやすく説明する ・注意事項:薬物の自己管理の徹底, 異常時の対処方法の理解など ・抗甲状腺薬の副作用として, 無顆粒球症(発熱や咽頭痛, リンパ節の腫れなど)に注意するよう促す

免疫検査

必要なケア	患者教育
食事や嗜好品の注意	
・甲状腺機能亢進時はなるべく禁酒・禁煙をするように指導する ・食事は十分なエネルギーと蛋白質とビタミンがとれるようにする ・水分摂取は合併症である尿路結石を予防するためにも，意識してとるように指導する	・禁煙するよう指導する ・アルコールは頻脈や熱感など症状を悪化させるため，飲酒を控えるよう指導する ・高エネルギー，良質な蛋白質，高ビタミンのバランスのよい食事をとるように促す ・水分摂取の必要性をわかりやすく説明する
感染予防	
・含嗽と手洗い，清潔ケア(全身，陰部，口腔内)を指導する ・過労を避けて十分な栄養と睡眠をとることを指導する	・感染予防のための手洗いや含嗽，全身の清潔保持の必要性をわかりやすく説明する
精神的ケア	
・精神的なイライラや不眠などは甲状腺ホルモンの過剰からくるものであることを説明する ・眼球突出や甲状腺腫がある場合には，患者の思いを支持的に傾聴する．また，対処法(眼鏡や襟のあるシャツ，スカーフの着用など)を説明する	・精神的な負担を軽減する方法を紹介する(症状の原因を理解する，ネガティブな感情を表出する，不安や心配があるときは医療者に相談する，つらいときは人に助けてもらう，リラックスできる環境を整えるなどの行動をとる)

緊急時・急性期の潜在的リスク

- 甲状腺機能亢進症
  → 巨大甲状腺腫や甲状腺クリーゼは，抗甲状腺薬で効果がない場合は，外科的治療が必要になる．

抗甲状腺ペルオキシダーゼ抗体(抗TPO抗体)，抗サイログロブリン抗体(抗Tg抗体)

高 ↑
慢性甲状腺炎(橋本病)
バセドウ病
バセドウ病，慢性甲状腺炎のいずれでも陽性なので，両者の鑑別には役だたない．抗体価と甲状腺機能との関係は明らかでない．治療によって大きく変化しない．

基準値(抗TPO抗体) RIA：0.3 U/mL 未満
EIA：13.6 IU/mL 未満
ECLIA：16 IU/mL 未満

基準値(抗Tg抗体) RIA：0.3 U/mL 未満
EIA：3.2 IU/mL 未満
ECLIA：28 IU/mL 未満

免疫検査

これだけは知っておこう！　検査の意味

- 抗甲状腺ペルオキシダーゼ抗体(抗TPO抗体)は，甲状腺ペルオキシダーゼ(thyroid peroxidase；TPO)に対する自己抗体である．
  → ミクロソーム抗体の対応抗原は，TPOであることが明らかになり，抗TPO抗体とよばれるようになった．
  → 従来は抗ミクロソーム抗体とよばれて，凝集法のミクロソームテストによって検出されていた．
  → 現在，抗TPO抗体はRIAやELISAによる定量法が行われ，バセドウ病や慢性甲状腺炎(橋本病)の診断に役だっている．
- 抗サイログロブリン抗体(抗Tg抗体)は，甲状腺固有の蛋白であるサイログロブリン(thyroglobulin；Tg)に対する自己抗体である．
  → 従来は凝集法(サイロイドテスト)によって，半定量的に測定されていた．
  → 現在では，EIA，RIAによる定量法によって測定されている．凝集法にくらべて，感度も特異性も著しく向上したため，甲状腺自己免疫疾患(特に慢性甲状腺炎)の診断に役だっている．

検査時の注意

- 健常であっても一部で高値を呈する．女性では10％以上が基準範囲を超える．

高頻度にみられる疾患

疾患名	主な症状	関連検査項目
慢性甲状腺炎	甲状腺腫(一部は甲状腺機能低下症を呈する)	FT_4, FT_3, TSH

観察のポイント(アセスメント視点)

- 「TSH レセプター抗体(TRAb),甲状腺刺激抗体(TSAb)」の項(p.340)を参照.

ケアのポイント

必要なケアと患者教育
- 甲状腺機能亢進症の場合は「TSH レセプター抗体(TRAb),甲状腺刺激抗体(TSAb)」の項(p.340)を参照.

緊急時・急性期の潜在的リスク

- 抗サイログロブリン抗体陽性
  ➡甲状腺腫が急激に増大する高齢者は,悪性リンパ腫がないか検査する.

抗SS-A抗体，抗SS-B抗体，抗Scl-70抗体，抗Sm抗体

抗SS-A抗体 陽性率
- SLE（80％）
- シェーグレン症候群（70％）
- 混合性結合組織病（60％）
- 上記以外の膠原病（約20％）
- 健常者（まれに陽性）

陽性 >30（EIA）

基準値 EIA：10 index 未満

抗SS-B抗体 陽性率
- シェーグレン症候群（30％）
- SLE（10％）

陽性 >25（EIA）

基準値 EIA：15 index 未満

抗Scl-70抗体 陽性率
- 強皮症（30％）

陽性 >24（EIA）

基準値 EIA：16 index 未満

抗Sm抗体 陽性率
- SLE（15～30％）

陽性 >40（ELISA）

基準値 ELISA：陰性 20 index 未満

- 抗SS-A抗体，抗SS-B抗体の検出はシェーグレン症候群を強く疑い，その診断基準の1つとされている。
- 抗Scl-70抗体はDNA修復酵素であるトポイソメラーゼIを認識する抗体であり，強皮症の診断の有力な根拠を与える。
- 抗Sm抗体は全身性エリテマトーデス（SLE）患者に特異的に出現する自己抗体である。
- どの抗体もその定量値は各疾患の活動性と関連しにくく，治療上での指標とはならない。
- 抗体のみ陽性で無症状の場合には経過観察となる．しかし，将来的にシェーグレン症候群あるいは強皮症となる可能性がある．
- EIA，ELISA：酵素免疫測定法

🔍 これだけは知っておこう！　検査の意味

- SS-A抗体，抗SS-B抗体，抗Scl-70抗体，抗Sm抗体はいずれも抗核抗体に含まれる。
  → どの抗体も検出例では自己免疫異常の存在，特に抗SS-A抗体と抗SS-B抗体はシェーグレン症候群，抗Scl-70抗体は強皮症である可能性が高く，また抗Sm抗

体は全身性エリテマトーデス(SLE)患者に特異的に出現し、おのおのの疾患標識マーカーとされている。
- いずれの抗体も病態発現機序との関連は不明である。
  → しかし、抗SS-A抗体陽性例から生まれた子どもは伝導障害などの心臓障害、新生児ループスを生じることがある。

検査時の注意

- 検体の前処理は不要で、また採血時の食事とは関係がない。
- 検査値がグレイゾーン(基準値と陽性の間)や弱陽性の場合には、感度は低いが特異性が高い二重免疫拡散法により抗体が陽性であるかについて確認する。

観察のポイント(アセスメント視点)

継続・追加観察項目
- 目と口腔の乾燥症状
- 皮膚症状(皮膚硬化)、レイノー現象、呼吸器・消化器症状
- 水分摂取量・尿量
- シェーグレン症候群の確定診断:シルマー試験(涙液分泌量測定)、ローズベンガル試験(乾燥性角結膜炎の検査)、ガム試験(唾液分泌量測定)、唾液腺造影、唾液腺生検
- シェーグレン症候群の活動性、治療の指標:CRP、SAA、赤沈値
- 強皮症の確定診断:皮膚生検、食道透視(食道蠕動運動の程度)、皮膚所見(皮膚硬化、皮膚潰瘍、レイノー現象)、胸部X線
- 強皮症の活動性、治療の指標:CRP、SAA、赤沈値、胸部X線、皮膚所見(皮膚硬化、皮膚潰瘍、レイノー現象)

異常値をもたらす原因・成因をチェックする
- 原疾患との関連で、異常値を示す可能性がないか
- 関連あるほかの検査項目に基準値の逸脱がないか
  → 抗核抗体、抗ENA抗体、抗セントロメア抗体
- 高頻度に陽性になる疾患は、抗SS-A抗体と抗SS-B抗体はシェーグレン症候群で、抗Scl-70抗体は進行性全身性硬化症(全身性強皮症)である。

ケアのポイント

必要なケアと患者教育（シェーグレン症候群の場合）

必要なケア	患者教育
症状の観察	
・ドライアイ，ドライマウス，発熱，関節炎など	・起こりうる症状について説明し，異常がみられたら医療者に報告するよう指導する
薬物療法	
・目的を説明して，医師から指示された薬物が適切に服用できるように支援する ・薬物の副作用を理解して，発症時に対処できるように指導する ・薬剤アレルギーを起こすリスクが高いため，担当医が処方した薬以外は勝手に使用せず，必ず相談するように指導する	・薬物療法の目的と必要性をわかりやすく説明する ・ドライアイとドライマウスの薬は，効果を評価して医療者に報告するよう指導する ・ドライアイには保護用眼鏡の使用を促す ・担当医が処方した薬以外を使用したいときは，事前に必ず相談するよう指導する
環境調整	
・部屋の清潔を保持し，適度な室温と湿度を保つように指導する	・室内の清潔保持と保湿の方法を具体的に説明する
感染予防	
・含嗽と手洗い，清潔ケア（全身，陰部，口腔内）を指導する ・過労を避けて十分な栄養と睡眠をとることを指導する	・感染予防のための手洗いや含嗽，全身の清潔保持の必要性をわかりやすく説明する
精神的ケア	
・症状があることによる苦痛を受け止めて，支持的に傾聴する	・精神的な負担を軽減する方法を紹介する（ネガティブな感情を表出する，不安や心配があるときは医療者に相談する，つらいときは人に助けてもらう，気分転換を行う，自己管理する意識を強くもつ）

必要なケアと患者教育（強皮症の場合）

必要なケア	患者教育
症状の観察	
・皮膚硬化と炎症反応，レイノー現象，末梢循環障害，消化器症状，筋炎，関節炎など	・起こりうる症状について説明し，異常がみられたら医療者に報告するよう指導する
薬物療法	
・目的を説明する．基礎治療薬に加えて，さまざまな症状に対する対処療法が行われるため，複数の薬剤を適切に継続して服用できるように支援する ・薬物の副作用を理解して，発症時に対処できるように指導する	・薬物療法の目的と必要性をわかりやすく説明する ・副腎皮質ホルモン製剤の服用時は副作用を早期に発見し対応できるようにし，重篤な副作用が生じたらすぐに報告し相談するよう指導する ・薬の種類が多くて管理がむずかしい場合は，家族に協力を依頼する
日常生活上の注意	
・罹患部位の使用を控える．拘縮を避けるため伸展やマッサージを行う．寒冷刺激を避ける．保温，禁煙などを指導する	・レイノー現象の予防対策：寒冷刺激を避ける（冷水使用の禁止），防寒着の着用（手袋，マフラー，厚手の靴下など） ・レイノー現象が起きたら，マッサージをするなどして温める ・喫煙は末梢血管を収縮させるため禁煙
環境調整	
・部屋の清潔を保持し，適度な室温と湿度を保つように指導する	・室内の清潔保持と保湿の方法を具体的に説明する
感染予防	
・含嗽と手洗い，清潔ケア（全身，陰部，口腔内）を指導する ・過労を避けて十分な栄養と睡眠をとることを指導する	・感染予防のための手洗いや含嗽，全身の清潔保持の必要性をわかりやすく説明する
精神的ケア	
・症状があることによる苦痛を受け止めて，支持的に傾聴する	・精神的な負担を軽減する方法を紹介する（ネガティブな感情を表出する．不安や心配があるときは医療者に相談する．つらいときは人に助けてもらう．気分転換を行う．自己管理する意識を強くもつ）

緊急時・急性期の潜在的リスク

- シェーグレン症候群
  → 間質性肺炎や糸球体腎炎，自己免疫性肝炎，中枢神経障害，高粘度症候群などを併発すると予後が悪い．悪性リンパ腫の発症率が高いため，注意が必要である．

- 強皮症
  →皮膚硬化症だけでなく，悪性高血圧や腎不全（強皮症腎），肺障害，心障害が急激に進行することがあるため，注意が必要である．びまん性全身性強皮症は予後が不良であることが多い．

抗ミトコンドリア抗体（AMA）

陽性
↑
原発性胆汁性肝硬変（PBC）

自己免疫性肝炎
慢性肝炎
関節リウマチ
アルコール性肝障害　など

基準値　間接蛍光抗体法：20 倍未満（陰性）
ELISA：7 index 未満

↓
陰性

これだけは知っておこう！　検査の意味

- 抗ミトコンドリア抗体（AMA）検査は，原発性胆汁性肝硬変（PBC）の疑いがある場合に行われる．
  → AMA の対応抗原：ミトコンドリア内に局在する成分で，原発性胆汁性肝硬変（PBC）に最も特異的な AMA は抗ミトコンドリア M_2 抗体である．

原発性胆汁性肝硬変（PBC）はどんな疾患か

- 中年女性に好発し，中等大の肝内胆管が傷害され，しばしば進行性の経過をとる慢性肝疾患で，自己免疫的機序の関与が考えられている．
  → PBC の多くは肝硬変ではない（進行して肝硬変になることがある．名称に問題あり）．
- 合併症：ほかの自己免疫疾患（シェーグレン症候群，関節リウマチなど）．まれに肝細胞癌．
- 早期から門脈圧亢進症（食道静脈瘤など）を伴うことがある．

症状からみた PBC の分類

- 症候性 PBC：瘙痒感，黄疸，食道静脈瘤，腹水，肝性脳症などの症状を伴う（約 30％）．

- 無症候性 PBC：上記の症状がない（約 70%）．

どのような患者を PBC と疑うのか
- AMA 陽性，胆道系酵素上昇，IgM 上昇（これがそろえばほぼ PBC）
- 肝生検：確定診断（慢性非化膿性破壊性胆管炎），病期診断
- PBC 症例の 90% 以上で，AMA，抗ミトコンドリア M_2 抗体，いずれの検査でも陽性となる．
- AMA，抗ミトコンドリア M_2 抗体陰性の PBC 症例もある．

抗ミトコンドリア抗体（AMA）の検出法と注意

- ①間接蛍光抗体法，②ELISA 法，③ウエスタン・ブロット法がある．③は正確だが手技が煩雑なので，通常の一般臨床検査としては①か②が行われている．

①間接蛍光抗体法（AMA）
- 通常，ラット腎（尿細管上皮細胞），胃粘膜（胃壁細胞）で判定する．
- 患者血清 20 倍希釈以上陽性を AMA 陽性とする．
- 胃壁細胞と尿細管上皮細胞では感受性が異なる（胃壁細胞＞尿細管上皮細胞）．
- 胃壁細胞陽性・尿細管上皮細胞陰性の場合は，PBC 以外の疾患もありうる．

②ELISA 法（抗ミトコンドリア M_2 抗体）：MBL 社製キットで基準値は 7 index である．
- 検体は新鮮血清を用いる．
- 希釈後の検体は，即日検査に供する．

重篤な病態・疾患を見逃さないためのチェックポイント

病態・疾患	危険因子	主な症状	関連検査項目
食道静脈瘤破裂	門脈圧亢進	吐血，下血	便潜血反応，上部消化管内視鏡検査
腹水	門脈圧亢進・低蛋白	腹部膨満	腹部エコー，CT 検査
肝不全	高ビリルビン血症	黄疸	血清ビリルビン値
肝性脳症	門脈圧亢進・便秘	意識障害・昏睡	血清アンモニア値
骨粗鬆症	慢性胆汁うっ滞	骨折	骨密度測定

観察のポイント（アセスメント視点）

継続・追加観察項目
- 黄疸，皮膚の瘙痒感，消化器症状，出血傾向の有無
- 排便状態
- 食事摂取状況（飲水含む），尿量

異常値をもたらす原因・成因をチェックする

- 原疾患との関連で，異常値を示す可能性がないか
- 関連あるほかの検査項目に基準値の逸脱がないか
  → 抗核抗体，抗平滑筋抗体，リウマトイド因子，抗 SS-A 抗体，抗 SS-B 抗体，抗甲状腺ミクロソーム抗体
- AMA 陽性の場合，原発性胆汁性肝硬変(PBC)を疑うときは，肝生検を行う．弱陽性の場合は，抗ミトコンドリア M_2 抗体検査を行う．
- 早期梅毒，一部の膠原病，薬剤性肝障害などで，AMA が一過性に陽性になる場合がある．

ケアのポイント

必要なケアと患者教育(原発性胆汁性肝硬変の場合)

必要なケア	患者教育
症状の観察	
・皮膚瘙痒感，黄疸，倦怠感，消化器症状，出血傾向など	・起こりうる症状について説明し，異常がみられたら医療者に報告するよう指導する
薬物療法	
・目的を説明して，医師から指示された薬物が適切に服用できるように支援する ・薬物の副作用を理解して，発症時に対処できるように指導する ・便秘のときは緩下薬を調整する	・薬物療法の目的と必要性をわかりやすく説明する ・内服治療を長期に継続していくことの重要性を説明する ・排便状態を観察して，便秘時は緩下剤を早めに内服するよう指導する
食事の注意	
・バランスのとれた食事を，ゆっくり時間をかけて摂取するように指導する ・禁酒を勧める ・病状に合わせて，摂取エネルギーや蛋白，脂肪，塩分などが決められるため，栄養指導を受けられるように支援する ・便秘にならないように食事や飲水の調整を行う	・刺激物は禁止し，適正な量の蛋白質・エネルギーで高ビタミン食とする．ただし，腹水や浮腫発現時は塩分・水分を制限する．肝性脳症の徴候がある場合は蛋白質を制限する ・アルコールは肝障害を進行させるので，禁酒を促す ・便秘は血清アンモニア値上昇に伴い肝性脳症をまねくので，排便コントロールの重要性を説明する
日常生活上の注意	
・過労を避ける，食後の安静(30 分の臥位安静)，熱い入浴は避けて短時間にする，身体をしめつけない衣服を着用するなどについて指導する	・日常生活上の注意点を指導する．症状の重くない代償期では，無理のない範囲で歩行や体操などの軽い運動を心がけるよう指導する

感染予防	
・含嗽と手洗い，清潔ケア（全身，陰部，口腔内）を指導する ・過労を避けて十分な栄養と睡眠をとることを指導する	・感染予防のための手洗いや含嗽，全身の清潔保持の必要性をわかりやすく説明する
精神的ケア	
・症状が悪化してくると，予後の不安が強くなるため，その思いを支持的に傾聴する	・精神的な負担を軽減する方法を紹介する（ネガティブな感情を表出する，不安や心配があるときは医療者に相談する，つらいときは人に助けてもらう，気分転換を行う，自己管理する意識を強くもつ）

緊急時・急性期の潜在的リスク

- 原発性胆汁性肝硬変
    - → 黄疸は晩期症状であり，進行性に増悪し予後は悪い．進行した症例で褐色尿や灰白色便，体重減少，骨痛などを訴えることがある．
    - → 閉経後の中年女性に多く，胆汁うっ滞による脂溶性ビタミンの吸収障害をきたす．骨粗鬆症の合併率が高い．
    - → 約25％の症例で，シェーグレン症候群や慢性甲状腺炎，関節リウマチなどの自己免疫疾患を合併する．
    - → 悪性腫瘍では，肝細胞癌や胃癌，大腸癌，乳癌などの頻度が高い．

抗 Jo-1 抗体

陽性 ↑

FEIA＞10
多発性筋炎（PM），皮膚筋炎（DM）

FEIA 7〜10
グレイゾーン

基準値　CLEIA（化学発光酵素免疫測定法）：10.0 U/mL 未満
　　　　ELISA（酵素免疫測定法）：10.0 index 以下
　　　　FEIA（蛍光酵素免疫測定法）：7.0 U/mL 未満
　　　　DID（二重免疫拡散法）＊：陰性

＊DID は健常な場合はほとんど陽性にならない．
つまり DID の感度は ELISA より低いが疾患特異性は高く，DID 陽性なら診断に有用である．

🔍 これだけは知っておこう！　検査の意味

- 抗 Jo-1 抗体は，多発性筋炎（PM），皮膚筋炎（DM）に特異的な自己抗体であり，重要な疾患標識抗体（マーカー抗体）である．
  → 抗 Jo-1 抗体陽性であれば PM/DM の可能性が高い．
  → 抗 Jo-1 抗体は，間質性肺炎，多発関節炎を伴う PM/DM との密接な関連が明らかとなっており，診断，臨床経過，予後の推定など，臨床的有用性が高い．
- 抗 Jo-1 抗体は，細胞の中にあるヒスチジル tRNA 合成酵素（ヒスチジンを tRNA に結合させる反応を触媒する酵素）である Jo-1 に対する抗体で，PM/DM 患者の血清中の 20〜30％に検出される．
  → 疾患の特異性は高いが感度は低いので，本検査が陰性でも PM/DM は否定できない．
  → 皮膚筋炎よりも多発性筋炎で多く（約 30％）検出される．
- PM/DM は，主として四肢近位筋群，頸筋，咽頭筋などの対称性筋力低下をきたす横紋筋のびまん性炎症性筋疾患である．特徴的な皮疹を呈する場合，皮膚筋炎という．
  → 抗 Jo-1 抗体は筋ジストロフィー，重症筋無力症などでは検出されないので，ほかの筋疾患との鑑別に有用である．
- 抗核抗体（ANA）陰性でも抗 Jo-1 抗体は陽性となりうるので，症状，検査などから疑わしいときは，ANA 陰性でも検査する．

検査時の注意

- 採血後は速やかに血清分離し冷蔵保存する．できるだけ早く測定する．
  → 従来は凍結保存となっていたが，冷蔵でも保存安定性が5日間以上確保されることが確かめられている．−20℃以下の凍結保存では長期間安定する．
- 食事，採血時間などは影響しない．

観察のポイント（アセスメント視点）

継続・追加観察項目
- 臨床症状：対称性の筋力低下，筋痛，特徴的な皮膚所見
- 検査：採血（CK，CK アイソザイム，アルドラーゼ，ミオグロビン），筋電図など
- なお，抗Jo-1抗体は疾患の活動性とは必ずしも相関しない．

異常値をもたらす原因・成因をチェックする
- 筋力低下，筋痛などPM/DMに特徴的な症状はないか
- 血清筋原性酵素（CKなど）の上昇はないか
- 筋電図，筋生検は必要ないか
- 間質性肺炎，多発関節炎はないか
- ほかの膠原病の可能性はないか

ケアのポイント

必要なケアと患者教育（多発性筋炎，皮膚筋炎の場合）

必要なケア	患者教育
症状の観察	
・皮膚症状，筋力低下，筋肉痛，関節炎，関節痛，発熱など	・起こりうる症状について説明し，異常がみられたら医療者に報告するよう指導する
薬物療法	
・目的を説明して，医師から指示された薬物が適切に服用できるように支援する ・副腎皮質ホルモン製剤や免疫抑制薬を使用する場合は，副作用を理解して，副作用出現時に対処できるように指導する	・薬物療法の目的と必要性，治療を長期に継続していくことの重要性をわかりやすく説明する ・副作用について説明し，副作用出現時は医療者に報告するよう指導する

必要なケア	患者教育
急性期における安静の保持	
・筋肉の負担を減らすために安静を促す ・移動時は介助して，転倒や転落を防止する ・嚥下障害がある場合は，誤嚥予防対策をとる ・家族にも支援を依頼する	・急性期は安静が優先されることを説明する ・嚥下障害の徴候（のどがつかえる，咳をする，むせるなど）があれば，すぐに報告するよう指導する ・家族の協力が必要なときは依頼する
慢性期における関節可動域運動	
・症状や検査値が安定したら，医師の指示のもとで運動を開始する ・理学療法士と連携をとり，ベッド上でできる運動から始める ・翌日に疲労を残さないように注意する	・症状に合わせて運動を行うよう，励ましながら指導する ・症状が強いときや気分が悪いときは，遠慮せずすぐに医療者に伝えるよう説明する ・あせらず，1つひとつできることを増やしていくよう励ます
感染予防	
・含嗽と手洗い，清潔ケア（全身，陰部，口腔内）を指導する ・過労を避けて十分な栄養と睡眠をとることを指導する	・感染予防のための手洗いや含嗽，全身の清潔保持の必要性をわかりやすく説明する
精神的ケア	
・症状が悪化してくると，予後の不安が強くなるため，その思いを支持的に傾聴する	・精神的な負担を軽減する方法を紹介する（ネガティブな感情を表出する，不安や心配があるときは医療者に相談する，つらいときは人に助けてもらう，気分転換を行う，自己管理する意識を強くもつ）

緊急時・急性期の潜在的リスク

- 発熱，咳，呼吸困難出現
  → 急性間質性肺炎発症の可能性（わが国では，急性間質性肺炎を発症しやすい特徴として，抗 Jo-1 抗体陰性，amyopathic DM があげられている）
- 構語障害，嚥下困難
  → 咽頭筋，食道横紋筋が侵されている可能性
- PM/DM 治療中に CK が上昇
  → 薬剤の急激な減量，急性増悪の前兆，過度の運動負荷などの可能性
- PM/DM でステロイド療法が無効
  → ステロイド抵抗性筋炎の可能性
- ステロイド療法や免疫抑制薬を併用しているとき
  → 日和見感染が増加する危険性

抗カルジオリピン抗体
（抗リン脂質抗体）

陽性
↑
強陽性～中等度
- SLE
- 原発性抗リン脂質抗体症候群
- 梅毒

弱陽性
- 非SLE膠原病（シェーグレン症候群，全身性硬化症，関節リウマチ，多発性筋炎/皮膚筋炎）
- 梅毒
- 感染症，悪性腫瘍

基準値
抗カルジオリピン抗体（IgG）　ELISA：10 U/mL 未満
抗カルジオリピン・$β_2$GP1 複合体抗体（IgG）*　ELISA：3.5 U/mL 未満

*抗カルジオリピン抗体の免疫グロブリンは IgG，IgM，IgA であるが，臨床症状と相関するのは多くは IgG である．カルジオリピン以外を認識する抗リン脂質抗体はこの検査では検出できず陰性となる．

💬 これだけは知っておこう！　検査の意味

- 抗リン脂質抗体とはリン脂質に対する自己抗体のことである．
  - → リン脂質にはカルジオリピンをはじめ多くのものがあるが，抗リン脂質抗体の代表は抗カルジオリピン抗体（aCL）とループスアンチコアグラント（LAC）である．
- これら抗リン脂質抗体と妊娠合併症，血栓症との関係は広く知られており，抗リン脂質抗体症候群（APS）とよばれる．
  - → つまり，抗リン脂質抗体を有し，臨床的に動・静脈の血栓症（脳梗塞，肺梗塞，四肢の静脈血栓症など），血小板減少症，習慣性（2回以上）流産・死産・子宮内胎児死亡などを呈する場合に抗リン脂質抗体症候群という．
  - → APS は全身性エリテマトーデス（SLE）をはじめとする膠原病や自己免疫疾患にみとめられる（2次性，続発性）ことが多いが，原発性 APS もある．多臓器梗塞を同時にみる予後不良な病態を catastrophic APS という．
- 抗リン脂質抗体である aCL の測定には ELISA が，LAC の測定には凝固検査が用いられる．

- → aCLとLACは必ずしも同時に検出されるわけではない（一般にLAC陽性患者でaCLを有するのは50〜60％である）．
- LACは主にIgGに属する自己抗体で，循環抗凝血素の1つである．試験管内検査では凝固時間を延長するが，生体内では出血ではなく血栓傾向を示す．
  - → LAC測定は新鮮な血漿を用いて凝固時間を測定するので，より生理状態に近いが，感度が悪いことや，血清では測定できないなどの問題がある．
- ELISAは感度もよく，より特異的な抗体のみを測定することも可能である．
  - → APS患者にみられるaCLの事実上の目標抗原は，カルジオリピンと結合したβ_2-グリコプロテイン1（β_2-GP1）である．aCLにはβ_2-GP1依存性の抗体と非依存性の抗体がある．aCLの測定は，カルジオリピンに対する抗体とカルジオリピン-β_2-GP1複合体に対する抗体を測定していることになる．
  - → aCLはAPSのほか梅毒などでも陽性となる．
- 梅毒血清反応は梅毒患者がカルジオリピンに対する抗体をもつことを利用しているが，梅毒ではないのにaCLが検出される場合は生物学的偽陽性とされ，この中に抗リン脂質抗体陽性者が含まれることになる．
- 抗リン脂質抗体陽性，特にカルジオリピン-β_2-GP1複合体に対する抗体陽性の場合はAPSが疑われる．
  - → APSの約半分はSLEに合併するので，SLEも疑われる．

検査時の注意

- 採血後は速やかに血清分離し冷蔵保存する．できるだけ早く測定する．
  - → 従来は凍結保存となっていたが，冷蔵でも保存安定性が5日間以上確保されることが確かめられている．$-20℃$以下の凍結保存では長期間安定する．
- 食事，検査時間などの影響は少ない．
- 抗凝固療法中も測定できる．
  - → ELISAではヘパリン，ワルファリンなど抗凝固療法中においても測定できる．

観察のポイント（アセスメント視点）

継続・追加観察項目

- 臨床症状：動・静脈の血栓症（脳梗塞，肺梗塞，四肢の静脈血栓症など），血小板減少症，習慣性流産・死産・子宮内胎児死亡などの有無
- 検査
  ① 血栓症や妊娠中後期子宮内胎児死亡のリスクを調べるには，抗カルジオリピン・β_2-GP1複合体抗体と希釈ラッセル蛇毒時間（dRVVT）で測定したLACの両方を調べる．
  ② 抗カルジオリピン抗体陰性のAPSも存在するので，LACの測定も必要になるこ

とがある.
③抗リン脂質抗体が陽性でも，血栓症の既往や症状がない場合には積極的な治療の必要性はなく，通常は経過観察のみ．

異常値をもたらす原因・成因をチェックする
- 動・静脈の血栓症（脳梗塞，肺梗塞，四肢の静脈血栓症など）はないか
- 血小板減少症はないか
- 習慣性流産・死産・子宮内胎児死亡などはないか
- SLEなどの膠原病はないか
- 非SLE膠原病はないか

ケアのポイント

必要なケアと患者教育（抗リン脂質抗体症候群の場合）

必要なケア	患者教育
症状の観察	
・下肢の疼痛や腫脹，偏頭痛，てんかん，認知障害，呼吸困難，胸痛，視力障害，皮膚障害，習慣性流産など	・起こりうる症状について説明し，異常がみられたら医療者に報告するように指導する
薬物療法	
・目的を説明して医師から指示された薬剤が適切に服用できるように支援する ・抗凝固剤を使用する場合には，定期受診と検査の必要性，生活上の注意などを指導する	・薬物療法の目的と必要性をわかりやすく説明する ・抗凝固剤を使用する場合は，内服管理とともに，定期的な受診と検査（凝血能）の必要性を説明する．生活上の注意として，創傷予防や禁止食品（納豆，クロレラ食品，青汁など）などの注意事項を指導する
日常生活上の注意	
・血栓症の危険因子を除去するような生活指導を行う	・禁煙，高血圧や脂質異常症の改善，経口避妊薬の中止が必要になることを説明する

全身性エリテマトーデス（SLE）の場合
- 「補体CH 50，C 3，C 4」の項（p.326）を参照．

緊急時・急性期の潜在的リスク

- きわめてまれであるが，感染症併発時や手術時などに劇症型抗リン脂質症候群（多発性の微小血栓症による多臓器不全，重症の血小板減少症を呈する）を生じることがある．

- APSで高血圧，中枢神経症状，腎障害を含む場合
  → 劇症型抗リン脂質抗体症候群の可能性．急激な経過をとり致死率が高い（比較的安定したSLEに発症することが多いとされている）．

クームス試験（抗グロブリン試験）

直接クームス試験

試験管 A		試験管 B	
抗グロブリン血清	IgG* 感作赤血球	生食	判定
−	＋	−	陰性
−	−	−	再検査
＋	未検査	−	陽性
＋	未検査	＋	判定保留

間接クームス試験

抗グロブリン血清	IgG* 感作赤血球	判定
−	＋	陰性
−	−	再検査
＋	未検査	陽性

*IgG：免疫グロブリン G

自己抗体	原因疾患と抗体産生要因	特徴
温式 （体温付近）	特発性 AIHA 続発性 AIHA ・悪性リンパ腫，慢性リンパ性白血病，ホジキン病 ・全身性エリテマトーデス，関節リウマチ，特発性血小板減少性紫斑病　卵巣腫瘍	型特異性をみとめない （まれ）Rh，キッド型特異性 ・DAT 特異性 　IgG 単独，IgG＋補体
	DAT 陰性 AIHA	DAT 陰性
冷式 （体温以下） 4℃：高力価	特発性 CAD 続発性 CAD ・伝染性単核症，マイコプラズマ肺炎 ・悪性リンパ腫，慢性リンパ性白血病	多くが高力価で抗 I 特異性 （まれ）抗 H，抗 IH，抗 Pr ・DAT 特異性 　IgM＋補体
	低力価 CAD	抗体価は 256 倍以下
二相性	特発性寒冷血色素尿症（PCH） ・ウイルス感染症，梅毒，水痘，麻疹など	低温（赤血球結合）37℃（溶血） ドナートーランドスタイナー抗体
混合性 複合性	・温式と冷式自己抗体が同時に存在 ・輸血により複数の IgG 抗体が出現	温・冷式混合型 複数の IgG 抗体
薬剤起因性	メチルドパ（降圧薬） メフェナム酸（NSAIDs）	温式 AIHA と区別不能 DAT：IgG 単独

AIHA：自己免疫性溶血性貧血
DAT：直接クームス試験
CAD：寒冷凝集素症

免疫検査

これだけは知っておこう！　検査の意味

- 抗赤血球抗体は，赤血球膜表面にある種々血液型物質（抗原）に対し産生される抗体である．
  → 例：Rh 型，MN 型，P 型，ルイス，ダフィー，キッド，ディエゴなどの血液型に対する抗体
- 自己抗体：自己免疫疾患により自己の赤血球膜抗原に対し抗体を産生する．
  → 直接クームス試験〔直接抗グロブリン試験（DAT）〕
- 同種抗体：輸血や妊娠により産生される，他人の血液型抗原に対する抗体．
  → 間接クームス試験〔間接抗グロブリン試験（IDAT）〕
- 新生児溶血性疾患（HDN）の場合，出生時の児赤血球では DAT が陽性になる．
- 血液型不適合輸血の行われた直後には DAT が陽性になる．
- 不規則抗体が存在する場合，溶血性輸血副作用を起こしやすい．

検査時の注意

- 年齢，輸血歴，妊娠歴，服用薬剤などの確認が重要である．
- 遅延型輸血副作用（例：キッド抗体）の場合，過去の検査データが重要となる．
- 検査陽性の時，解離同定試験・血液型特異性や不規則抗体の同定をする．
- 「不規則抗体（＋）＝輸血禁」ではない．輸血副作用の危険度を考慮して決める．
- 「DAT 陽性＝AIHA（自己免疫性溶血性貧血）」または「DAT 陰性≠AIHA」と安易に考えてはならない．
- 混合性抗体を考慮し反応温度を変えて行うなど，見すごしのないようにする．

観察のポイント（アセスメント視点）

継続・追加観察項目
- 貧血症状（動悸，息切れ，倦怠感など），黄疸，寒冷による血管内溶血発作，レイノー現象，手指末端のチアノーゼや壊疽
- 発熱

異常値をもたらす原因・成因をチェックする
- 原疾患との関連で，異常値を示す可能性がないか
- 関連あるほかの検査項目に基準値の逸脱がないか
  → 血中ビリルビン，網赤血球，ヘモグロビン，ハプトグロビン

ケアのポイント

必要なケアと患者教育（自己免疫性溶血性貧血の場合）

必要なケア	患者教育
症状の観察	
・貧血症状（動悸，息切れ，易疲労性など），黄疸，消化器症状，出血傾向など	・起こりうる症状について説明し，異常がみられたら医療者に報告するよう指導する
薬物療法	
・目的を説明して，医師から指示された薬物が適切に服用できるように支援する ・薬物の副作用を理解して，発症時に対処できるように指導する ・便秘のときは緩下剤を調整する	・薬物療法の目的と必要性をわかりやすく説明する ・内服治療を長期に継続していくことの重要性を強調して指導する ・副腎皮質ホルモン製剤の服用時は副作用を理解して早期に発見し対応できるようにし，重篤な副作用が生じたらすぐに報告し相談するよう指導する
食事の注意	
・高エネルギー，高蛋白，高ビタミンの食事になるように指導する	・適切な栄養の食事について，家族の協力が必要なときは依頼する
日常生活上の注意	
・過労を避ける，十分な睡眠時間を確保する，寒冷刺激を避け保温するなどを指導する	・動悸や息切れ，疲労感を生じるような活動は控え，十分な睡眠をとるよう指導する ・レイノー現象の予防対策：寒冷刺激を避ける（冷水使用の禁止），防寒着の着用（手袋，マフラー，厚手の靴下など）
感染予防	
・含嗽と手洗い，清潔ケア（全身，陰部，口腔内）を指導する ・過労を避けて十分な栄養と睡眠をとることを指導する	・感染予防のための手洗いや含嗽，全身の清潔保持の必要性をわかりやすく説明する
精神的ケア	
・長期的な治療が必要になるため，思いを支持的に傾聴する	・精神的な負担を軽減する方法を紹介する（ネガティブな感情を表出する，不安や心配があるときは医療者に相談する，つらいときは人に助けてもらう，気分転換を行う，自己管理する意識を強くもつ）

緊急時・急性期の潜在的リスク

- 自己免疫性溶血性貧血
  → すべての治療に反応を示さない難治例もある．

多項目アレルゲン特異的 IgE 抗体測定

陽性　検査した項目の中に含まれるアレルゲンによるⅠ型アレルギー性疾患(気管支喘息, アレルギー性鼻炎・結膜炎, アトピー性皮膚炎, 蕁麻疹, アナフィラキシーショックなど)が疑われる

陽性 → 個々のアレルゲンが同定できる検査法の場合(例：MAST 法, イムファストチェックなど)
　　　 陽性となったアレルゲンによるⅠ型アレルギー性疾患が疑われる
　　→ 個々のアレルゲンの陽性, 陰性が同定できない検査法の場合(例：CAP マルチ, ファディアトープ, イムライズミックス, オリトンマルチなど)
　　　 陽性となった場合, その中に含まれるいずれかのアレルゲンによるⅠ型アレルギー性疾患が疑われるので, さらにシングルアレルゲン検査が必要

検査名	MAST 33		イムファストチェック		CAP マルチ		CAP ファディアトープ	イムライズミックス (Ala STAT)		オリトンマルチ		View (アレルギー) 36	
判定	クラス	ルミカウント	クラス	発色強度	クラス	UA/mL		クラス	IU/mL	クラス	IU/mL	クラス	Index 値
陽性	6	160 以上			6	100 以上		6	100 以上	6	100 以上	6	29.31 以上
	5	120〜159	4	ラインB以上	5	50.0〜99.0		5	52.5〜100	5	50.0〜99.9	5	17.35〜29.30
	4	58.1〜119	3	ラインAとBの間	4	17.5〜49.9	(+)	4	17.5〜52.5	4	17.5〜49.9	4	7.05〜17.34
	3	13.5〜58.0			3	3.50〜17.4		3	3.5〜17.5	3	3.50〜17.49	3	1.80〜7.04
	2	2.78〜13.4	2	ラインA未満	2	0.70〜3.49		2	0.7〜3.5	2	0.70〜3.49	2	0.50〜1.79
疑陽性	1	1.40〜2.77		—	1	0.35〜0.69	—	1	0.35〜0.7	1	0.35〜0.69	1	0.27〜0.49
基準値 =陰性	0	0.00〜1.39	0/1	発色なし	0	0.34 以下	(−)	0	< 0.35	0	0.34 以下	0	< 0.27

💬 これだけは知っておこう！　検査の意味

- 免疫グロブリン(immunoglobulin；Ig)には, IgG, IgA, IgM, IgD, IgE の 5 種類がある.
  → アレルギー反応に関係しているのは IgE 抗体で, これが病因抗原(アレルギー反応においてはアレルゲンという)と反応するとさまざまなアレルギー反応が出現する.
- 各アレルゲンに対する血液中の IgE 抗体を調べる方法には, 各アレルゲンに対応する IgE 抗体を一つひとつ調べる方法と, いくつかのアレルゲンに対する IgE 抗体を

まとめて調べる方法(多項目アレルゲン特異的 IgE 抗体測定)がある．

多項目アレルゲン特異的 IgE 抗体検査に含まれるアレルゲン

MAST 法 33 項目が同時測定できる	花粉アレルゲン(9 種)，環境アレルゲン(4 種)，食餌アレルゲン(14 種)，その他のアレルゲン(6 種)	個々のアレルゲンが同定できる
View36 (View アレルギー 36) 36 項目が同時測定できる	ハウスダスト，ヤケヒョウヒダニ，樹木花粉(4 種)，カモガヤ，雑草花粉(2 種)，真菌(4 種)，動物(2 種)，昆虫(2 種)，食品(18 種)，ラテックス	
イムファストチェック (分析装置も血清分離も不要)	J1：吸入系 3 アレルゲン(スギ，ヤケヒョウヒダニ，ネコ上皮) J2：食物系 3 アレルゲン(卵白，牛乳，小麦)	
CAP マルチ	動物上皮 5 種セット，食物 5 種セット，穀物 5 種セット，イネ科 5 種セット，カビ 6 種セット，雑草 5 種セット	個々のアレルゲンは同定できない
CAP ファディアトープ(12 種)	ヤケヒョウヒダニ，コナヒョウヒダニ	
	ネコ皮屑，イヌ皮屑	
	スギ，シラカンバ，ギョウギシバ	
	カモガヤ，ブタクサ，ヨモギ	
	カンジダ，アルテルナリア	
イムライズミックス (AlaSTAT)	複数のアレルゲンを含むミックスアレルゲンパネルが 9 つある	
オリトンマルチ	食物 5 種セット，イネ科 5 種セット	
	雑草 5 種セット，穀物 5 種セット	

各測定法は，特定のアレルゲンを調べるために，アレルゲンとして頻度の高いものを数種類セットにして組み合わせて測定する．

検査時の注意

- ただちに血清分離し測定することが望ましい．
  ←IgE の活性は 56℃，30 分で失活するため．
- すぐに測定できないときは冷蔵保存，その場合でもなるべく早く測定する．
  ←抗原結合能は 4℃保存で 4 週間までとする報告がある．組織固着性も含めた IgE の安定性に関しては －20℃ 保存で 2 週間以内，長期では －70℃〜－80℃ で凍結保存する．

高頻度にみられる疾患

疾患	症状	関連する検査
アレルギー性疾患	各疾患による症状	皮膚テスト，単項目アレルゲン特異的IgE抗体，総IgE，好酸球，ヒスタミン遊離試験

観察のポイント（アセスメント視点）

継続・追加観察項目

臨床症状
- 呼吸困難，喘鳴，咳嗽，喀痰，鼻汁，目の充血，皮疹など，各アレルギー性疾患の症状

検査値
- CAPマルチ，CAPファディアトープ，イムライズミックス，オリトンマルチでは，個々のアレルゲンが特定できないので，陽性の場合，さらにその中に含まれるアレルゲンにつき調べる（例：CAPファディアトープが陽性の場合，12種の抗原のどれで陽性となっているのかわからないので，個々のアレルゲンについてさらに検査をして特定する必要がある）．
- MAST（33），View 36ではアレルゲンが特定できるので，その後のフォローには陽性となったアレルゲンのみの検査（単項目検査）でよい．

異常値をもたらす原因・成因をチェックする
- アレルギー性疾患との関連はないか
- 関連あるほかの検査項目の検査結果に異常がないか
  → 皮膚テスト，単項目アレルゲン特異的IgE抗体，総IgE，好酸球
- ある物質に対するIgE抗体が陽性を示していないか
  → 陽性の場合，そのアレルゲンがⅠ型アレルギー性疾患の原因となっている可能性がある．
  → 一般に，クラス1以上であればその物質が発病に関与している可能性があり，3〜4以上なら病因アレルゲンの可能性が大きい．
  → ただし，IgE抗体が陽性であっても，その物質が発病に関与していないこともあるので注意が必要である．

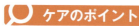 ケアのポイント

必要なケアと患者教育（気管支喘息の場合）

必要なケア	患者教育
症状の観察	
・呼吸困難，喘鳴，喀痰の貯留や喀出困難，咳嗽など	・起こりうる症状について説明し，異常がみられたら医療者に報告するよう指導する
アレルゲンの回避・徐去	
・生活環境を清潔に保つ（ダニやほこりの除去），寝具類の清潔保持，大気汚染がひどい場所や人ごみ，喫煙所などに行かない，適切な室温と湿度の設定などが実施できるように指導する	・日常生活の環境整備，生活習慣の見直しを行い，喘息の原因，寄与因子，増悪因子への曝露を避けるように指導する ・家族の協力が必要なときは，家族に協力を依頼する
薬物療法	
・目的を説明して，医師から指示された薬物が適切に服用できるように支援する ・薬物の副作用を理解して，発症時に対処できるように指導する	・薬物療法の目的と必要性をわかりやすく説明する ・注意事項として，薬物の自己管理の徹底（検査値や薬物記録をつけるなど），発作時や異常時の対処方法の理解，外出時の吸入薬の携帯の必要性などを説明する
症状の自己管理	
・毎日症状を観察する．喘息日記をつける．ピークフロー値の測定を継続して実施できるように支援する ・患者とともに症状の経過を評価して，その特徴と異常の前兆が理解できるようにする ・発作時の対応について指導する	・身体観察項目と喘息日記への記録ができ，ピークフローの測定とその評価ができるよう指導する．異常がある場合はすぐに医療者に報告するよう指導する ・自分の症状の特徴を理解して，異常の前兆に気づく力をもてるように教育する ・発作時は重症度に合わせた行動がとれるように具体的に説明しておく
気道狭窄や気道内分泌物の喀出を促す	
・前屈起座呼吸，深呼吸や腹式呼吸，ネブライザーやスクイージング，体位ドレナージなどを状況に合わせて実施する	・安楽な体位をとることで呼吸困難を軽減したり，痰を喀出するための正しい方法を指導する
感染予防	
・含嗽と手洗い，清潔ケア（全身，陰部，口腔内）を指導する ・過労を避けて十分な栄養と睡眠をとることを指導する	・感染予防のための手洗いや含嗽，全身の清潔保持の必要性をわかりやすく説明する
精神的ケア	
・発作時に死の恐怖を感じることがあるため，その思いを支持的に傾聴する．再発予防や自己管理の徹底につなげられるように支援する	・精神的な負担を軽減する方法を紹介する（ネガティブな感情を表出する．不安や心配があるときは医療者に相談する．つらいときは人に助けてもらう．気分転換を行う．自己管理する意識を強くもつ）

緊急時・急性期の潜在的リスク

- 各アレルギー疾患の症状が強く現れたとき
- アナフィラキシー症状を起こしたとき
- 喘息発作を起こしたとき
  - ➡重積発作で死にいたる可能性
  - ➡肺気腫，慢性気管支炎，気管支拡張症などの合併による重篤化の可能性

抗アセチルコリンレセプター抗体

陽性

重症筋無力症
陰性でも重症筋無力症を完全に否定できず，全身型で約1～2割，眼筋型で7～9割は抗体陰性である．

基準値 0.2 nmol/L 以下

これだけは知っておこう！　検査の意味

- 運動神経の末端は筋肉と直接結合しているのではなく，きわめてわずかなすきまが存在している．
  → 運動神経末端側にはアセチルコリンという伝達物質が蓄えられていて，脳から筋肉を動かすように命令が運動神経を伝って末端に達した段階で，このすきまにアセチルコリンが放出される．それに対してアセチルコリンに特異的に結合するレセプター（受容体）が筋肉側に存在していて，アセチルコリンを受け取り筋収縮過程が始まる．以上の各段階（下図）を経て，運動神経から骨格筋に収縮命令が伝わったことになる．

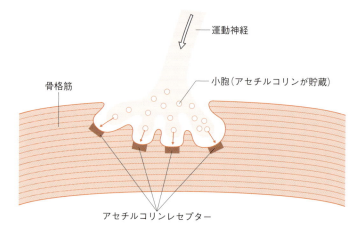

- アセチルコリンレセプターは蛋白であり，免疫反応の標的となることがある．
  → アセチルコリンレセプターに対する自己抗体ができると，受容体蛋白が分解されて減少し神経筋伝達が障害される結果，全身の筋に筋脱力や疲れやすさを生じる．特に持続して収縮する上眼瞼挙筋や眼球を動かす筋が収縮できなくなり，眼瞼下垂や複視を生じる．
  → また，急激な筋脱力が咽頭筋や喉頭筋さらには呼吸筋に生じるとクリーゼとよばれ，一刻も早い救命処置が必要な状態となることがある．
- 抗体には阻止抗体と結合抗体の2種類がある．
  → アセチルコリン分子が結合する受容体部分に対する抗体である阻止抗体と，そこ以外の受容体に対する抗体である結合抗体とである．
  → 基準値は検査機関によって若干の相違がある．
- 重症筋無力症には高頻度に胸腺の腫瘍や肥大などの異常を伴っており，外科的に胸腺組織を周辺の脂肪組織も含めて遺残組織がないように切除すると，年単位の経過で症状が改善安定する．

検査時の注意

- 抗アセチルコリンレセプター抗体の検査は，採血後に血清を遠心分離しそのなかの抗体値を測定する．
- 一般的な採血に関する注意以外には特別なものはない．
- 採血時間，採血後の検体処理法についても本検査に対して特別な配慮は不要である．
- 重症筋無力症の診断は，筋電図〔「筋電図検査（EMG）」の項（p.549）を参照〕で反復刺激検査を行い低頻度刺激で筋収縮電位の振幅が減衰（waning）すること，さらにはアンチレクス®を静脈注射して筋脱力症状が改善するかどうかをみるテストで陽性反応などを確認したうえで総合的に診断する．
- 特に全身型では急いで治療を行わなければならないが，抗体検査の結果は外注のためすぐに出ないことが多いので，本検査はあくまでも診断の補助検査と位置づけられる．
- アセチルコリン受容体抗体が陰性の重症筋無力症の中に，筋特異的チロシンキナーゼ抗体（MUSK抗体）が陽性の例が見いだされている．

観察のポイント（アセスメント視点）

継続・追加観察項目
- 眼症状（複視，眼瞼下垂など），外眼筋・四肢筋などの易疲労性，筋力低下など
- 嚥下障害，呼吸困難の有無
- 随伴症状の有無

異常値をもたらす原因・成因をチェックする

- 原疾患との関連で，異常値を示す可能性がないか
- 関連あるほかの検査項目に基準値の逸脱がないか
  ➡抗骨格筋抗体
- 眼筋型重症筋無力症ではないか
  ➡眼筋型重症筋無力症では結合抗体でも約半数が陰性で，全身型でも1～2割は抗アセチルコリンレセプター抗体陰性である．
  ➡また，寛解期であっても陽性となったり，重症筋無力症の母親から生まれた新生児に一過性の抗体がみとめられたりする場合がある．
- D-ペニシラミンを服用していないか
  ➡服用中にまれに陽性になることがある．

 ケアのポイント

必要なケアと患者教育（重症筋無力症の場合）

必要なケア	患者教育
症状の観察	
・四肢脱力や複視，眼瞼下垂，嚥下障害，咀嚼困難，構音障害など	・起こりうる症状について説明し，異常がみられたら医療者に報告するよう指導する
症状の増悪因子の回避	
・感染や過労，発熱，感冒，ストレス，特定の薬物，高温などを避けて生活するように指導する	・疲労や感冒，ストレスなどにより，症状が急激に変化することが知られているため，これらに留意した日常生活を送るよう指導する ・家族の協力が必要なときは，家族に協力を依頼する
薬物療法	
・目的を説明して，医師から指示された薬物が適切に服用できるように支援する ・薬物の副作用を理解して，発症時に対処できるように指導する	・薬物療法の目的と必要性をわかりやすく説明する ・注意事項として，薬物の自己管理の徹底，異常時の対処方法などを説明する ・特に副腎皮質ホルモン製剤を長期服用する場合は，副作用の発現に注意するよう指導する
食事をするときの注意	
・嚥下障害や咀嚼困難，四肢脱力がある場合は，嚥下しやすい安楽な体位をとり，工夫した用具の使用や，摂取の介助を行う ・食事形態はきざみやとろみ，ペーストにするなど，症状に合わせて工夫する ・誤嚥時に備えて吸引器を準備する	・脱力が強いときや症状があるときは休息して，回復してから食事をするよう指導する ・嚥下・咀嚼しやすい食事形態のものをゆっくり飲み込み，時間をかけて摂取するよう指導する ・食べにくいときは遠慮せず，介助してくれる人に食事の介助を依頼するよう伝える

日常生活動作に関する支援	
・筋脱力が少ない時間帯にできるだけ自力で，少ないエネルギーで行えるように支援する ・眼瞼下垂や複視が強いときは，直射日光や階段昇降を避けたり，刃物の使用を避けたりするように指導する	・症状は朝に比べて夕方に目立つなどの日内変動があることをわかりやすく説明する ・眼筋障害に合った日常生活の工夫，危険防止の方法を説明する
感染予防	
・含嗽と手洗い，清潔ケア(全身，陰部，口腔内)を指導する ・できない場合は介助する ・過労を避けて十分な栄養と睡眠をとることを指導する	・感染予防のための手洗いや含嗽，全身の清潔保持の必要性をわかりやすく説明する
精神的ケア	
・動けなくなるという恐怖や怒り，ストレスなどさまざまな思いを支持的に傾聴する ・会話はゆっくり，患者のペースで話せるようにする ・症状に合わせたコミュニケーション手段(ジェスチャー，筆談，首ふり，五十音表の活用など)を検討する ・家族にもコミュニケーション方法を指導する	・精神的な負担を軽減する方法を紹介する(ネガティブな感情を表出する．不安や心配があるときは医療者に相談する．つらいときは人に助けてもらう，自分の意思が楽に伝えられるコミュニケーション手段を考える．気分転換を行う)

緊急時・急性期の潜在的リスク

- 重症筋無力症
  - → 球麻痺症状や呼吸筋麻痺症状を示す場合は予後不良である．
  - → 胸腺異常(胸腺腫やリンパ濾胞増生)が症例の約80％に潜在して，甲状腺疾患(機能亢進・低下いずれもありうる，生検を行えば高率に甲状腺炎あり)が15～25％に合併する．
  - → リウマチ様関節炎やウィルソン病に用いるペニシラミン投与中に，発症することがあるので注意する．

インスリン抗体

陽性 ↑

インスリン治療歴なし
インスリン自己免疫症候群
ほかの自己免疫疾患
1型糖尿病（発症初期のインスリン治療前）

インスリン治療歴あり
インスリン治療中，インスリン治療歴の
ある糖尿病

基準値　陰性（5% 以下）

陰性 ↓

これだけは知っておこう！　検査の意味

- 通常は，糖尿病治療のために投与されたインスリン（外来性インスリン）に対して産生された抗体をインスリン抗体という．
  → これとは別に，インスリン未治療者にみられる（自己免疫が関与した）インスリン自己抗体（IAA）がある．
- 現時点では，通常のインスリン抗体と IAA を分離して検出することはできない．
  → インスリン注射歴をもつ患者やインスリン治療中の患者なら，そのインスリン抗体は外来性インスリン抗体と考えられる．
- IAA は1型糖尿病の診断の補助マーカーとして有用である．
  → IAA がほかの自己抗体（IA-2，GAD）とともに存在するときは，1型糖尿病の可能性が高い（IA-2抗体：受容体のチロシンホスファターゼ様蛋白に対する抗体）．
- IAA はインスリン自己免疫症候群に関与する．
  → インスリン注射歴のない重症低血糖発作を起こした患者の血中に IAA が存在することが発見され，この疾患はインスリン自己免疫症候群と名づけられた．

高頻度にみられる疾患

疾患名	主な症状	関連項目
糖尿病(インスリン治療歴あり)		過去にインスリン治療歴あり
1型糖尿病	高血糖	ケトアシドーシスで急激に発症する
インスリン自己免疫症候群	低血糖	HLA抗原のうちHLA-DR4を有する

観察のポイント(アセスメント視点)

継続・追加観察項目
- 口渇，多飲，多尿，体重減少，易疲労性などの有無
- 合併症症状(視力障害，蛋白尿，神経障害など)の有無
- 随伴症状の有無

異常値をもたらす原因・成因をチェックする
- 関連あるほかの検査項目に基準値の逸脱がないか
  → インスリン，CPR，HLA
- インスリン注射歴はないか
  → 注射歴がある場合は，外来性インスリンに対する抗体と考えられる．
- インスリン製剤を使用していないか
  → インスリン自己免疫症候群があり，インスリン製剤を使用したためにインスリン抗体が高値になる場合も考えられる．
- 副腎皮質ホルモン製剤，降圧利尿薬，経口避妊薬などを使用していないか

ケアのポイント

必要なケアと患者教育（糖尿病の場合）

必要なケア	患者教育
症状の観察	
・口渇や多飲，多尿，体重減少，易疲労性など	・起こりうる症状について説明し，異常がみられたら医療者に報告するよう指導する
食事療法	
・目的を説明して，医師から指示された適正なエネルギー量を摂取できるようにする ・栄養士による食事指導を受けられるように調整する	・食事療法の目的と必要性をわかりやすく説明する ・注意事項として，自宅で調理する場合は，適正な摂取エネルギーに沿った献立を考えて摂取する，バランスのよい食事と規則正しい食事時間をまもる，外食の場合は，食品交換表でカロリーを計算して調整することなどを説明する
運動療法	
・目的を説明して，医師または理学療法士から指示された運動量や運動方法が実施できるように支援する	・運動療法の目的と必要性をわかりやすく説明する ・注意事項として，血糖の状況に合わせた方法をとる，準備運動を実施してから行う，スポーツシューズの使用，水分補給，休憩を取り入れる，厳寒期や酷暑時は方法を変更することなどを説明する
薬物療法	
・目的を説明して，医師から指示された薬物が適切に服用できるように支援する ・血糖測定が必要な場合は，指示通りに検査できるように指導する ・薬物の副作用（低血糖）を理解して，発症時に対処できるよう指導する	・薬物療法の目的と必要性をわかりやすく説明する ・注意事項として，薬物の自己管理の徹底（検査値や薬物記録をつけるなど），低血糖や異常時の対処方法の理解，低血糖予防行動（食事や運動時の注意，スクロースやグルコースなどの携帯など），シックデイ時は医療者に相談することなどを説明する
フットケア	
・足病変のハイリスク状態（末梢神経障害，末梢循環障害，視力障害，血糖コントロール不良，外傷を受ける機会が多い，足の衛生保持が不十分，ヘビースモーカー，腎障害で透析中）のときは，異常が起こりやすいため，注意深く観察して，セルフケア指導を定期的に行う	・フットケアの目的と必要性をわかりやすく説明する ・注意事項として，皮膚や爪に異常がないか毎日観察する，足部の清潔と保湿，爪のケア（深爪はしない），足のサイズに合った靴と靴下の着用，暖房器具を足から離して用いる，異常時はすぐに医療者に報告する，白癬症があるときはすぐに治療することなどを説明する

感染予防	
・含嗽と手洗い，清潔ケア（全身，陰部，口腔内）を指導する ・過労を避けて十分な栄養と睡眠をとることを指導する	・感染予防のための手洗いや含嗽，全身の清潔保持の必要性をわかりやすく説明する
精神的ケア	
・病気を受け入れることができるように支援する ・自己管理の継続とストレス対処ができるように継続した支援を行う	・精神的な負担を軽減する方法を紹介する（病気とともに生きるという考え方に切り替える．不安や心配があるときは医療者に相談する．辛いときは人に助けてもらう．気分転換を行う．自分のペースをまもる）

 緊急時・急性期の潜在的リスク

- 糖尿病
  →尿中ケトン体の増加で糖尿病性昏睡に陥る可能性がある．

抗GAD抗体

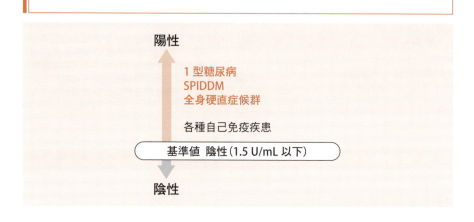

これだけは知っておこう！ 検査の意味

- グルタミン酸脱炭酸酵素(glutamic acid decarboxylase；GAD)は，グルタミン酸からγ-アミノ酪酸(γ-aminobutyric acid；GABA)を合成する反応を触媒する酵素で，中枢神経系と膵β細胞に存在する．
  - ➡GAD 65，GAD 67の2つがあるが，膵β細胞ではGAD 65がほとんどを占めるため，一般に抗GAD抗体(anti-glutamic acid decarboxylase antibody)とは抗GAD 65抗体をさす．
- 抗GAD抗体は自己免疫マーカーであり，1型糖尿病の疑いのあるとき，診断の補助マーカーとして測定される．
  - ➡抗GAD抗体はまた，糖尿病状態となるかなり前より血中に出現するため，1型糖尿病の発症予知マーカーとなる可能性もある．
- 抗GAD抗体陽性の糖尿病症例は将来インスリン依存性に移行する可能性がある．
  - ➡2型糖尿病として発症しても，抗GAD抗体陽性者であれば，緩徐進行性のインスリン分泌不全を伴う1型糖尿病(slowly progressive insulin-dependent diabetes mellitus；SPIDDM)となる可能性もある．
- 2型糖尿病や劇症1型糖尿病では陰性になる．

高頻度にみられる疾患

疾患名	主な症状	関連項目
1型糖尿病	高血糖	ケトアシドーシスで急激に発症する
SPIDDM	高血糖	2型糖尿病として発症も数か月〜数年でインスリン分泌不全となり，インスリン治療が必要となる
全身硬直症候群	骨格筋の有痛性痙直，固縮	40歳前後で発症，自己免疫疾患合併

重篤な病態・疾患を見逃さないためのチェックポイント

- 1型糖尿病やSPIDDMを疑ったとき（高血糖あるいは経口血糖降下薬無効例など）は，内因性インスリン分泌の評価とともに本抗体を含めた自己抗体測定も検討する．
- 2型糖尿病で徐々に血糖コントロールが悪化する場合，SPIDDMの可能性があるので，本抗体を調べる．陽性なら早期にインスリン療法を行う．

観察のポイント（アセスメント視点）

継続・追加観察項目
- 口渇，多飲，多尿，体重減少，易疲労性などの有無
- 合併症症状（視力障害，蛋白尿，神経障害など）の有無
- 随伴症状の有無

異常値をもたらす原因・成因をチェックする
- 原疾患との関連で，異常値を示す可能性がないか
- 関連あるほかの検査項目に基準値の逸脱がないか
  ➔抗膵島細胞質抗体（ICA），HLA，CPR
- 副腎皮質ホルモン製剤，降圧利尿薬，経口避妊薬などは使用していないか

ケアのポイント

必要なケアと患者教育
➔糖尿病の場合は「インスリン抗体」の項（p.374）を参照．

緊急時・急性期の潜在的リスク

- 糖尿病
  ➡尿中ケトン体の増加で糖尿病性昏睡に陥る可能性がある.

CD3, CD4, CD8

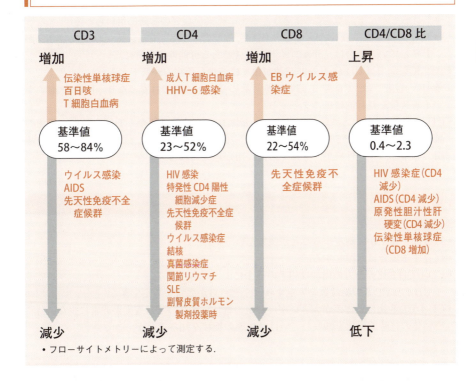

- フローサイトメトリーによって測定する．

これだけは知っておこう！　検査の意味

- フローサイトメトリー（flow cytometry）とは，フローサイトメータによって，液流中の細胞などの微細な粒子の電気特性や光学特性などの差異を利用して，識別して解析する手法である．
  → 細胞の大きさや構造の違いを利用して，細胞を分別して回収することもできる．
- フローサイトメトリーは，血球数算定や末梢血リンパ球サブセットの解析などに用いられる．
  → リンパ球サブセットのうち，CD3を表出しているT細胞をCD4陽性（CD4⁺）ヘルパーT細胞とCD8陽性（CD8⁺）細胞傷害性T細胞に分けることにより異常を測定する．
  → CD（cluster of differentiation）分類は，細胞表面の特異な抗原の有無によって，血

液細胞を分類する方法である.
- CD 4$^+$ T 細胞数は，健常者でも免疫能の変化に伴って減少する.
  → 妊婦や高齢者などで減少する.
- 細菌感染や膠原病などでは CD 4$^+$ T 細胞が増加を示すため，疾患の活動性に対するモニターとして有用である.
  → AIDS，成人 T 細胞白血病，EB ウイルス感染症などの診断に用いられる.
  → 気管支肺胞洗浄液(BAL)などの CD 4$^+$ 細胞数/CD 8$^+$ 細胞数比(CD 4/CD 8 比)が上昇している場合は，サルコイドーシスである可能性が非常に高い.
- HIV 感染症では CD 4$^+$ リンパ球数が徐々に減少し免疫力が低下する.
  → HIV 感染では，CD 4$^+$ T 細胞の絶対数の減少が診断の目安となり，同時に HIV ウイルス量を経時的にモニターする.
- CD 19 陽性の B リンパ球の比率は，先天性 B 細胞性免疫不全，T 細胞腫瘍，薬物の副作用，栄養障害で 5% 以下に低下する. 20% 以上に増加している場合は，B 細胞腫瘍，感染症，炎症性疾患，薬剤での副作用が考えられる.

検査時の注意

- 採血後，速やかに測定することが望ましい.
- 保存する場合は室温とする.
- CD 4/CD 8 比の一方の増加は相手の減少によっても生じる.
  → CD 4 と CD 8 の絶対数を算定すれば，どちらが異常か特定できる.
- CD 4/CD 8 比は個体差が大きいが，特定の個体にかぎっては変動が非常に少ない.
  → 個体の経時的変化を観察していけば病態の推移を知ることができる.

観察のポイント(アセスメント視点)

異常値をもたらす原因・成因をチェックする
- 副腎皮質ホルモン製剤の投与はないか
  → 投与により CD 4$^+$ T 細胞が減少する.
- とくに CD 4 リンパ球数の減少はないか
  → HIV 感染症が強く疑われる.

ケアのポイント

必要なケアと患者教育（HIV感染症の場合）

必要なケア	患者教育
症状の観察	
・発熱，咽頭痛，口内炎，倦怠感，下痢，寝汗，体重減少など	・起こりうる症状について説明し，異常がみられたら医療者に報告するよう指導する
薬物療法	
・目的を説明して，医師から指示された薬物が適切に服用できるように支援する ・抗HIV薬の副作用を理解して，発症時に対処できるように指導する	・薬物療法の目的を理解して実施する ・内服治療を長期に継続していくことの重要性を認識して内服する ・副作用を理解して，症状がある場合はすぐに医療者に報告する
感染予防	
・含嗽と手洗い，清潔ケア（全身，陰部，口腔内）を指導する ・過労を避けて十分な栄養と睡眠をとることを指導する ・血液や体液の付着物を扱うときは，感染対策を厳重に行う ・患者自身がHIVの感染経路や対策について理解できるように指導する	・感染予防のための手洗いや含嗽，全身の清潔保持の必要性をわかりやすく説明する ・HIV感染症の概要や感染経路，二次感染の予防などについて正しい知識を得られるように説明する
食事の注意	
・高カロリー，高蛋白，高ビタミンの食事になるように指導する	・適切な栄養の食事について，家族の協力が必要なときは依頼する
日常生活上の注意	
・過労を避ける，十分な睡眠時間を確保する，寒冷刺激を避け保温するなどの指導を行う	・疲労感を生じるような活動は控え，十分な睡眠をとるよう指導する ・寒冷刺激を避ける（冷水使用の禁止），防寒着の着用（手袋，マフラー，厚手の靴下など）など保温対策を指導する
精神的ケア	
・長期的な治療が必要になるため，思いを支持的に傾聴する ・悲しみやつらさを表出しやすい雰囲気をつくり接する	・精神的な負担を軽減する方法を紹介する（ネガティブな感情を表出する．不安や心配があるときは医療者に相談する．つらいときは人に助けてもらう．気分転換を行う．自己管理する意識を強くもつ）

免疫検査

必要なケア	患者教育
家族ケア	
・感染対策の指導と精神的ケアを行う	・感染に対する正しい知識をもって患者に接することができるように支持する ・医療者の相談体制を説明する ・家族間でのサポート体制や家族自身の健康管理の徹底，気分転換の励行など，家族が行うべきことを紹介する

緊急時・急性期の潜在的リスク

- HIV 感染症
- 日和見感染を発症すると重症または持続的な感染状態となり，死亡することもある．

感染症検査

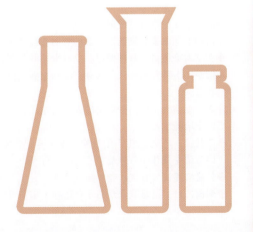

細菌検査のすすめ方

これだけは知っておこう！　検査の意味

病原体検査の一般的手順

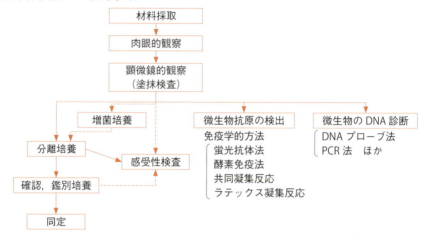

- 肉眼的観察：検体の外観をよく観察する．
  - ➡検査に適した材料であるかを判定する．
- 塗抹検査：検体をカバーガラス上にうすく塗抹し，染色して，顕微鏡で細菌の形や染色性を観察する．
  - ➡直接塗抹標本は結核菌検査以外は通常，グラム染色を行う．グラム染色によって細菌の形態および染色性によってある程度その菌種が推定できる．
  - ➡グラム染色により細菌をグラム陽性群とグラム陰性群にわける．
  - ➡ほかにも特殊染色法があり，特殊な病原菌が予想される場合には必要に応じて行われる．
- 分離培養検査：細菌や真菌は人工培地に発育するので，菌の発育に好的な培地を用いて菌を培養する．
  - ➡これは，感染症起炎菌（感染症を引き起こす菌）の同定検査や抗菌薬感受性試験に用いる菌を検体から分離するために行う．
  - ➡分離培養には好気培養，嫌気培養，炭酸ガス培養（ローソク培養）がある．
  - ➡細菌には，遊離酸素があると生存・増殖可能な好気性菌と酸素があると死滅する嫌気性菌がある．

好気性菌と嫌気性菌

菌の種類	特徴
微好気性菌	酸素濃度2～8％の微好気環境で酸素依存性の発育をする細菌
偏性好気性菌	酸素濃度が15～21％で最も良好に発育する細菌．酸素のない環境ではほとんど，あるいは全く発育できない
偏性嫌気性菌	酸素の存在下で増殖が抑制され，あるいは死滅する細菌
通性嫌気性菌	好気環境，嫌気環境いずれでも増殖可能な細菌

- **同定検査**：培養検査で分離した菌について，その種類（属，種，亜種）や型（生物型や血清型）を決める検査．
- **抗菌薬感受性検査**：検出された感染症の起炎菌あるいは予想される菌に対して，適切で有効な抗菌薬を選択するために行う検査．
  - →方法には，**拡散法**（感受性ディスク法），**希釈法**（寒天平板希釈法，液体培地希釈法），**比濁法**（自動機器による）がある．
  - →**液体培地希釈法**は，定量的に細菌に影響を与える薬剤濃度を求める方法で，最小発育阻止濃度（MIC），最小殺菌濃度（MBC）を知ることができる．

感受性ディスク法（K-Bディスク法，E test）の場合

S（感性）	常用の投与量で臨床効果が期待される
I（中間）	比較的大量投与，局所投与，尿路感染では期待される
R（耐性）	臨床効果は期待しがたい

検査時の注意

- 検体の採取，保存，輸送のいずれも適正に行わなければ正しい成績は得られない．

検体の採取・処理の注意点
- 無菌的に採る．常在菌の汚染を避け，滅菌用具を用いて採取する．
- 十分量採る．
- 滅菌容器に入れ，検体の乾燥を避ける．
  - ←乾燥により，検体中の菌が死滅するため．
- 保存は冷蔵が原則．室温放置は厳禁．
  - ←室温では検体中の菌が増殖するため．
- 血液培養は，室温で保存する．

検体採取時の留意点
- 発病初期（発熱時），抗菌化学療法開始以前に採る．
  - ←抗菌化学療法を開始すると，病巣中の菌が減少～死滅するため．
- 患者の状態を考慮し，安全性の高い採取法を選ぶ．
- 患者に十分説明し，最良の検体が採れるよう協力を求める．

- 微生物検査用材料は，採取後ただちに検査施設へ届けることが基本である．
- 検体により，保存方法が異なる．
- 各項目の検査時の注意に従う．

観察のポイント（アセスメント視点）

継続・追加観察項目
- バイタルサイン（熱型）
- DNA 診断

ケアのポイント

必要なケアと患者教育

必要なケア	患者教育
・感染症発症時には原因追求のため，熱型に注意 ・敗血症に対しては集中ケア ・院内感染予防はスタンダードプリコーション（標準予防策）に従う	・手洗い法 ・マスク着用の励行

感染症法に基づく届出疾病（2015 年 1 月 21 日一部改正施行）

1類	エボラ出血熱，クリミア・コンゴ出血熱，痘瘡（天然痘），南米出血熱，ペスト，マールブルグ病，ラッサ熱
2類	急性灰白髄炎，結核，ジフテリア，重症急性呼吸器症候群（病原体がベータコロナウイルス属 SARS コロナウイルスであるものに限る），中東呼吸器症候群（病原体がベータコロナウイルス属 MERS コロナウイルスであるものに限る），鳥インフルエンザ（H5N1），鳥インフルエンザ（H7N9）
3類	コレラ，細菌性赤痢，腸管出血性大腸菌感染症，腸チフス，パラチフス
4類	E 型肝炎，ウエストナイル熱（ウエストナイル脳炎含む），A 型肝炎，エキノコックス症，黄熱，オウム病，オムスク出血熱，回帰熱，キャサヌル森林病，Q 熱，狂犬病，コクシジオイデス症，サル痘，重症熱性血小板減少症候群（病原体がフレボウイルス属 SFTS ウイルスであるものに限る），腎症候性出血熱，西部ウマ脳炎，ダニ媒介脳炎，炭疽，チクングニア熱，ツツガムシ病，デング熱，東部ウマ脳炎，鳥インフルエンザ（H5N1 および H7N9 を除く），ニパウイルス感染症，日本紅斑熱，日本脳炎，ハンタウイルス肺症候群，B ウイルス病，鼻疽，ブルセラ症，ベネズエラウマ脳炎，ヘンドラウイルス感染症，発疹チフス，ボツリヌス症，マラリア，野兎病，ライム病，リッサウイルス感染症，リフトバレー熱，類鼻疽，レジオネラ症，レプトスピラ症，ロッキー山紅斑熱

5類	全数把握疾患 アメーバ赤痢，ウイルス性肝炎（E型肝炎およびA型肝炎を除く），カルバペネム耐性腸内細菌科細菌感染症，急性脳炎（ウエストナイル脳炎，西部ウマ脳炎，ダニ媒介脳炎，東部ウマ脳炎，日本脳炎，ベネズエラウマ脳炎およびリフトバレー熱を除く），クリプトスポリジウム症，クロイツフェルト・ヤコブ病，劇症型溶血性連鎖球菌感染症，後天性免疫不全症候群，ジアルジア症，侵襲性インフルエンザ菌感染症，侵襲性髄膜炎菌感染症，侵襲性肺炎球菌感染症，水痘（入院例に限る），先天性風疹症候群，梅毒，播種性クリプトコックス症，破傷風，バンコマイシン耐性黄色ブドウ球菌感染症，バンコマイシン耐性腸球菌感染症，風疹，麻疹，薬剤耐性アシネトバクター感染症
	定点届出疾患 インフルエンザ（鳥インフルエンザ及び新型インフルエンザ等感染症を除く），RSウイルス感染症，咽頭結膜熱（プール熱），A群溶血性連鎖球菌咽頭炎，感染性胃腸炎，水痘（水ぼうそう），手足口病，伝染性紅斑，突発性発疹，百日咳，ヘルパンギーナ，流行性耳下腺炎，急性出血性結膜炎，流行性角結膜炎，クラミジア肺炎（オウム病を除く），細菌性髄膜炎（髄膜炎菌，肺炎球菌，インフルエンザ菌を原因として同定された場合を除く），マイコプラズマ肺炎，無菌性髄膜炎，性器クラミジア感染症，性器ヘルペスウイルス感染症，尖圭コンジローマ，淋菌感染症，ペニシリン耐性肺炎球菌感染症，メチシリン耐性黄色ブドウ球菌感染症，薬剤耐性緑膿菌感染症
新型	（全数把握疾患）新型インフルエンザ，再興型インフルエンザ

緊急時・急性期の潜在的リスク

- 発熱，悪寒・戦慄，チアノーゼ，冷汗，頭痛，悪心など随伴症状
  → 敗血症の可能性

病原微生物の迅速検査

迅速検査の目的と種類・方法

迅速検査の目的
- 病原微生物，特に細菌や真菌では，従来より塗抹検査法による病原体の推定あるいは確認と，分離培養法による病原体の同定が日常的に行われてきた．
- しかし，分離培養法は正確で信頼性が高いが，最終結果が得られるまでに時間を要し，迅速な対応が不可欠な急性感染症や伝染性の強い感染症では，必ずしも治療に直結しない欠点がある．
- この欠点を解消する目的で病原体迅速検出法が開発され，普及している．免疫学的検出法と分子生物学的検出法（遺伝子検査）である．

免疫学的検出法
- 免疫学的検出法は，検体中の菌体抗原や産生毒素を粒子凝集法や標識抗体法により検出する方法である．
  - ➔ 逆受身ラテックス凝集法（RPLA），イムノクロマトグラフィ（ICA），酵素免疫法（EIA，ELISA）がもっぱら用いられている．
  - ➔ RPLA や ICA は操作が簡単なことから，検査設備が不十分な一般クリニックの外来や病院のナースステーションなどで手軽にできる．
- 臨床上実用性の高い例として，急性化膿性髄膜炎や急性肺炎の起炎菌として頻度が高い B 型インフルエンザ菌，肺炎球菌の抗原検出がある．
  - ➔ 小児の上気道感染症の主要菌種である A 群連鎖球菌や，マイコプラズマ肺炎の肺炎マイコプラズマの検出がある．
- インフルエンザの迅速診断にも本法が利用され，A 型あるいは B 型インフルエンザウイルス迅速診断キットが市販されている．
  - ➔ 迅速検査キットにより早期診断が可能になり，高齢者が感染した際の肺炎合併率も下がってきたという報告がある．迅速診断により，重症化した場合も迅速な対応が可能となった．

分子生物学的検出法（遺伝子検査）
- 分子生物学的検出法（遺伝子検査）も迅速で，正確な結果を得ることができる．
  - ➔ 特殊な機器や技術を要するなど専門性が高いため，検査体制が整っている施設でのみ検査が可能であり，外注する場合が多い．

主な病原微生物の迅速診断項目

微生物	検体採取
インフルエンザウイルス	咽頭・鼻腔
溶連菌	咽頭・鼻腔
肺炎球菌	尿
RS ウイルス	咽頭・鼻腔
アデノウイルス	咽頭・鼻腔・糞便
レジオネラ菌	尿
肺炎マイコプラズマ	血中
病原性大腸菌 O157	糞便, 血中
クロストリジウム・ディフィシル	糞便
CD 毒素	糞便
ヘリコバクター・ピロリ	糞便, 尿, 血中
ロタウイルス	糞便
B 型肝炎ウイルス	血中
C 型肝炎ウイルス	血中
クラミジア	尿
HIV	血中
梅毒トレポネーマ	血中
抗酸菌	血中
B 群溶血性連鎖球菌	腟擦過
マラリア	全血
水痘帯状疱疹ウイルス	上皮細胞
ヘルペスウイルス	口唇, 泌尿器
ノロウイルス	糞便
アスペルギルス	血清
クリプトコッカス	血清, 髄液

尿の細菌

これだけは知っておこう！ 検査の意味

- 主に尿路感染症を起こす起炎菌（下表参照）を決定する目的で行う．
  → ほかに前立腺炎，腎周囲膿瘍，副精巣上体炎，尿道炎の病原診断にも用いる．
- 尿路感染症（膀胱炎，腎盂腎炎）はその病態により，単純性と複雑性に大別される．
  → 複雑性はカテーテル留置と非留置に分けられる．

種類		起炎菌
単純性尿路感染症		大腸菌（単純性全体の約80％） 肺炎桿菌 プロテウス・ミラビリス 　が主なもの
複雑性尿路感染症	カテーテル非留置	大腸菌（複雑性全体の20〜30％） 腸球菌（10〜15％） クレブシエラ属（5〜10％） 緑膿菌（5〜10％） セラチア属，エンテロバクター属，プロテウス属
	カテーテル留置	腸球菌（20〜25％） 緑膿菌（10〜15％） 黄色ブドウ球菌（5〜10％） クレブシエラ属，セラチア属，プロテウス属，大腸菌

- 尿道や膀胱内に尿道カテーテルを長期留置していると，カテーテルにより局所が物理的刺激を受け，局所における感染防御機構が低下して，感染を受けやすくなる（留置カテーテル尿路感染症）．
  → 留置カテーテルが誘因となって起こる複雑性尿路感染症の1つであるので，起炎菌では腸球菌，緑膿菌，黄色ブドウ球菌の頻度が高い．
- バイオフィルムとは，留置カテーテルのような異物が体内に留置されると，その異物の表面に細菌が付着・増殖し，菌体と分泌物などにより形成される膜のことをいう．バイオフィルム中の細菌は化学療法に強い抵抗性を示し，難治性の感染症となる（バイオフィルム感染症）．
  → 留置カテーテル尿路感染症はバイオフィルム感染症の1つである．

検査結果の評価

- 尿中細菌数定量培養により有意の細菌尿を決定する．
- 尿道口，外陰部付近からの常在菌混入が避けられず，真の起炎菌との区別が困難であることから，細菌定量培養によって，尿1 mLあたりの細菌数を測定する．
  → 尿1 mLあたり10^5以上を有意の細菌尿とすることが一般的である．

検査時の注意

- 原則として中間尿，カテーテル尿(女性の場合)を滅菌尿器に採る．
  ← 尿道口，外陰部付近からの常在菌混入を避けるため，局所の洗浄，消毒を十分に行う．
- 採尿法を患者に十分説明し，最大限の協力を得る(特に女性)．
  → 男性の場合，新鮮尿(中間尿)を用いて検査する．
  → 女性の場合，外陰部の消毒方法を指導し，滅菌カップに新鮮尿(中間尿)を採尿する．
  → 新生児・乳幼児の場合は，膀胱穿刺か，貼付式プラスチックバッグ採尿による．
- 採取検体は室温に放置しない．保存が必要な場合は冷蔵保存(3～5℃)する．
  ← 検体中の菌の増殖を避けるため．
- 淋菌検出目的では30℃以下には保存しない．
  ← 冷蔵保存すると，菌が死滅する可能性があるため．

観察のポイント(アセスメント視点)

継続・追加観察項目
- バイタルサイン，腹痛の有無，排尿時痛などの膀胱刺激症状
- 起因菌の検索

異常値をもたらす原因・成因をチェックする
- 腎盂腎炎，膀胱炎，尿道炎はないか

ケアのポイント

必要なケアと患者教育（尿路感染症の場合）

必要なケア	患者教育
急性期	
・諸症状の緩和をはかる ・輸液管理・抗菌薬の適正使用を行う	・尿路感染症(例：膀胱炎)の患者は，排尿痛，残尿感などの膀胱刺激症状があるため，それらが消失するよう，安静を保持し，抗菌薬の服薬遵守，水分摂取を促し，再発を防ぐための排泄行動や清潔行動を指導する
カテーテル管理	
・カテーテルトラブルに注意する(膀胱洗浄は感染を誘発するおそれがあるので行わない)	・カテーテル挿入中，石けんと水で陰部を毎日洗浄するが，セルフケアができる患者にはケアを指導する

緊急時・急性期の潜在的リスク

- 発熱，頻尿，排尿時痛，尿混濁
  → 膀胱炎，腎盂腎炎の可能性

便の細菌

これだけは知っておこう！　検査の意味

- 主に腸管感染症（感染性腸炎）の起炎微生物の特定を目的として行う．
  → 腸管感染症の主症状は下痢症である．
- 感染性下痢の機序は，侵襲型（感染症）と非侵襲型（毒素型）と，両者をあわせもつ中間型がある．
  → 侵襲型（感染症）は，微生物が腸管粘膜の上皮細胞に侵入し傷害する．
  → 非侵襲型（毒素型）は，粘膜組織を侵襲せず，微生物が産生する毒素による．

感染性腸炎		主要起炎微生物
細菌性腸炎	伝染性腸炎	コレラ菌，赤痢菌，腸チフス菌，パラチフスA菌
	細菌性食中毒	サルモネラ属菌，腸炎ビブリオ，カンピロバクター・ジェジュニ，ブドウ球菌，毒素原性大腸菌，腸管出血性大腸菌（ベロ毒素産生大腸菌），ウェルシュ菌，ボツリヌス菌，エルシニア属，セレウス菌，NAGビブリオ，アエロモナス属，プレジオモナス属
	腸結核	結核菌
ウイルス性腸炎		ロタウイルス，腸管アデノウイルス，ノロウイルス
原虫性腸炎		赤痢アメーバ，クリプトスポリジウム属，ランブル鞭毛虫
抗菌薬関連下痢症*		メチシリン耐性黄色ブドウ球菌（MRSA），クロストリジウム・ディフィシル（ディフィシル菌），クレブシエラ・オキシトカ

*抗菌薬，特に広域スペクトルをもつ抗菌薬の投与により腸管内の感性菌は減少し，それにかわって耐性菌が増殖すると，その耐性菌が外毒素を産生し，それによって下痢が発生する．

検査時の注意

- 採取方法について指導を行う．
  → 洋式トイレの座り方：便が水につからないよう反対向きに座り，トイレットペーパーを敷く．
  → 正確なデータを得るため，検査に必要な量を確保する．
- 検体は一部分ではなく，まんべんなく採取する．
  ← 正確なデータを得るため．

- 自然排泄便の血液，粘液，膿様部分を母指頭大に採り，採便カップまたは採便管に入れる．
  - ➡水様下痢便はスポイトで吸引して採取する．
  - ➡綿棒による採取はできるだけ避ける．
- 採取後は乾燥させないよう冷暗所で保存し，なるべく早く提出する．
  - ⬅便が乾燥すると，菌が死滅することがあるため．
- アメーバ赤痢を疑うときには，便を冷やさないようただちに検査する．
  - ⬅赤痢アメーバの栄養型は低温で死滅するため．

観察のポイント（アセスメント視点）

継続・追加観察項目
- 便の色調，臭気，形状（水様便，軟便）
  - ⬅便の性状を観察することにより，起炎菌の推定が可能となることがあるため．
- 一般血液検査
- 原因と推定される飲食内容と時間経過，摂取場所など

異常値をもたらす原因・成因をチェックする
- 細菌性大腸炎の鑑別
- 起因菌の培養により，確定診断を行う．

ケアのポイント

必要なケアと患者教育（感染性腸炎の場合）

必要なケア	患者教育
感染管理（隔離）	
・スタンダードプリコーションに従い管理する ・隔離が必要な場合は精神的ケアを行う	・隔離の必要性を患者・家族に納得できるまで説明する
急性腎不全のケア	
・尿毒症改善に目的に人工透析を施行する	・透析療法の目的，種類，どのように行われるのか丁寧にわかりやすく説明する
脱水に対するケア	
・経口摂取ができない場合は，輸液管理と適正な抗菌薬の投与を行う	・経口摂取できる場合は水分補給をこまめにし，スポーツ飲料などを体温程度の温度で少量頻回に摂取するよう指導する

スキンケア	
・肛門周囲を清潔に保つ ・下痢による発赤に対し，皮膚保護剤を使用する	・排便後，肛門周囲を洗浄し，刺激しないようにやさしく清拭することを説明する

緊急時・急性期の潜在的リスク

- 腹痛，血性下痢，黄疸などの症状
  → 大腸菌 O157 による溶血性尿毒症症候群の可能性

鼻咽腔分泌物の細菌

これだけは知っておこう！　検査の意味

- **上気道感染症**を起こす原因となる起炎微生物（下表参照）を特定する目的で行う．
  → 上気道感染症は，**かぜ症候群**〔普通感冒，インフルエンザ，咽頭炎症候群，咽頭結膜熱（プール熱），ヘルパンギーナ，クループなど〕と**耳鼻咽喉科領域感染症**（外耳道炎，中耳炎，内耳炎，鼻炎，副鼻腔炎，咽頭炎，扁桃炎，扁桃周囲炎，喉頭炎など）に分けられる．

上気道感染症	主要起炎微生物
かぜ症候群（ウイルスによるものが多い）	インフルエンザウイルス，パラインフルエンザウイルス，ライノウイルス，RSウイルス，アデノウイルス，コクサッキーウイルス，エコーウイルス，コロナウイルス
	マイコプラズマ・ニューモニエ，クラミジア・シッタシ
中耳炎	インフルエンザ菌，肺炎球菌，黄色ブドウ球菌，緑膿菌，コリネバクテリウム属
副鼻腔炎	インフルエンザ菌，肺炎球菌，黄色ブドウ球菌
扁桃炎・扁桃周囲膿瘍	A群溶血性連鎖球菌（溶連菌），黄色ブドウ球菌，インフルエンザ菌，モラクセラ・カタラーリス

検査時の注意

- 鼻汁，耳漏，咽頭粘液：滅菌綿棒を用い，分泌物を十分にしみこませ，滅菌試験管に入れ，綿棒を乾燥させないように注意する．
  ← 検体の乾燥は，菌の減少や死滅をきたすため．
  → 滅菌綿棒で病変部位を強くこすり，粘液や膿を十分しみこませる．
- 咽頭粘液採取時には水道水で含嗽を十分にさせる．
  ← 口腔内常在菌の混入を減少させるため．
- 上顎洞貯留液：鼻腔洗浄後，滅菌注射器で穿刺吸引し，嫌気性菌専用容器に入れる．
- 採取後はただちに検査室へ．乾燥させない．
- 保存する場合は，冷蔵保存（4℃）．

←検体中の菌の増殖を避けるため．

> **緊急検査および迅速診断**
> - インフルエンザウイルス：インフルエンザウイルスA，Bの迅速診断法は，免疫学的抗原検査により行われる．方法は，イムノクロマト法(免疫クロマト法)の検査キットが市販されており，広く用いられている．なお，逆受身ラテックス凝集反応(抗体を利用して細菌を検出する方法)を用いたキットもある．
> - 毒素性ショック症候群(TSS)：TSSも同様に，ラテックス凝集反応により，迅速に診断ができる．
> - 溶連菌(A群溶血性連鎖球菌)：定量法(ネフェロメトリー法)による検査キットにより，迅速に診断ができる．

観察のポイント(アセスメント視点)

継続・追加観察項目
- 熱型
- 扁桃炎・中耳炎の有無(溶連菌)
- MRSA(メチシリン耐性黄色ブドウ球菌)キャリアに対しては，抗生物質投与の既往

ケアのポイント

必要なケアと患者教育(上気道感染症の場合)

患者ケア	患者教育
・感染経路に基づくスタンダードプリコーションを実施する ・陰圧室に患者を隔離する ・隔離に対する精神的ケアを提供する	・スタンダードプリコーションに基づく手洗い，マスク着用など感染予防の目的・方法を指導する ・他者に感染させる危険性があるため隔離の必要性があることを患者と家族に納得できるよう説明する
・抗ウイルス薬または抗菌薬を適正に投与する	・服薬の必要性，治療効果，起こりうる副作用について説明する

緊急時・急性期の潜在的リスク

- 高熱，筋肉痛，咳，咽頭痛
  → インフルエンザの可能性
  → 溶連菌感染症の可能性

喀痰の細菌

これだけは知っておこう！　検査の意味

- 主に下気道感染症および肺感染症の原因となる起炎微生物（下表参照）の特定を目的として行う．
  → 当該感染症には，慢性気道感染症（気管分岐部以下に持続した細菌感染がみとめられる疾患群），肺炎，肺化膿症などがある．

感染症		主要起炎微生物
慢性気道感染症		インフルエンザ菌，緑膿菌，モラクセラ・カタラーリス，肺炎球菌
市中肺炎	細菌	肺炎球菌，インフルエンザ菌，黄色ブドウ球菌，モラクセラ・カタラーリス，肺炎桿菌，結核菌
	マイコプラズマ	マイコプラズマ・ニューモニエ
	クラミジア	クラミジア・ニューモニエ，クラミジア・シッタシ，クラミジア・トラコマチス
	ウイルス	インフルエンザウイルス（A，B，C型），パラインフルエンザウイルス，RSウイルス，アデノウイルス
院内肺炎	細菌	黄色ブドウ球菌（MRSA），緑膿菌，腸内細菌科（大腸菌，エンテロバクター属，セラチア属），嫌気性菌
	真菌	カンジダ属，アスペルギルス属，クリプトコッカス属，ムコール属，ニューモシスチス・イロベチイ
	ウイルス	サイトメガロウイルス，インフルエンザウイルス，RSウイルス
肺化膿症	細菌	嫌気性菌（ペプトストレプトコッカス属，フソバクテリウム属，プレボテーラ属），黄色ブドウ球菌，連鎖球菌，大腸菌，肺炎桿菌，緑膿菌
	真菌	カンジダ，アスペルギルス

検査結果の評価

- 喀出痰の場合は，口腔内常在菌と起炎菌の鑑別が重要となる．
- 喀出痰以外の検体の場合は，起炎菌の可能性は大きい．

検査時の注意

- 患者に採痰法をよく説明する．
  → 歯をみがき，水道水で2〜3回含嗽させてから，痰を直接喀出させる．
- 唾液や鼻汁の混入を極力避けるよう患者に指導する．
  ← 口腔，咽頭の常在菌をできるだけ避けるため．
- 自力喀出痰の場合：喀出を促すため，体位ドレナージの指導を行う．
- 気管支鏡下吸引の場合：出血の有無に注意する．
- 喀出痰を滅菌シャーレに採る．
- 喀出痰以外の検体には，経気管吸引痰，気管支鏡採痰，肺胞洗浄液，肺胞穿刺液がある．

観察のポイント（アセスメント視点）

継続・追加観察項目
- 熱型
- 咳嗽の有無
- 痰の性状

異常値をもたらす原因・成因をチェックする
- 慢性呼吸不全患者は，感染の頻度が高い．
- ウイルス，インフルエンザ菌，肺炎球菌を特に注意する．

ケアのポイント

必要なケアと患者教育（下気道感染・肺感染症の場合）

必要なケア	患者教育
感染予防	
・感染経路に基づくスタンダードプリコーションを実施する ・インフルエンザや結核の疑いのある場合は患者を陰圧室に隔離する ・隔離に対する精神的ケアを提供する ・抗ウイルス薬または抗菌薬を適正に投与する	・スタンダードプリコーションに基づく手洗い，マスク着用など感染予防の目的・方法を指導する ・他者に感染させる危険性があるため隔離の必要性があることを患者と家族に納得できるよう説明する ・服薬の必要性，治療効果，起こりうる副作用について説明する

呼吸ケア	
・痰の貯留がある場合，体位ドレナージやスクイージングを行う	・効果的な痰排出の方法を指導する ・喫煙者には禁煙指導を行う

緊急時・急性期の潜在的リスク

- 発熱，呼吸困難，咳嗽，痰
  →肺炎の可能性
  →インフルエンザの可能性
  →結核の可能性

穿刺液の細菌

ここでは穿刺液のうち，脳脊髄液，胸水，腹水について述べる．穿刺液ではないが，膿と尿道・子宮頸管分泌液についてもふれる．

これだけは知っておこう！　検査の意味

- 各穿刺液の検査は，それぞれの感染症の原因となる起炎微生物を検出し，決定する目的で行う．
  → 脳脊髄液では，中枢神経系感染症（感染性髄膜炎，脳腫瘍など）の原因となる起炎微生物の検出を行う．
  → 胸水では，感染性胸膜炎，膿胸の原因となる起炎微生物の検出を行う．
  → 腹水では，感染性腹膜炎，腹腔内腫瘍の原因となる起炎微生物の検出を行う．

感染症		主要起炎微生物
髄膜炎	化膿性髄膜炎　新生児〜3か月	B群連鎖球菌，大腸菌
	6か月〜6歳	インフルエンザ菌，肺炎球菌（髄膜炎菌）
	成人	肺炎球菌，黄色ブドウ球菌
	高齢者	肺炎球菌，大腸菌，緑膿菌，黄色ブドウ球菌，リステリア菌
	脳外科術後感染	エンテロバクター属，クレブシエラ属，緑膿菌
	髄腔シャント感染	表皮ブドウ球菌，黄色ブドウ球菌
	結核性髄膜炎	結核菌
	真菌性髄膜炎	クリプトコッカス・ネオフォルマンス，カンジダ・アルビカンス
	ウイルス性髄膜炎	起炎ウイルス不明のことが多い 麻疹ウイルス，コクサッキーウイルス，エコーウイルス，単純ヘルペスウイルス，水痘・帯状疱疹ウイルス，EBウイルス
胸膜炎・膿胸	胸膜炎（肺炎あるいは肺膿瘍に併発）	黄色ブドウ球菌，肺炎桿菌，大腸菌，緑膿菌
	膿胸	上記菌種に加えて，嫌気性菌が関与
	その他	結核菌，ノカルジア，放線菌，肺吸虫など
腹膜炎・腹腔内膿瘍		大腸菌，肺炎桿菌，エンテロバクター属などの腸内細菌，緑膿菌，腸球菌，嫌気性菌，メチシリン耐性黄色ブドウ球菌（MRSA）が問題となっている

感染症		主要起炎微生物
皮膚軟部組織感染症 (化膿性炎症)	毛嚢炎	黄色ブドウ球菌, 化膿連鎖球菌
	蜂巣炎	黄色ブドウ球菌, 化膿連鎖球菌, インフルエンザ菌, 大腸菌

- 膿には開放性膿と閉鎖性膿がある. 化膿性疾患の起炎菌(細菌, 真菌)の決定に供する.
- 尿道・子宮頸管分泌物は, 主に性感染症(STD)の起炎微生物の決定に供する.

性感染症(STD)の病原体と疾患

病原体	疾患
細菌：*Neisseria gonorrhoeae*	淋菌感染症
Treponema pallidum	梅毒
Haemophilus ducreyi	軟性下疳
Calymmatobacterium granulomatosis	鼠径肉芽腫症
Gardnerella vaginalis	尿道炎, 膣炎
マイコプラズマ：*Ureaplasma urealyticum*	尿道炎
Mycoplasma hominis	膣炎, 骨盤内感染症
クラミジア：*Chlamydia trachomatis*	尿道炎, 頸管炎, 卵管炎, 鼠径リンパ肉芽腫症
ウイルス：Herpes simplex virus	性器ヘルペス
HB virus	B型肝炎
Human papillomavirus	尖圭コンジローマ
Molluscum contagiosum virus	陰部伝染性軟属腫
Cytomegalovirus	サイトメガロウイルス感染症
HIV	AIDS
HTLV-1	成人T細胞白血病
真菌：*Candida albicans*	膣炎
原虫：*Trichomonas vaginalis*	膣炎
Entamoeba histolytica	アメーバ赤痢
Giardia lamblia	ランブル鞭毛虫症
寄生虫：*Phthirus pubis*	ケジラミ
Sarcoptes scabiei	疥癬

検査結果の評価

- いずれの感染症でも, 検出された微生物が起炎微生物である可能性が大きい.

検査時の注意

- 穿刺時に出血などの合併症を起こす可能性があるので, 検査中の患者の観察が重要である.

- リスクを伴う検査のため，検査後の患者状態の観察を十分に行う．
- 膿胸，腹腔内腫瘍，閉鎖性膿瘍では嫌気培養をすることがあり，検体をただちに検査室へ届ける．

脳脊髄液
- 腰椎穿刺または後頭下穿刺による．
  → 穿刺時体位の工夫・体位固定に注意する．
- 採取時に脊髄腫瘍を起こさないよう十分に注意する．
- 滅菌注射器で採取し，滅菌試験管に入れ，ただちに検査する．
- 一般には孵卵器に入れる．
  → ただし，髄膜炎菌は低温で死滅しやすいので保存に注意する．
- ウイルス検出用の検体はディープフリーザあるいはドライアイス入り魔法瓶に入れ，凍結保存する．
  ← ウイルスの死滅を防止するため．
- 検査後臥位にて2時間安静とする．

胸水・腹水
- 滅菌注射器で採取し，滅菌試験管に入れる．
- 冷蔵庫（4℃）で保存する．
  ← 菌の増殖を避けるため．
- 胸水検査後の気胸の有無に注意する．
- 腹水検査では出血の有無に注意する．

膿・分泌物
- 開放性病巣の膿と分泌物は，滅菌綿棒または滅菌綿球で採取する．
- 閉鎖性病巣の場合は，滅菌注射器で穿刺し採取する．
- 穿刺した膿は空気を遮断した滅菌容器に入れる．冷蔵庫（4℃）で保存する．
  ← 嫌気性菌の可能性があるため．
- 検体をとった綿棒や綿球は空気にふれないように，乾燥しないように保存する．
  ← 菌の死滅を避けるため．

観察のポイント（アセスメント視点）

継続・追加観察項目
- 熱型，疼痛の有無
- 穿刺液の性状
- X線・CT所見（膿瘍の有無）

異常値をもたらす原因・成因をチェックする
- 手術後の抗菌薬の過剰投与はないか

ケアのポイント

必要なケアと患者教育

必要なケア	患者教育
高体温の場合	
・安静を保持し，安楽な体位をとる ・水分バランスを把握する ・適切な室温など環境調整を行う	・水分補給の必要性を説明する
緊急時救急処置	
・精神的ケアを提供する	・声かけを行って患者の不安や恐怖を軽減する

緊急時・急性期の潜在的リスク

- 高熱
  ➔髄膜炎・胸膜炎・腹膜炎の可能性
- 急激な血圧低下
  ➔穿刺による出血の可能性

抗ストレプトリジン-O 抗体 (ASO)

陽性

過去に溶血性連鎖球菌の感染あり

基準値 239 IU/mL 以下

これだけは知っておこう！　検査の意味

- ストレプトコッカス・ピオジェネス *Streptococcus pyogenes*（化膿連鎖球菌，A 群溶血性連鎖球菌）が産生する溶血素のストレプトリジン-O（streptolysin O）に対する抗体を検出する検査法である．ASO（antistreptolysin O）はストレプトコッカス・ピオジェネスの感染 1 週後から上昇し始め，3～5 週後に最高値を示し，その後下降する．ASO を検出することでストレプトコッカス・ピオジェネスの過去の感染を知ることができる．
  → 溶連菌感染症の続発症である急性糸球体腎炎やリウマチ熱では，続発症の発症時にはすでに咽頭から溶連菌が消失している例が多く，過去の溶血性連鎖球菌（溶連菌）感染を証明するために利用される．
- 検体は血液で，検査法にはランツ-ランドル法（毒素中和反応）とネフロメトリー法がある．

検査結果の評価

- ASO が陽性の場合は過去の溶連菌感染の存在を意味する．ASO が高値を示す場合は近い過去の感染を示す．溶連菌には ASO を産生しない株もあるため，溶連菌感染が疑われる症例で ASO が陰性の場合は，ASK（antistreptokinase），ADN-B（antideoxyribonuclease B）など，ほかの溶連菌抗体検査を併用する必要がある．

検査時の注意

- 急性期と回復期の 2 回に分けて採血して検査する．

- ← ASO抗体価は個人差が大きいため.
- 十分消毒する.
  - ← 皮膚の常在菌混入を避けるため.
- 抗菌薬投与前に採取する．投与開始後の場合は次回投与直前に採取する．
  - ← ASO価が上昇しない場合があるため.
- 食後3〜4時間以上経過してから採血するのがよい．
  - → 血清が強く濁っていると検査が不正確になる．

観察のポイント（アセスメント視点）

継続・追加観察項目
- 溶血性連鎖球菌感染症の観察：扁桃炎，猩紅熱，リウマチ熱，急性糸球体腎炎
- 発熱，咽頭・扁桃の発赤・炎症，頸部リンパ節腫脹
- 粘膜・皮膚の発疹，皮下結節，関節痛
- 動悸，頻脈，高血圧
- 尿量・性状（乏尿，血尿，蛋白尿），浮腫

異常値をもたらす原因・成因をチェックする
- 関連あるほかの検査項目に異常はないか
  - → ASP，ASK，CRP，WBC，赤沈，免疫グロブリン
- 抗菌薬の使用はないか
- 副腎皮質ホルモン製剤や免疫抑制薬の使用はないか
- 免疫不全症を伴った基礎疾患はないか

ケアのポイント

必要なケアと患者教育（急性糸球体腎炎の場合）

必要なケア	患者教育
安静の保持（心臓への負担を軽減する）	安楽な体位を保持し，安静を守ることの必要性について十分に説明する
呼吸困難時は酸素療法を行う	酸素使用時の注意点を指導する
食事療法（減塩，蛋白質制限），水分制限	減塩食や低蛋白食などの必要性と水分摂取量を制限範囲内に抑えることを説明する
感染予防（身体の清潔，特に口腔・咽頭・外陰部の清潔に注意する）	感染のリスクと予防法について患者・家族に指導する

緊急時・急性期の潜在的リスク

- 血尿, 浮腫, 高血圧をみとめるとき
  → 急性糸球体腎炎の可能性
- 動悸, 頻脈, 関節痛をみとめるとき
  → リウマチ熱の可能性

結核菌・抗酸菌

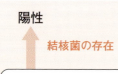

これだけは知っておこう！ 検査の意味

- 結核は現在でも毎年全世界で3万人以上の患者が新しく報告されており，死者も3,000人を超える重要な感染症である．
  →結核菌マイコバクテリウム・ツベルクローシス *Mycobacterium tuberculosis* の検出法には，塗抹検査，培養検査，遺伝子検査がある．
- 結核は肺結核の排菌患者の喀痰から感染するが，結核菌の感染から9か月～2年後に肺炎や胸膜炎を発症する．
  →接触者の感染および発症防止には十分な時間がある．
- 結核菌の感染から6週後にツベルクリン試験が陽転化する．
  →これが結核菌の感染を最初に知る検査である．
- 日本ではBCG接種によりツベルクリン試験が陽転化している例が多い．
  →あらかじめ自分のツベルクリン反応の発赤の直径を知っておく必要がある．
- 結核感染の有無の判定において，ツベルクリン試験の欠点を補う新しい検査法としてクォンティフェロン検査（クォンティフェロン® TBゴールド検査）が開発された．
  →この検査は，結核菌などに特異の抗原を用い，この抗原に対する血液検体中のリンパ球の反応を調べる検査法である．陽性率は結核感染者の93.7%，非感染者の1.2%と報告されている．
- BCG接種や結核によく似た症状を引き起こすMAC（マイコバクテリウム・アビウム複合体）感染の影響をほとんど受けずに，結核に対する免疫の有無を判定できる．
- クォンティフェロン検査（QFT検査）は，ツベルクリン試験にとってかわろうとしている．

検査の方法

- 検体　肺結核：喀痰，胃液
　　　　その他：髄液，膿，生検材料，尿，便
  - 塗抹染色検査：チール・ネルゼン法，オーラミン法（蛍光抗体法）
  - 培養検査：固形培地法（小川培地），液体培養法（ミジット，バクテアラート）
  - 遺伝子検査：PCR法

検査結果の評価

ガフキー（Gaffky）号数

号数	菌量	簡略化した表示法
0	全視野に0個	少数 (+)
1	全視野に1～4個	
2	数視野に平均1個	
3	1視野に平均1個	中等数 (2+)
4	1視野に平均2～3個	
5	1視野に平均4～6個	
6	1視野に平均7～12個	
7	1視野に平均13～25個	多数 (3+)
8	1視野に平均26～50個	
9	1視野に平均51～100個	
10	1視野に平均101個以上	

塗抹染色法

- チール・ネルゼン法は結核菌の抗酸性を利用し，結核菌を赤色に染色して検出する検査法である．検査時間が15分程度と短いため迅速検査として利用できる．チール・ネルゼン法陽性は定量的にガフキー（Gaffky）1～10号で示される．
- しかし結核菌以外のマイコバクテリウム属菌や放線菌も赤色に染色されるため，この検査法で抗酸菌が検出されても結核菌とは決定できない．
- オーラミン法はマイコバクテリウム属に共通する菌体抗原を蛍光染色によって検出する方法である．蛍光顕微鏡が必要であるが，観察時間が短い．非特異反応があるため陽性例はチール・ネルゼン染色で確認する必要がある．

培養検査

- 結核菌は分裂時間が長いため，培養に時間を要する．従来使用されてきた小川培地（固形培地）を用いる培養法は，結核菌の検出に4～8週間を要したが，最近普及してきたBDミジット™抗酸菌システム（日本ベクトン・ディッキンソン）やバクテアラート3D（ビオメリュー）など液体培地を用いる培養法では結核菌は1～4週間で検出で

きる．現在の結核菌検査法では液体培養法が最も検出感度が高い．

遺伝子検査法

- 遺伝子増幅法を用いて結核菌の遺伝子を検出する検査法である．検査時間が6時間前後と短く，塗抹検査に比べて検出感度が高い．結核菌とマイコバクテリウム・アビウム *Mycobacterium avium* およびマイコバクテリウム・イントラセルラーレ *Mycobacterium intracellulare* の検査にも利用できる．

結核が疑われる患者の検査の流れ

- 結核が疑われる患者に対しては，最初に塗抹検査を行い，陽性例は遺伝子検査で結核菌か否かを決定する．遺伝子検査が陽性ならば確定診断となる．結核が疑われる患者で塗抹検査が陰性の場合は，最も検出感度が高い液体培地による培養検査を行う．

検査時の注意

- 接触者検診における結核感染の有無の検査は，QFT検査を第一優先とする．
  ←BCGに対して反応せず，過去のBCG接種の結果に左右されないため．
- 乳幼児(5歳以下，あるいは就学前)に対しては，ツベルクリン反応検査を優先して実施する．
  ←QFT検査特性に関する十分なエビデンスがないため．
- QFT検査の実施時期は，原則として結核患者との最終接触から8週間以上経過したあととする．
  ←検査の「ウィンドウ期」(感染初期の検査が陰性となる期間)を考慮するため．
- QFT検査は，採血から検査開始までの時間に制限がある．
  ←新鮮な血液が必要なため．
- ツベルクリン反応検査は，皮内注射をして，48時間後に皮膚反応を測定する．
  ←アレルギー反応に時間がかかるため．
- ツベルクリン反応検査では，1回のみの検査で陽性となっても，活動性の結核が存在しているかどうかは判断できない．
  ←過去の結核感染(無症状も含む)や非結核性抗酸菌感染症，BCG接種既往がある場合は陽性となりうるため．
- 喀痰採取は，早朝起床時に初めて喀出したものが適している．
  ←口腔の常在菌の混入を避けるため．
- 喀痰採取は，採取前に水道水か生理食塩水でうがいをする(うがい薬は使用しない)．
  ←口腔内常在菌の混入を最小限にする．
- うがいをしたり，吸入を行う．
  ←喀痰を出しやすくするため．
- 喀痰採取後ただちに(2〜3時間以内)検査室に届けることが望ましい．
  ←採取した痰は長時間放置しておくと腐敗して検査ができなくなるため．

- 採痰は隔離された空間で行い，換気，除菌に留意する．
  ←空気感染するので院内感染予防に配慮する．
- 喀痰採取は，抗菌薬投与前に採取する．
  ←抗菌薬投与後は，起因菌が急速に消失するため．
- 納豆は喀痰摂取後に摂るようにする．
  ←納豆摂取後は起因菌を同定できないこともあるため．

観察のポイント（アセスメント視点）

継続・追加観察項目
- 咳嗽，喀痰，血痰，呼吸困難
- 発熱，全身倦怠感，食欲不振，体重減少

異常値をもたらす原因・成因をチェックする
- 関連あるほかの検査項目に異常はないか
  → ツベルクリン反応，赤沈，CRP，胸部X線
- 家族構成，生活環境の把握したうえで，結核の感染経路を特定する

ケアのポイント

必要なケアと患者教育（肺結核の場合）

必要なケア	患者教育
・気道の清浄化	・効果的な痰排出の方法を指導する
・気道の確保	・喀血した場合，誤嚥しないように気道を確保して喀出をはかり，患側を下にして健側への血液の流入を防ぐよう指導する
・安静を保つ（体力の消耗を防ぐ）	・安静の効果と必要性を説明する
・安楽な体位の工夫：呼吸困難時は上体を高くして，起座位や半座位を取ったり，オーバーテーブルにうつぶせにさせたりする（横隔膜を下げ，補助呼吸筋の運動を助ける），咳の発作時は軽く膝を屈曲させた側臥位をとらせる	・効果的な呼吸の体位を整えて，換気量を増やすよう指導する
・咳嗽時はマスクやタオルで口を覆うよう説明する	・衛生行動を正しく行うことで他者への感染を予防することを説明する
・隔離された空間でできるだけ患者が快適に過ごせるよう配慮する ・隔離中の不安の緩和	・他者に感染させる危険性があるため隔離の必要性があることを患者と家族に納得できるよう説明する

感染症検査｜細菌検査

緊急時・急性期の潜在的リスク

- 咳の発作，喀血や呼吸困難がみられたとき
  → 呼吸器合併症の可能性

マイコプラズマ

陽性 ← マイコプラズマ・ニューモニエに感染

基準値　CF：4倍未満
　　　　PA：40倍未満
　　　　HA：32倍未満

これだけは知っておこう！　検査の意味

- マイコプラズマ・ニューモニエ *Mycoplasma pneumoniae*（肺炎マイコプラズマ）は市中肺炎の重要な病原体であり，特に小児や若い成人に多発する．
  → マイコプラズマ・ニューモニエは細胞壁を欠く細菌で，培養はPPLO培地など特殊な培地を用い，10日間培養する．
- 遺伝子検査はまだ一部の施設でしか実施されていない．現在は診断は免疫クロマト法による迅速抗原検査と抗体検査による．

検査の方法

- 補体結合反応（CF）　陽性：≧4倍
- 受身赤血球凝集反応（PA）　陽性：≧40倍
- 免疫クロマト法　定性試験
- 寒冷凝集反応　陽性：≧32倍

検査結果の評価

- 抗体は感染から7～10日後より陽性となり，3～4週後に最高値を示し，以後減少し，数か月持続する．CF法はIgM抗体とIgG抗体の両方を検出するが，PA法は主にIgM抗体を検出する．最近免疫クロマト法により5分程度でIgM抗体を検出する迅

速検査法が発売された．
- 寒冷凝集素は自己赤血球に対する自己抗体である．マイコプラズマ抗原は赤血球の膜抗原と交差反応を示すため，感染発症後，1週目から上昇し，2〜3週目に最高値を示し，4〜6週後に陰性になる．しかし寒冷凝集反応が陰性を示すマイコプラズマ肺炎例も多く，またウイルス疾患や血液疾患などでも陽性となるため，補助診断として利用する必要がある．

検査時の注意

- 測定する場合は，急性期と回復期の2回に分けて採血して検査する．
  ←マイコプラズマ抗体価は個人差が大きいため．
- 寒冷凝集反応を検査する場合，あらかじめ20〜37℃に温めておいた採血器具と試験管類を用意する．
  ←20℃以下では寒冷凝集素は自己の血球と結合し，凝集素価が低下するため．
- 十分消毒する．
  ←皮膚の常在菌混入を避けるため．
- 抗菌薬投与前に採取する．投与開始後の場合は次回投与直前に採取する．
  ←マイコプラズマ抗体価が上昇しない場合があるため．
- サージカルマスクを着用する．
  ←採取時の実施者の感染予防のため．

観察のポイント（アセスメント視点）

継続・追加観察項目
- 発熱，持続する咳嗽，喀痰，胸痛
- 脱水症状の有無：口渇感，皮膚・粘膜の乾燥
- 電解質のバランス

異常値をもたらす原因・成因をチェックする
- 家族内や集団内の流行はないか
- 関連あるほかの検査項目に異常はないか
  →胸部X線，CRP，赤沈，白血球数

ケアのポイント

必要なケアと患者教育（マイコプラズマ肺炎の場合）

必要なケア	患者教育
・安静の保持（体力の消耗を防ぐ）	・安静の効果と必要性を説明する
・気道の保湿：水分摂取，含嗽，口腔ケア，医師の指示による吸入	・気道を保湿することで痰の粘稠度を低くして排痰を促すことを説明する
・痰の貯留がある場合，体位ドレナージやスクイージングを行う	・効果的な痰排出の方法を指導する
・安楽な体位の工夫：咳の発作時は軽く膝を屈曲させた側臥位をとらせる	・効果的な呼吸の体位を整えて，換気量を増やすよう指導する
・水分・電解質の補給	・水分補給の必要性を説明する
・食事：高エネルギー，高蛋白，高ビタミンの食事で，消化・吸収のよいものを摂取	・体力の回復，感染防御力と関係づけて，食事摂取の必要性を説明する
・咳嗽時はマスクやタオルで口を覆うよう説明する	・衛生行動を正しく行うことで他者への感染を予防することを説明する
・清潔の保持（発熱により，皮膚や粘膜が乾燥し傷つきやすく，不潔になりやすい）	・全身の清潔保持の必要性をわかりやすく説明する

緊急時・急性期の潜在的リスク

- 発熱，持続する咳嗽がみられるとき
  → マイコプラズマ肺炎の可能性

MRSA（メチシリン耐性黄色ブドウ球菌）

陽性　←　スタフィロコッカス・アウレウスのメチシリン耐性あり

基準値　陰性

これだけは知っておこう！　検査の意味

- スタフィロコッカス・アウレウス *Staphylococcus aureus*（黄色ブドウ球菌）の抗菌薬耐性株の１つである MRSA（methicillin-resistant *Staphylococcus aureus*）は，病原性が弱いため健常者に感染症を発症することはまれであるが，感染抵抗力に障害のある患者に感染症を生じることがある．
    - → メチシリン感受性の *S. aureus* と MRSA では治療薬が大きく異なるため，MRSA の判定は重要な検査である．
- MRSA の検査は，①オキサシリンを用いた感受性検査，② MRSA の耐性因子であるペニシリン結合蛋白 PBP 2' の検出，③ PBP 2' の産生遺伝子である *mec A* の検出による．
    - → 薬剤感受性検査には，
      希釈法：オキサシリンに対する最小発育阻止濃度（MIC）が ≧ 4 μg/mL
      ディスク法：オキサシリンディスクの阻止円直径が ≦ 17 mm
      がある．
    - → MRSA のスクリーニング培地も市販されているが，これらの検査で MRSA の疑いがあると判定された株に対して *S. aureus* の同定と感受性検査による MRSA の確認を行う必要がある．
- 通常 *S. aureus* 感染症の治療に用いる，ペニシリン系薬，セフェム系薬，カルバペネム系薬などのβ-ラクタム系抗菌薬は MRSA には無効な場合が多い．
    - → MRSA はキノロン系薬，アミノ配糖体系薬，テトラサイクリン系薬などβ-ラクタム系以外の抗菌薬にも耐性を示す多剤耐性株が多い．
- MRSA 感染症の治療は，バンコマイシン，テイコプラニン，アルベカシン，リネゾリド，ダプトマイシンなどを用いる．
    - → MRSA は検出されても治療の必要のない無症状の保菌例が多く，治療の必要性は慎重に判断する必要がある．

検査時の注意

- 喀痰中の MRSA の検査が目的であれば，含嗽や歯磨きの後に採取する．
  ← 上気道の常在菌混入をおさえるため．
- 十分消毒して採血する．
  ← 血液培養の際，皮膚の常在菌混入を避けるため．
- 膿を採取する場合は，採取部位周辺を洗浄あるいは消毒したのち，切開または穿刺が可能であれば，排膿したものを注射器などで採取し，適切な容器に移しかえる．
- ゴム手袋，マスク，ガウンを着用する．
  → 検体採取の際に検体が周囲に飛散したり，自分の皮膚や衣服に付着しないよう注意する．

観察のポイント（アセスメント視点）

継続・追加観察項目
- 全身感染症状：発熱，食欲不振，倦怠感
- 局所症状：咳，痰（呼吸器感染症），排膿（創傷感染，褥瘡部感染），白色の下痢（腸炎）

異常値をもたらす原因・成因をチェックする
- 院内感染はないか
- 気管チューブ，IVH，尿路カテーテル，腹腔ドレーンなどの挿入はないか
- 関連あるほかの検査項目に異常はないか
  → 胸部 X 線，白血球数，CRP，赤沈
- 易感染性を高める治療薬，抗菌薬投与はないか
- 免疫能の低下はないか

ケアのポイント

必要なケアと患者教育（MRSA 感染症の場合）

必要なケア	患者教育
・感染の拡大を予防するために，患者は個室管理（隔離）とする	・病原性や伝播性について説明し，患者・家族に感染拡大の予防のために個室管理が必要であることを伝える

必要なケア	患者教育
・隔離期間中は，ケアの際に接触予防策を実施する ・手袋，ガウンなどの防護具は入室前に着用し，処置の後，退室前に脱ぐ ・血圧計などの医療器具は患者専用とする	・面会者にも防護具の正しい着脱方法を指導する
・手洗いの必要な場面と正しい手洗い方法を指導する	・セルフケアが自立している患者には手洗いの必要性を説明し，確実に実施するよう指導する

緊急時・急性期の潜在的リスク

・気管切開を受け，MRSA を気道から常時排出している場合や熱傷，褥瘡に MRSA が感染している場合
　→敗血症，敗血症性ショックの可能性

ヘリコバクター・ピロリ

陽性
↑ 胃粘膜面における *H. pylori* の存在

基準値 陰性

これだけは知っておこう！　検査の意味

- ヘリコバクター・ピロリ（*Helicobacter pylori*）は，ヒトの胃粘膜表層に持続感染し，慢性萎縮性胃炎，胃潰瘍，十二指腸潰瘍，胃 MALT リンパ腫，胃癌，特発性血小板減少性紫斑病などの原因になることが明らかにされた．
  → ヘリコバクター・ピロリの感染があり，上記の疾患であると診断された場合は，除菌療法が保険適用される．特にヘリコバクター・ピロリの感染がある慢性萎縮性胃炎は，症状が軽くても胃癌のリスクが高いことが明らかにされているので，除菌が勧められる．

検査の方法

- *H. pylori* の検出は，胃生検材料を用いる検査として培養法と迅速ウレアーゼ試験があり，胃生検材料を必要としない検査法として抗ヘリコバクター・ピロリ抗体（血液，尿），尿素呼気試験，糞便中ヘリコバクター・ピロリ抗原などの検査法がある．
- 培養法は生菌が得られるため，抗菌薬に対する感受性も検査できる．
- 迅速ウレアーゼ試験は *H. pylori* が強いウレアーゼ（尿素分解酵素）を産生することを利用し，胃生検材料を尿素液に入れ，尿素がウレアーゼにより分解されるのを呈色反応によって検出する検査法である．
- 尿素呼気試験は ^{12}C を ^{13}C に置き換えた尿素を患者に内服させ，胃の粘液内に生息する *H. pylori* のウレアーゼによって尿素が分解されると，呼気中に ^{13}C を含む CO_2 が検出されることを利用した検査法である．
- 便中からヘリコバクター・ピロリ抗原を検出する検査法も最近開発された．

検査	材料
培養検査	胃生検材料
迅速ウレアーゼ試験	胃生検材料
抗ヘリコバクター・ピロリ抗体	血液，尿，便
尿素呼気試験	呼気
便中 H. pylori 抗原の検出	便

検査時の注意

尿素呼気試験の場合
- 検査前日の夕食後から絶食になることを説明する．
  ← H. pylori 陽性の場合はより高値になることがあるため．
- 検査薬（尿素溶液）の服用後はすぐ軽く含嗽をするよう説明する．
  ← 口腔内に尿素が残っている場合，偽陽性をまねくおそれがあるため．
- 検査薬服用後5分間左側臥位の体位をとり，その後15分間座位の姿勢を維持するよう指導する．
  ← 胃粘膜全体に尿素を接触させるため．

観察のポイント（アセスメント視点）

継続・追加観察項目
- 腹部膨満感，上腹部痛，悪心，胸やけ，食欲不振
- 吐血，下血

異常値をもたらす原因・成因をチェックする
- 検査前の食事摂取はないか
- 関連あるほかの検査項目に異常はないか
  → ヘモグロビン，上部消化管造影，上部消化管内視鏡
- ストレス，喫煙はないか
- 消化性潰瘍の既往はないか
- 副腎皮質ホルモン製剤や非ステロイド性抗炎症薬服用はないか

ケアのポイント

必要なケアと患者教育（胃・十二指腸潰瘍の場合）

必要なケア	患者教育
活動期（出血時）のケア	
・安静の保持 ・気道確保（吐物による気道の閉塞を予防） ・血管確保（ショック状態，水・電解質の補正に備える） ・バイタルサイン，全身状態の観察	・出血時は安静を守るよう促す ・吐血時は顔を横に向けるよう指導する
治癒時のケア	
・過度のアルコール，香辛料，塩分などは控え，バランスのよい食事を規則正しくとるよう指導する	・退院時に，刺激物の多量摂取を避けること，禁煙，節酒，1日3回規則正しく食事をとることなどを指導する

緊急時・急性期の潜在的リスク

- 大量出血がみられる場合
  → 胃・十二指腸潰瘍の可能性

サルモネラ，下痢原性大腸菌

陽性
↑
サルモネラの存在
毒素原性大腸菌の存在
腸管出血性大腸菌の存在

基準値 陰性

これだけは知っておこう！　検査の意味

- サルモネラは腸炎・食中毒の原因として重要な細菌であり，鶏肉などの肉類，鳥や亀などのペットなどが原因となる．
  → 潜伏期は24〜72時間と長く，発熱，下痢（しばしば血便），腹痛などの症状を呈する．
- 下痢原性大腸菌には，腸管病原性大腸菌，毒素原性大腸菌，腸管出血性大腸菌，腸管凝集性大腸菌，腸管粘膜侵入性大腸菌がある．
  → この中で検査が可能で臨床的に重要な下痢原性大腸菌は腸管出血性大腸菌と毒素原性大腸菌である．
- 毒素原性大腸菌は旅行者下痢症や食中毒の原因となり，腹痛と水様性の下痢を発症する．
- 腸管出血性大腸菌は出血性腸炎を呈し，発熱，下痢（多くは血便）を呈する．
  → 溶血性尿毒症症候群や脳症を発症して死に至る例もみられるため，本菌を検出した場合は重症度を把握するため血小板数の検査を行う必要がある．
- 腸管出血性大腸炎以外の下痢原性大腸菌は性状の確認に複雑な検査が必要なため，臨床検査室では通常検査できない．
- サルモネラの検出には便培養検査を行う．
  → 便を材料としてSS培地などの選択培地を用いる．まれに血液や尿からも検出される．
- 毒素原性大腸菌の検出には便培養検査を行う．
  → 便培養で検出した大腸菌に対して耐熱性毒素（ST）および易熱性毒素（LT）を検出する．
- 腸管出血性大腸菌が疑われる場合は，O157抗原を用いた検査と便培養検査を行う．
  → 培養検査では，便培養で検出した大腸菌に対するベロ毒素（VT 1，VT 2）の検出を

行う．
→ O157抗原を用いて，腸管出血性大腸菌で検出頻度の高いO157株を便から直接検出する検査法．迅速に結果が得られるが，O157株でも病原性のないVT非産生株があるため，必ず便培養検査を行い，検出されたO157株がVTを産生することを確認する必要がある．

検査結果の評価

- サルモネラ，毒素原性大腸菌，腸管出血性大腸菌が検出された場合は下痢症の原因菌が特定できる．さらに食中毒の可能性があるため同じ食品を摂取した者に同様な症状を呈する者がいないか確認する必要がある．
- 腸管出血性大腸菌感染症は三類感染症であり，本菌を検出した医師はただちに保健所に届ける．また患者が給食関係に従事する場合は本菌が便から消失するまで休職させる必要がある．

検査時の注意

- 乾いた便器の場合，そこに付着した便を採取してもよい．特に粘液や血液が混じった部分を採取する．
  → 菌が検出されやすいように，検体はできるだけ多く提出する．
- ゴム手袋，ガウンを着用する．
  → 検体採取の際に検体が周囲に飛散したり，自分の皮膚や衣服に付着しないよう注意する．
- 検体はできるだけ早く検査室に送る．
  ← 時間がたつと菌が検出しにくくなるため．

観察のポイント（アセスメント視点）

継続・追加観察項目
- 下痢の回数と量，便の性状と経過
- 発熱，腹痛，嘔吐などの症状の有無と経過
- 水分摂取量と尿量
- 食事摂取は可能か，経口内服は可能か

異常値をもたらす原因・成因をチェックする
- 関連あるほかの検査項目に異常はないか
  → CRP，白血球数，BUN，Cr

- 抗菌薬の服用はないか
- 食事内容で卵を使用した食品などの摂取はないか
- 海外渡航歴はないか

ケアのポイント

必要なケアと患者教育（下痢・嘔吐のある場合）

必要なケア	患者教育
・水分摂取量と排泄量のバランスに注意し，水分・電解質の補給をする ・脱水症状の把握：皮膚・粘膜の乾燥，四肢冷感，脈拍微弱，頻脈	・水分や電解質を補給する必要性を説明する
・嘔吐時は顔を横に向け誤嚥を防ぎ，嘔吐後は含嗽や口腔清拭を行う	・嘔吐時の誤嚥の予防方法を説明する
・排泄後は清拭や温湯による肛門洗浄を行い，必要時軟膏で保護する	・適切な殿部の洗浄法や拭き方を指導し，保清の必要性を説明する
・標準予防策を実施する ・看護師が排泄介助を行う場合には，他者への感染予防のためゴム手袋を着用する	・排便後は必ず石けん・流水で手洗いをするよう指導する ・面会者には病室での飲食を避け，面会後は含嗽や手洗いを行うことを説明する

緊急時・急性期の潜在的リスク

- 下痢・嘔吐が激しい場合
  → 脱水：脱水性ショックの可能性

腸炎ビブリオ

陽性
↑ 腸炎ビブリオの存在
基準値 陰性

これだけは知っておこう！ 検査の意味

- 腸炎ビブリオは海水細菌で，魚介類の摂食により経口的に感染し，激しい腹痛を伴う下痢症を発症する．夏期に多く発症する．
  → 潜伏期も6〜48時間と短いため，原因食の特定は比較的容易である．2日以内に寿司や刺身（特に貝類）を摂食しており，下痢，発熱，上腹部痛，嘔吐などの症状がみられる場合は本菌の感染を疑う必要がある．
- TCBS培地など本菌の選択培地を用いた便培養検査によって検出する．

検査結果の評価

- 本菌が便から検出されれば下痢症の原因菌として特定できる．食中毒の可能性があるため，同じ食品を摂取した者に同様な症状を呈する者がいないか確認する必要がある．
- なお，本菌は急速に便中から消失するため，発症から4日以上経過した例や抗菌薬が投与された例では検出できない．

検査時の注意

- 直腸スワブを用いて，直接肛門から3cmほどの部位でスワブを直腸壁にこすりつけるよう採取する．
  ← この方法で菌が検出されやすいため．
- ゴム手袋，ガウンを着用する．
  → 検体採取の際に検体が周囲に飛散したり，自分の皮膚や衣服に付着しないよう注意する．

感染症検査｜細菌検査

- 検体はできるだけ早く検査室に送る．
  ←時間がたつと菌が検出しにくくなるため．

観察のポイント（アセスメント視点）

継続・追加観察項目
- 下痢の回数と量，便の性状と経過
- 発熱，腹痛，嘔吐などの症状の有無と経過
- しびれ，虚脱，チアノーゼの有無
- 水分摂取量と尿量
- 食事摂取は可能か，経口内服は可能か

異常値をもたらす原因・成因をチェックする
- 関連あるほかの検査項目に異常はないか
  → CRP，白血球数，BUN，Cr
- 抗菌薬服薬はないか
- 食事内容で，生の魚介類（刺身，寿司）などを摂取していないか
- 海外渡航歴はないか

ケアのポイント

必要なケアと患者教育（下痢・嘔吐のある場合）

必要なケア	患者教育
・水分摂取量と排泄量のバランスに注意し，水分・電解質の補給をする ・脱水症状の把握：皮膚・粘膜の乾燥，四肢冷感，脈拍微弱，頻脈	・水分や電解質を補給する必要性を説明する
・嘔吐時は顔を横に向け誤嚥を防ぎ，嘔吐後は含嗽や口腔清拭を行う	・嘔吐時の誤嚥の予防方法を説明する
・排泄後は清拭や温湯による肛門洗浄を行い，必要時軟膏で保護する	・適切な殿部の洗浄法や拭き方を指導し，保清の必要性を説明する
・標準予防策を実施する ・看護師が排泄介助を行う場合には，他者への感染予防のためゴム手袋を着用する	・排便後は必ず石けん・流水で手洗いをするよう指導する ・面会者には病室での飲食を避け，面会後は含嗽や手洗いを行うことを説明する

緊急時・急性期の潜在的リスク

- 下痢・嘔吐が激しい場合
  - ➔脱水：脱水性ショックの可能性
  - ➔敗血症：敗血症ショック，播種性血管内凝固症候群（DIC）の可能性

クラミジア

陽性 ← 各種クラミジアの感染

基準値 陰性

これだけは知っておこう！　検査の意味

- クラミジアは細胞内寄生性細菌であり，基本小体と網様体の2種の形態を示す．ヒトに病原性を有するクラミジアは3菌種あり，惹起する感染症も異なる．

ヒトに病原性を示すクラミジア

菌種	保菌動物	主な感染症
クラミジア・トラコマティス Chlamydia trachomatis	ヒト	尿道炎，前立腺炎，子宮頸管炎，付属器炎，腹膜炎，結膜炎，鼠径リンパ肉芽腫症
クラミドフィラ・シッタシ Chlamydophila psittaci	トリ	肺炎（オウム病，トリ病）
クラミドフィラ・ニューモニエ Chlamydophila pneumoniae	ヒト	肺炎，気管支炎

- クラミジア・トラコマティスは性感染症の原因菌として重要な細菌であり，尿道炎，子宮頸管炎，付属器炎，鼠径リンパ肉芽腫，結膜炎などの原因となる．
- クラミドフィラ・シッタシ（オウム病病原体）は本来鳥類が保有するクラミジアであるが，ヒトにも肺炎を惹起する．高熱，頭痛，間質性肺炎などが特徴的所見である．
  → 従来はオウムやインコなど輸入された鳥類が原因となる例が多かったが，最近は野鳥に感染が広がっている．
- クラミドフィラ・ニューモニエは新しく発見されたクラミジアであるが，市中肺炎や急性気管支炎の原因菌の10〜15％を占める．
- クラミジアは培養に細胞を必要とするため，診断は，抗原検査，遺伝子検査，抗体検査による．
  → クラミジア・トラコマティスの生殖器感染症では，尿道分泌液，腟分泌液，尿などを材料として，酵素免疫法などによる抗原検出法，PCR法による遺伝子検査法な

どにより診断する.
- →**クラミドフィラ・シッタシ**の特定は MIF 法(microplate immunofluorescens test) や MFA 法(microplate immunofluorescens antibody)など特殊な検査法により血中抗体を検出する.
- →**クラミドフィラ・ニューモニエ**は，臨床検査で汎用されている酵素抗体法では IgM 抗体の検査ができないため，IgA 抗体と IgG 抗体の両方が検出された症例を感染例とする．正確な診断には MIF 法や MFA 法による IgM および IgG 抗体の測定が必要である.

検査結果の評価

- 抗原検査でクラミジア抗原が，あるいは遺伝子検査でクラミジアの遺伝子が検出されれば感染例と診断される．抗体検査では，IgM 抗体が検出された例，または2週間後に IgG 抗体価が4倍以上上昇した例を感染例と診断する.

検査時の注意

- 採取部位の粘液を綿棒でよくぬぐい取り，採取する(腟分泌・咽頭周辺の粘液).
  ←クラミジアは細胞内に存在するため.
- 採取時に手袋を着用する.
  ←実施者の感染予防のため.

観察のポイント(アセスメント視点)

継続・追加観察項目
- 頻尿，排尿時痛，排尿困難，尿道痛
- 帯下増量，不正出血
- 発熱，下腹部痛，右季肋部痛

異常値をもたらす原因・成因をチェックする
- 性感染症感染の機会はないか
- 性的パートナーはいないか
- 性行為時にコンドームを装着しているか
- 経口避妊薬を使用しているか
- 性感染症の既往はあるか
- 関連あるほかの検査項目に異常はないか
  →CRP，赤沈，白血球数

ケアのポイント

必要なケアと患者教育（性器クラミジア感染症の場合）

必要なケア	患者教育
・腹痛の強さを把握し，バイタルサインを測定する	・症状のあるときは医師や看護師に連絡するよう説明する
・血管を確保し，緊急時に備える	・治療内容について説明する
・腹壁の緊張を和らげる姿勢をとらせる	・安楽な体位をとるよう指導する
・症状が落ち着くまではそばに付き添い，安心感を与える	・治療内容および治療効果についてわかりやすく説明する
・性感染症の感染経路についての正しい知識を指導する	・患者が罹患した原因や感染経路を正しく理解していないと，感染予防法を正しく実施できない
・パートナーの検査・治療も必要であることを説明する	・性感染症は患者とパートナーが同時に治療を開始する必要がある
・コンドームの正しい使い方を説明する	・コンドームは避妊だけでなく，性感染症の予防にも有効であることを説明する

緊急時・急性期の潜在的リスク

- 発熱，激しい下腹部痛がみられる場合
  → 子宮頸管炎，骨盤腹膜炎，肝臓周囲炎の可能性

梅毒血清反応

陽性 ↑ 梅毒トレポネーマの感染
および治療の必要性

基準値 トレポネーマ試験，STSともに陰性

これだけは知っておこう！　検査の意味

- 梅毒は現在でも重要な性感染症の1つであり，*Treponema pallidum*（梅毒トレポネーマ）の感染によって発症する．
- 従来の梅毒は，感染から数か月後に初発症状として陰部の硬性下疳や皮膚潰瘍がみられ，数年を経て深部臓器に感染が進行したが，最近は初期症状がみられず，検査ではじめて感染が判明する例が増加している．
- 梅毒の診断は，梅毒トレポネーマに対する特異抗体の検出（トレポネーマ試験）と，梅毒トレポネーマの感染によって生じる反応物のレアギンを検出する梅毒血清試験（serological test for syphilis；STS）を組み合わせて梅毒の感染の有無とその活動性を判断する．
- STSは，ガラス板法，カーボン法（RPRカード法など）が用いられる．
  - → STSは梅毒トレポネーマの感染から4週以後に陽性となる．
  - → STSは，関節リウマチ，全身性エリテマトーデス，結核，慢性肝炎，妊娠など，梅毒以外の疾患でも陽性を示すことがあり，これを生物学的偽陽性（biological false positive；BFP）と称する．
- トレポネーマ試験では，TPHA，FTA-ABSが用いられる．
  - → TPHAは梅毒テレポネーマの感染6週以後に陽性となり，その後生涯にわたって陽性が続く．
  - → 梅毒トレポネーマの感染から6週以内はSTSのみが陽性でTPHAが陰性の時期がある．FTA-ABSは梅毒トレポネーマのIgM抗体を検出できるため，感染から10日以後に陽性となる．
  - → このため，FTA-ABSはTPHAを補完するために，BFPと初期の梅毒の鑑別のために利用される．

検査結果の評価

- 梅毒の感染および活動性の判断を下図に示す．治療の必要性がある活動性梅毒は TPHA と STS の両方が陽性の例である．TPHA が陰性の場合は，FTA-ABS が陽性の例を除いて，BFP と考えられ，慢性炎症性疾患や自己抗体の存在を疑う必要がある．

梅毒の感染および活動性の判断

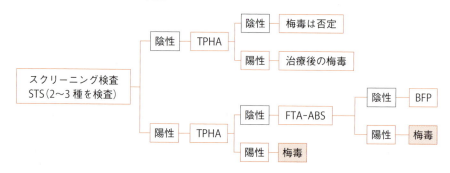

検査時の注意

- 皮膚を十分消毒する．
  ←皮膚の常在菌混入を避けるため．
- 抗菌薬投与前に採取する．投与開始後の場合は次回投与直前に採取する．
  ←陰性に出る場合があるため．
- 採取時に手袋を着用する．
  ←実施者の感染予防のため．

観察のポイント（アセスメント視点）

継続・追加観察項目
- 第1期（感染後3週ころ）：初期硬結，硬性下疳
- 第2期（感染後3か月ころ）：バラ疹，丘疹，発熱，関節痛，倦怠感

異常値をもたらす原因・成因をチェックする
- 性感染症感染の機会はないか
- 性的パートナーはいるか
- 性行為時にコンドームを装着しているか
- 関連あるほかの検査項目に異常はないか

→CRP，赤沈，抗核抗体，HIV検査

ケアのポイント

必要なケアと患者教育（梅毒感染の場合）

必要なケア	患者教育
・病気の性質，感染の広がり方，予防方法を説明する	・患者が感染経路を正しく理解していないと，感染予防法を正しく実施できない
・性的パートナーの検査・治療の必要性を説明する	・性感染症は患者とパートナーが同時に治療を開始する必要がある
・梅毒感染の妊婦では，15週以前に治療すれば胎児感染を防ぐことができることを説明する	・医師からの説明を十分に理解できていない場合は補足する
・性行為は患者とパートナーが十分治療を受け，すべての病巣が治癒するまで避けるよう指導する	・性交渉は治癒するまで控えるように伝える．またコンドームは避妊だけでなく，性感染症の予防にも有効であることを説明する

緊急時・急性期の潜在的リスク

・梅毒感染がある場合
　→HIV感染の可能性
　→妊婦の場合：死産，先天性梅毒の可能性

エンドトキシン

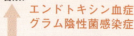

増加
エンドトキシン血症
グラム陰性菌感染症

基準 1.0 pg/mL 以下

これだけは知っておこう！　検査の意味

- エンドトキシンは，グラム陰性菌の細胞壁外膜に存在し，細菌が死ぬと細胞から遊離して体内に放出される毒素（内毒素）である．
  → この毒素は，宿主に発熱，血管内皮の傷害，毛細管透過亢進などの作用を及ぼす．
- 血中にエンドトキシンが検出される状態をエンドトキシン血症とよび，敗血症の一種であり，そのほとんどにグラム陰性菌感染症をみとめ，二次的にグラム陰性菌血症を引き起こす．

検査時の注意

- 滅菌した専用容器を用いて真空採血を行う．
  ← 検体容器がわずかでも汚染されていると偽陽性になるため．
- 穿刺する部位をアルコール綿などでよく拭き取る．
  ← 皮膚の常在菌や環境汚染菌を混入させないようにするため．
- 採血は滅菌手袋を着用し，清潔操作で行う．
  ← 穿刺部位の汚染を防ぐため．
- エンドトキシンは，判定には十分配慮する必要がある．
  ← 血液培養でグラム陰性菌が陽性であっても，測定結果が陰性のときが多いため．
- 検体はただちに冷蔵し，速やかに検査機関へ搬入する．
  ← 微生物の生育は温度・湿度などの影響を受けやすいため．

観察のポイント(アセスメント視点)

継続・追加観察項目
- 発熱
- 頻脈,血圧低下
- 意識障害
- 乏尿
- 出血

異常値をもたらす原因・成因をチェックする
- 関連あるほかの検査項目に異常はないか
  → 血小板,白血球,ビリルビン,BUN
- 検体容器は汚染されていないか
- 血液透析をしていないか
- 血管内留置カテーテル,尿道留置カテーテルが挿入されていないか

ケアのポイント

必要なケアと患者教育(エンドトキシン血症の場合)

必要なケア	患者教育
・早期治療のための援助・介助	・治療について説明する(吸着療法など)
・敗血症性ショック治療のための薬剤の投与・介助	・治療と効果について説明する
・体液量平衡異常補正のための援助・介助	・輸液の必要性と効果について説明する
・深部静脈血栓症の予防	・血栓症予防の必要性について説明する

緊急時・急性期の潜在的リスク

- 血圧低下,出血,意識障害がみられたとき
  → 敗血症性ショック
  → 多臓器不全の可能性
- ウォームショック(心拍出量増加,発熱)
  → コールドショック(心拍出量低下,血圧低下,乏尿,意識障害など)へと進行する可能性

インフルエンザウイルス迅速抗原検査

インフルエンザ抗原検査(A, B型)	インフルエンザ抗原検査(鑑別)
A型あるいはB型インフルエンザに感染しているかを検査	インフルエンザ抗原陰性，A型陽性，B型陽性いずれかの鑑別ができる

基準値 陰性

これだけは知っておこう！　検査の意味

- 流行期にインフルエンザを診断するために，迅速診断キットによる抗原検査が用いられる．
  - → インフルエンザウイルス核蛋白に対するモノクローナル抗体を用いた免疫反応や，ノイラミニダーゼの酵素活性を利用してウイルスの存在を証明するものである．
  - → キットによりA型，B型をまとめて検出するものと，両者を鑑別できるものがある．治療の選択上，後者がよく使われる．

検査結果の評価

- 臨床像からインフルエンザを疑って抗原検査を行い，陽性であれば，インフルエンザ感染として対処してよい．
- 細菌などの二次感染やほかのウイルスの混合感染などもありうるので，必要に応じてほかの病原体を調べる検査も併用する．

関連検査項目

- インフルエンザウイルス検査には，ほかに，ウイルス分離同定検査，PCR検査(遺伝子増幅法)，抗体検査などがある．
  - → ウイルス分離同定検査は，検体を発育鶏卵や培養細胞に接種して，ウイルスを分離，同定する．数日を要するので，結果を治療方針の決定に用いることはできないが，流行の把握や疫学調査に役だつ．
  - → 抗体検査は，急性期と回復期のペア血清について測定し，4倍以上の上昇をみとめた場合に陽性と考える．事後診断になる．また，インフルエンザは再感染であるこ

とが多いので，急性期にすでに抗体を保有していると，上昇をとらえにくいことがある．

検査時の注意

- 鼻腔ぬぐい液，咽頭ぬぐい液を確実に採取する．
  - →鼻腔ぬぐい液：鼻の奥に綿棒を挿入し，鼻甲介を数回こするようにして粘膜表皮を採取する．
  - →咽頭ぬぐい液：舌圧子で舌を押さえ，のどの奥に綿棒を深く挿入し，綿棒で扁桃，咽頭後壁，口蓋などを強くぬぐい数回こするようにして，綿棒表面全体に付着するよう粘膜表皮を採取する．免疫法によるキットでは，一般に咽頭より鼻腔からの検体のほうが，陽性率が高く検出期間も長いとされる．
- 綿棒を取り出すときは，口腔粘膜や舌に触れないようする．
- 乳幼児の場合，保護者に説明し，手足と身体を抱くように固定してもらう．
- 新鮮検体が原則である．
- 迅速な検査が必要である．
  - ←抗ウイルス薬は発症後2日以内の投与が原則であるため．
- 流行期の典型的な症例まで全例検査する必要は必ずしもないが，流行初期，非典型例，重症例や入院例には積極的に診断に活用される．
- 採取時はサージカルマスクを着用する．
  - ←実施者の感染予防のため．

観察のポイント（アセスメント視点）

継続・追加観察項目
- 発熱，頭痛，筋肉痛，関節痛
- 咳，痰，呼吸困難
- 脱水症状の有無
- 神経症状およびその随伴症状（髄膜刺激症状，項部硬直，痙攣など）
- 意識障害の有無

陽性となって治療された例
- →臨床症状の改善を確認する．ほかの細菌などの混合感染の可能性に注意する．

陰性例
- →ほかの感染症についての検索を行う．

陰性だったがインフルエンザを疑う場合
- →検体採取法や時期，検査キットによる偽陰性の可能性も考え，必要に応じて再検査する．

異常値をもたらす原因・成因をチェックする
- 家族内や集団内流行はないか
- 関連あるほかの検査項目の検査結果に異常はないか
  → 胸部X線，白血球数，CRP，マイコプラズマ抗体価

ケアのポイント

必要なケアと患者教育（インフルエンザの場合）

必要なケア	患者教育
・安全・危険防止（ベッドからの転落，治療継続中のドレーン類の抜去など） ・全身状態の管理（輸液・薬物療法の管理） ・水分・電解質の補給	・輸液や薬物療法の必要性を説明する ・水分や電解質を補給する必要性を説明する
・安静，十分な睡眠	・安静と睡眠の必要性を説明する
・不安の軽減	・治療内容と治療の効果を説明する
・病気の性質，広がり方，予防の仕方が理解されているか	・患者が感染経路を正しく理解していないと，感染予防法を正しく実施できない
・個室管理，面会の禁止の必要性が理解できているか	・他者に感染させる危険性があるため隔離の必要性があることを患者と家族に納得できるよう説明する

緊急時・急性期の潜在的リスク

- 痙攣，意識障害がみられる場合
  → 肺炎の可能性
  → インフルエンザ脳炎の可能性

風疹ウイルス抗体

> **風疹ウイルス抗体**
>
> 測定法として赤血球凝集抑制反応(HI)，補体結合反応(CF)，間接蛍光抗体法(IF)，酵素免疫測定法(EIA)があり，それぞれの方法，キットの陰性判定基準やカットオフインデックスに従って判定する．EIA では IgG 抗体，IgM 抗体の測定ができる．
>
> 基準値　陰性

検査結果の評価

初感染後の抗体価の推移
- 風疹抗体(HI 抗体)は発疹出現後 3 日目ころから検出され，1～2 週間後に最高値(通常 1：128 以上)に達し，その後徐々に低下するが，長い年月陽性が持続する．
- 酵素免疫測定法(EIA)による IgM 抗体は発疹出現後 3～4 日後から検出され，30～60 日間(キットの検出感度により異なる)検出される．IgG 抗体は IgM 抗体より少し遅れて上昇し，2～3 か月ころピークとなりその後徐々に低下するが，長期間陽性が持続する．

風疹の診断
- 発疹出現後 3～4 日後ころから検出される IgM 抗体を測定するか，回復期とのペア血清で HI 抗体の 4 倍以上の上昇を検出する．

妊娠初期に検査が行われた場合
- HI 抗体陰性の場合，未感染の可能性が高く，妊娠 5 か月ころまで感染しないように注意する．
- HI 抗体陽性の場合，低抗体価(8～16 倍)の場合は，かなり以前の既感染の可能性が高い．16 倍以上の場合，最近感染があって先天性風疹症候群を生じる危険があるかどうかを把握する必要があり，HI 抗体価の上昇や IgM 抗体の有無から判断する．

関連検査項目

- 検体からのウイルス分離や遺伝子検査も可能であるが，臨床的には抗体検査で間に合い，通常は用いられない．

検査時の注意

- 検査の目的および検査時期に応じて適切な検査を選択する．
- HI 抗体価の上昇で判断する場合は，急性期と回復期の2回検査する．
- 十分消毒する．
  ← 皮膚の常在菌の混入を避けるため．
- 採取時にサージカルマスクを着用する．
  ← 実施者の感染を防ぐため．

観察のポイント（アセスメント視点）

継続・追加観察項目
- 発熱，発疹，リンパ節腫脹，上気道症状（鼻汁，咳嗽，咽頭痛）

異常値をもたらす原因・成因をチェックする
- 家族内や集団内流行はないか
- ワクチン接種はしているか
- 関連あるほかの検査項目の検査結果に異常はないか
  → 白血球数，CRP，血小板

ケアのポイント

必要なケアと患者教育（風疹の場合）

必要なケア	患者教育
・安静，十分な睡眠	・安静と睡眠の必要性を説明する
・脱水予防（水分補給，補液）	・水分や電解質を補給する必要性を説明する
・病気の性質，広がり方，予防の仕方の説明 ・先天性風疹症候群の原因になる可能性があることを説明する	・患者が感染経路を正しく理解していないと，感染予防法を正しく実施できない ・風疹は予防が可能であるため，妊娠可能な年齢の女性には個人的防御策として，あらかじめワクチン接種を勧める
・隔離の必要性を説明する	・他者に感染させる危険性があるため隔離の必要性があることを患者と家族に納得できるよう説明する

• 業務制限，登校停止の必要性の説明 • 妊娠継続について話し合う	• 学校保健安全法では「発疹が消失するまで」の出席停止が定められていることを説明する

緊急時・急性期の潜在的リスク

- 風疹に感染している場合
  - ➜先天性風疹症候群の可能性
  - ➜血小板減少性紫斑病の可能性

成人T細胞白血病ウイルス抗体（HTLV-Ⅰ抗体）

HTLV-Ⅰ抗体	
主な測定法	判定法
ゼラチン粒子凝集法（PA），酵素免疫測定法（EIA），間接蛍光抗体法（IF），ウェスタンブロット法（WB）	PA法，EIA法は簡便で多数の検体を測定できるためスクリーニング検査に適しているが，低力価では偽陽性の可能性があり，WB法，IF法での確認が必要である．各測定法，キットの陰性判定基準やカットオフインデックスにしたがって判定する

基準値 陰性

HTLV-Ⅰプロウイルス DNA（PCR法）	HTLV-Ⅰプロウイルス DNA（サザンブロット解析）
HTLV-Ⅰの存在を直接証明できる．定量も可能	HTLV-Ⅰプロウイルスの存在とともにHTLV-Ⅰ感染リンパ球のクローン性の検索ができる

基準値 陰性

これだけは知っておこう！　検査の意味

- HTLV（ヒトT細胞白血病ウイルス）のなかでHTLV-Ⅰ（ヒトT細胞白血病ウイルスⅠ型）は成人T細胞白血病（ATL）の原因となるウイルスである．
- 1度感染すると終生ウイルスを体内に持ち続けることになる．ウイルスと抗体が共存し，通常，抗体陽性はウイルス陽性を意味する．

検査結果の評価

- ウエスタンブロット法（WB）などの確認検査で陽性であれば，抗体陽性，さらに感染ありと考えてよい．
- HTLV-Ⅰ関連疾患〔成人T細胞白血病・リンパ腫（ATLL），HTLV-Ⅰ関連脊髄症（HAM）など〕を疑って検査し，抗体陽性であった場合は，診断を支持する所見となる．

- HTLV-Iの感染者の大多数はキャリアであるので，症状なく偶然発見された抗体陽性者は，HTLV-I関連疾患の症状・所見がないことを確認した後は，定期的な経過観察が行われる．

検査時の注意

- 抗体陽性の母親から生まれた新生児や乳児では，抗体検査では判断できない（期間をおいて再検査する必要がある）．
  ← 母親からの移行抗体は1歳以上でも残存していることがあるため，確実な判定ができるようにするためには3歳を過ぎてから再検査する．
- 保存血清でも測定が可能である．
- ヒトT細胞白血病ウイルス関連脊髄症（HAM）を疑う場合，脳脊髄液でも検査することがある．

観察のポイント（アセスメント視点）

継続・追加観察項目
- リンパ節腫大，発疹
- 高カルシウム血症による症状（意識障害など）
- 日和見感染症の有無
- 飛蚊症，霧視，視力低下，充血

異常値をもたらす原因・成因をチェックする
- 既往歴はどうか
- 輸血歴はないか
- 針刺しの受傷歴はなかったか
- 居住地区は九州・四国・沖縄地方でないか
- 臨床症状・所見はどうか
- 関連あるほかの検査項目の検査結果に異常はないか
  → 血算（白血球数など），生化学検査（LD, Caなど），可溶性IL-2レセプター（sIL-2R），眼底検査
- 画像診断に異常はないか
  → 胸部X線，腹部超音波検査，CT検査など
- リンパ球表面抗原検査に異常はないか
- HTLV-IプロウイルスDNAのサザン解析で，モノクローナルな組み込みがあるか
  → リンパ節，末梢血異常細胞，皮疹など腫瘍性病変を疑う組織を対象とする．

ケアのポイント

必要なケアと患者教育(成人T細胞白血病の場合)

必要なケア	患者教育
・バイタルサインおよび全身状態の観察 ・意識障害の程度と経過,神経症状およびその随伴症状の観察	・症状のあるときは伝えるよう説明する
・安全・危険防止(ベッドからの転落,治療継続中のドレーン類の抜去など)	・危険防止や事故防止策を患者・家族に説明する
・輸液・薬物療法の管理	・輸液や薬物療法の必要性を説明する
・清潔の保持(清拭,寝衣交換,尿道カテーテルの管理)	・清潔保持の必要性を説明する
・安静,十分な睡眠	・安静の保持(安静度)と睡眠の必要性を説明する
・日和見感染を誘発させる因子の有無(手術創,IVH,尿道カテーテルの留置,気管切開,人工呼吸器の使用,便・尿失禁など)	・感染徴候を患者自身でも早期に発見できるよう,感染しやすい部位や症状について説明する
・不安の軽減	・病状や治療内容についてわかりやすく説明する.必要があれば患者会や社会資源の情報を提供する
・患者のADLに合わせて,患者周囲の環境を整え,安全・安楽が保てるよう工夫する	・安全・安楽を保持するための工夫について説明する
・他者へのHTLV-Iウイルス感染防止について理解しているか ・日常生活上の注意点を理解しているか ・感染妊婦の場合には,断乳により母子感染を防ぐことができることを理解できているか	・感染予防の方法について,患者・家族にわかりやすく指導する
・医療従事者が媒介しないよう手洗い,含嗽を励行する ・日和見感染者と易感染患者を同時に受け持たないよう工夫する	

緊急時・急性期の潜在的リスク

- 意識障害,呼吸困難がみられる場合
  - →高カルシウム血症の可能性
  - →日和見感染症の可能性

ヒト免疫不全ウイルス（HIV）抗体

HIV 抗体	
主な測定法	判定
ゼラチン粒子凝集法（PA），酵素免疫測定法（EIA），間接蛍光抗体法（IF），ウェスタンブロット法（WB）	PA 法，EIA 法は簡便で多数の検体を測定できるためスクリーニング検査に適しているが，低力価では偽陽性の可能性があり，WB 法，IF 法での確認が必要である．それぞれの方法，キットの陰性判定基準やカットオフインデックスにし従って判定する
	基準値 陰性

HIV 遺伝子検査（RT-PCR 法）
基準値 検出せず

これだけは知っておこう！ 検査の意味

- ヒト免疫不全ウイルス（human immunodeficiency virus；HIV）は後天性免疫不全症候群（AIDS）の原因となるウイルスである．
- 1度感染すると終生ウイルスを体内に持ち続けることになる．ウイルスと抗体が共存し，通常，抗体陽性はウイルス陽性を意味する．

検査結果の評価

- スクリーニング検査（PA，ELISA）には偽陽性もあるので，2種類のスクリーニング法で陽性を確認して偽陽性を排除することが望ましい．
- ウェスタンブロット法（WB）などの確認検査で陽性であれば，抗体陽性，さらに感染ありと考えてよい．
- 遺伝子検査ではウイルス RNA を定量する．
- 定量結果が，HIV 感染患者の状態の把握や治療効果判定に用いられる．
- 抗体が産生されるのは感染後4〜8週後であるので，その期間内であることが予想される場合は，抗体検査でなく遺伝子検査を行う．

- HIV 感染と思われる臨床像にもかかわらず HIV 抗体陰性の場合は，HIV-2 感染（日本ではきわめてまれ）の可能性もあるので検査する．

関連検査項目

- HIV 感染により CD 4 陽性リンパ球が減少し，免疫不全症状が出現するので，HIV 感染者ではウイルス量と CD 4 陽性リンパ球数をモニタリングして，病状の把握および治療方針の決定を行う．

検査時の注意

- 検査を行う際，患者の同意が必要である．
- 感染のスクリーニング，感染者の経過観察，治療効果判定など，目的に応じて適切な検査法を選択する．
- PCR 法の場合，抗凝固薬としてヘパリンは用いない．
  ←反応を阻害する可能性があるため．
- HIV 陽性の母親から生まれた新生児や乳児では，HIV に感染しているかどうかは，抗体検査では判断できない（期間をおいて再検査するかウイルス RNA を測定する必要がある）．
  ←生後 12 か月ころまで母親からの移行抗体をもっているため．

観察のポイント（アセスメント視点）

継続・追加観察項目
- 臨床症状・所見
  ・HIV 感染 2〜4 週間後：インフルエンザ様急性期症状（発熱，咽頭炎，リンパ節腫脹，関節痛）
  ・AIDS 関連症候群期：全身性リンパ節腫脹，体重減少，発熱，下痢
  ・AIDS 発症期：日和見感染症の有無，悪性リンパ腫，カポジ肉腫

異常値をもたらす原因・成因をチェックする
- 関連あるほかの検査項目の検査結果に異常はないか
  →CD 4 陽性 T リンパ球数，HIV-RNA 量，血算（白血球数），生化学検査，免疫グロブリン，CRP
- 感染リスクの高い性的行為はないか
- 輸血製剤の使用歴はないか
- 針刺しの受傷歴はないか

- HIV 陽性の母親から生まれた新生児や幼児ではないか
- 感染機会があってから 6〜8 週間経過しているか
  ←感染直後は抗体陰性の時期があるため，必要に応じて RNA 検査を行う．

ケアのポイント

必要なケアと患者教育（HIV 感染症の場合）

必要なケア	患者教育
・自覚症状のあったときに速やかに活動停止し，安静を保持する	・安静の保持の必要性を説明する
・必要時には個室に隔離し，環境整備を行う ・感染予防を励行する（病室外へ出るとき，面会時にはマスクを着用し，帰室後は含嗽・手洗いを行う）	・標準予防策に基づく衛生学的手洗いや含嗽，マスク着用などについて指導する
・口腔内および身体の清潔管理	・保清・口腔ケアの必要性を説明する
・過労を避けるよう指導する（活動と休息のバランスのコントロール） ・呼吸状態の回復に合わせて活動を拡大させていく	・無理に活動しないように説明する ・状態が回復するにつれて自分でできることが増えることを説明する
・HIV 感染症の病態，治療，日和見感染症のリスク，感染経路，予防行動，定期受診継続の必要性について話し合う	・二次感染予防について説明する（日常生活の注意点，性生活） ・HIV 感染症の病態，日和見感染症の発症のリスクについて説明する

緊急時・急性期の潜在的リスク

- 日和見感染症がみられる場合
  →ニューモシスチス肺炎の可能性

A型肝炎ウイルス(HAV)

A型肝炎ウイルス(HAV)抗体	
HA抗体	IgM-HA抗体
通常検出されているのはIgGである．感染の既往を調べるために用いられる．	IgM-HA抗体は発症前後ころから数か月間検出されるので，初感染の診断に用いられる． 1.2以上 陽性 0.8～1.2 保留
基準値 陰性(1.00未満：CLIA法)	基準値 陰性(0.8未満：CLIA法)

検査結果の評価

初感染後の抗体価の推移	感染後3～6週の潜伏期で発症するが，IgM-HA抗体は発症前後ころから検出され，数か月間持続する． HA抗体は発症4週以降より陽性となり長期間持続する．
急性肝炎の診断	IgM-HA抗体陽性でA型急性肝炎と診断される．

関連検査項目

- HAV-RNAも発症からしばらくの間検出可能であるが，保険適用もなく臨床的に用いられることは少ない．

検査時の注意

- 凍結検体でも検査が可能である．

観察のポイント（アセスメント視点）

急性肝炎の診断
- ほかの肝炎ウイルスの抗体とともに検査され，IgM-HA抗体陽性であればA型急性肝炎と診断される．発症直後は検出されない場合もあるので，必要に応じて再検査する．

継続・追加観察項目
- 全身倦怠感の有無
- 発熱の有無
- 消化器症状の有無
  ➔ 食欲不振，悪心・嘔吐，下痢
- 黄疸の有無
- 上腹部痛，頭痛，関節痛の有無
- 異型リンパ球の増加，AST，ALT，LD，TTT，ZTTおよびCRPの上昇の有無

異常値をもたらす原因・成因をチェックする
- 検査の1〜2か月前からの生の魚介類摂取や海外渡航歴はないか
  ➔ 感染ルートを解明する．

ケアのポイント

必要なケアと患者教育（A型ウイルス肝炎の場合）

必要なケア	患者教育
・肝血流量を増加させるため，安静を保つよう指導する	・安静臥床することにより肝血流の増加を促し，肝障害の治癒を促すことを説明する
・発症前の唾液や糞便にもウイルスが排泄されていることを説明する	・A型肝炎の感染経路は主として経口感染であることを説明する
・他者への感染を予防するため，対策方法を指導する ・家族など生活環境をともにする人々のHA抗体を検索する	・排泄物（糞便，嘔吐物など）の処理方法，手洗いの励行について指導する

緊急時・急性期の潜在的リスク

- IgM型HA抗体が陽性の場合

➡急性A型肝炎の可能性
- 合併症の併発の可能性
  ➡急性腎不全，造血器障害(赤芽球癆，再生不良性貧血，特発性血小板減少症)，髄膜炎，膵炎，心筋障害など

B 型肝炎ウイルス（HBV）

HBs 抗原	HBs 抗体	HBc 抗体		IgM-HBc 抗体	
		低抗体価	高抗体価	低抗体価	高抗体価
HBV 感染状態	過去の HBV 感染，防御抗体	過去の HBV 感染（多くの場合 HBs 抗体陽性）	HBV の感染持続状態	急性 B 型肝炎の回復期，慢性 B 型肝炎の急性増悪期	急性 B 型肝炎の発症期

基準値 陰性

HBe 抗原	HBe 抗体	HBV-DNA	HBV 遺伝子型
血中 HBV 多い（感染性強い），HBV 増殖のマーカー	血中 HBV 少ない（感染性弱い）	血中 HBV 量，HBV 増殖のマーカー	感染経路，自然経過，治療効果の予測

基準値 陰性

検査結果の評価

HBs 抗原	B 型肝炎の発症で陽性になる．急性・慢性 B 型肝炎，無症候性キャリアで陽性．
HBs 抗体	HBV 外被抗原に対する中和抗体．陽性であれば，HBV 感染，再感染があっても肝炎を予防できる．
HBc 抗体	HBV のコア蛋白に対する抗体．肝炎発症後からほぼ終生血中に検出されるが，キャリアでは高抗体価が持続する．200 倍希釈でも陽性である場合，高抗体価陽性とする．
IgM-HBc 抗体	急性 B 型肝炎において高抗体価陽性になる．慢性 B 型肝炎の急性増悪でも上昇するが，低抗体価であるので，鑑別できる．
HBe 抗原	HBV 遺伝子の pre-C・C 領域からつくられる抗原蛋白で，HBV の増殖時に産生される．HBe 抗原陽性の場合，ウイルス増殖がさかんで血中 HBV 量も多く感染力が高い．以前は，HBe 抗原の陰性化，HBe 抗体の陽性化は慢性 B 型肝炎の沈静化と考えられていたが，HBe 抗原を産生しないミュータント HBV への変異によっても HBe 抗原が陰性化することが知られ，両者の鑑別が必要である．

HBe抗体	HBe抗原の陰性化に伴い入れ替わりに出現してくる．HBe抗体陽性の場合は一般的にHBVの活動性が弱まり，感染力が低下している．HBe抗原の陰性化，HBe抗体の陽性化後も肝炎が続く場合は上記のミュータントHBVの可能性を考え，HBV-DNA定量を行う．
HBV-DNA	HBV-DNA量を直接定量することは，トランスアミナーゼやHBe抗原測定以上に直接的かつ確実なウイルス増殖マーカーである．分岐DNAプローブ法，TMA（transcription mediated amplification）法，ドットブロット法などがある．
HBV遺伝子型	HBVの遺伝子型はA〜Jまでの9型に分類される．日本国内でも遺伝子型の分布に地域差がみられる．最近日本国内で増加傾向がみられるA型は，他の型と異なり成人の初感染でもキャリア（持続感染者）化しやすい．B型は，C型に比べて予後がよい．

HBVの持続感染

- わが国では，HBVキャリア（持続感染者）のほとんどは，出産時あるいは乳幼児期に母子感染した者である．ヨーロッパに高頻度にみられるA型が，最近は日本の成人の性感染者にみられるようになり，これらの感染者の一部にキャリア化が認められている．

HBVの非活動性キャリア

- 抗ウイルス治療がなされていない状態で，1年以上の観察期間のうち3回以上の血液検査において次の3つのすべてを満たす者である．①HBe抗原が陰性，②ALT＜30 IU/L，③HBV-DNA＜4.0 log copies/mL．

治療適応となるHBVキャリア

- 次の場合は治療適応である．ALT≧31 IU/L，HBV-DNA＞4.0 log copies/mL，肝の組織学的病変の存在
- HBVキャリアで慢性肝炎が持続すると，肝硬変，肝癌，肝不全に進行する．
- 日本肝臓学会『B型肝炎治療ガイドライン』における治療の長期目標は，HBs抗原の消失である．

関連検査項目

HBVプレコア変異およびコアプロモーター変異遺伝子同定検査

- 急性B型肝炎，慢性B型肝炎では，変異型ウイルスにより重症化が報告され，予後の予測や，抗ウイルス薬などの治療の決定に役だつ．

ラミブジン耐性遺伝子

- 慢性B型肝炎の治療薬であるラミブジンは長期投与した場合に変異体が出現し，臨床効果を妨げることがある．この変異を検出することはラミブジンを長期投与する際，病態の把握や予後の予測に重要である．

検査時の注意

- 凍結検体でも検査が可能である．
- 患者の状態や検査目的により項目を選択する．
- 検体の取り扱いに注意する．
  ←HBV は血液を介して感染するため．

観察のポイント（アセスメント視点）

- 急性 B 型肝炎の診断
  →HBs 抗原陽性，IgM-HBc 抗体高抗体価陽性で診断される．
- 急性 B 型肝炎の経過観察
  →HBs 抗原，HBs 抗体，HBe 抗原，HBe 抗体
- 慢性 B 型肝炎の経過観察，抗ウイルス薬の適応判定
  →HBs 抗原，HBe 抗原，HBe 抗体，HBV-DNA 量，ALT

継続・追加観察項目
- 全身倦怠感の有無
- 消化器症状の有無
  →食欲不振，悪心・嘔吐，下痢
- 黄疸の有無
- 濃縮尿の有無
- 腹部鈍痛の有無
- 肝機能の検査項目
  →AST，ALT，総ビリルビン，アルブミン，総コレステロール，血小板，AFP，PIVKA-Ⅱ
- 腹部超音波検査，CT 検査

異常値をもたらす原因・成因をチェックする
- HBV 関連マーカーの関係性と推移はどうか
  →一過性感染かキャリア（持続感染者）かを判断する．

ケアのポイント

必要なケアと患者教育（B型ウイルス肝炎の場合）

必要なケア	患者教育
・肝血流量が低下しないようにする ・急性肝炎の初期には，トイレ，洗面，食事以外は安静臥床を保つよう指導する ・ウイルスの活動性が高く感染力が強い ・他者への感染を予防するため，対策方法を指導する ・HBVマーカーを検索する	・安静臥床により肝血流の増加を促すことを説明する ・感染ルートを遮断するよう指導する（出血時の処理方法，性交時のコンドームの使用） ・家族への対策（ワクチンの予防接種）を指導する

緊急時・急性期の潜在的リスク

- IgM-HBs抗体陽性およびHBe抗原陽性の場合
  → 急性B型肝炎の危険性
- 劇症肝炎の場合
  → 総ビリルビン上昇，PT延長，意識障害出現
- 慢性B型肝炎の場合
  → 肝硬変あるいは肝癌への進展の可能性

C型肝炎ウイルス（HCV）

HCV抗体	HCVコア抗体	HCV-RNA定性	HCV-RNA定量	HCVコア抗原
過去，現在のHCV感染の検出	HCVの増殖と関連して変動	血中HCVの存在	血中HCV量，HCV増殖のマーカー	血中HCV量，HCV増殖のマーカー

基準値　陰性

HCV genotype（遺伝子型）	HCV serotype（血清型）
HCVは遺伝子配列により分類でき，わが国では1a, 1b, 2a, 2bが多い．タイプによりインターフェロンの反応性が異なる	HCVの遺伝子型によりHCVの抗原性が異なることを利用した特異抗体による分類．genotype 1a, 1bがserotype1型，genotype 2a, 2bがserotype2型に対応

検査結果の評価

HCV抗体	コア領域，NS3, NS4, NS5領域に対応したリコンビナント抗原を用いた抗体測定系．現在のウイルス血症を反映するわけではなく，感染の既往でも陽性になる
HCVコア抗体	コア領域に対応したリコンビナント抗原を用いた抗体測定系．ウイルス血症の有無と密接に関連
HCV-RNA	定性：現在のHCVの存在 定量：HCV量を測定し，治療法の選択や治療効果判定に用いる．RT-PCR法，competitive RT-PCR法，分岐DNAプローブ法などがある
HCVコア抗原	HCV量と相関する
HCV genotype	わが国では1bが約70％，2aが約20％，2bが約5％を占める．2a型はインターフェロン療法の有効率が高い
HCV serotype	治療法選択を目的とした場合に保険適用となっている．serotype 2型ではインターフェロン療法の有効率が高い

検査時の注意

- 凍結検体でも検査が可能である．
- ウイルス抗原検査ではそれぞれの検査の感度に注意して選択することが必要である．
- 検体の取り扱いに注意する．
  ← C型肝炎ウイルス（HCV）は血液を介して感染するため．

観察のポイント（アセスメント視点）

- 急性C型肝炎の診断
  → HCV抗体，HCV-RNA，HCVコア抗原
- 急性C型肝炎の経過観察
  → HCVコア抗体
- 慢性C型肝炎の経過観察，抗ウイルス薬の適応判定
  → HCVコア抗体，HCV-RNA，HCVコア抗原，HCV serotype（HCV genotype）

継続・追加観察項目

- 発熱の有無
- 全身倦怠感の有無
- 消化器症状の有無：食欲不振，悪心・嘔吐
- 黄疸の有無
- 慢性C型肝炎の経過観察に必要な肝機能検査項目
  → AST，ALT，γ-GT，血小板数
  → 慢性C型肝炎は進行すると肝硬変，肝癌に移行する．最近C型肝炎ウイルス治療法が進歩し，インターフェロンを使わない直接作用型抗ウイルス薬が登場した．日本肝臓学会の『C型肝炎治療ガイドライン』によると，ALT値上昇（ALT＞30 IU/L），あるいは血小板数低下（血小板数15万/mL未満）例のC型慢性肝炎患者は，原則として全例抗ウイルス療法の治療対象である．
- 腹部超音波検査，CT検査，腫瘍マーカー

異常値をもたらす原因・成因をチェックする

- 輸血，鍼治療，医療者の針刺し事故など血液との接触にかかわる病歴はないか
  → 感染ルートを解明する．
- HCV関連マーカーの関係性と推移はどうか
  → 一過性感染かキャリア（持続感染者）かを判断する．
- 肝生検，腹腔鏡検査の結果はどうか

ケアのポイント

必要なケアと患者教育(C型ウイルス肝炎の場合)

必要なケア	患者教育
・肝血流量が低下しないようにする ・急性肝炎の初期には，トイレ，洗面，食事以外は安静臥床を保つよう指導する ・ウイルスの活動性が高く感染力が強い ・他者への感染を予防するため，対策方法を指導する ・家族のHCV抗体を検索する	・安静臥床により肝血流の増加を促すことを説明する ・感染ルートを遮断するよう指導する(出血時の処理方法，性交時のコンドームの使用) ・家族への対策(ワクチンの予防接種)を指導する

緊急時・急性期の潜在的リスク

- HCV-RNA陽性の場合
  → HCVの感染源となる可能性
- 劇症肝炎の場合
  → 総ビリルビン上昇，PT延長，意識障害出現
- 慢性C型肝炎の場合
  → 肝硬変あるいは肝癌への進展の可能性

ヒトパピローマウイルス DNA（HPV-DNA）

HPV-DNA（ヒトパピローマウイルス遺伝子）	HPV 抗体
組織や患部ぬぐい液から液相（核酸）ハイブリダイゼーション法などでハイリスク型の HPV-DNA を検出できる。	HPV 抗体が HPV 感染の指標となることが示唆され，腫瘍マーカーとしての位置づけも検討されている。

基準値 陰性

これだけは知っておこう！　検査の意味

- ヒトパピローマウイルス（human papilloma virus；HPV）のうち，高リスク型といわれるウイルスは子宮頸癌の原因となる．
- HPV は現在 80 種類以上の型に分類されている．
  → HPV のうち約半数（1, 5, 8, 14, 20, 21, 25, 47 型など）は皮膚型とよばれ，手や足などの皮膚に感染し乳頭腫を形成する．
  → その他の型（6, 11, 16, 18, 31, 33, 35, 39, 41〜45, 51, 52, 56, 58, 59, 68, 70 型）は性器・粘膜型とよばれ，性器に感染し，尖圭コンジローマの原因となる場合もあり，また，子宮頸癌との関連も注目されている．
  → 16, 18, 31, 33, 35, 39, 45, 51, 52, 56, 58, 59, 66, 68 型は子宮頸癌との関連が示唆されるハイリスク型である．

検査結果の評価

- ヒトパピローマウイルス遺伝子（HPV-DNA）が検出された場合，HPV の存在の証明になる．子宮頸部にハイリスク型の HPV を検出した場合，子宮頸部前癌病変や子宮頸癌の存在を念頭に精査する必要がある．

検査時の注意

- 採取部位の粘膜を綿棒などでこすって，細胞を採取する．
  ← ウイルスが検出されやすくするため．
- 採取時に手袋を着用する．

←実施者の感染予防のため.

観察のポイント（アセスメント視点）

子宮頸部から HPV-DNA が検出された場合
- 細胞診，組織診で癌がないか検索し，発見されない場合も注意して経過を観察する必要がある．

継続・追加観察項目
- 外陰部・亀頭部，肛門周囲の腫瘤
- 違和感，瘙痒感，疼痛
- 帯下増量（女性）

異常値をもたらす原因・成因をチェックする
- 性感染症感染の機会はないか
- 性的パートナーはいるか
- 性行為時にコンドームを装着しているか
- 関連あるほかの検査項目の検査結果に異常はないか
  → コルポスコープ検査，組織診，画像検査，梅毒血清反応

ケアのポイント

必要なケアと患者教育（尖圭コンジローマの場合）

必要なケア	患者教育
・尖圭コンジローマの感染経路・治療について説明する	・性感染症の感染経路について正しい知識を説明する
・治療期間中は，性行為を控えるか，コンドームを使用するよう指導する	・コンドームの正しい使用法について説明する ・性行為を控えるよう指導する
・性行為パートナーの検査の必要性を説明する	・性感染症は患者とパートナーが同時に検査や治療を開始する必要があることを説明する

緊急時・急性期の潜在的リスク

- 尖圭コンジローマの場合
  → 子宮頸癌，陰茎癌の可能性

ノロウイルス

陽性 ↑ ウイルス性食中毒

基準値 陰性

これだけは知っておこう！ 検査の意味

- ノロウイルスは非細菌性急性胃腸炎（ウイルス性食中毒）の主な原因となる．
- ウイルス性食中毒の原因食品は，生カキ，ウチムラサキ貝（大アサリ），シジミ，ハマグリなどの2枚貝である．
- 便や吐物を介したヒト-ヒト感染もある．
- 糞便や吐物を用いてウイルス学的に遺伝子を検出することにより診断される．
  → 主な検査法は，イムノクロマト法，EIA法やRT-PCR法（リアルタイムPCR法）などがある．

検査時の注意

- 検査による二次感染を防ぐため，検体の取り扱いには十分注意する．
  ← 糞便に限らず吐物中にもノロウイルスは存在するため．
- 糞便や吐物は乾燥させないよう速やかに処理する．
  ← 乾燥したノロウイルスが空中に漂い経口感染することもあるため．

β-D-グルカン

高値 真菌感染症（ニューモシスチス肺炎など）の可能性

基準値　発色合成基質法：20 pg/mL 以下
　　　　比濁時間分析法：11 pg/mL 以下

これだけは知っておこう！　検査の意味

- β-D-グルカンは真菌感染症のスクリーニングに有用である．
  → 真菌に特徴的な細胞膜を構成している多糖体で，菌糸型接合菌を除くすべての真菌に共通してみとめられる．

検査結果の評価

- 高値では真菌感染症の可能性を考えるが，画像検査，培養検査，真菌抗原検査，その他の臨床所見をあわせて評価する．
- 外因性 β-D-グルカンなどによる偽陽性や非特異反応に注意する．
- クリプトコッカス症，接合菌症では上昇しない．
- クリプトコッカス・ネオフォルマンス抗原，カンジダ抗原，アスペルギルス抗原，カンジダマンナン抗原など，各種真菌抗原をあわせて判断する．

検査時の注意

- エンドトキシン・グルカンフリーの専用容器にて無菌的に採取する．
  ← 真菌の混入による偽陽性を避けるため．
- 透析や開腹・開胸手術を行った患者では，偽陽性を示す場合がある．
  ← 透析に利用されるセルロース膜や止血時に用いたガーゼの中に混入している β-D-グルカンが溶出して偽陽性を示す場合があるため．
- 一部の抗癌剤（レンチナン，シゾフィラン）を使用すると偽陽性を示す場合がある．
  ← キノコ類から抽出して得られた抗癌剤は β-D-グルカンの一種であることが考えら

観察のポイント（アセスメント視点）

継続・追加観察項目
- 発熱
- 呼吸困難
- 乾性咳嗽
- 意識障害

異常値をもたらす原因・成因をチェックする
- 真菌感染症を疑う臓器はあるか
  ➡ β-D-グルカン陽性だけで真菌感染症の診断はできないため．
- グルカン製剤（抗癌剤レンチナン，シゾフィランなど）の投与歴はないか
- セルロース膜での透析後，あるいは手術後ではないか
- 製造過程で透析膜を用いる血液製剤（アルブミン，グロブリンなど）の投与歴はないか
- 非特異反応が起こりうる多発性骨髄腫患者やγグロブリン高値（高γグロブリン血症）の患者でないか
- 関連あるほかの検査項目の検査結果に異常はないか
  ➡ 白血球数，CRP，赤沈，ALP
- 免疫能は低下していないか
- 中心静脈カテーテル留置はされていないか

ケアのポイント

必要なケアと患者教育（ニューモシスチス肺炎の場合）

必要なケア	患者教育
・自覚症状のあったときに速やかに活動停止し，安静を保持する	・安静の保持の必要性を説明する
・必要時には個室に隔離し，環境整備を行う ・感染予防を励行する（病室外へ出るとき，面会時にはマスクを着用し，帰室後は含嗽・手洗いを行う）	・標準予防策に基づく衛生学的手洗いや含嗽，マスクの着用などについて指導する
・口腔内および身体の清潔管理	・保清・口腔ケアの必要性を説明する
・過労を避けるよう指導する（活動と休息のバランスのコントロール） ・呼吸状態の回復に合わせて活動を拡大させていく	・無理に活動しないように説明する ・状態が回復するにつれて自分でできることが増えることを説明する

緊急時・急性期の潜在的リスク

- 免疫能が低下した患者で，原因不明の発熱(38℃以上)が持続する場合
  ➡ニューモシスチス肺炎の可能性

腫瘍マーカー

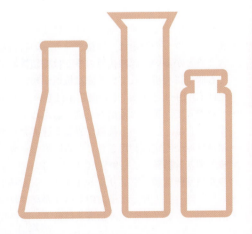

腫瘍マーカー検査の目的と意義

これだけは知っておこう！　検査の意味

- 腫瘍マーカーとは，癌（腫瘍）が産生する物質や，癌が体内にあることに反応した細胞が産生する物質のうち，癌の存在と量，癌細胞の種類などの目印となるものをいう．
  → 臨床検査には「腫瘍マーカー」という分類があり，多くのマーカーが，癌診断の補助と治療後のモニターに利用されている．
- 採血だけで癌のようすを知ることができる便利な検査だが，下記の点で限界も多い．
  ・癌以外の病気でも増加すること．
  ・早期癌では正常値を示すこと．
  ・低分化癌などマーカーを産生しない癌がある．
- 検体は血液だけでなく，尿，胸水・腹水，細胞診や病理組織なども用いられる．また，癌が産生するホルモンや酵素，癌抗原に対する抗体，変異遺伝子と遺伝子産物なども広義の腫瘍マーカーである．
- 診察および画像検査で癌を疑う所見があった場合に腫瘍マーカーを検査する．
- 癌の診断補助には，必ず画像検査，血液・生化学検査と併用すること．
  → 癌のモニタリングには複数の腫瘍マーカーを組みあわせて追跡するが，ヘモグロビン(Hb)，血清蛋白，アルカリホスファターゼ(ALP)，乳酸脱水素酵素(LD)，C反応性蛋白(CRP)などの変動もあわせて判定に用いる．

腫瘍マーカー検査の目的

- 癌を疑う症例での診断補助　→疑い症例で2～3項目を組み合わせ検査
- 腫瘍マーカーの測定は，腫瘍マーカーの特異な成分（認識抗原）に対する抗体を用いて行うことが多い．認識抗原の多くは糖鎖抗原であるため，異なる腫瘍マーカーであっても測定に利用されている認識抗原が類似していると同じように反応してしまう．例えばCA19-9とSPan-1の測定値は互いによく相関する．
- したがって，腫瘍の検出率を高めるために，複数の腫瘍マーカーを組み合わせて検査する場合は，認識する抗原が異なる腫瘍マーカーを組み合わせる．
- 糖鎖抗原が測定に利用されている腫瘍マーカー
  → I型基幹糖鎖：CA19-9，CA50，SPan-1，DU-PAN-2，KMO-1
  → II型基幹糖鎖：シアリルSSEA-1，NCC-ST-439，CSLEX-1
- 病期，進行度の推定　→血中レベルが高ければ進行癌
- 治療のモニタリング　→治療後は低下，陰性化．再発で増加する．

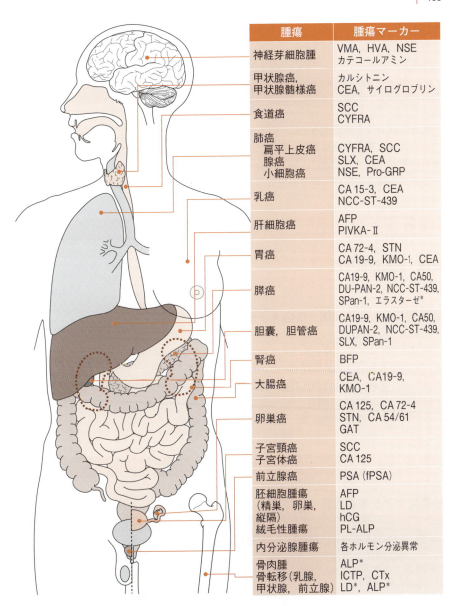

腫瘍	腫瘍マーカー
神経芽細胞腫	VMA, HVA, NSE カテコールアミン
甲状腺癌, 甲状腺髄様癌	カルシトニン CEA, サイログロブリン
食道癌	SCC CYFRA
肺癌 　扁平上皮癌 　腺癌 　小細胞癌	CYFRA, SCC SLX, CEA NSE, Pro-GRP
乳癌	CA 15-3, CEA NCC-ST-439
肝細胞癌	AFP PIVKA-Ⅱ
胃癌	CA 72-4, STN CA 19-9, KMO-1, CEA
膵癌	CA19-9, KMO-1, CA50, DU-PAN-2, NCC-ST-439, SPan-1, エラスターゼ*
胆嚢, 胆管癌	CA19-9, KMO-1, CA50, DUPAN-2, NCC-ST-439, SLX, SPan-1
腎癌	BFP
大腸癌	CEA, CA19-9, KMO-1
卵巣癌	CA 125, CA 72-4 STN, CA 54/61 GAT
子宮頸癌 子宮体癌	SCC CA 125
前立腺癌	PSA (fPSA)
胚細胞腫瘍 （精巣，卵巣， 縦隔） 絨毛性腫瘍	AFP LD hCG PL-ALP
内分泌腺腫瘍	各ホルモン分泌異常
骨肉腫 骨転移（乳腺， 甲状腺，前立腺）	ALP* ICTP, CTx LD*, ALP*

*腫瘍マーカーには分類されていないが診断に役立つ項目
SCC：squamous cell carcinoma-related antigen（扁平上皮癌関連抗原）
NSE：neuron-specific enolase（神経特異エノラーゼ）
PIVKA-Ⅱ：protein induced by vitamine K absence-Ⅱ
CEA：carcinoembryonic antigen（癌胎児性抗原）
PSA：prostate specific antigen（前立腺特異抗原）
PAP：prostatic acid phosphatase（前立腺性酸性ホスファターゼ）

- 癌細胞の種類や性質の診断 ➡腺癌か，原発臓器，腫瘍の分子標的療法の標的分子の有無

検査時の注意

- 検体採取条件を確認する．
  ➡検体採取後から検体処理・測定までの時間制限，温度設定など．
- 前回値と比較する場合は，同じ検査方法で測定する．
- 患者への結果説明の手順を医療者間で確認しておく．

観察のポイント（アセスメント視点）

継続・追加観察項目
- 身体症状

異常値をもたらす原因・成因をチェックする
- 原疾患との関連性
  ➡腫瘍マーカーの異常値をきたす可能性があるか
- 測定値を変動させる要因はないか
  ➡性別，年齢，月経周期，妊娠，喫煙，食事，薬剤，溶血による影響など
- 関連あるほかの検査項目
  ➡画像検査，生化学的検査，各種腫瘍マーカーなど

ケアのポイント

必要なケアと患者教育

必要なケア	患者教育
・正しい知識を提供し，必要以上に不安にならないようサポートする	・患者が数値にとらわれすぎて，必要以上に不安にならない
・腫瘍マーカーの臨床的意義について説明し，患者の理解を得る	・腫瘍マーカーはあくまで腫瘍の存在判断に関する補助的手段であることを理解する

主な腫瘍マーカーの基準値と異常値を示す疾患

腫瘍マーカー名	測定法	基準値	異常値を示す疾患*	備考
α-フェトプロテイン(AFP)	ECLIA, EIA, CLIA など	10 ng/mL 以下	肝細胞癌, 肝芽腫, 胚細胞腫, 胃癌, 肝硬変症, 肝炎, 総胆管閉鎖症など	正常妊婦は高値だが異常妊娠で更に上昇
塩基性胎児蛋白(BFP)	EIA	血清：80 ng/mL 未満 尿：20 ng/mL 未満	腎癌, 肝細胞癌, 消化器癌, 白血病など, 慢性肝炎, 肺炎など 膀胱癌, 尿管癌, 重症尿路感染症	白血球混入で偽陽性
癌胎児性蛋白抗原(CEA)	ECLIA, EIA, CLIA など	5 ng/mL 以下	大腸癌, 胃癌, 肺癌, 乳癌, 膵癌, 甲状腺髄様癌など 肝炎, 肺炎, 結核, 潰瘍性大腸炎, ヘビースモーカーなど	
シアリルルイスA糖鎖抗原 CA 19-9	RIA, EIA, CLIA など	37 U/mL 以下	膵癌, 胃・大腸癌, 胆管癌, 卵巣癌など, 閉塞性黄疸, 胆道炎, 膵炎, 卵巣嚢胞など	ルイス式血液型抗原陰性者は (−)
KMO-1 **	EIA	530 U/mL 以下	膵癌, 胃・大腸癌, 胆管癌, 卵巣癌など, 肝炎, 閉塞性黄疸, 胆道炎, 膵炎, 卵巣嚢胞など	若年婦人に陽性 ルイス式血液型抗原陰性者は (−)
CA 50	EIA, FIA	35 U/mL 以下	膵癌, 胃・大腸癌, 胆管癌, 卵巣癌など, 肝炎, 閉塞性黄疸, 胆道炎, 膵炎, 卵巣嚢胞など	ルイス式血液型抗原陰性者も (+)
SPan-1	IRMA	30 U/mL 以下	膵癌, 胃・大腸癌, 胆管癌, 卵巣癌など, 肝炎, 閉塞性黄疸, 胆道炎, 膵炎, 卵巣嚢胞など	ルイス式血液型抗原陰性者も (+)
乳癌関連ムチン抗原グループ CA 15-3	RIA, EIA, CLEIA	27 or 30 U/mL 未満	乳癌, 卵巣癌など, 乳腺炎, 卵巣嚢腫など	
BCA 225	EIA	160 U/mL 未満	乳癌, 卵巣癌, 乳腺炎など	

*異常値を示す疾患のうち, 色文字は腫瘍, それ以外は良性疾患を示す.
**KMO-1 は 2002 年 4 月以降, 保険適用外検査

腫瘍マーカー

腫瘍マーカー名	測定法	基準値	異常値を示す疾患*	備考
II型糖鎖グループ 　SLX（シアリル 　SSEA-1） 　NCC-ST-439	IRMA EIA	38 U/mL 以下 49歳以下女性： 7 U/mL 未満 男性，50歳以上 女性：4.5 U/mL 未満	肺腺癌，膵癌，大腸癌など，肝炎，結核など 乳癌，膵癌，胃・大腸癌，胆管癌など，肝炎，膵炎など	
サイトケラチン 　CYFRA 21-1 　TPA	RIA, IRMA EIA, ECLIA IRMA	2.0 ng/mL 以下 3.5 ng/mL 以下 70 U/mL 未満	肺扁平上皮癌，膀胱癌，胃・大腸癌など，気管支炎，胃潰瘍，皮膚潰瘍など 各種の癌，気管支炎，肝炎など	
扁平上皮癌関連 抗原（SCC抗原）	RIA, IRMA, EIA	1.5 ng/mL 未満	肺扁平上皮癌，子宮頸癌，頭頸部癌など，皮膚炎，気管支炎など	
神経特異エノラーゼ（NSE） ガストリン放出 ペプチド前駆体 （ProGRP）	RIA, EIA, IRMA, ECLIA ELISA, CLIA, CLEIA	9.3 ng/mL 未満 81 pg/mL 未満	肺小細胞癌，神経系腫瘍，内分泌腫瘍，脳血管障害，神経炎など 肺小細胞癌，神経内分泌腫瘍，腎障害，肝炎など	
卵巣癌関連抗原 　CA 125 　CA 602 　CA 130	RIA, EIA など EIA RIA, IRMA	男性，閉経後の女性：25 U/mL 未満 閉経前の女性： 40 U/mL 未満 63 U/mL 以下 男性，閉経後の女性：19 U/mL 未満 閉経前の女性： 35 U/mL 未満	卵巣癌，子宮体癌，膵癌，進行消化器癌，胸・腹膜炎，子宮内膜症 卵巣癌，子宮体癌，膵癌，進行消化器癌，胸・腹膜炎，子宮内膜症 卵巣癌，子宮体癌，膵癌，進行消化器癌，胸・腹膜炎，子宮内膜症	
シアリルTnグループ 　STN 　CA 546（CA 　54/61） 　CA 72-4	RIA EIA IRMA, EIA, ECLIA	45 U/mL 以下 12 U/mL 未満 4 U/mL 未満	卵巣癌，膵癌，消化管癌，肺癌など 卵巣癌，子宮体癌，消化管癌など，胸・腹膜炎，子宮内膜症 胃癌，大腸癌，卵巣癌，膵癌など，胸・腹膜炎，子宮内膜症	

腫瘍マーカー名	測定法	基準値	異常値を示す疾患*	備考
前立腺特異抗原 (PSA)	RIA, EIA, IRMA など	4.0 ng/mL 以下	前立腺癌, 前立腺炎, 前立腺肥大症	
PIVKA-Ⅱ	ECLIA	40 mAU/mL 以下	肝細胞癌, 肝芽腫, ビタミンK欠乏症, 抗生物質投与中など	
ヒト絨毛性ゴナドトロピン (hCG)	ECLIA, CLEIA, RIA など	0.7 mIU/mL 以下	絨毛癌, 胚細胞腫瘍, 泌尿器系腫瘍, 膵・胃癌など, 下垂体腫瘍, 侵入奇胎, 胞状奇胎	妊婦で高
ヒト絨毛性ゴナドトロピンβサブユニット (hCGβ)	ECLIA, CLEIA, RIA など	0.1 ng/mL 以下	絨毛癌, 胚細胞腫瘍, 泌尿器系腫瘍, 膵・胃癌など, 侵入奇胎, 胞状奇胎	妊婦
ヒト絨毛性ゴナドトロピンβコアフラグメント (尿中β-CF)	ECLIA, CLEIA, RIA など	0.2 ng/mL 以下	卵巣癌, 子宮頸・体癌, 泌尿器腫瘍, 肺・膵癌など, 侵入奇胎, 胞状奇胎	妊婦

〔高久史麿(監):臨床検査データブック 2015-2016, 医学書院, 2015 より作成〕

腫瘍マーカー

癌胎児性抗原（CEA）

陽性
- 末期癌
- 進行癌，遠隔転移
- 甲状腺髄様癌
- 消化器癌，乳癌，肺癌，膵癌
- 肺結核，慢性気管支炎，慢性肝炎，潰瘍性大腸炎
- ヘビースモーカー，糖尿病

基準値 5 ng/mL（カットオフ値*）

陰性
- 癌切除後
- 健常者，早期癌，CEA 非産生の進行癌

*カットオフ値：検査測定値の分布に基づき，陽性か陰性かを判定するときに基準とする値

これだけは知っておこう！　検査の意味

- 癌胎児性抗原（carcinoembryonic antigen：CEA）は，消化器，肺，乳腺などの腺癌で産生する，代表的腫瘍マーカーである．CEA 産生腫瘍では CEA が高値なほど腫瘍が大きく，転移の可能性も大きくなる．CEA は健常者でも加齢とともに上昇傾向がみられる．特に喫煙者では高値になりやすい．
  ←高齢者では慢性炎症疾患が多く，男性に喫煙が多いため．
- 原発部位と細胞の種類によって陽性率が異なる．
- 腺癌でも CEA を産生しないグループがある．
  →CEA を産生する癌：大腸 80％，胃 40％，膵，胆，乳，肺 30％，甲状腺髄様癌 100％
  →CEA を産生しない癌：子宮，卵巣，食道 10％，前立腺，内分泌腺など
  →血中 CEA レベルは，癌細胞の量に応じて増減する．
- 良性の炎症疾患や閉塞性黄疸，腸閉塞，腎不全などで増加し，回復で低下する．
- 消化器癌の再発は，CEA の増加から診断されることが多い．
  →術後の経過観察では，シアリルルイス A（CA 19-9）と同時測定されることが多い．

検査時の注意

- 経過を追跡する場合は同じラボ，同じシステムで測定すべきである．
  ←各試薬キットと分析機器によって検査値が異なるため．
- 連続した増加，低下に意義をみとめる．
  ←良性疾患でも基準値を超える変動があるため，1回だけでなく，2回以上の連続した増加（または低下）で腫瘍の動きや治療効果を判定する．

α-フェトプロテイン(AFP)

陽性 ↑

1,000 ng/mL 以上
進行肝細胞癌，肝芽腫，卵黄嚢腫瘍，乳児肝炎
先天性胆道閉鎖症
多胎，脊椎披裂，ダウン症妊娠

100～1,000 ng/mL
肝細胞癌，新生児黄疸
肝硬変，妊娠
慢性肝炎，劇症肝炎回復期

10～100 ng/mL
慢性肝炎，肝硬変，糖尿病，転移性肝癌

基準値 10 ng/mL 以下

癌切除後
健常者，肝内胆管癌，AFP 非産生の肝細胞癌

↓ 陰性

これだけは知っておこう！　検査の意味

- α-フェトプロテイン(AFP)は肝癌の腫瘍マーカーだが，肝癌以外でも増加する．
- 採血，保存による数値変化はない．
  - → 正常胎児が産生するので妊婦と新生児では高値だが，妊婦での異常増加は異常胎児のサインとなる．
- 肝細胞癌，胚細胞腫瘍，消化管(大腸，胃)癌で産生される．
  - → AFP を産生する癌：肝細胞癌(陽性率：80％)，胃癌(3％)，幼児の肝芽腫(100％)
    血中の AFP レベルは，体内の癌細胞の量に応じて増減する．
  - → 肝炎，肝硬変など良性肝疾患での増加は，回復すると低下する．

検査時の注意

- 肝臓癌でも AFP を産生しないものがある．

- 肝細胞癌は，肝臓のエコー検査やCT検査とAFPの増加で診断されることが多い．
- 慢性ウイルス性肝炎と肝硬変症の経過観察では，PIVKA-Ⅱと交互に測定する〔「PIVKA-Ⅱ」の項(p.478)を参照〕．
  → どちらか一方が増加してくるときは肝細胞癌を疑う．
- レクチン結合性AFP-L3分画は，AFP糖鎖の違いを調べる検査である．
  → 肝細胞癌と良性肝疾患，AFP産生胃癌，胚細胞腫瘍などの鑑別に用いられる．

PIVKA-Ⅱ

陽性 ↑

肝細胞癌，ビタミンK欠乏乳児
ワルファリンカリウム治療中，抗菌薬治療中
閉塞性黄疸，胆汁うっ滞
急性肝炎，慢性肝炎，肝硬変

基準値 40 mAU/mL 以下

健常者，ビタミンK投与中の肝細胞癌

↓ 陰性

これだけは知っておこう！ 検査の意味

- PIVKA-Ⅱ（protein induced by vitamin K absence or antagonist-Ⅱ）はビタミンK欠乏の病態で増加する異常プロトロンビンである．
    - ➡ α-フェトプロテイン（AFP）とは無関係に肝細胞癌でも増加する．
    - ➡ 新生児では高値だが，乳児での異常増加は疾病のサインとなる．
    - ➡ 個人の基準値は集団の基準値より低い．
- PIVKA-Ⅱは，肝細胞癌，胚細胞腫瘍，消化管（大腸，胃）癌で産生される．
    - ➡ PIVKA-Ⅱを産生する癌：AFPを産生する肝細胞癌（陽性率：50％），転移性肝癌（20％），閉塞性黄疸（20％），慢性肝炎（5～10％），肝硬変（10～15％）
    - ➡ PIVKA-Ⅱレベルは，ビタミンK投与で正常化するが，肝癌では低下は軽度である．
- AFPを産生しない肝臓癌があるので，慢性ウイルス性肝炎や肝硬変の経過観察で交互に測定する．
- ワルファリン，抗菌薬投与中は増加する．

CA 19-9

陽性 ↑

1,000 U/mL 以上
進行癌（膵臓，消化管，卵巣）
閉塞性黄疸

100～1,000 U/mL
膵癌，消化器癌，婦人科癌
膵管内粘液産生腫瘍

37～100 U/mL
慢性胆管炎，慢性膵炎，卵巣囊胞，気管支拡張症

基準値　37 U/mL 以下（カットオフ値）
正常（ルイス陽性非分泌型の人）

子宮内膜症

健常者
ルイス式血液型抗原陰性者（癌，正常を問わず）

陰性 ↓

腫瘍マーカー

これだけは知っておこう！　検査の意味

- CA 19-9（シアリルルイス A）は，採血時間，性別，保存による数値変化は少ない．
  → 健常者の平常レベルにルイス血液型による個人差がある．ルイス陽性の若年女性で50を超え，性周期で変動する．
  → 慢性囊胞性疾患と胆道閉塞の病像に応じて増減する．
  → CA 19-9 を産生する癌：膵癌（陽性率：80％），大腸癌（70％），胃癌（60％），胆道癌（60％），子宮癌，卵巣癌，肺腺癌など．
- 膵癌でも CA 19-9 を産生しないグループがある．
  → 消化器癌の経過観察では，CEA と同時測定されることが多い．

検査時の注意

- 同じシアリルルイス A グループ（Ⅰ型基幹構造をもつ糖鎖抗原）の検査が多いので，同時測定をしないよう注意したい．
  → シアリルルイス A グループには CA 19-9, KMO-1*, CA 50, SPan-1, DU-PAN 2 がある．
- 血中レベルは，癌の細胞量だけでなく，膵液や胆汁のうっ滞に応じて増減する．
- 炎症疾患や閉塞性黄疸，腸閉塞，腎不全などで増加し，回復で低下する．

*2002 年 4 月に保険適用外

扁平上皮癌関連抗原(SCC抗原), シフラ21-1 (CYFRA 21-1), 神経特異エノラーゼ(NSE)

	SCC	CYFRA 21-1	NSE
基準値	1.5 ng/mL 未満(EIA) 2.6 ng/mL 未満(RIA)	3.5 ng/mL 以下(EIA) 2.0 ng/mL 以下(RIA)	10 ng/mL 未満(RIA) 9 ng/mL 未満(EIA)
陽性癌と陽性率	子宮頸癌 50% 肺扁平上皮癌 60% 頭頸癌 35% 食道癌 30% 皮膚癌 80%	肺扁平上皮癌 80% 肺腺癌 50% 小細胞癌 20% 子宮頸癌 30% 食道癌 50%	神経芽細胞腫 90% 肺小細胞癌 65% 神経内分泌腫瘍 他臓器の小細胞癌
偽陽性	乾癬, 天疱瘡, びらん, 慢性気道感染症	皮膚炎, 潰瘍, 腎疾患	脳神経疾患
注意事項	広範な皮膚疾患で増加	広範な皮膚疾患で増加, TPAと同グループ	溶血で増加
併用検査	CYFRA, SLX*, NSE	CEA, CA19-9, AFP, CA15-3	カテコールアミン, 各種ホルモン, CYFRA, ProGRP**

*SLX(シアリル SSEA-1, シアリル Le[x]-i 抗原):肺癌, 特に肺腺癌で増加する腫瘍マーカー
**ProGRP:肺癌, 特に肺小細胞癌で増加する腫瘍マーカー

- 肺癌診療での腫瘍マーカー
  - 扁平上皮癌:CYFRA と SCC
  - 腺癌:CEA, SLX
  - 小細胞癌:NSE, ProGRP
- 画像診断で鑑別が困難なときに参考とする.
- 縦隔に重なる病変や化学療法効果の推定.
- 再発のモニタリング.
- 進行には細胞の混合型があり, マーカーの特異性は高くない.
- 良性炎症性疾患でも増加する.

これだけは知っておこう! 検査の意味

- SCC抗原(扁平上皮癌関連抗原)は, 子宮頸癌, 肺扁平上皮癌などで増加する.
- CYFRA 21-1(シフラ21-1;サイトケラチン19フラグメント)は, 肺の扁平上皮癌と腺癌で増加する.
- NSE(神経特異エノラーゼ)は, 肺小細胞癌と神経腫瘍で増加する.

扁平上皮癌関連抗原（SCC 抗原），シフラ 21-1（CYFRA 21-1），神経特異エノラーゼ（NSE）

検査時の注意

SCC の場合
- 複数回の穿刺による組織の混入に注意する．
  ←皮膚表面や唾液中に多量に存在するため．

NSE の場合
- すみやかに提出する．
  ←全血のまま検体保存した場合や，溶血検体では高値を示すため．

前立腺特異抗原（PSA）

陽性

>50 ng/mL
前立腺癌

30〜50 ng/mL
前立腺癌，前立腺肥大症
急性前立腺炎

10〜30 ng/mL
前立腺癌，前立腺肥大症
慢性前立腺炎，急性前立腺炎

4〜10 ng/mL
前立腺肥大症，前立腺癌
慢性前立腺炎

基準値　4 ng/mL（カットオフ値）（RIA，IRMA）
前立腺癌，前立腺肥大症，前立腺炎などの診察後

健常者

女性，前立腺全摘後男性

陰性

腫瘍マーカー

これだけは知っておこう！　検査の意味

- 前立腺特異抗原（prostate-specific antigen；PSA）は，前立腺上皮細胞が産生する臓器特異抗原である．
  → PSA は，前立腺癌以外に前立腺肥大症，前立腺炎（慢性および急性），射精などで血中濃度が上昇する．
- 高齢者のスクリーニングと前立腺癌の治療のモニタリングに用いられる．
  → 汎用されるタンデム PSA キットの基準値は 4 ng/mL 未満である．
- 良性・悪性の鑑別に，結合型と遊離型を分別して測定する方法がある．
  → 年間 0.75 ng/mL 以上の上昇速度（velocity）や 4〜10 ng/mL の間での遊離型 PSA と総 PSA の比（F/T 比）が 24％未満の場合や，PSA 値を前立腺容積で割った密度（density）が 0.15 以上で癌の可能性が高い．

検査時の注意

- 測定システム(検査試薬キット)によって値が異なるので他施設データとの比較に注意する.
- 前立腺の触診や生検,その他の検査の前に採血する.
 ←外部刺激により,一過性に上昇することがあるため.

CA 125

```
陽性
 ↑
 │  漿液性卵巣癌
 │
 │  膵癌
 │
 │  消化器癌の腹膜転移，チョコレート囊胞，
 │  子宮内膜症，子宮筋腺症，腹膜炎，胸膜炎，
 │  心囊炎，結核
```

- 各腫瘍における陽性率
  - 卵巣癌　　　80%
  - 子宮内膜症　80%
  - 膵癌　　　　60%
  - 子宮癌　　　26%

基準値　男性，閉経後の女性：25 U/mL 未満
　　　　閉経前の女性：40 U/mL 未満

```
 │  粘液性卵巣癌
 │
 │  健常者
 ↓
陰性
```

腫瘍マーカー

これだけは知っておこう！　検査の意味

- CA 125（carbohydrate antigen 125）は卵巣癌の腫瘍マーカーである．
  → 卵巣癌でも CA 125 を産生しない粘液性癌がある．
- 卵巣癌だけでなく，子宮内膜症，消化器癌の腹膜浸潤，癌性胸水，細菌性漿膜炎，開腹・開胸手術後などでも増加する．
- 健常女性では生理期に増加，加齢で減少があり，男性は低値を示す．
- 卵巣癌で同時に測定してもよい腫瘍マーカーは，基幹糖鎖マーカー（CA 54/61，CA 72-4，STN）のいずれかである．

検査時の注意

- 類似マーカーには，同一分子を測定する CA 602 と CA 130 があり，同時測定をしないこと．

CA 15-3

```
                    陽性
                     ↑
                     │  乳癌遠隔転移
                     │  進行乳癌（約30%）
                     │  婦人科腫瘍（2～3%）
                     │
                     │  乳癌，慢性肝疾患
                  ┌──┴──┐
                  │基準値 28 U/mL│
                  └──┬──┘
                     │  健常者，乳癌術後
                     ↓
                    陰性
```

これだけは知っておこう！ 検査の意味

- CA 15-3（carbohydrate antigen 15-3）は乳癌で増加する腫瘍マーカーである．
  - → 健常者の平常レベルは安定している．
  - → CA 15-3 は，慢性肝炎と炎症性乳腺疾患の病像に応じて増減する．
  - → 進行乳癌で陽性率は30～40%，再発乳癌でも陽性率は50～55%で，CA 15-3 を産生しない乳癌もある．
  - → 術後再発では，術後の低域からのコンスタントな増加が，再発発見前から観察される．

併用検査

- 進行癌の経過観察では，BCA 225，NCC-ST-439 または CEA のうちの1つと同時測定することが多い．
  - → これらすべてが陰性の場合は，ERB 2 が陽性のことが多い．
- 腫瘍マーカーだけでなく，LD，ALP，血清カルシウム，骨転移のマーカーなどの併用が役立つ．

検査時の注意

- 類似マーカーには BCA 225 があり，同時に測定しないこと．
- 経口抗癌剤やホルモン療法で病状が安定している時期は，増減が緩やかなので2～3か月に1回の測定でよい．

カルシトニン，サイログロブリン

カルシトニン

増加 ↑

- **増加**: 100 pg/mL 以上
  - 甲状腺髄様癌 100%
  - 家族性多発性内分泌腫瘍Ⅱ型
  - ほかのカルシトニン産生腫瘍

- **軽度増加**: 50〜100 pg/mL
  - 甲状腺腫瘍
  - 肺小細胞癌
  - 乳癌などの骨転移

- 25〜50 pg/mL
  - 副甲状腺機能亢進症
  - 慢性呼吸性疾患
  - 飲食後
  - 骨粗鬆症

基準値 25〜50 pg/mL

併用検査：甲状腺・副甲状腺ホルモン，CEA，NSE，ProGRP，血清カルシウム，カテコールアミン，骨転移マーカー

注意事項：採血後すぐ分離・凍結保存

サイログロブリン

増加 ↑

- **増加**: 50 ng/mL 以上
  - 甲状腺機能亢進症
  - 甲状腺腫瘍 80%
  - 亜急性甲状腺炎
  - TSH・TRH 産生腫瘍

- **軽度増加**: 30〜50 ng/mL
  - 甲状腺炎

- TSH・TRH 投与中
- 免疫グロブリン抗体陽性者
- 妊娠
- hCG が増加する疾患

基準値 5〜30 ng/mL

併用検査：TSH，T_3，FT_4，甲状腺の画像検査

これだけは知っておこう！ 検査の意味

- カルシトニン，サイログロブリンは甲状腺ホルモンの腫瘍マーカーである．
  → カルシトニンは正常甲状腺 C 細胞でつくられるカルシウム調節ホルモンで，甲状腺髄様癌の腫瘍マーカーだが，家族性多発性内分泌腫瘍Ⅱ型(MEN-Ⅱ)では腫瘍発見の前から増加し，スクリーニングにも用いられる(甲状腺髄様癌では CEA も同時に増加する)．
  → サイログロブリンは甲状腺癌での陽性率は高いが，さまざまな甲状腺疾患で増加するので，異常値をみたときは，鑑別診断のためのほかの検査も重要である．

シアル化糖鎖抗原 KL-6(KL-6)

```
                           KL-6
陽性
  ↑   高頻度にみられる
  |    間質性肺炎〔活動期(100%),非活動期(65%)〕
  |    膠原病関連間質性肺炎〔活動期(90%),非活動期(61%)〕
  |    過敏性肺炎,放射線肺炎,肺結核(42%),
  |    肺胞蛋白症
  |
  |   可能性がある
  |    肺気腫(6%),気管支拡張症(5%),好酸球性肺臓炎,
  |    特発性器質化肺炎(BOOP),肺癌,膵癌,乳癌
  |
       ┌──────────────────────────────┐
       │   基準値 EIA：500 U/mL 未満   │
       └──────────────────────────────┘
  ↓   健常者,非間質性肺炎
低
```

これだけは知っておこう！　検査の意味

- シアル化糖鎖抗原 KL-6 はシアル化糖蛋白抗原で，Ⅱ型肺胞上皮細胞，呼吸細気管支上皮細胞や気管支腺細胞で産生される．特に活動期の間質性肺炎患者の血中で増加する．
  → 下記の診断や評価に有用であるが，病因には特異的ではない．
    ・間質性肺炎と非間質性肺炎の鑑別診断
    ・間質性肺炎，過敏性肺炎，放射性肺炎などの活動性評価
    ・肺線維症，肺癌，乳癌，膵癌，膠原病などの診断の補助
- KL-6 の値が上昇した場合の臨床的意義は，類似検査サーファクタントプロテイン D (SP-D)およびサーファクタントプロテイン A(SP-A)とほぼ同等である．
- KL-6 は肺癌(腺癌，扁平上皮癌)，膵癌，乳癌などでも増加し，SP-A と SP-D は肺胞蛋白症で増加する．

	KL-6	SP-A	SP-D
基準値	500 U/mL 未満（EIA）	43.8 ng/mL	110 ng/mL 未満
測定法	EIA，ECLIA，CLEIA	EIA	EIA，ELISA
検体量	血清 0.2 mL	血清 0.1 mL	血清 0.1 mL
検査日数	3〜5 日	3〜5 日	3〜5 日
検査目的	間質性肺炎の診断	間質性肺炎の診断	間質性肺炎の診断

検査時の注意

- 血清の安定保存には，凍結融解や 4℃保存（1 か月）を行う．
- 検査前に検体をよく撹拌する．

HER 2/neu 蛋白

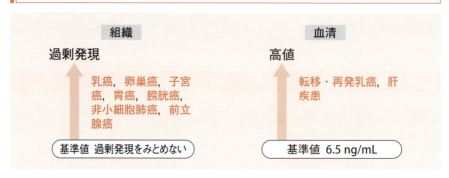

	組織	血清
測定法	酵素抗体法	EIA
検体量	パラフィンブロック	0.2 mL
検査日数	6〜7日	3〜5日
検査目的	ハーセプチン®適応乳癌の診断	ハーセプチン®適応乳癌の診断

これだけは知っておこう！　検査の意味

- HER 2は上皮増殖因子受容体の1つで，乳癌などでは過剰発現やHER 2遺伝子増幅をみとめる．
- 進行・転移・再発などハイリスク群で増加することから，癌の悪性度を評価する重要なマーカーである．
  ➡ HER 2の過剰発現は，癌の浸潤と関連している．乳癌のうち浸潤性乳管癌は罹患率が最も高い．
  ➡ 過剰発現と遺伝子増幅は密接に関連している．
  ➡ 過剰発現または遺伝子増幅をみとめる場合は予後不良である．
- 乳癌の手術材料を用いた免疫学的検査はルーチンとして推奨されている．
  ➡ 組織で過剰発現のある乳癌では，転移・再発で血清値が高くなる．

検査時の注意

- 組織検体の固定には，10%中性ホルマリンが勧められている．

- ホルマリン固定パラフィン包埋組織を用いて検査する．
  → 陽性および陰性コントロールの組織を用いて，精確に判定する．
  → 陽性および陰性コントロールの特異染色性および染色強度を観察する．

ケアのポイント

- 過剰発現がみとめられた転移性乳癌や術後補助化学療法の場合
  → トラスツズマブなどの分子標的治療薬を用いた抗 HER 2/neu モノクローナル抗体療法の適応であることや，その副作用と対処方法について説明する．

輸血検査

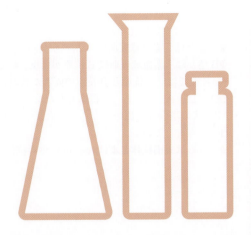

血液型検査

これだけは知っておこう！　検査の意味

- 血液型検査は，①輸血が必要な外科手術，②血液疾患，消化管出血，化学療法などにより貧血をきたし，輸血が必要となる症例，③妊婦にとって重要な検査である．
- 検査方法は採血（全血2～5 mL），所要時間は約10分（ただし判定困難例を除く）である．
- 治療や手術，または病状によって輸血が必要と考えられる場合に必須の検査である．
  - ➡特に産科や外科系では緊急時に備えて早期に検査を行うことが望ましい．
  - ➡予定手術であれば外来受診時に血液型検査を行う．
  - ➡妊婦では，血液型不適合妊娠による新生児溶血性貧血防止のためにも血液型検査，不規則抗体スクリーニングを行う．

血液型とは？

- 血液型検査というと，一般の臨床現場では「赤血球の血液型」を意味することが多い．厳密には，血液型とは，赤血球，白血球，血小板，血清蛋白などの遺伝標識を分類したものである．赤血球の血液型だけでも約300種類が知られるが，臨床的に重要なのはABO式，Rh式の血液型である．

ABO式

- A型，B型，O型，AB型に分類される．H型とよばれる前駆物質が転換酵素によってA型，B型に変化する．
  - ➡A型とは，赤血球表面にA抗原が発現されているものをいう．
  - ➡B型とは，赤血球表面にB抗原が発現されているものをいう．
  - ➡AB型では，A抗原とB抗原の両者が発現している．
  - ➡O型は，A，Bどちらの抗原ももたない．
- ABO式の場合は抗原のみならず，血漿中に決まった抗体（抗A and/or 抗B抗体）を自然に保有している．
  - ➡これらは規則抗体とよばれるIgM型の抗体である．

血液型	日本人での出現頻度	赤血球表面抗原	血清中の抗体
A	約40%	H, A	抗B
O	約30%	H	抗A, 抗B
B	約20%	H, B	抗A
AB	約10%	H, A, B	なし

Rh式

- ABO式につづいて臨床的に重要な抗原系である.
  - → なかでもD抗原は抗原性が強く, 血液型検査を行う際には必ずABO型とともに施行されている.
  - → 日本人のRh陰性者比率は約0.5%であり, 緊急輸血時に適合血を確保することが困難な場合がある.
- Rh陰性の妊婦では抗原感作(過去の妊娠, 輸血など)によって血清中に抗D抗体が産生され, 新生児溶血性貧血を生じることがある.
  - → したがって, 妊婦にはたとえ輸血不要であっても, 血液型検査や不規則抗体スクリーニング〔「交差適合試験」の項(p.499)を参照〕は必須の検査である.

検査の実際

- 検査には通常, 全血を2～5mL程度必要とする.
  - → 検体の取り違えと血液型誤判定防止のためにも, 採血時期をかえて2回以上の検査を行うことが必須である. また検査部門では血液型検査の判定は2名以上で行うことが勧められている.
- ABO式の検査には赤血球表面抗原を検査する「おもて検査」と, 血清(血漿)中の抗A抗体, 抗B抗体を同定する「うら検査」の2つが行われる.
  - → 検査は全血を遠心分離して行う.
  - → 患者本人の血液型を正しく判定するためには, 「おもて」「うら」の両方を検査して両者が一致することを確認する.
  - → 新生児や乳幼児では抗原, 抗体の活性がまだ十分発達していないために判定を誤る

- おもて検査：患者血球と抗A抗体および抗B抗体を混合し，凝集の有無により血液型を判定する．
  - ➡ たとえば，B型患者では赤血球表面にB抗原を発現している．抗B抗体と混ぜると，抗原抗体反応により血球は凝集，これを陽性と判定する．抗A抗体と混合しても凝集反応は起こらない．
- うら検査：患者血清とA型血球，B型血球をそれぞれ混合し，凝集の有無をみる．
  - ➡ たとえば，患者血清がA型血球とは凝集せず，B型血球と凝集した場合を考えてみる．これは患者血清中に抗B抗体が存在していることを意味し，患者はうら試験でA型と判定される．

血液型誤判定の原因

- ABO型判定は，おもて・うら検査両方が一致することではじめて決定する．
- 一致しないときや前回検査結果と異なった場合には，何が原因と考えられるか．
  - ➡ 検体側の要因：病状によって赤血球表面の抗原活性が低下したり，血清中に異常な抗体が存在することで判定を誤らせるために発生する．
  - ➡ 技術的・事務的要因：実際にはこれに起因することが多く，検体取り違え，採血管のラベルの貼り間違いや患者取り違えなど，事務的なヒューマンエラーが多い．
- 誤った血液型判定は患者生命の危機に直結する．そのため採血している患者と，検体（採血管）の取り違えは絶対にあってはならない．
  - ➡ 輸血用血液製剤を投与するときも，患者と血液製剤バッグに記載された氏名が一致していることを確かめてから投与を開始する．
  - ➡ 判定された血液型と，患者・家族が申告する血液型が異なった場合には，医師やほかのスタッフと問題を共有して原因を究明する．

検査時の注意

- 患者・検体について繰り返し確認し，検体取り違えミスを避ける．
- 上記予防のため，時と場所をかえて2回以上採血することが望ましい．
  - ⬅ 患者・検体の取り違えを防止するため．
- 患者本人の申告をうのみにしない．
  - ⬅ 患者の記憶違いの可能性があるため．
- 「おもて」「うら」の両試験を行う．
- ABO式・Rh式血液型が一致しても，必ず交差適合試験を行うことが義務づけられている．

血液型判定の実際

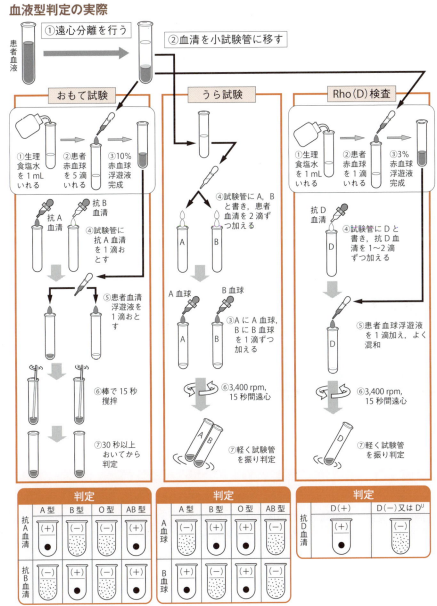

東京大学医学部附属病院輸血部で行っている検査方法

観察のポイント（アセスメント視点）

継続・追加観察項目
- ABO 式・Rh 式血液型の判定を必ず行う．

ケアのポイント

必要なケアと患者教育（輸血療法の場合）

必要なケア	患者教育
・患者データと使用する血液製剤について確認する ・輸血用血液製剤の使用期限や，照射の有無について確認する〔移植片対宿主病（GVHD）予防のため照射が行われている〕 ・ベッドサイドで患者と血液製剤について再度確認する ・輸血開始後 5 分後・15 分後・輸血終了時に患者の状態を観察する	・輸血施行に対し説明をしっかり行い，同意を得る ・輸血により，ウイルス感染症（B 型肝炎ウイルス，C 型肝炎ウイルス，HIV など），その他未知の感染症
・血漿蛋白質に対する抗体が原因のアレルギー反応出現の早期発見に努め，対処する →蕁麻疹，発熱，血圧低下，呼吸困難などの症状はないか ・GVHD など遅延型副作用はないか確認する →輸血を受けてから 1〜2 週間後に発熱・紅斑が出現し，肝機能障害，下痢，下血などの症状を伴うことがある	・左記の症状が出現した場合は，すぐ医療者に知らせるよう指導する

緊急時・急性期の潜在的リスク

- 蕁麻疹，発熱，血圧低下，呼吸困難
  → 輸血によるアナフィラキシーショックの可能性

交差適合試験

これだけは知っておこう！ 検査の意味

- 交差適合試験は，赤血球製剤（赤血球 MAP など）の輸血を行うとき，同種骨髄（造血幹細胞）移植時に必ず実施する．
- 所要時間は通常 60 分，簡易法 15 分（緊急時）で，全血 5〜10 mL（輸血量に応じて増減）を用いる．
- 赤血球製剤の輸血を行う際には，必ず患者血液と輸血用血液との適合性を確認する必要がある．
  → すなわち，血液製剤が患者体内に入った（輸血された）後に，赤血球の凝集や溶血性副作用などが発生しないことを事前に確認する．毎回の輸血前に必要な検査である．
- 患者血液と輸血用血液の血球と血清をクロスして反応させることからクロスマッチ試験ともよばれる．
- 新鮮凍結血漿（FFP），濃厚血小板（PC）輸血時には不要である．

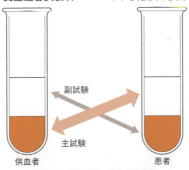

交差適合試験（クロスマッチ試験）概念図

主試験：患者血漿×供血者赤血球
副試験：患者血球×供血者血漿

- 患者血清中に不規則抗体がある場合，交差適合試験は適合性確認の意味で特に重要である．
  → ABO 式血液型に応じて各個人が生来保有している抗 A 抗体，抗 B 抗体を規則抗体，これ以外の抗赤血球抗体を不規則抗体という．
  → 輸血歴のある患者や妊娠歴のある女性などでは，ABO 型以外の血液型抗原（Rh も含む）に感作された結果，それに対する抗体をもつ場合がある．
  → 不規則抗体による溶血の危険性を回避するために，その対応抗原陰性血を選択・準

備するケースがある．
- → さらに妊婦が児の有する父親由来の赤血球抗原に対する IgG 型の不規則抗体を有する場合，胎盤を通過した抗体により胎児や新生児が溶血性貧血をきたすことがある．

検査の実際

- 全血を遠心分離して血漿（血清）と血球に分けて行う．
  - → 主試験：患者血漿と製剤赤血球を体外で混合して反応（凝集，溶血）をみる検査
  - → 副試験：患者血球と製剤血漿を体外で混合して反応をみる検査
- 検査は，赤血球表面の抗原と，血漿中に含まれる抗体（抗 A 抗体，抗 B 抗体，そのほか不規則抗体）の反応性を調べることとなる．
  - → たとえば，血液型不明の患者であったとしても，あらかじめわかっている血液型で交差適合試験を行ったときに，主試験・副試験ともに凝集を生じなければ，血液型は一致しているということがわかる．
- 輸血により患者は非自己の抗原に感作されて，抗体を産生する可能性がある．前回の輸血より 48 時間以上経過した場合，新たな抗体が産生されている可能性を考えなければならない．
- 検査用の検体は全血を通常 EDTA-2 Na 管に 5〜10 mL 採取，提出する．大量輸血の際には，検査用の検体が不足するので，追加採血が必要な場合もある．
- 患者血液および輸血用血液についているセグメントを用いて行う．臨床的には主試験が重要である．
- 生理食塩水法：洗浄血球および血清（血漿）を混合，凝集の有無をみる方法．
  - → 簡便であるが，抗体価が低い場合は反応が弱く，判定困難である．所要時間は約 10〜15 分である．
- ブロメリン法・間接抗グロブリン法：上記方法では検出できないような力価の低い不規則抗体を検出する方法．
  - → 凝集反応をわかりやすくするために，反応系にクームス血清などを加え，37℃で 15〜30 分反応させた後に判定を行う．生理食塩水法に引きつづいて行われる検査であり，所要時間は約 40〜60 分である．
- 緊急輸血の際には，生食法のみ，あるいは交差適合試験を省略する場合もあるが，並行して適合性を確認する必要がある．

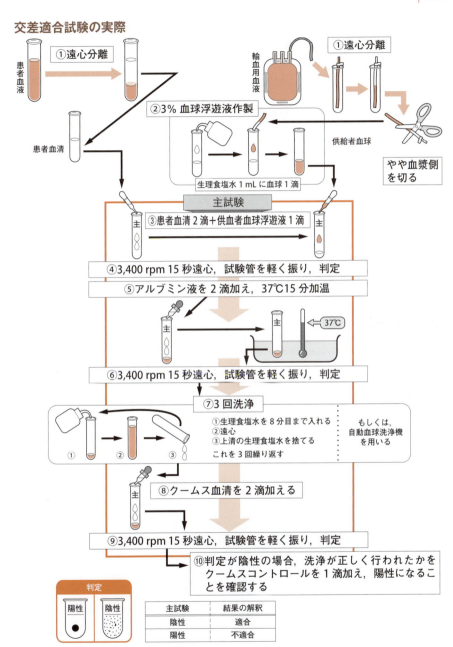

東京大学医学部附属病院で行っている検査方法

判定結果の解釈

- クロスマッチ試験が陽性，つまり凝集塊を形成した場合や，そのほか溶血をみとめた場合，その輸血用の血液製剤を当該患者に原則として使用すべきではない．
  → 主試験陽性となった場合，看護師は次のことを考慮する．
    ① 患者血液型が違っていた．患者検体を取り違えていた．
    ② 患者血漿中に，血球（赤血球）と反応する抗体が存在する．
    ③ 患者血漿中に非特異的な抗体が存在し，赤血球とも反応が起こる．
    ④ 治療用の抗血清製剤使用．
- 実際に①のエラーは今日なお多くみとめられる．
- ②の場合は，患者血漿中に不規則抗体（抗 A，抗 B 以外の抗赤血球抗体）が存在する可能性を考える．
  → 患者の既往歴，輸血歴，妊娠歴を確認するとともに不規則抗体の同定を行う．
  → 不規則抗体陽性の場合，輸血時には対応する抗原が陰性の血液を確保する必要があるが，通常よりも輸血用血液製剤の確保・供給に時間がかかることを知る必要がある．

検査時の注意

- クロスマッチ判定は輸血部・検査部技師が行うべきである．
  → 夜間休日は医師が行う施設もあるが，不慣れな検査が重大な輸血過誤につながる危険性を考えれば，早急に輸血業務の 24 時間体制を遂行するべきである．
- 交差適合試験に合格した血液製剤を患者に使用する前に，もう 1 度血液バッグがその患者本人に使用するものであるかを再度確認したうえで輸血を開始する．

- 「観察のポイント」「ケアのポイント」については「血液型検査」の項（p.494）を参照．

HLA タイピング

これだけは知っておこう！　検査の意味

- HLA(human leukocyte antigen)はヒト白血球型抗原として発見されたが，実際にはほぼすべての有核細胞上に発現している．
- 自己-非自己の識別を行うことにより，細菌やウイルスといった外来抗原を排除する免疫機構に関与する重要な分子であり，ヒトの主要組織適合性複合体(major histocompatibility complex：MHC)とよばれている．
  → 臓器移植や輸血，妊娠は，自分の身体(自己)の中に，ほかのモノ(非自己)が入ってくることである．その際にHLAが異なると，入ってきたモノは異物として認識され，排除しようとするしくみがはたらく．
- HLAタイピング検査は，①臓器移植，造血幹細胞移植のドナーレシピエント適合性確認，②血小板輸血不応，③疾患との関連性，④法医学領域(親子鑑定，個人識別)のために行われる検査である．
- 採血量は約15〜20 mLで，確実なHLA型判定には約1週間を要する場合もある．
  → きわめて重要な個人情報であり，検査結果の管理は厳密に行う．

HLAの分類と分布

- HLAはその機能と構造からclass Ⅰ〔HLA-A, B, C, (E, F, G)〕とclass Ⅱ〔HLA-DR, DQ, DP, (DO)〕に分類される．
  → 臨床的には特にA座，B座，C座，DR座が重要とされる．高度の多型性がみとめられ，遺伝子型によりさらに細かく分類されている．
- class Ⅰ分子　発現；すべての有核細胞と血小板．CD8$^+$T細胞による細胞傷害性免疫に関与する．
- class Ⅱ分子　発現；B細胞や抗原提示細胞など．CD4$^+$のヘルパーT細胞を介して，B細胞の免疫グロブリン産生を誘導，液性免疫に関与する．免疫応答調節にも関与する．
- HLAは各座が個別に遺伝するのではなく，A座，B座，C座，DR座，DQ座，DP座ともに同一染色体上の2つの対立遺伝子により支配されている．
- 染色体は父，母それぞれから1本ずつ受け継がれるので，個人識別や親子鑑定にも用いられる．また人種・民族によってHLAの分布に偏りがあることが知られており，人類遺伝学の研究に用いられている．
- 一部の疾患については，疾患感受性と特定のHLA型との関連がみとめられている．

検査の実際

- 多くの場合，血液中のリンパ球を用いる．抗凝固薬としてヘパリンやACD液を用いて全血15～20 mLを採血する．近年では，口腔粘膜や爪からDNAを抽出し，検査する方法も普及している．外注検査ではヘパリンを使用できない場合があるので，注意が必要である．
    - → 採血後は室温保存とし，ただちに検査担当部門へ搬送する．
    - → 検査室にてリンパ球を分離し，数百種類の抗血清を用いて血清学的にHLA抗原を同定する．もしくは，血液中の細胞からDNAを抽出，PCRにより増幅後遺伝子配列を精査，判定を行う．
    - → 結果が判明するには約2日から1週間を必要とする．
- 臓器移植，特に骨髄移植をはじめとする造血幹細胞移植の際には患者およびドナー候補者のHLA型を必ず検査する．
    - → 骨髄バンクドナーや血縁者からの移植では通常HLA(HLA-A，B，DR)の一致度6/6～5/6が要求され，DNAタイピングでも一致していることが望ましい．近年では，C座の重要性も明らかになった．
    - → 近年めざましく増加している臍帯血移植では，患者-ドナーのHLAが4/6の一致度でも生着には支障がないことが判明している．
    - → そのほか肝臓移植，腎臓移植といった臓器移植の際にも検査が行われる．
- 妊婦や輸血歴のある患者では抗HLA抗体を保有している場合がある．
    - → この場合，血小板表面には，HLA class I 抗原が高発現している．したがって，抗HLA抗体陽性の患者に血小板輸血を行うと，輸血された血小板が破壊され期待どおりの輸血効果をみとめないことがある(血小板不応)．この場合は患者自身のHLAタイピングを行い，HLAが適合するドナー由来の血小板を輸血することで臨床的な効果が得られる．また，抗HLA抗体を有する患者に対応抗原陽性の臓器移植を行った場合には，拒絶リスクが高くなることが知られている．

検査時の注意

- 検査の必要性に関する説明を十分行い，検査に対する同意を得たのちに実施する．
    - ← HLAはきわめて重要な個人情報であるので，その情報管理は慎重に，厳密に行う必要があるため．
- 採血後は室温保存とし，ただちに検査担当部門へ搬送する．
- 臓器移植にかかわる検査であり，検体取り違えや他検者の検体混入(コンタミネーション)がないように繰り返し確認する．

観察のポイント（アセスメント視点）

継続・追加観察項目
- リンパ球クロスマッチ，全血クロスマッチ

ケアのポイント

必要なケアと患者教育（臓器移植の場合）

患者ケア	患者教育
・感染予防 ・精神的ケア ・拒絶反応（手の振戦・腹痛の有無など）の観察と対症療法	・感染予防行動（手洗い・含嗽など）を指導する ・服薬指導を行う ・日常生活指導を行う

緊急時・急性期の潜在的リスク

- 蕁麻疹，発熱，血圧低下，呼吸困難
  → 血小板輸血不能状態の可能性

病理検査

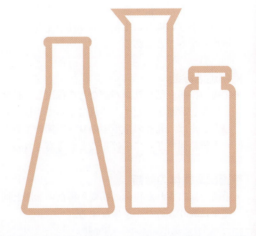

病理組織検査

これだけは知っておこう！　検査の意味

- 病理組織検査では，病変の診断名の最終的な確認(最終診断・確定診断といわれる)を行う．
- 診断名は組織学的所見を総合的に評価して決定されることが一般的である．
  - 例）・肝小葉の改築と門脈域の拡大という組織学的所見→肝硬変
    - 高度の異型を示す腺上皮細胞が間質に浸潤性増殖を示しているという組織学的所見→腺癌
- 病理診断(検査)は組織診と細胞診から構成される．
- 検査計画は組織診・細胞診の各々の長所と短所を勘案して組み立てられる．
  - とりわけ，腫瘍性病変の診断の確定には病理組織検査が必須である．
  - 良性であれ悪性であれ，腫瘍の治療は病理検査の結果をふまえずに開始することはない．

検査の種類

- 患部の一部ないし全部から組織を採取し(受持医の仕事)，病理組織標本を作製して(臨床検査技師の仕事)，顕微鏡で所見をとり，診断名を判定する(病理医の仕事)．

生検(バイオプシー)

- 診断名を明らかにするために行う一般的な病理検査．
- 病変が小さい場合は生検で病変部が完全に摘出されうる．つまり，検査目的の行為が治療となることもある．

術中迅速診断

- 手術中に病変部やリンパ節などを採取し，検体を凍結する特別な手法で短時間に標本を作製し診断をくだす．これによって手術方針を決める．
  - たとえば，乳癌の手術中のリンパ節の検査では，そのリンパ節に癌が及んでいれば，手術範囲をさらに広げることが考慮される．

手術標本検体の診断

- 手術で摘出された検体の病変が術前の診断と同一か否かを確認し，かつその病変部が完全に取りきれたかを検証する．

検査時の注意

- 採取された検体は常に湿った状態に保つことが必要である．
  ←検体が乾燥すると組織標本が作製できなくなるため．
- 採取された検体はできるだけすみやかに固定液(ホルマリン液など)に入れる．
  ←検体の乾燥と蛋白質分解酵素による組織の自己融解を防ぐため．
- 検体を固定液に入れる際には，検体の原型がゆがまないように注意する．
  ←検体の原型がゆがむと，固定後に行う写真撮影，病変部の大きさや広がりの計測に不都合が生じるため．
- ビンに入れる場合には広口ビンを用いる．
  ←入り口の狭いビンに入れると，検体は中で広がったまま固定されてしまい，そのままビンから取り出せなくなるため．

病理組織検査の部位と採取方法

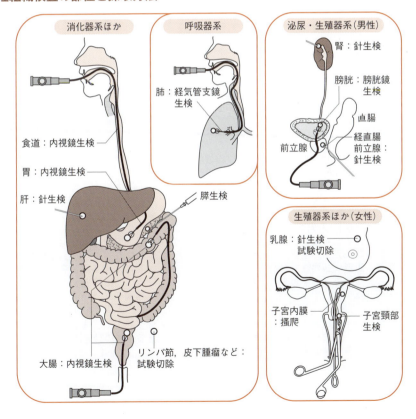

ケアのポイント

必要なケアと患者教育（病理検査前後のケア）

必要なケア	患者教育
・検査前に局所麻酔薬のアレルギーの有無や抗凝固薬の内服の有無を確認する ・検査内容の理解度を確認しながら，検査内容や検査時間，注意事項を説明する	・検査目的や検査方法，検査時間，検査前後の食事や内服薬の注意事項，検査日の衣服や化粧などの注意事項を説明する ・検査に対する疑問や不安は遠慮なく，医療者に質問したり伝えるよう説明する
・検査当日は患者誤認を防止するため，患者に姓名を名のってもらい，診察券と照合する ・同日に同姓同名の患者がいる場合は，生年月日も一緒に言ってもらい，間違いがないかを確認する	・医療者に正確に自分の姓名を伝えること．診察券は忘れずに携帯することを説明する
・検査に対する過度の緊張や不安がないかを観察する ・治療日に迷走神経反射で気分不快や血圧低下などの症状を起こすことがあるため，注意する ・患者がリラックスできるように，ときどきそばで声をかける	・苦痛や気分が悪いときはすぐに医療者に報告するよう指導する
・局所麻酔実施後に痛みが消失しているか確認する ・針穿刺部の圧迫止血が必要な場合には，確実に止血を確認する ・大量出血の可能性がある場合には，出血状態の確認と患者の状態をていねいに観察する ・ガーゼ保護やタンポン挿入などを行った場合は，除去する日時を説明する	・局所麻酔実施後に痛みを感じるときは，医療者に伝えるよう説明する ・圧迫止血をする必要性を理解して，気分が悪いときは医療者に報告するよう指導する ・ガーゼやタンポンなどを使用している場合は，医療者が指示した日時に除去するよう指導する
・異常時の病院への連絡方法を説明する ・検査終了後は安静につとめることや，禁酒するように指導する ・感染予防のため，当日の入浴が禁止されるときは，患者に必要性を説明する ・抗菌薬が処方されるときは，内服の必要性と内服方法を説明する	・帰宅後に出血や痛みが続く場合は，病院に電話連絡するよう指導する ・検査当日は安静にして，飲酒せず早めに就寝するよう指導する ・入浴に関する医療者からの指示を守るよう指導する ・抗菌薬が処方されたら，指示どおりに内服するよう指導する
・悪性が強く疑われるときは，検査結果が出る診察日に，家族や信頼できる他者の付き添いが可能であれば依頼する	・検査結果が出る日に家族や信頼できる他者の付き添いを依頼する

細胞診

子宮頸部の擦過細胞診結果は従来の推定細胞診断において，パパニコロー分類では日母分類の再分類を加えるなどして提出されていたが，ベセスダシステム2001に準拠した報告様式に変更された．

細胞診結果

結果	推定される病理診断	従来のクラス分類	英語表記(略語)	運用
扁平上皮系				
陰性	非腫瘍性所見，炎症	I，II	negative for intraepithelial lesion or malignancy (NILM)	異常なし：定期検査
意義不明な異型扁平上皮細胞	軽度扁平上皮内病変疑い	II-IIIa	atypical squamous cells of undetermined significance (ASC-US)	要精密検査： ① HPV検査による判定が望ましい． 　陰性：1年後に細胞診，HPV併用検査 　陽性：コルポスコピー，生検 ② HPV検査非施行 　6か月以内細胞診検査
HSILを除外できない異型扁平上皮細胞	高度扁平上皮内病変疑い	IIIa-b	atypical squamous cells cannot exclude HSIL (ASC-H)	要精密検査：コルポスコピー，生検
軽度扁平上皮内病変	HPV感染軽度異形成	IIIa	low grade squamous intraepithelial lesion (LSIL)	
高度扁平上皮内病変	中等度異形成 高度異形成 上皮内癌	IIIa IIIb IV	high grade squamous intraepithelial lesion (HSIL)	
扁平上皮癌	扁平上皮癌	V	squamous cell carcinoma (SCC)	
腺細胞系				
異型腺細胞	腺異型または腺癌疑い	III	atypical glandular cells (AGC)	要精密検査：コルポスコピー，生検，頸管および内膜細胞診または組織診
上皮内腺癌	上皮内腺癌	IV	adenocarcinoma in situ (AIS)	
腺癌	腺癌	V	adenocarcinoma	
その他の悪性腫瘍	その他の悪性腫瘍	V	other malignant neoplasms (other malig.)	要精密検査：病変検索

〔鈴木光明，ほか：ベセスダシステム2001準拠　子宮頸部細胞診報告様式の理解のために，p.5，日本産婦人科医会，2008〕

これだけは知っておこう！　検査の意味

- 細胞診検査は検体採取法が簡便かつ非侵襲性であることが特徴で，スクリーニング検査と精密検査をあわせもつ．
- 検査は検体採取→塗抹→固定→染色→スクリーニング→細胞診断の流れでなされる．
  - → スクリーニングは日本臨床細胞学会認定の細胞検査士によりなされ，class Ⅲa あるいは疑陽性の確定診断は同学会認定の細胞診専門医によりなされる．
- 検体採取方法の違いから剥離細胞診と穿刺吸引細胞診に分けられる．
- 剥離細胞診は体表から比較的容易に採取される細胞を塗抹標本とするもので，病変部をこすって採取する場合は，擦過細胞診という．
  - → 表層の細胞が病変の一部であるか本体を含んでいない可能性があり，補助的診断にとどまることがある．
- 病変部を直接穿刺して吸引液をスライドグラスに吹きつけて標本とするのを穿刺吸引細胞診という．病変組織から確実に細胞が採取されていれば，組織診断とほぼ同等の診断的価値がある．
  - → セルブロック法は余剰の吸引液に含まれる細胞集塊を集めてパラフィン標本をつくる方法である．
  - → 採取した組織をスライドグラスに押し付けて細胞を採取する方法を捺印細胞診とよぶ．

婦人科	外陰部，子宮腟部，子宮頸部，頸管内膜	→ 擦過細胞診
	子宮体部内膜　→ 擦過・吸引細胞診	
呼吸器科	喀痰剥離細胞診，気管支	→ 擦過細胞診
	気管支・肺洗浄液	→ 塗抹細胞診
	経気管支肺	→ 針穿刺吸引細胞診
口腔・耳鼻科	口腔，舌，咽頭，喉頭	→ 擦過細胞診
	大唾液腺	→ 穿刺吸引細胞診
一般外科	乳腺分泌物	→ 塗抹細胞診
	乳腺，甲状腺	→ 穿刺吸引細胞診
体腔液	胸水，心嚢水，腹水，髄液，尿，胆汁，膵液，嚢胞吸引液，関節液	
	→ 塗抹細胞診	
蓄積検体	蓄痰，蓄尿，蓄乳，そのほか自己採取検体　→ 塗抹細胞診	
	各種組織あるいは臓器（生検・手術検体）　→ 擦過あるいは捺印細胞診	

検体取り扱い上の留意点

- 細胞固定の良否が診断に決定的影響をもつ．
  - →擦過細胞診の多くは検体採取の現場で塗抹・固定後提出する．
  - →液状検体，蓄積検体や自己採取検体などで未処理・未固定で提出されるものは，可能な限り速やかに細胞診検査室に提出する．
  - →穿刺吸引細胞診や局所麻酔下で採取する検体は通常，細胞検査士が立ち会い，その場で迅速な処理を要する．
- 同一検体で微生物学的検査や生化学的検査をかねる場合は細菌検査，生化学的検査の順に優先させる．
  - →1度の細胞診結果が陰性であっても，ほかの臨床徴候が悪性を疑わせる場合には，引き続き検査をするのが望ましい．

検査時の注意

- 検査一般に共通して，検体について十分に確認し，検体の取り違えミスを避ける．
  - →1件ずつ確実に処理をすることによって避けることができる．
  - →患者氏名(特に同姓同名に注意)，採取検体種，採取日時，部位，数，必要に応じて採取状況などの事項を記入する．申し込みの際に臨床情報も必要である．
- 細胞診の確実性を増すには新鮮な細胞，迅速な固定が必要である．
- クラス分類だけではなく，併記される推定組織診断やコメントに注目する必要がある．
  - →現在，国際的にはクラス分類は用いられず，組織型の推定診断を記す方向にあり，わが国も現在クラス分類から移行しつつある．

細胞診検査の部位と採取方法

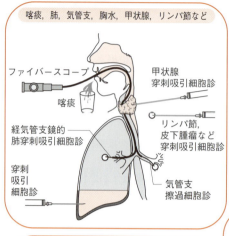

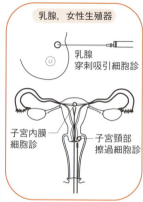

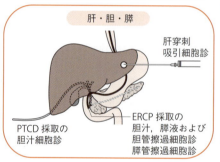

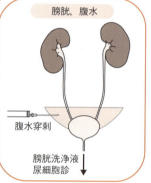

観察のポイント（アセスメント視点）

異常値をもたらす原因・成因をチェックする
- 原疾患との関連で，異常値を示す可能性がないか
- 関連あるほかの検査項目に基準値の逸脱がないか
    ←病理組織検査，腫瘍マーカー，画像，内視鏡

ケアのポイント

必要なケアと患者教育
- 「病理組織検査」の項（p.508）を参照．
- 検査によって，局所麻酔を使用しなかったり，抗菌薬が処方されなかったりする場合があるため，注意する．

緊急時・急性期の潜在的リスク

- 悪性腫瘍と診断されたとき
  ➡遠隔転移がみとめられる場合：予後が非常に悪い可能性

生体検査

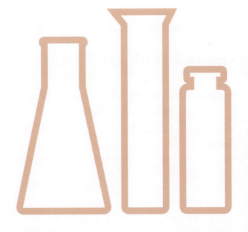

血圧

高

高血圧緊急症（高血圧脳症，頭蓋内出血，不安定狭心症，
　　　　　　急性心筋梗塞，急性左心不全，解離性大動脈瘤，
　　　　　　子癇，褐色細胞腫クリーゼ）
二次性高血圧症，治療抵抗性高血圧
本態性高血圧症，白衣性高血圧
収縮期血圧：140 mmHg 以上
排尿・排便（＋50 mmHg）
歩行・食事（＋10〜20 mmHg）

	分類	収縮期血圧		拡張期血圧
正常域血圧	至適血圧	<120	かつ	<80
	正常血圧	120-129	かつ/または	80-84
	正常高値血圧	130-139	かつ/または	85-89

拡張期血圧：90 mmHg 未満（ショック時）
入眠
起立性低血圧症
本態性低血圧症，二次性低血圧症，脱水
心機能低下（急性心筋梗塞，重症不整脈，重症心不全）
アナフィラキシーショック，出血性ショック

低

これだけは知っておこう！　検査の意味

- 血圧は血液が血管壁に及ぼす圧で，単に血圧というときは通常，動脈血圧をさしている．
- 血圧は全身状態を把握するための重要な指標であり，体温，脈拍，呼吸と同じくすべての症例で測定すべき検査項目である．
- 拡張期血圧（最低血圧）と収縮期血圧（最高血圧）により，次ページの図のように分類される．

血圧分類

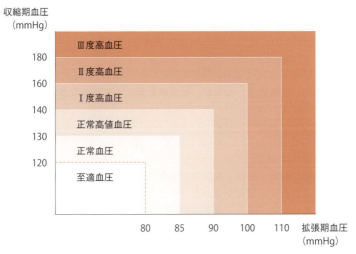

収縮期高血圧：収縮期血圧≧140 mmHg かつ拡張期血圧＜90 mmHg

〔日本高血圧学会高血圧治療ガイドライン作成委員会（編）：高血圧治療ガイドライン 2014，ライフサイエンス出版，2014 より作成〕

- 測定法には直接法と間接法がある．
  → 直接法は動脈にカニューレを挿入し，圧力センサーを接続し測定する．
  → 間接法は上腕にマンシェットを巻き，聴診法または触診法にて測定する．通常の診療の場合，間接法を用いて測定する．
- 診察室での血圧測定が日常生活時の真の血圧を必ずしも反映しないことから，家庭での血圧自己測定，24時間血圧測定が普及しつつある．
- 入院患者，外来患者にかかわらず，朝服薬前の早朝血圧の測定が大切である．

観血的動脈圧測定（直接法）

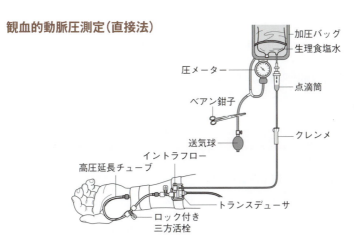

検査結果の評価

- 正常血圧は収縮期血圧 120〜130 mmHg 未満かつ/または拡張期血圧 80〜85 mmHg 未満である．
- ショック時の収縮期血圧は 90 mmHg 以下である．
- 血圧は動脈硬化，血管狭窄，心機能，循環血漿量，ホルモンなど，さまざまな因子によって影響をうけている．
- 重症（Ⅲ度）高血圧：緊急性の評価
  → 収縮期血圧 180 mmHg 以上の重症高血圧の場合でも，慢性的な高血圧で症状のない場合，緊急性は少ない．
  → しかし，頭痛，胸痛，動悸，発汗などの症状を伴う場合は速やかな降圧と原因検索，加療を要する高血圧緊急症を疑わなければならない．
  → 血圧値のみではなく，患者全体を観察したうえで評価することが重要である．
- 著明な低血圧：緊急性の評価
  → 収縮期血圧 90 mmHg 未満であれば緊急性のある場合が多い（著しい低血圧では間接法での血圧測定は困難となる）．
  → また，収縮期血圧 90 mmHg 以上でも日常の血圧に比べて著明な低下があれば，なんらかの異常があると考え対処することが必要である．

関連検査項目

- 高血圧患者のリスクは，糖尿病およびその他の心血管病の危険因子，臓器障害，心血管病の有無によって分けられている．そのためこれらの有無を検索する（胸部 X 線，心電図，血液・尿検査など）．
- 二次性高血圧症の診断には，血漿レニン活性，アルドステロン，血中カテコールアミン，コルチゾール，甲状腺ホルモンなどを測定する．
- 高血圧緊急症では，原因となる疾患の検査（CT，心電図，超音波検査，血液検査など）を行う．
- 低血圧でも，二次性低血圧の鑑別，必要に応じて循環器系の検査，内分泌機能検査，自律神経機能検査，画像診断などの検査を行う．

検査時の注意

- 血圧測定は，朝食前，降圧薬服用前に行う．
- 血圧は，2〜3 回測定することが望ましい．
  ← 初回時には血圧が高値を呈しやすいため．
- 起立時にふらふらしている場合，立位 1 分後，3 分後にも血圧を測定する．

- ➡収縮期血圧で 20 mmHg，拡張期血圧で 10 mmHg 以上の低下があれば，起立性低血圧と診断できる．
- 患者の意識状態，顔色などを観察する．
  - ➡ショック状態では顔面蒼白で意識消失しており，間接法では血圧は測定困難となるため，触診での測定を試みる．
- 検査前 30 分は食事，運動，入浴を避けるよう説明する．
- 24 時間血圧測定では，検査中は入浴，シャワーはできないことを説明する．
- 水銀血圧計での測定は，仰臥位または座位で，測定する側の上肢は心臓の高さにする．

観察のポイント（アセスメント視点）

継続・追加観察項目
- ほかのバイタルサインのチェック（体温，脈拍，呼吸数，S_{PO_2}：動脈血酸素飽和度）
- 随伴症状の有無
- 自覚症状
- 基礎疾患の有無

異常値をもたらす原因・成因をチェックする
- 血圧の左右差はないか
  - ➡大動脈症候群，大動脈解離，鎖骨下動脈盗血の可能性
- 高血圧時：頭痛，意識障害，麻痺，構音障害などはないか
  - ➡脳出血，脳梗塞の可能性
- 高血圧時：胸痛，心窩部痛はないか
  - ➡心筋梗塞，狭心症の可能性
- 高血圧時：胸背部痛はないか
  - ➡大動脈解離の可能性
- 低血圧時：脈の不整，著明な徐脈・頻脈はないか
  - ➡重篤な不整脈の可能性

ケアのポイント

必要なケアと患者教育

必要なケア	患者教育
緊急時の対応(高血圧, 低血圧の場合)	
・臥位で安静にさせる ・バイタルサインをモニター管理下で経時的に観察する ・速やかに医師に連絡し, 必要な処置の介助を行う	・以下のような自覚症状がみられたら, すぐに看護師に知らせるよう指導する. めまい, 失神, 麻痺, 言語障害, 胸痛や背部痛, 倦怠感, 不快感, 不眠など
生活習慣修正への援助(高血圧の場合)	
・生活習慣の修正項目	・生活習慣の改善を具体的に指導する
①減塩	・1日6g未満が理想的
②食塩以外の栄養素 　野菜・果物	・野菜や果物を積極的に摂取する(ただし, 重篤な腎障害を伴う患者では高カリウム血症をきたすリスクがあるので, 積極的摂取は推奨しない. また, 肥満者や糖尿病などカロリー制限が必要な患者では糖分の多い果物の過剰な摂取は勧められない)
脂質	・コレステロールや飽和脂肪酸の摂取を控える
③減量	・適正体重を維持し, 肥満度の指標であるBMI 25を超えたら減量を指導する
④運動	・体調に合わせて中等度の強さの有酸素運動を定期的に(毎日30分以上を目標に)行う
⑤飲酒	・エタノール換算で男性は20〜30 mL/日以下, 女性は10〜20 mL/日以下を目安とする
⑥禁煙	・禁煙指導を行う(受動喫煙の防止も含む)
⑦その他	・1日7時間以上の良質な睡眠を心がける
薬物療法のケア	
・生活習慣の修正を行っても高血圧が持続する場合に, 降圧薬による薬物治療が開始される	・降圧薬の作用, 副作用を説明し, 服薬の自己管理を指導する

緊急時・急性期の潜在的リスク

・胸痛, 頭痛, 意識障害を伴うとき
　→心筋梗塞や脳卒中, さらには高血圧脳症などの危険性

心電図（標準 12 誘導）

心電図波形と調律の基本的読み方

基本波形
- P 波は何を反映するか　➡心房収縮（興奮）
- PQ 時間は何を反映するか　➡心房から心室に電気的興奮が伝わる時間
- QRS 波形は何を反映するか　➡心室収縮（興奮）
- ST は何を反映するか　➡心室興奮の終わり
- T 波は何を反映するか　➡心室収縮がもとにもどる
- ST の急性変位から何がわかるか　➡虚血発作（異型狭心症）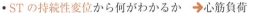
　　　　　　　　　　　　　（労作性狭心症，冠動脈に有意狭窄の存在）
- ST の持続性変位から何がわかるか　➡心筋負荷
- P 波，QRS 波形の経時的不規則性は何を表しているか　➡不整脈
- QRS 波および P 波波高は何を意味するか　➡心室および心房肥大
- 異常 Q 波はどのような病態で生じるか　➡陳旧性心筋梗塞
- その他，わかること　➡血清電解質値異常，QT 延長症候群，WPW 症候群

調律の基本的読み方
- 心拍数でわかること　➡頻脈：頻脈性不整脈，心不全，呼吸不全，発熱，貧血，甲状腺機能亢進症など
　　　　　　　　　　➡徐脈：徐脈性不整脈，副交感神経緊張（神経原性ショック）
- P 波と QRS 波でわかること　➡1：1で出現せず不規則～不整脈（不整脈の評価は後述）
- P 波でわかること　➡心房負荷
- PQ 時間でわかること　➡延長：房室ブロック
- QRS 波形でわかること　➡延長：脚ブロック，心室肥大，WPW 症候群
- ST でわかること　➡急性の変化：虚血発作
　　　　　　　　　➡恒常的：心筋障害

異常波形

＊要治療　＊＊要緊急治療　＊＊＊致死的

ST上昇・ST下降は何を意味するか

ST上昇：急性（＊か＊＊） 　急性心筋梗塞 　異型狭心症 　急性心膜心筋炎	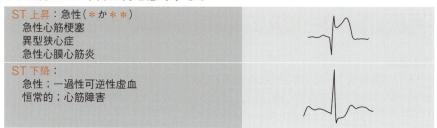
ST下降： 　急性；一過性可逆性虚血 　恒常的；心筋障害	

QRS波高でわかること

左室肥大：V5-V6誘導でQRS波増高，増幅 　　　　　V1誘導での深いS波	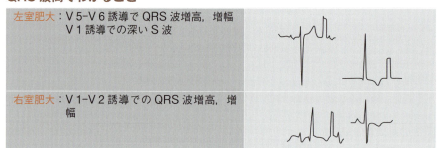
右室肥大：V1-V2誘導でのQRS波増高，増幅	

P波，QRS波形の経時的不規則性から不整脈の解析

上室性期外収縮：基本のnarrow QRS-T波が早期に出現	
上室性頻拍（＊＊）：基本のnarrow QRS-T波が連続して頻拍を生じる	
心房細動（＊）：基線はf波（心房の興奮波：大きさ，間隔不規則），RR間隔は不規則	
心房粗動（＊）：基線はF波（鋸歯状波：大きさ，間隔一定）	
心室性期外収縮：ST-T変化を伴う幅広いQRS波の早期出現	
心室性頻拍（＊＊）：幅広いQRS波，規則的に連続して出現	
心室細動（＊＊＊）：いろいろな形の不規則なQRS波形，心室の痙攣状態	
房室ブロックⅠ度：PQ間隔の延長（＞200〜240 msec）	
房室ブロックⅡ型（ウェンケバッハ型，モービッツⅠ型）：PQ間隔が次第に延長し，QRS波が脱落するタイプ	
房室ブロックⅡ度（モービッツⅡ型）：QRS波が突然脱落するタイプ	
房室ブロックⅢ度（＊＊）：PP間隔，RR間隔は一定，個々のリズムで出現	
洞不全症候群（SSS）（＊＊＊）： ①高度の洞性徐脈 ②洞停止（洞休止），洞房ブロック；PR間隔の延長 ③徐脈頻脈症候群（徐脈と頻脈が混在）	

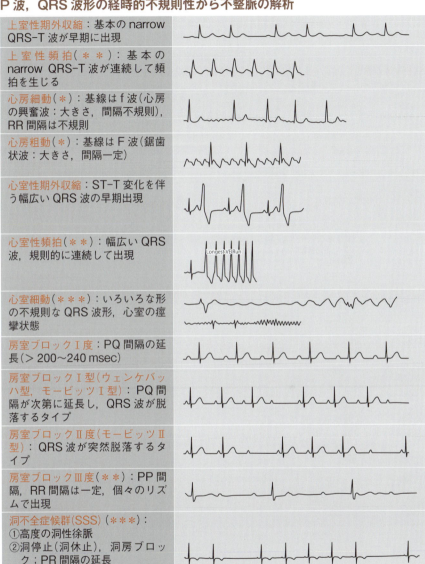

その他の異常波形

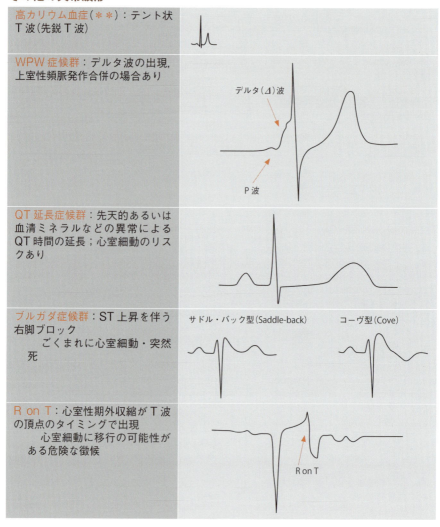

高カリウム血症(**)：テント状T波(先鋭T波)	
WPW症候群：デルタ波の出現，上室性頻脈発作合併の場合あり	デルタ(Δ)波 / P波
QT延長症候群：先天的あるいは血清ミネラルなどの異常によるQT時間の延長；心室細動のリスクあり	
ブルガダ症候群：ST上昇を伴う右脚ブロック　ごくまれに心室細動・突然死	サドル・バック型(Saddle-back)　コーヴ型(Cove)
R on T：心室性期外収縮がT波の頂点のタイミングで出現　心室細動に移行の可能性がある危険な徴候	R on T

検査時の注意

- 検査前に目的・方法について説明し，不安や緊張を除去する．
  ← 緊張することにより筋電図が混入するおそれがあるため．
- 検査前に排泄をすませるよう説明する．
- 腕時計・ネックレスなどの金属類をはずしておく．

- 室内環境を整える(室温調節やベッドの調整, 電気器具類の除去).
  ←筋電図や交流障害を避けるため.

観察のポイント(アセスメント視点)

継続・追加観察項目
- バイタルサイン(血圧, 脈拍, 体温, 呼吸)
- 自覚症状(動悸, めまい, ふらつき, 息苦しさなど)の有無
- 胸痛の有無
- 睡眠状況
- 食欲不振の有無
- 随伴症状の有無
- 尿量, 回数

異常値をもたらす原因・成因をチェックする
- 原疾患との関連で, 異常値を示す可能性がないか
- 関連あるほかの検査項目の検査結果に異常はないか
  → X線検査, 血液検査(白血球, 血清酵素値), 心エコーなど

ケアのポイント

必要なケアと患者教育

必要なケア	患者教育
急性期	
・安静が保てるよう環境を整える ・安楽な体位の工夫. 安静度に応じた日常生活動作の援助を行う ・胸痛を緩和するために鎮痛薬・鎮静薬を投与する ・合併症(不整脈, 心不全, 心原性ショック)の早期発見と対応に努める ・心電図やバイタルサインの観察. 緊急時に備えた器具などの準備を行う ・不安や苦痛を表出できる環境をつくり, 精神面の援助を行う	・安静の必要性や今後の検査や処置について説明する ・症状出現時には医療者に知らせるよう指導する
回復期	
・リハビリテーションを実施する	・再発の誘因となるリスクファクターを避けるよう指導する ・リスクファクターの解消に向けた日常生活の注意点について説明する ・服薬自己管理を指導する

生体検査

緊急時・急性期の潜在的リスク

- 異常波形をみとめるとき
  → 致死的不整脈出現の可能性
- 胸痛を伴うとき
  → 狭心症発作を起こし心筋梗塞にいたる危険性
- 心筋梗塞を起こしたとき
  → 致死的不整脈の危険性
  → 心不全にいたる危険性
  → 心原性ショックに陥る危険性

運動負荷心電図

運動負荷試験でわかること
- 可逆性虚血(狭心症,冠動脈に有意狭窄の存在)の証明
- 不整脈の誘発
- 運動耐用能測定(心臓リハビリテーションの判定)

これだけは知っておこう！ 検査の意味

- 冠動脈の有意狭窄では,心臓仕事量増加で心筋に相対的虚血を生じ,心電図(ECG)のST-T部分に変化を生じる.
  - → この可逆性虚血の検出は,冠動脈疾患(労作性狭心症)診断,冠動脈疾患の治療(冠動脈血管形成術,冠動脈バイパス術等)の効果判定に重要である.
  - → また運動時に危険な不整脈が生じるかの検出,さらには心臓リハビリテーションにて負荷量が適切かの判定に意義がある.
- マスターの2階段運動負荷試験は,決められたサイズの2階段を,年齢,性,体重に応じて決められた回数昇降する.
  - → 回数,時間を変えて行う場合もある.
  - → シングル・マスター負荷試験:90秒間昇降
  - → ダブル・マスター負荷試験:3分間昇降
- トレッドミル法は,傾斜のついた動くベルトの上を昇る方向に歩行させて運動負荷を行う.
  - → 動く速さと傾斜を変えて,段階的に運動量を増やすことができる.
  - → 亜最大運動負荷まで負荷量を漸増する.運動中の心電図・血圧をモニターする(下図参照).

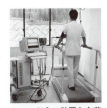

トレッドミル装置と負荷

運動負荷によるSTの変化

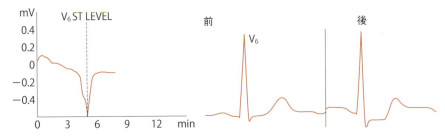

- エルゴメーターは，自転車のペダルを踏むかたちで運動負荷を与える．
  - ➔制動器によって運動量を段階的に増やすことができる．
  - ➔亜最大運動負荷まで負荷量を漸増する．運動中の心電図・血圧をモニターする．
- ST低下，重篤な不整脈の出現，収縮期血圧の進行性低下または250 mmHg以上の上昇，足の疲労，狭心痛，呼吸困難などの自覚症状がみられた場合は運動負荷を中止する．
- 種々の判定基準があるが，基本的には次のものである．
  - ➔① ST低下あるいは上昇
  - ➔② T波の逆転
  - ➔③重症不整脈の出現

検査時の注意

- 検査前に目的・方法，起こりうる合併症について説明し，同意が得られていることを確認する．
- 検査前に絶対禁忌・相対禁忌(急性心筋梗塞など)でないことを確認する．
- 自覚症状(胸痛，息切れ，疲労感など)の有無を確認する．
  - ➔異常がみられた場合はすぐに検査を中止する．
- 緊急時に備えて必要な器具，薬剤を準備しておく．
  - ⬅負荷中に致死的不整脈，心不全の顕在化，意識消失などの急変を生じる可能性があるため，心肺蘇生救急セットを備えておかなければならない．

観察のポイント(アセスメント視点)

継続・追加観察項目
- バイタルサイン(血圧，脈拍，呼吸)
- 自覚症状(胸痛，息切れ，疲労感，めまいなど)の有無
- 他覚的所見(チアノーゼ，顔面蒼白，ふらつき，冷汗など)の有無

異常値をもたらす原因・成因をチェックする
- 原疾患との関連で，異常値を示す可能性がないか
- 関連あるほかの検査項目の検査結果に異常はないか
  - ➔X線検査，血清酵素値，心エコーなど

ケアのポイント

必要なケアと患者教育

必要なケア	患者教育
狭心症(狭心症発作)の場合	
・①胸痛の程度,持続時間,バイタルサイン(血圧,脈拍など),②随伴症状(呼吸困難,冷汗など)の有無,③発作の誘因因子を把握する ・発作時は安静を保ち,指示薬物(ニトログリセリンなど)を服用させる ・安静度に応じた日常生活の援助を行う	・疾患や発作の対処法について指導する ・日常生活の中に発作の誘因となるリスクファクターについて説明する ・日常生活上の自己管理(服薬管理など)を指導する
不整脈の出現時	
・心電図モニター上の異常波形の有無,バイタルサインを確認する ・自覚症状(動悸,めまい,息苦しさなど)の有無を観察する ・致死的不整脈の出現に注意し,緊急時に備えた準備をしておく ・致死的不整脈出現時は医師に連絡し,救急蘇生を行う ・検査中に重症不整脈が出現したら検査を中止し,すぐに処置を行う	・動悸,めまい,胸痛,呼吸困難などの自覚症状や徴候をみとめたら,早めに医師・看護師に伝えるよう指導する ・なんとなくいつもと違うなどの徴候も大切であることを伝える

緊急時・急性期の潜在的リスク

- 異常波形をみとめるとき
  → 致死的不整脈出現の可能性
- 胸痛を伴うとき
  → 狭心症発作を起こし心筋梗塞に至る危険性

ホルター心電図（24 時間心電図）

ホルター心電図でわかること
- 不整脈
- 可逆性虚血発作（異型狭心症，冠動脈のスパスム）
  （労作性狭心症，冠動脈に有意狭窄の存在）
- 心拍変動

これだけは知っておこう！　検査の意味

- 疾患においては，外来受診時の短時間では症状もなく異常を検出できないことが多い．
- ホルター心電図記録は，日常自由行動下および深夜における不整脈の解析，その重症度判定，可逆性虚血，特に深夜・早朝の冠動脈のスパスム（攣縮）により生じる異型狭心症の診断に有力である．
- 心不全時には心拍変動は低下する．したがって心拍変動を解析することにより，心不全，心機能低下の診断および経緯を検査できる．

検査の実際

- 労作時，安静時，睡眠中など，日常生活における心電図を 24 時間にわたって携帯記録器（通常は SD カード）に記録する．記録した SD カードを再生および解析器で短時間で半自動的に詳細に解析する．

携帯記録器

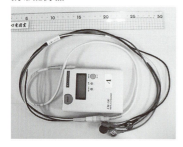

解析器

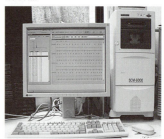

解析項目

- 24時間総心拍数，平均・最大・最小各心拍数．心室性および上室性期外収縮の発生数とその種類．最大RR間隔，RR間隔延長(ポーズ)．STトレンド(ST上昇および下降)．心拍変動時間解析．周波数解析．

心電図の圧縮波形

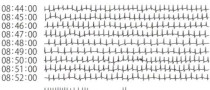

実波形：心室頻拍(重症不整脈)がみとめられる

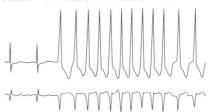

STトレンド：ST上昇がみとめられる

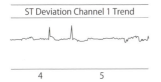

実波形：ST上昇がみとめられる

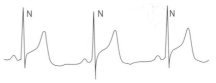

検査時の注意

- 検査前に目的・方法，注意点について説明する．
  → 検査中は入浴・シャワーを禁止する(防水記録器は可)．
  → 電気毛布の使用は避ける．
- 検査後は装着部の皮膚の異常(発赤，瘙痒感など)の有無を観察する．

観察のポイント(アセスメント視点)

継続・追加観察項目
- バイタルサイン(血圧，脈拍，体温，呼吸)
- 自覚症状(動悸，めまい，息苦しさなど)の有無
- 胸痛の有無

異常値をもたらす原因・成因をチェックする
- 原疾患との関連で，異常値を示す可能性がないか
- 関連あるほかの検査項目の検査結果に異常はないか
  → X線検査，血液検査（白血球，血清酵素値など），心エコー

ケアのポイント

必要なケアと患者教育

必要なケア	患者教育
不整脈の出現時	
・①心電図モニター上の不整脈の有無，バイタルサイン，②自覚症状（動悸，めまい，息苦しさなど）の有無，③不整脈の誘因などを観察する ・患者の不整脈に対する理解を把握し，不安を軽減させる ・致死的不整脈*の出現に注意し，緊急時に備えた準備をしておく *致死的不整脈出現時は医師に連絡し，救急蘇生を行う	・不整脈の原因となっている基礎疾患（心筋梗塞，心筋症，甲状腺機能亢進症など）の生活指導を行う ・不整脈を誘発する動作や状況（睡眠不足，過労，精神的ストレス，大量飲酒，喫煙，食事の過剰摂取，カフェイン，息こらえを強いる排便時の努責やスポーツなど）を回避する必要性を説明する
心筋梗塞の急性期	
・安静が保てるよう環境を整える ・安楽な体位の工夫，安静度に応じた日常生活動作の援助を行う ・胸痛を緩和するために鎮痛薬・鎮静薬を投与する ・合併症（不整脈，心不全，心原性ショック）の早期発見と対応に努める ・心電図やバイタルサインの観察，緊急時に備えた器具などの準備を行う ・不安や苦痛を表出できる環境をつくり，精神面の援助を行う	・安静を保持するよう指導する ・胸痛のほか，悪心・嘔吐などの症状が起こったら速やかに医師・看護師に連絡するように伝える ・疾患のプロセス，治療計画，必要とされる日常生活の変更について指導する
心筋梗塞の回復期	
・リハビリテーションを実施する	・再発の誘因となるリスクファクターを説明する ・リスクファクターの解消に向けた日常生活の注意点（過労や嗜好品の摂りすぎ，睡眠不足などを避ける）を説明する ・服薬自己管理を指導する

緊急時・急性期の潜在的リスク

- 異常波形をみとめるとき
  ➡致死的不整脈出現の可能性
- 心筋梗塞を起こしたとき
  ➡致死的不整脈出現の危険性
  ➡心不全にいたる危険性
  ➡心原性ショックに陥る危険性

心臓カテーテル検査

心臓カテーテル検査でわかること

- 心機能を評価する
  心内圧，心拍出量などを測定し，心機能を評価する．
- 形態学的異常の評価と，治療方針の決定
  造影剤を注入することにより血管や心臓内腔を造影し，形態学的異常を評価し，治療方針（カテーテル治療もしくは外科的手術適応）を決めることができる．

心内圧の基準値

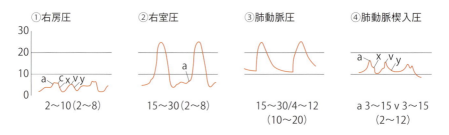

- 右房圧，肺動脈圧，肺動脈楔入圧，心拍出量がモニターされる．右房圧，肺動脈楔入圧の圧波形ではa波，c波，x谷，v波，y谷の波形がみとめられる．
  → 測定をはじめる前にゼロ点（基準点は心房の高さ，第4肋間と中腋窩線の交点）合わせを行う．右房圧(RAP)，肺動脈圧(PAP)，肺動脈楔入圧(PCWP)は呼吸性変動を無視できず，測定は呼気終末期で行う．圧波形も確認することが重要である．
  右房圧：2～8 mmHg
  右室圧：10～20/0～4 mmHg
  肺動脈圧：15～30/4～12 mmHg
  肺動脈楔入圧：2～12 mmHg
  心拍出量(cardiac output)：4～8 L/分
  心係数(cardiac index) = CO(心拍出量)/BSA(体表面積)：2.6～4.2 L/分/m²

💬 これだけは知っておこう！　検査の意味

- 心臓カテーテル検査とは，経皮的にカテーテル（直径1～2 mmの管）を心臓，血管内に挿入し，心内圧を測定したり，造影剤を注入することによりX線撮影を用いて内腔を画像化し，診断および治療を行う侵襲的検査である．

カテーテル検査の種類と検査方法

カテーテル検査の種類

心臓カテーテル検査は，右心カテーテルと左心カテーテルに分類される．
→ 右心カテーテル検査：スワン-ガンツ(Swan-Ganz)カテーテル，肺動脈カテーテル，電気生理学的検査など
→ 左心カテーテル検査：冠動脈造影法，左室造影に代表される．

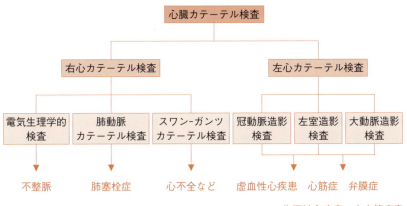

右心カテーテル検査

- 静脈カテーテル法ともよばれる．
- 大腿静脈などの静脈を消毒，局所麻酔し挿入する．
- スワン-ガンツカテーテルを大静脈，右心房，右心室，肺動脈の順にすすめる．
- 右心カテーテル検査による圧測定など，電気生理学的検査により不整脈，肺動脈造影により肺塞栓症を診断する．
- スワン-ガンツカテーテル検査では心(拍出)係数(心拍出量/体表面積)と肺動脈楔入圧を測定する．
- 急性心筋梗塞ではフォレスター分類を用いて，治療方針を決める．
- 心拍出量は熱希釈法により測定する．スワン-ガンツカテーテルの心拍出量測定用端子を心拍出量計算用コンピュータに接続する．5〜10 mLの冷却した生理食塩水を右房に注入することで，カテーテル先端のサーミスタによる温度変化で算出する．心拍出量を体表面積で割ったものを心(拍出)係数という．
- 肺動脈楔入圧とはカテーテル先端には肺動脈圧測定用の孔が開いており，肺毛細管を介した肺静脈圧が測定され，左房圧の代用とされている．これを肺動脈楔入圧とよぶ．

スワン-ガンツカテーテルのすすめ方

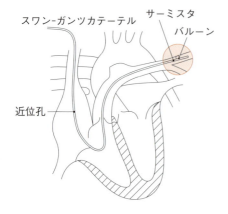

フォレスター分類

	肺動脈楔入圧 ≤ 18	肺動脈楔入圧 > 18
心係数 > 2.2	Ⅰ 末梢循環不全 ⊖ 肺うっ血 ⊖	Ⅱ 末梢循環不全 ⊖ 肺うっ血 ⊕
心係数 ≤ 2.2	Ⅲ 末梢循環不全 ⊕ 肺うっ血 ⊖	Ⅳ 末梢循環不全 ⊕ 肺うっ血 ⊕

横軸：肺動脈楔入圧(肺動脈拡張期圧 mmHg)
縦軸：心係数(L/分/m²)

サブセット
Ⅰ群：PCWP ≦ 18 心係数 > 2.2 L/分/m²
Ⅱ群：PCWP > 18 心係数 > 2.2 L/分/m²
Ⅲ群：PCWP ≦ 18 心係数 ≦ 2.2 L/分/m²
Ⅳ群：PCWP > 18 心係数 ≦ 2.2 L/分/m²

- 心拍出量の低下は末梢循環不全を意味する．肺動脈楔入圧の上昇は肺うっ血を意味する
- Ⅳ群は重症心不全を示唆している

左心カテーテル検査

- 冠動脈造影法，左室造影が主である．
- 検査数時間前より絶飲食とする．
- 穿刺部位は上腕，手首，大腿部などの動脈でカテーテルを心血管内へ挿入する．
- X線撮影を使用しながら，造影剤を冠動脈に注入し，狭窄病変の形態，狭窄度を診断する．

冠動脈の解剖

- 冠動脈は右冠動脈(RCA),左冠動脈は左回旋枝(LCX),左前下行枝(LAD)に枝分かれする.
- 左心カテーテルでは形態学的異常により,虚血性心疾患(狭心症,心筋梗塞)などの冠動脈硬化疾患,心筋症,弁膜症,先天性心疾患などを診断する.

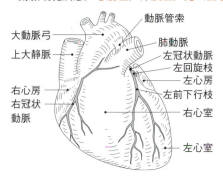

検査時の注意

- 検査前にカテーテル挿入部位の剃毛を行う.
  - ←穿刺部位を清潔にするため.
- 心電図モニターや全身状態の観察を行う.
  - ←穿刺時の痛みで迷走神経反射を起こし,徐脈や血圧低下,ショックとなることがあるため.
  - →原因診断,血圧,脈拍,体温,酸素飽和度などを確認する.
- 緊急時に備えて必要な薬剤・器具を準備しておく.
  - →血圧低下,ショック,徐脈,心停止,心室頻拍,心室細動の治療ができるようにしておく.
- 状況に応じて患者に声をかける.
  - →不安や緊張の緩和に努める.
- 検査後は合併症の出現に注意する.
  - ←圧迫帯による痛みで迷走神経反射を起こすことがあるため.
  - →穿刺部位の出血,血腫の有無をチェックする.

観察のポイント(アセスメント視点)

継続・追加観察項目
- バイタルサイン(血圧,脈拍,体温,呼吸,意識レベル,尿量)
- 合併症(出血,血腫,ショックなど)の有無

異常値をもたらす原因・成因をチェックする
- 原疾患との関連で，異常値を示す可能性がないか
- 関連あるほかの検査項目の検査結果に異常はないか
  → 心電図，心エコー，X線検査，血液検査，尿検査など

ケアのポイント

必要なケアと患者教育

必要なケア	患者教育
・検査中は心電図モニターや全身状態を観察し，合併症の出現に注意する ・患者の訴えを受けとめ，不安や苦痛を表出できるよう援助する ・バイタルサインをモニター管理下で経時的に観察する ・検査後はバイタルサインのチェックや穿刺部の観察を行う	・安静保持と症状出現時の伝達法について指導する ・検査前に検査内容と生じる症状について指導する ・生じうる有害事象や穿刺部の圧迫帯に伴うしびれや痛みなどについて指導する ・穿刺部の安静を保持するよう説明する

緊急時・急性期の潜在的リスク

- 検査中に酸素飽和度の低下をみとめたとき
  → 心不全の可能性
- 検査中に致死的不整脈をみとめたとき
  → 心筋虚血による可能性
- 検査中，検査後に血圧低下をみとめたとき
  → 迷走神経反射，出血，心タンポナーデの可能性

肺機能検査（スパイロメトリー）

スパイロメトリー（呼気機能検査）の評価

図のように1秒率70％，％肺活量80％を境に判定する．

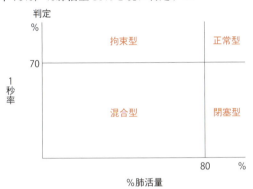

換気障害の分類

- 正常型：1秒率70％以上，％肺活量80％以上
- 拘束性換気障害：間質性肺炎，肺うっ血，広範な肺炎や肺癌，胸水貯留，胸膜肥厚，腹水・妊娠による横隔膜運動制限，そのほか神経呼吸筋の障害
- 閉塞性換気障害：肺気腫・慢性気管支炎などの慢性閉塞性肺疾患（COPD），気管支喘息発作時，太い気道の腫瘍などによる狭窄
- 混合性換気障害：高度の肺気腫，気管支喘息に間質性肺炎の合併など
- そのほかスパイログラムでわかること
  - ➡最大換気量（分時換気量）：1分間の換気量
  - ➡気道の空気とらえ込み指数（air trapping index；ATI）：5％以上，閉塞性

💡 これだけは知っておこう！　検査の意味

- スパイログラムとは，肺から出入りする空気の量と速度を，スパイロメータ（呼吸計）により，一定の速度で回転する記録紙上に描かせた曲線をいう．ここから肺気量や気流速度を計測あるいは計算して，換気の状態を把握することをスパイロメトリー（呼気機能検査）という．
- 肺気量は，安静時呼吸で4つの標準基準位により，4つの基本気量と組み合わせによる4つの肺気量に分けられる（肺気量分画図）．

肺気量分画

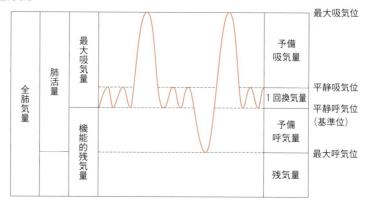

- 努力性呼気曲線（フローボリューム曲線）は，最大呼気位から努力呼出したときのガス量（努力呼気肺活量）の時間経過をみるもので，努力性肺活量，1秒量・1秒率（ゲンスラーの），最大呼気中間流量などがわかる．

努力性呼気曲線

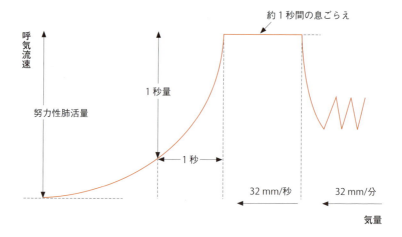

検査時の注意

- 努力依存性の強い検査のため，検査前に目的，方法をきちんと説明し，患者の協力を得る．
- 食事直後や運動直後の検査は避けるよう説明する．

- 検査前に喀痰の多い場合は，体位ドレナージや吸引により排痰を促す．

観察のポイント（アセスメント視点）

継続・追加観察項目
- 呼吸状態（呼吸数，呼吸音，咳嗽，喘鳴，痰など）
- バイタルサイン（血圧，体温，脈拍）
- チアノーゼ

異常値をもたらす原因・成因をチェックする
- 関連あるほかの検査項目の検査結果に異常はないか
  → 胸部 X 線，動脈血ガス分析など

ケアのポイント

必要なケアと患者教育（呼吸困難，喘息発作出現時）

必要なケア	患者教育
呼吸困難出現時	
・気道の清浄化をはかる ・安楽な呼吸ができるよう援助する ・安静を保つよう指導する ・水分補給と必要な栄養が摂取できるよう援助する ・原疾患悪化，合併症を予防するため，呼吸訓練などを指導する	・患者の不安や恐怖を受けとめ，検査や治療方法について説明する ・体位の工夫，呼吸法や排痰法を指導する
喘息発作出現時	
・安静を保ち，起座位をとらせる ・腹式呼吸や口すぼめ呼吸を行うよう指導する ・分泌物の除去促進と脱水予防のため水分を補給する ・薬物療法の必要性，服薬方法を指導する	・発作を予防するため，誘因の把握とそれを回避した生活について指導する ・発作に対する不安を受けとめ，発作時の対応の方法について指導する

緊急時・急性期の潜在的リスク

閉塞性換気障害や拘束性換気障害で呼吸困難がみられるとき
- 呼吸困難が出現したとき
    - ➜意識障害，チアノーゼ出現の可能性
    - ➜気道閉塞を起こす可能性
    - ➜心不全にいたる可能性

閉塞性換気障害や拘束性換気障害で喘息発作が出現したとき
- 喘息発作が出現したとき
    - ➜意識障害，チアノーゼ出現の可能性

脳波検査

脳波（electroencephalogram；EEG）は，脳の発達や睡眠によって変化するが，てんかんや意識障害があると異常波が出現する．てんかんでは突発性異常波が出現する．

主な突発性異常波

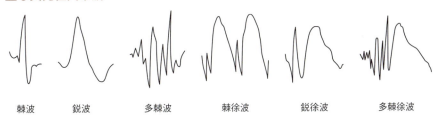

棘波　　鋭波　　多棘波　　棘徐波　　鋭徐波　　多棘徐波

- てんかん発作の種類によって突発性異常の分布が異なる．部分発作では局在性，全般発作では広汎性の突発性異常がみられる．
  - 局在性の棘波，鋭波，棘徐波→部分発作
  - 広汎性の棘徐波，鋭徐波，多棘波→全般発作
- 意識障害では，程度に応じてδ波やθ波が多くなり（徐波異常），さらに重篤な意識障害では平坦な脳波になる．単純ヘルペス脳炎，クロイツフェルト-ヤコブ病，肝性脳症では徐波異常と棘波，鋭波がみられる．
- 脳波と発症年齢，発作症状からてんかんの発作型を診断する．画像検査を行うことにより，てんかんや意識障害の原因をより正確に診断でき，適切な治療計画が立てられる．

生体検査

これだけは知っておこう！　検査の意味

- 脳のはたらきは神経細胞が電気的興奮を発生して互いに情報を伝えることによって生まれるが，脳の電気活動は微弱ながら頭皮へも伝わる．これを脳波計で増幅し，記録したのが脳波である．
- 現在はデジタル脳波計が広く使われ，脳波を記録用紙に描記すると同時にデジタル信号として記録することも多い．
- 脳波検査は，てんかん，意識障害，睡眠覚醒障害の診断に使われる．また，脳死判定にも使われる．
  → てんかんの診断には必須の検査であり，異常波（突発性異常）を誘発するために過呼吸，間欠光刺激，睡眠などの賦活を行う．

- 脳波は周波数により δ 波(4 Hz 未満), θ 波(4〜8 Hz 未満), α 波(8〜13 Hz), β 波(14 Hz 以上)に分けられる.
  → 成人で眼を閉じて安静にした状態では 10〜11 Hz, 振幅 50 μV 前後の α 波が後頭部優位に出現し, 前頭部では β 波がめだつ.
  → θ 波が散発することもあるが, δ 波はない.
  → 小児では振幅が高い δ 波や θ 波がかなりみられるが, 15〜16 歳ころまでには成人と同じ脳波になる.
  → 睡眠時には α 波が消失し, 睡眠の深さと種類に応じた脳波パターンがみられる. 睡眠にはレム睡眠とノンレム睡眠があり, ノンレム睡眠は 1〜4 段階に分けられるが, 睡眠段階の判定には睡眠ポリグラフ検査が必要である.

小児と成人の脳波の比較

脳波	周波数(Hz)	小児	成人	出現様式
β	14 Hz 以上	−	○	前頭部優位
α	8〜13 Hz	○	○	後頭部優位
θ	4〜8 Hz 未満	○	△	成人では散発
δ	4 Hz 未満	○	−	主に幼児期

睡眠と脳波・睡眠ポリグラフ

睡眠の種類と深度		睡眠段階	脳波・睡眠ポリグラフ所見
覚醒		Stage W	α 波 / 急速眼球運動
ノンレム睡眠	入眠期	Stage 1	入眠期 / 抑制期
	軽睡眠期	Stage 1	漣波 / 瘤波
	軽〜中度睡眠期	Stage 2	睡眠紡錘波 / K 複合
	深睡眠期	Stage 3,4	睡眠紡錘波 / 丘波
レム睡眠		Stage REM	レム睡眠の脳波 / 急速眼球運動(レム)

関連検査項目

- 画像検査（MRI，CT），睡眠ポリグラフ，脳磁図などの検査を行う．
- 睡眠覚醒障害の診断には睡眠ポリグラフ検査を行う．
- てんかん発作の焦点がはっきりしない場合は，脳磁図や特殊電極（蝶形骨洞電極，深部電極，硬膜下電極）を使った脳波検査を行う．
- 意識障害で代謝性疾患が疑われるときは血清化学検査を行う．

検査時の注意

- 検査前日に洗髪し，当日は整髪剤，ヘアトニック，化粧をひかえるようにする．
  ← 電極の接着不良やアーチファクト（実際に存在しないのに脳波に現れる虚像）の原因になるため．
- 検査前に食事，トイレをすませておく．食事内容は普段どおりでよいが，カフェイン類やアルコール類は避ける．
  ← 脳波に影響することがあるため．
- 検査前に目的，方法，所要時間，安全で痛みや苦痛はないことを説明する．
  ← 不安や緊張をやわらげ，リラックスした雰囲気で検査を受けてもらうため．
- 検査中に開眼・閉眼，深呼吸などの指示があることを説明する．
- 髪がペーストでよごれるが，あとで洗髪できることを説明する．
- 乳幼児，知的障害のある人や認知症のある高齢者の場合は，無理をせず短時間ですませる．
  ← 安静維持が困難なことや指示が通じにくいことがあるため．
- 検査中，常に患者の状態を観察し，発作時に必要な器具と薬剤を準備しておく．
  ← てんかん患者では検査中に発作が起こる場合があるため．
- 室温調節やベッドの調整，電気器具類の除去など室内環境を整える．
  ← 発汗，寒さによるふるえ，電磁誘導，静電誘導はアーチファクトの原因になるため．

観察のポイント（アセスメント視点）

継続・追加観察項目
- バイタルサイン（血圧，脈拍，体温，呼吸）
- 意識状態
- 瞳孔反射
- 痙攣発作の有無
- 随伴症状（頭痛，嘔吐など）の有無

異常値をもたらす原因・成因をチェックする
- 原疾患との関連性で，異常値を示す可能性がないか
- 関連あるほかの検査項目の検査結果に異常はないか
  - ➡筋電図，X線検査，CT，超音波検査，血液検査，尿検査など
- 薬剤使用の有無

ケアのポイント

必要なケアと患者教育（痙攣発作・意識障害出現時）

必要なケア	患者教育
痙攣発作時	
・気道を確保する ・二次的障害や咬舌を予防する 　➡転倒や転落，外傷を防ぐために環境を整える（ベッド柵の使用，危険物の除去など） ・プライバシーの保護，心理的不安に配慮する	発作回復後 ・日常生活で誘因となる過度な緊張やストレス，疲労などを避けるよう指導する ・発作予防のために薬物療法の必要性や服用方法を説明する ・家族に対して，疾患の説明や発作時の対応について説明する
意識障害出現時	
・生命の維持をはかるため，呼吸の管理（気道確保，体位の工夫など），体温の管理を行う ・生命の維持をはかるため，栄養の管理（栄養と水分の補給）を行う ・危険防止のため，環境整備を行う ・排泄や清潔の援助を行う ・患者への声かけや家族の不安への対応など，患者や家族の精神面に配慮する	・疾患や意識障害の回復状況に応じた日常生活動作の訓練を指導する

緊急時・急性期の潜在的リスク

- 痙攣発作が出現したとき
  - ➡てんかんの可能性
  - ➡脳血管障害の可能性
  - ➡頭部外傷の可能性
- 異常脳波で意識障害が出現したとき
  - ➡感染症（呼吸器・尿路）の可能性
  - ➡褥瘡の可能性
  - ➡廃用症候群の可能性
  - ➡肝疾患があれば肝性脳症の可能性

筋電図検査（EMG）

> **基準値**
> 針筋電図：神経筋単位の振幅は 1～3 mV，持続時間は 4～10 msec（ミリ秒）で，2～3 相が正常．

神経筋単位

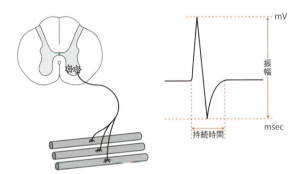

神経伝導検査：対象とする神経により少しずつ異なるが，運動神経伝導速度はおおよそ 40～60 msec，感覚神経伝導速度はおおよそ 45～70 msec 程度で感覚神経のほうが若干速い．
なお誘発された電位の振幅や形，潜時にも注意をはらう必要がある．

運動神経伝導検査

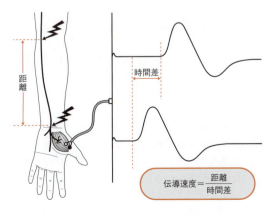

$$伝導速度 = \frac{距離}{時間差}$$

これだけは知っておこう！　検査の意味

- 筋電図検査（electromyography；EMG）は，末梢の神経や筋の障害により筋脱力や感覚障害を呈する場合に，その病変部位を明らかにして診断と治療に役立てるのが目的である．
- 筋電図検査は，筋組織が収縮する際に出る筋電位変化を記録する針筋電図と，神経を電気で刺激して運動神経や感覚神経の反応を検査する神経伝導検査とに大別される．
- 末梢性（脳など中枢性でない）の神経や筋の障害により筋力低下や筋萎縮あるいは感覚障害を呈している場合に用いられる．
  → 検査対象となっている筋障害の原因が，筋自体なのかそれとも筋を動かす神経なのかを明らかにできる．
  → 神経伝導検査では，末梢神経障害の原因が，軸索にあるのか髄鞘にあるのかを明らかにできる．

筋電図の基本的読み方

- 針筋電図は，検査者が検査中に画面の波形をみるとともに電位の音を聞いて判断しており，記録紙の波形はその一部にすぎない．記録した神経筋単位波形の振幅と持続時間および相の数を測定し，正常か神経原性か筋原性かを判定する．
- 神経伝導検査は，運動神経と感覚神経では計算方法が異なる．感覚神経では，誘発された電位の立ち上がり潜時を電極間距離で割って最速の伝導速度を計算し，振幅も測定する．運動神経では誘発された電位の立ち上がり潜時の中には神経筋接合部でのアセチルコリン放出による伝達時間も含まれるので，この時間を差し引くために異なる2点で運動神経を刺激する（運動神経伝導検査の図参照）．なお誘発された電位の形は伝導状態を反映している．

異常値を示す機序

- 針筋電図では，筋力低下や筋萎縮の原因が筋肉自体であれば，発生する電位が小さくなるので低振幅短持続電位となる．一方，神経に原因があり，発症早期であれば陽性鋭波や線維自発電位が生じ，慢性に経過すると神経再支配により長持続電位や巨大電位などをみとめるようになる．
- 神経伝導検査では，髄鞘が障害されていると跳躍伝導ができなくなり速度が低下するか，あるいは伝導がブロックされて刺激が伝わらない．脱髄と再髄鞘化をくり返すような病変の場合は，伝導速度が低下するとともに時間的分散とよばれる低振幅で多相化した電位となる．軸索が障害されると伝導速度は正常だが誘発される電位の振幅が低下する．

検査の手順と注意点

針筋電図検査

- 針電極を筋に持続性に刺入し自発的に筋収縮を調節しながら検査を行うため，事前に患者が検査について十分理解し承諾することが必須である．
- 検査者は針を種々の筋にくり返し刺すので針を不潔にしないように，感染に対する注意が必要である．
- 検査者あるいは介助者の針刺し事故にも注意が必要であり，事前に患者がどのような感染症に罹患しているか情報を得ておく必要がある．
  → もし感染症に対する情報がない場合は，最も感染力が高い場合を想定して細心の注意をして検査および使用後の針を取り扱う．

神経伝導検査

- 皮膚の表面に探査電極を置き，電気刺激は皮膚表面で行うので，感染について必要以上に神経質になる必要はない．
- 電気刺激は，患者によっては過敏に反応する場合があるので，あらかじめよく説明して不安感を取り除いておくことが大切である．

検査機器の外観

- 筋電計は本体(増幅装置と画面)，刺激装置，入力装置からなる．検査者が操作しやすいように刺激装置や記録電極の入力装置にはアームがついていて，患者の手足の長さにあわせて自在に伸縮させて用いる．

筋電計

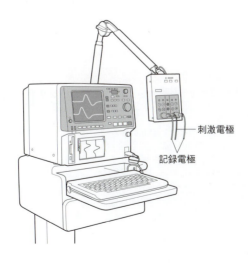

検査時の注意

- 検査前に目的，方法，時間，検査時の痛みなどについて説明する．
  ← 刺激や痛みによる緊張や不安をやわらげるため．
- 出血傾向のある患者の場合は注意して実施する．
- 神経伝導速度検査の際は室温を調節する．
  ← 皮膚温が低いと，皮下を走る末梢神経の伝導速度が低下するため，加温が必要なことがある．

観察のポイント（アセスメント視点）

継続・追加観察項目
- 筋の機能の異常（筋力低下や筋萎縮など）の有無
- 運動麻痺の有無
- 日常生活動作（ADL）の状況
- 感覚障害（感覚消失や異常感覚）の有無

異常値をもたらす原因・成因をチェックする
- 原疾患との関連で，異常値を示す可能性がないか
- 関連あるほかの検査項目の検査結果に異常はないか
  → X線，CT，MRI，髄液検査など

ケアのポイント

必要なケアと患者教育（運動障害・感覚障害がある場合）

必要なケア	患者教育
運動障害（筋力低下や運動麻痺など）のあるとき	
・ADLの自立や拡大への援助を行う ・咀嚼力の低下のあるとき：食事形態を工夫する．自助具も活用する ・排泄や清潔動作は自立度に応じて援助する ・転倒・転落を防ぐため，環境を整える ・運動麻痺のあるとき：関節の拘縮や萎縮を予防するために良肢位を保持したり，他動運動やマッサージを行う ・障害に対する患者や家族の気持ちを受けとめる	・リハビリテーションや生活環境について説明する

感覚障害のあるとき
- 異常感覚や感覚過敏に伴う苦痛が緩和するよう援助する
- 温罨法や冷罨法，マッサージを行う
- 身体への刺激を避けられるよう，やわらかい素材の衣服を選択する
- 二次的障害（外傷・熱傷，褥瘡）を予防する
- 二次的障害を予防する方法について説明する

 緊急時・急性期の潜在的リスク

- 運動障害のあるとき
  → 関節の拘縮や萎縮の可能性
- 感覚障害のあるとき
  → 外傷や褥瘡の可能性

超音波検査

超音波検査でわかること
- 腹部領域：腹部の腫瘤性病変，びまん性肝疾患〔肝硬変，脂肪肝など(図1)〕，胆石症(図2)，胆嚢炎，胆嚢隆起性病変(図3)，膵炎症性病変，腸管・腎・脾疾患など．
- 循環器領域：心臓の構造〔心筋の厚さ，心房・心室の大きさ，心膜の様子，弁の動き，異常構造物の有無(図4)〕，機能(収縮能，拡張能)，血行動態．心筋梗塞などの虚血性心疾患，心筋症，各種の弁膜症(図5)，先天性心疾患，各種心膜疾患．
- 血管：大動脈では大動脈瘤，大動脈解離など．下大静脈では下大静脈血栓症など．頸動脈では内膜中膜の厚さ，プラークの形態や性状(図6)，血流速度，動脈硬化性病変，動脈解離，大動脈炎症候群など．下肢動脈では，慢性閉塞性動脈硬化症，動脈瘤，動静脈瘻など．下肢静脈では，深部静脈血栓症や静脈瘤など．
- 産婦人科領域：産科では妊娠経過に伴う胎児などの形態変化，胎児の心拍・血行動態(図7)．婦人科では女性器の形態や位置異常，炎症性疾患，腫瘍など．
- 泌尿器科領域：腎・腎盂・尿管，膀胱，前立腺，陰嚢，副腎における腫瘍性病変，結石，形態異常，炎症性病変，静脈瘤など．
- 甲状腺など：甲状腺，副甲状腺，頸部リンパ節，唾液腺の各疾患，乳腺では悪性腫瘍の腫瘤像形成性病変や腫瘤像非形成性病変，線維腺腫，嚢胞などの良性疾患など．

　その他，小児科や整形外科，皮膚科，眼科などでもそれぞれの領域での異常の有無を診断するために利用されている．

　また，近年では救急医学領域における外傷の初期診療の際にも超音波検査が用いられている．治療を最優先すべき臓器損傷すなわち生命を脅かすような出血の有無の確認を行うもので，FAST(focused assessment with sonography for trauma)とよばれている．心タンポナーデ，左右血胸，腹腔内出血の有無を確認するために，6か所(心膜腔→モリソン窩→右胸腔→脾周囲→左胸腔→ダグラス窩)の観察を行う．

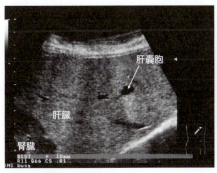

図1 肝囊胞＋脂肪肝
脂肪肝では，肝臓は高輝度を示し，それに比較して腎臓は低輝度を示す(肝腎コントラスト陽性).

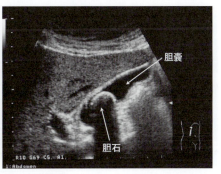

図2 胆石症
胆石は超音波を強く反射し，その後方を観察することができない(音響陰影，acoustic shadow).

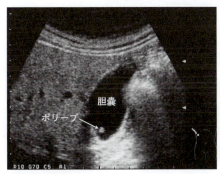

図3 胆囊ポリープ

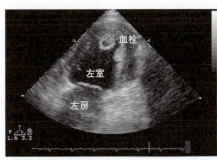
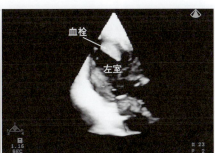

図4 左室内血栓
左室心尖部に血栓がみとめられる.

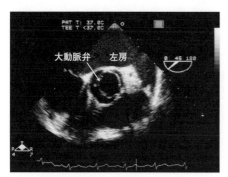

図5 大動脈二尖弁(経食道エコー)

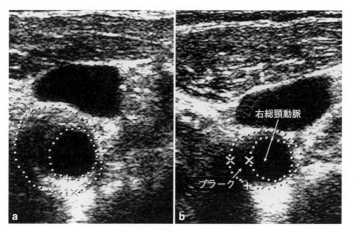

図6 右総頸動脈にみとめられるプラーク
aは脂質異常症治療前,bは内服薬開始6か月後.治療によってプラークが退縮したことがわかる.

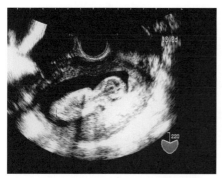

図7 妊娠12週3日の子宮(経腟エコー)

これだけは知っておこう！　検査の意味

- 超音波検査の目的は，超音波を利用して，体内の構造物（臓器や組織）の形態や動態の情報を得ることである．
  - ➡1 秒間に 1 振動する音波を周波数 1 ヘルツ（Hz）の音波という．ヒトが聞き取れるのは 20〜20,000 Hz 程度の音波であり，それ以上の周波数のものを超音波という．
  - ➡超音波は光と同じように直進および反射する性質を持ち，超音波が体内を直進すると，体内の構造物（臓器や組織）にあたって反射する．その反射波を画像として再構成し，観察するのが超音波検査であり，そのためエコー（echo：反射波，反響，こだまの意）検査ともよばれる．
- 超音波は，水を透過しやすいが，空気や骨を透過しにくいという性質をもつ．
  - ➡この性質上，肺・胃腸など内部に気体のある臓器や骨の観察には適さず，これらの影になる部分も観察できない．そのため，たとえば慢性閉塞性肺疾患の患者では，心臓の観察が困難な場合が多い．
- 超音波検査には音波を出す探触子（プローブ）を体外から皮膚にあてて観察するものと，探触子を体内に挿入して観察するものとがある．
- 体外から行う検査では，皮膚と探触子の間にゼリーやクリームなどを塗り，空気が入らないようにし，探触子を検査部位にあてて動かしながら反射波からつくられた画像を観察する．
  - ➡超音波は人体に対してほぼ無害とされており，体外から観察する限り苦痛も伴わないため，聴診や触診の延長としても盛んに用いられている．
- 探触子を体内に挿入する検査では，探触子を目的の臓器に近づけることによって，超音波が途中で減衰・散乱することを防げるため，体外から行う場合よりも精密な断層像が得られる．
  - ➡この検査には，探触子を食道に挿入して心臓を観察する経食道エコー，腟内に挿入して胎児などを観察する経腟エコー，直腸に挿入して前立腺を観察する経直腸エコーなどがある．
  - ➡それ以外に，探触子を消化管や気管支に挿入して病変をより詳細に観察する超音波内視鏡検査，血管内に挿入してプラークの組織性状を詳細に観察する血管内超音波検査などもある．
  - ➡造影剤を用いた造影超音波検査や，薬品を用いた負荷超音波検査というかたちで，超音波検査が行われることもある．

生体検査

超音波検査の種類

- 超音波検査の画像には，主として以下の種類がある．

Bモード（図8）
- 反射波の強さを明るさの強弱つまり輝度(brightness)に変換し，断層像として表示するもの．

Mモード（図9）
- 対象となる組織に超音波をあて，それぞれの位置からかえってくる反射波の強さを輝度に変調し，縦軸に探触子からの距離，横軸に時間をとり，運動する物体の経時的変化を表示するもの．これにより体内構造物の運動(motion, movement)を観察する．これは心臓の動態の計測などに有用である．

ドプラ法
- 超音波が移動する物体にあたった場合，その周波数が反射時に変化する性質（ドプラ効果）を利用して，体内の血流の速度などを測定するもの．
- 主に血流の存在，方向，広がりを知ることができるカラードプラ（図10），血流の定量的な評価を行う連続波ドプラ（図11）およびパルスドプラ（図12）がある．
- そのほか低速血流でも描出が可能なため，血流の走行などを観察しやすいパワードプラなどがある．

real-time 3Dエコー（図13）
- 縦と横に配列された探触子による1回のスキャンで3次元(3D)画像をつくり出すもの．2次元エコーとほぼ同じ速さ(real-time)で立体画像がモニターに表示され，あらゆる方向で断面を表示でき，立体構造の把握が容易である．

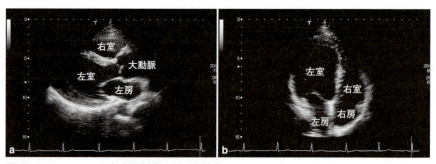

図8　Bモード　a：左室長軸像，b：四腔像

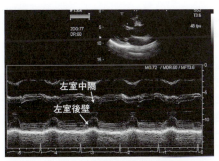

図9　Mモード　心臓左室の壁運動

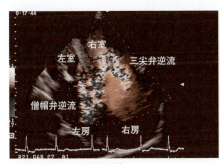

図10　カラードプラ法

実際には、探触子に近づく血流は赤系統の色、遠ざかる血流は青系統の色で表示される。探触子から出た超音波の進む方向に対して直角な流れには色がつかない（血流の存在する部分すべてに色づけすることができるパワードプラ法もある）．
写真の症例は、大動脈弁狭窄＋僧帽弁狭窄＋三尖弁逆流症の患者．
両心房と右室の拡大、僧帽弁逆流および大量の三尖弁逆流がみとめられる．

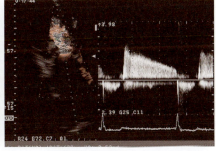

図11　連続波ドプラ法

超音波の送受波を連続的に行う．流速による制限を受けず高流速の測定が可能だが、反射波がどの深度からかえってきたかの情報は得られない．
写真は図3と同じ症例の左室流入血流を記録したもの．

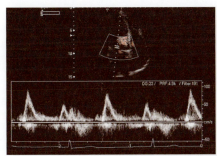

図12　パルスドプラ法

超音波の送受波を間欠的に行う．断層像上で観察部位を任意に設定することができる．
写真は左室流入血流を記録したもの．

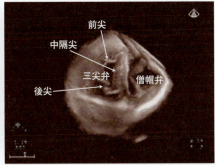

図13　3Dエコー

三尖弁と僧帽弁

検査時の注意

- 検査前に目的・方法について説明し，被検者の不安や緊張を除去する．
- 検査中は，検査部位以外の不必要な露出は避け，保温とプライバシーに配慮する．
- 観察を安全かつ容易にするため，検査前に特別な準備が必要となるものもある．
- 腹部超音波検査，経食道超音波検査では絶飲食が必要である．
  ←腹部では，食事を摂取すると腸管内に空気が発生し，観察が困難となるため．
  ←食道内に探触子を挿入するので，嘔吐すると危険であるため．
- 膀胱や子宮，卵巣などの超音波検査では検査前の排尿は控える．
  ←膀胱に尿が充満しているほうが，観察が容易となるため．
- 経食道エコーは上部消化管疾患の患者に行うと危険であり，事前確認が必要である．
  ←非直視下に食道・胃に探触子を挿入するので，損傷の危険があるため．
- その他の侵襲的検査でも，それぞれの禁忌事項について確認が必要である．

観察のポイント（アセスメント視点）

継続・追加観察項目
- バイタルサイン（呼吸，脈拍，血圧，体温）
- 疼痛の有無
- 各疾患に関する症状

異常値をもたらす原因・成因をチェックする
- 原疾患との関連で，異常値を示す可能性がないか
- 関連あるほかの検査項目の検査結果に異常はないか
  →胸・腹部X線，心電図，白血球，赤血球，AST，ALTなど

ケアのポイント

必要なケアと患者教育

必要なケア	患者教育
腹腔内出血がみられるとき	
・バイタルサインをチェックし，救命処置が必要な場合は，気道・血管確保，輸液・輸血の準備をする	・ショック状態回復後は，安静を保ち，食事制限，水分制限が行われる場合，その必要性を説明し，理解してもらう

腫瘍がみとめられたとき

- 患者の気持ちを受けとめ，不安が軽減するよう援助する
- 疾患や治療などについて理解しているか確認する
- 理解の状況に応じて，不安が除去できるよう十分な説明を行う
- 各部位の腫瘍に伴う症状に応じたケアを行う
- 不安や心配があるときは医療者に相談するよう指導する
- 気分転換を意識的に行うよう指導する

緊急時・急性期の潜在的リスク

- 異常画像がみられ胸痛や腹痛を伴うとき
  → 腫瘍の可能性
- 腹腔内出血
  → ショックの可能性

サーモグラフィ検査

これだけは知っておこう！　検査の意味

- サーモグラフィ検査とは，物体から放射される赤外線を分析することで体表面の皮膚温度を測定し，画像として表現することによって，各種疾患の診断，治療効果を判定しようとするものである．温熱画像診断法，熱像法ともいう．
- 皮膚表面温度は皮膚毛細血管の血流によって変化し，疾患などによる血流障害があると低下する．また，交感神経緊張などにより血管収縮が起こると低下する．さらに，炎症部位では皮膚温が上昇する．
- 寒冷負荷や運動負荷を加えて体表温の変化をみることで，身体の機能面の異常を判定することができる．
- サーモグラフィ検査は，次のような目的で用いられている．
  ①末梢循環動態や自律神経といった循環系，神経系，運動器系などの器官の機能評価
  ②器官，組織の炎症性変化の存在
  ③悪性新生物の存在の診断，およびその重症度の判定
  ④移植臓器，組織などの血流や代謝機能の評価による活着状況の判定
  ⑤薬剤や治療法の治療効果の判定
- サーモグラフィ検査には，赤外線サーモグラフィ（テレサーモグラフィ，走査型サーモグラフィ）と液晶サーモグラフィ（コンタクトサーモグラフィ）がある．
  →赤外線サーモグラフィは，赤外線検知器によって体表面から放射される遠赤外線の電磁波強度を測定し，体表の温度分布を画像として表す方法．現在ではほとんどこの方法が用いられている（下図参照）．
  →液晶サーモグラフィは，乳癌の診断などに用いられたが，現在ではほとんど使われない．

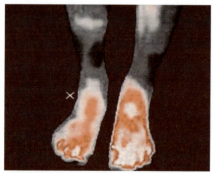

図1　サーモグラフィによる画像

検査の方法

- 単に温度分布を画像としてとらえるだけでなく，さまざまな負荷を加えて得られる画像の変化を分析し評価する．さらに，経時的に温度分布の変化を観察することによって病態が明確に把握できる．
- 負荷の方法としては寒冷負荷や運動負荷などがあるが，ほかに風冷負荷，マイナス負荷（アルコール塗布），プラス負荷（薬剤負荷）などがある．
- <u>寒冷負荷</u>は，冷水に手や足を一定時間浸し，皮膚温の低下とその後の回復率を評価する．
- <u>運動負荷</u>は，エルゴメータや平地歩行による負荷後に測定し，間欠性跛行の程度を判定するが，測定環境を一定に保つことがむずかしい．

サーモグラフィ検査による判定

- 皮膚温は，気温，湿度，気流，気圧などの外的環境の影響を受け，常に変化している．また，年齢，性別によっても個体差が大きく，特に末梢にいたる温度低下はその差が著しい．そのため，皮膚温には基準となる値がなく，したがって身体の左右差の有無，あるいは周辺部位との温度差などによって判定しなければならない．

検査時の注意

- サーモグラフィ検査時の室内環境を整える．
  ←皮膚温に影響を与える因子をできる限り取り除くため．
- 検査時には，まず検査部位を測定室環境に順応させる必要がある．
  →そのため脱衣後，安静を保持して測定部位を10～15分以上外気にさらす．
  →室温は23～26℃程度，湿度50～60％で，直射日光や熱源となる医療機器の影響のない無風の環境が望ましい．
- 検査前は禁煙するよう指導する．

観察のポイント（アセスメント視点）

継続・追加観察項目
- 皮膚の性状（色や温度など）
- 自覚症状（手足の冷えやしびれ，疼痛など）の有無

異常値をもたらす原因・成因をチェックする
- 原疾患との関連で，異常値を示す可能性がないか
- 関連あるほかの検査項目の検査結果に異常はないか
  ➔ 脈拍，超音波，CT，MRI など

ケアのポイント

必要なケアと患者教育（末梢循環障害のある場合）

必要なケア	患者教育
・皮膚を清潔に保つよう指導する ・血流改善のため，保温に気をつけるよう指導する ・苦痛を緩和するため，温湿布やマッサージを行う ・転倒予防のため環境調整などを行う	・皮膚の観察やケアなど，日常生活管理の重要性について説明する

緊急時・急性期の潜在的リスク

- 末梢循環障害のあるとき
  ➔ 皮膚の損傷・壊死の可能性，低温熱傷の可能性

眼底検査

眼底検査で異常所見をみとめる疾患，および代表例の眼底写真

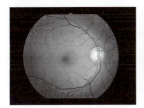

図1 正常眼底後極部（右眼）

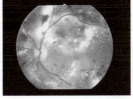

図2 糖尿病網膜症，高血圧性網膜症（左眼）
所見：網膜出血，白斑，および網膜浮腫

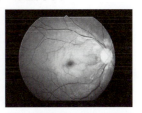

図3 網膜中心動脈閉塞症（右眼）
所見：cherry red spot（桜実紅斑）

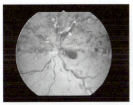

図4 網膜静脈閉塞症（左眼）
所見：火炎状の網膜出血，および白斑

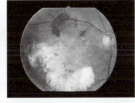

図5 加齢黄斑変性症（右眼）
所見：黄斑部の網膜浮腫，漿液性網膜剝離，網膜色素上皮萎縮，および網膜下出血

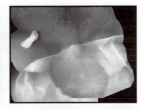

図6 網膜裂孔，網膜剝離（右眼）

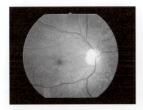

図7 緑内障（右眼）
所見：視神経陥凹拡大，神経線維束欠損

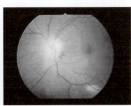

図8 頭蓋内圧亢進（左眼）
所見：うっ血乳頭

生体検査

検査の手順

- 散瞳薬点眼による散瞳後に，倒像鏡および集光レンズ，または直像鏡により眼底を観察する．

眼底検査

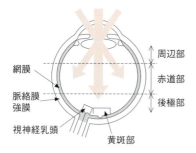

関連検査項目

- 狭隅角眼ではないか確認
  ➡前眼部細隙灯検査
- 眼底検査において疑われた糖尿病網膜症，網膜動脈閉塞症，網膜静脈閉塞症，または黄斑変性症の確認
  ➡蛍光眼底造影検査
- 眼底検査において疑われた緑内障の確認
  ➡視野検査
- 正常眼圧緑内障，高眼圧緑内障の判定
  ➡眼圧検査

検査時の注意

- 検査は暗室で実施する．
- 検査前に，患者に（点眼）薬アレルギーの既往，および眼科医に散瞳の適否を確認したうえで，散瞳薬を点眼し，散瞳しておく．
  ⬅散瞳薬によりアレルギーを発症することがあるため．また狭隅角眼では，散瞳により緑内障発作を発症することもあり，診察による確認を要することがあるため．
- 検査後は生活に留意するよう患者へ指導する．特に車両の運転は控えるよう伝える．

←数時間,散瞳に伴う羞明や調節麻痺が続くため.
- 検査後においても患者の状態について留意する.
  ←まれにアレルギー症状や,全身の循環器系への副作用(血圧上昇または頻脈など)を生じることがあるため.

観察のポイント(アセスメント視点)

継続・追加観察項目
- 視力,視野,眼圧
- 自覚症状の有無
- 日常生活動作(ADL)の自立状況

異常値をもたらす原因・成因をチェックする
- 原疾患との関連で,異常値を示す可能性がないか
- 関連あるほかの検査項目の検査結果に異常はないか
  →視力,視野,眼圧など

ケアのポイント

必要なケアと患者教育(視力障害のある場合)

必要なケア	患者教育
・事故を予防し,安全にすごすことができるよう援助する ・ベッド周囲や病室の環境を整備する ・視力障害の程度に応じてADL自立への援助を行う ・視力障害による不安を受けとめ,気持ちを表出できるよう配慮する	・視力障害や治療について説明する ・視力障害の程度に応じた視覚以外の感覚の活用法について説明する ・事故防止(環境整備や日常生活動作など)の具体的な注意点を指導する

緊急時・急性期の潜在的リスク

- 眼底出血のあるとき
  →高血圧の可能性
  →糖尿病の可能性
- 視力障害のあるとき
  →事故の可能性
  →精神的ストレスの可能性

電気眼振検査（ENG）

これだけは知っておこう！　検査の意味

- 電気眼振検査は，眼球運動を電気的に記録・解析して，前庭機能を評価する検査である．
- 開眼・閉眼，暗所でも記録できる利点があり，強さと方向のある眼振を心電図のような記録を残すことにより定量的な分析を可能にする．
- 電気眼振検査は，めまいの原因を調べる検査である．
  - ➔内耳，脳幹，小脳などに起因するめまいは眼振を伴い，それぞれ特徴がある．眼振を記録し分析することでそれぞれの機能障害の有無を推定する．
  - ➔発作性めまいは急速に消滅し，眼振は遅れて消失する．めまいのあるときにする眼振検査は非常に多くの情報を提供する．

検査結果の見方

- 眼振の記載法：眼を正面から見て，急速相方向の矢印で見えたとおりに描く．

病的眼振

自発眼振

- メニエール病や内耳炎の急性期（数分〜数時間）は刺激性で患側向き，その後麻痺性で反転．前庭神経炎では健側向きの著明な眼振を数日間みとめる．

注視眼振

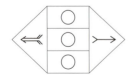

- 脳幹・小脳の障害による．注視眼振が左右非対称のとき，大きな聴神経腫瘍を疑う．弱い自発眼振は，暗所でその急速相方向を見たときのみ記録され，注視眼振とまぎらわしい．無害の先天性眼振は，本人か親が知っている．

頭位眼振・頭位変換眼振

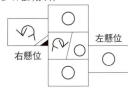

D-H法（赤外）
右懸位　左懸位

- 仰臥位や側臥位など，頭位と頭部の動きに依存した眼振にめまいを伴うとき，眼振の記録される側に病変のあることが多い．特定の頭位をとると激しいめまいと眼振が短時間出現するのは良性発作性頭位めまい症を疑う．
- 激しい眼振（大振幅，高頻度），方向の変わる眼振が記録され，めまいや悪心などがないときは，中枢性のめまいを疑う．

生理的眼振

温度眼振
- 健康な耳に体温と異なる温度の水を入れるとめまいがして，眼振が出る．内耳の障害ではこの反応が減弱することを利用して，一側の半規管の興奮性を調べる検査となっている（温度刺激検査）．患耳の決定に重要．

視運動性眼振（OKN）
- 電車で窓外を見ている人の目に出ている眼振．これを定型化したのがOKN検査．中枢障害では眼振が出なくなる．

回転眼振・回転後眼振
- 回転中または回転して急にとまったときに出る眼振．これを調べるのが回転検査．両側迷路障害では消失する．

関連検査項目

- 視標追跡検査（ETT），重心動揺検査，聴力検査，脳CT・MRI

検査時の注意

- 眠気のでる薬（抗めまい薬，かぜ薬，抗アレルギー薬，精神安定薬など）は眼振を抑制するので，前日から飲まない．または飲んだことを考慮するよう報告する．
- 食事は検査の2時間前に済ますよう指導する．
  ←検査でめまいを誘発することがあり，悪心・嘔吐の原因となるため．
- 検査中はなるべく大きく目を開けているよう説明する．
  ←閉眼すると目は上転して動きにくく，まばたきは眼振をかくすため．
- 視標が見にくいときは，眼鏡をつけて検査する．
- 検査時のめまいは一過性で，内耳が刺激に反応している証拠であるから心配ないことを説明する．
- 検査でまれに悪心が残ることがあるが，障害を残す可能性はない．

- 検査後に症状が残る場合は，軽減するまで安静を保つ．

観察のポイント（アセスメント視点）

継続・追加観察項目
- 悪心・嘔吐の有無
- 耳鳴や難聴の有無
- めまいの有無
- バイタルサイン（血圧など）
- 頭痛や神経症状の有無

異常値をもたらす原因・成因をチェックする
- 原疾患との関連で，異常値を示す可能性がないか
- 関連あるほかの検査項目の検査結果に異常はないか
  ➡聴力，平衡機能，CT，MRI など

ケアのポイント

必要なケアと患者教育（めまいのある場合）

必要なケア	患者教育
・発作時には静かな環境を整え，安楽な体位での安静をうながす ・日常生活の中の誘発因子を軽減・除去できるよう援助する ・随伴症状がある場合は，それらを把握し症状に応じたケアを行う	・めまいが生じた状況やめまい症状の経過（増強するか，間欠性か，持続時間は？）を正確に伝えるよう指導する ・めまいの誘発因子と初期症状を説明し，めまい出現の回避や生じた場合の対処ができるように指導する

緊急時・急性期の潜在的リスク

- めまいに手足のしびれや激しい頭痛を伴うとき
  ➡脳梗塞，脳出血の可能性

重心動揺検査

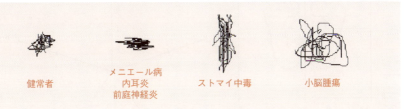

健常者　　メニエール病　　ストマイ中毒　　小脳腫瘍
　　　　　内耳炎
　　　　　前庭神経炎

これだけは知っておこう！　検査の意味

- 重心動揺検査は，重心の動きを床面に投影して電気的に記録・分析する検査である．
- 重心動揺検査では，平衡障害の原因を推定できる．
  - ➡典型的なものはパターンから内耳・脳幹・小脳障害を区別できる．開眼および閉眼で記録・分析し健常者との比較でレーダーチャート（グラビチャート）に示される．
- 経過を数値で記録することができる．
  - ➡重心動揺の軌跡〔次ページの図(A)〕は身長・体重で変わるので，他人と比較できるよう検査機器で補正されている．
  - ➡正常範囲は年齢により変わるので，レーダーチャート〔次ページの図(B)〕は患者年齢で補正されている．
  - ➡膝や腰に異常があると評価はむずかしい．
  - ➡日常の平衡障害を数値で評価するよい指標となる．
  - ➡日常の動作と本検査値が乖離しているときは，心理状態に注目する．

重心動揺検査

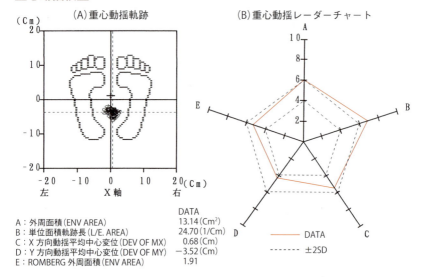

A：外周面積(ENV AREA)
B：単位面積軌跡長(L/E. AREA)
C：X方向動揺平均中心変位(DEV OF MX)
D：Y方向動揺平均中心変位(DEV OF MY)
E：ROMBERG 外周面積(ENV AREA)

DATA
13.14(Cm²)
24.70(1/Cm)
0.68(Cm)
−3.52(Cm)
1.91

関連検査項目

- 起立検査，歩行検査，聴力検査，電気眼振検査(ENG)

検査時の注意

- 眠気のでる薬(抗めまい薬，かぜ薬，抗アレルギー薬，精神安定薬，乗りもの酔いの薬など)は前日から飲まない．または，飲んだときは報告する．
- 足をそろえて起立できないときは，立てる範囲での開脚で行い，その旨，記載する．
- 転倒しないよう介助する．

観察のポイント(アセスメント視点)

継続・追加観察項目
- 悪心・嘔吐の有無
- 耳鳴や難聴の有無
- めまいの有無
- バイタルサイン(血圧など)

- 頭痛や神経症状の有無
- 歩行の状態
- 静止時や閉眼時のようす
- 日常生活動作（ADL）の自立度

異常値をもたらす原因・成因をチェックする
- 原疾患との関連で，異常値を示す可能性がないか
- 関連あるほかの検査項目の検査結果に異常はないか
  → ロンベルグ試験，CT，MRI など

ケアのポイント

必要なケアと患者教育

必要なケア	患者教育
めまいのある場合	
・発作時には静かな環境を整え，安楽な体位での安静をうながす ・日常生活の中に誘発因子がある場合は，それを予防・除去できるよう援助する ・随伴症状がある場合は，それらを把握し症状に応じたケアを行う	・めまいが生じた状況やめまい症状の経過（増強するか，間欠性か，持続時間は？）を正確に伝えるように指導する ・めまいの誘発因子を説明し，めまい出現の回避や生じた場合の対処ができるように指導する
運動失調のある場合	
・疾患の状態に応じて ADL 拡大への援助を行う ・転倒を防止するために環境を整備したり，歩行時には必要に応じて介助する ・症状の状態に応じてリハビリテーションを行う ・患者の訴えを傾聴し，支持的態度で接する	・日常生活を安全におくるための知識や動作，生活環境について指導する

緊急時・急性期の潜在的リスク

- めまいに手足のしびれや激しい頭痛を伴うとき
  → 脳梗塞，脳出血の危険性
- 運動失調のあるとき
  → 転倒や外傷の危険性
  → 感染症の危険性

磁気共鳴画像検査(MRI)

核磁気共鳴画像検査でわかること

- **中枢神経系**：脳脊髄腫瘍，梗塞，出血（急性期脳出血やくも膜下出血急性期は X 線 CT のほうが検出容易），動脈瘤・血管径評価，奇形，髄膜脳炎，脱髄・変性疾患，椎間板ヘルニアなど．
- **胸部**：心筋梗塞の有無・深達度，冠動脈狭窄，大動脈瘤・解離など．肺癌やびまん性肺疾患などの肺野病変評価には高分解能 CT が第一選択である．
- **上腹部**：肝細胞癌など血流動態を評価するには X 線 CT が第一選択である．ただし，肝細胞および細網内皮系に取り込まれる肝特異的造影剤〔プリモビスト®（バイエル），リゾビスト®（富士フイルム RI ファーマ）〕の存在，および非侵襲的に胆管・膵管を描出可能な MR 胆管膵管撮像法（MR cholangio-pancreatography；MRCP，図 1）は X 線 CT にはない MRI の特徴*である．
- **骨盤部**：子宮筋腫・子宮内膜症，子宮癌（図 2），卵巣癌，前立腺腫瘍などの診断では X 線 CT を凌駕する．
- **骨軟部領域**：骨・軟部腫瘍の質的・進展度診断，靱帯・関節軟骨損傷など関節疾患の評価では X 線 CT を凌駕する．

* ：最近急速に増加している多列検出器 CT を用いて，造影剤により膵実質を良好に濃染させた高分解能 CT 画像でも MRCP に匹敵する胆管・膵管の評価は可能．ただし，造影剤投与が必須で，完全に非侵襲とはいえない．

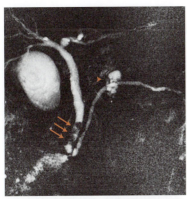

図1 総胆管結石・急性胆嚢炎および分枝型膵管内乳頭粘液性腫瘍の疑いのMRCP

胆管系の拡張，総胆管下部の結石による陰影欠損（矢印），胆嚢腫大がみられる．また，膵体部には多嚢胞状の膵管内乳頭粘液性腫瘍を疑わせる高信号域（矢頭）がみとめられる．

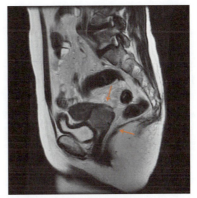

図2 子宮頸癌のT_2強調像

子宮頸部に径4cmほどの高信号病変（矢印）が描出される．

これだけは知っておこう！ 検査の意味

- 磁気共鳴画像検査（magnetic resonance imaging；MRI）は，磁場と電波を用いて生体の断層像（および代謝情報）を得る検査である．
  → 画像化の対象となる物質はほとんどの場合，水素原子（プロトン）である．
  → （スピンを有する*）原子は棒磁石の性質をもっており，均一な静磁場内に置かれると静磁場方向に平行に配列する．
  → ラジオ波（電波）照射により一時的に静磁場に平行でなくなるが，時間経過とともに元の平行な状態に回復する（緩和）．完全に逆平行にするラジオ波の大きさを180°パルスという．
  → T_1（縦）緩和・T_2（横）緩和の2種類．それぞれの緩和過程の時定数がT_1値，T_2値
  → 時定数の大きさを画像の信号強度に（ある程度**）反映したものが，T_1強調像・T_2強調像である．

  *：原子を構成する陽子，中性子の数の一方または双方が奇数である原子はスピンをもつ．たとえば ^1H，^2H，^{19}F，^{23}Na，^{31}P など．
  **：T_1強調像にもT_2緩和や，プロトン原子の多寡（プロトン密度）の影響が必ず加わっている．T_1・T_2値画像を算出することも可能だが，時間がかかり画像診断上有益な情報が増加しないことが多く，通常は強調像で十分．また，T_1値が長いものはT_1強調像で低信号，T_2値が長いものはT_2強調像で高信号となることに注意．

- 全身の腫瘍，梗塞，出血，炎症などさまざまな疾患の質的診断，病変の進展範囲評価，治療効果判定などに用いられる．

検査結果の見方

- MRI画像のコントラスト：T_1，T_2およびT_2緩和時間，プロトン密度，流速，拡散，磁化交換などさまざまな因子による影響→まず"何"強調像かを知ることが重要である．
- 強調像で描出できない代謝情報〔磁気共鳴スペクトロスコピー(magnetic resonance spectroscopy；MRS)〕*を取得することも可能である．
- スピンエコー(spin echo；SE)法および高速スピンエコー(fast SE；FSE，turbo SE；TSE)法：基本となるシークエンスで，通常の画像コントラストはこれで判断する．90°～180°パルスで構成される．
- スピンエコー(SE)法では
  → T_1強調像：TR(repetition time, 90°パルスを与える間隔)≒400～600 msec，TE(echo time, 90°パルスを与えてからMR信号を採取するまでの時間)≒10-30 msec
  → T_2強調像：TR≧2,000 msec，TE≒80～120 msec
  (上記パラメータはグラディエントエコー法には当てはまらない)
- プロトン密度強調像とFLAIR(fluid-attenuated inversion recovery)法：脳脊髄液と接する部位の病変の描出→脳脊髄液が比較的低信号を示し，病変が高信号域として明瞭化される．
  → プロトン密度強調像：解剖学的構造の描出にも優れる(白質，灰白質の分離)．SE法ではTR≧2,000 msec，TE≒10～50 msec．
  → FLAIR：脳脊髄液の信号を抑制する反転回復(inversion recovery；IR)パルス～90°～180°パルスで構成するため，SE法より信号雑音比が低い→標準的撮像法にはならない．1.5テスラMRI装置ではTI(inversion time, IRパルスを与えてから90°パルスを与えるまでの時間)≒2,200 msec．TR/TEはT_2強調像と同様である．
- グラディエントエコー(gradient echo；GRE)法：MR血管造影(MR angiography；MRA，図3)や，造影剤投与後のダイナミックスタディーなど高空間・時間分解能が要求される場合や，微細なT_2変化を描出したい場合(鉄沈着の有無)に利用される．
- エコープラナー(echo planar imaging；EPI)法：拡散強調像**や灌流画像***など空間分解能よりも時間分解能を優先する場合に利用される．

* ：対象原子の周囲に存在する，スピンを有する他原子の生成磁場により共鳴周波数がシフトする現象を観測．MRIの対象となる水よりも自然存在比が圧倒的に低いために低空間分解能(最小1 cm³程度)．臨床で頻用される頭部領域の¹H-MRSで評価されるのは，N-アセチルアスパラギン酸(NAA，神経細胞マーカー，約2 ppm)，グルタミン・グルタミン酸(約2.4 ppm)，リン酸クレアチン・クレアチン(病的変化が少ないため内因性標準物質として頻用，約3 ppm)，コリン含有化合物(膜代謝の寡多を反映，約3.2 ppm)など(図4)．

** ：組織中水分子のブラウン運動の大小を反映した画像．大きさが同じで極性の異なる一対の傾斜磁場を与えると，静止したプロトンの位相は元に戻るものの，動いているプロトンの位相は分散し信号低下が生じる性質を利用したシークエンス．超急性期脳梗塞の描出能にすぐれる(図5)．

*** ：一定のトレーサー付与によるMR信号強度変化から血流量，血液量，平均通過時間などの血流動態を求める手法．内因性トレーサーとして動脈中プロトンの縦磁化変化を用いる方法(arterial spin labeling；ASL），外因性ガドリニウム(Gd)造影剤を用いる方法(dynamic susceptibility contrast；DSC)に大別される．DSC法はASL法に比べ信号雑音比が良好なことから急性期脳虚血性疾患など現段階での臨床医療で多用されている．静的情報を画像化するMRAとは異なることに注意．

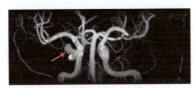

図3 右内頸動脈瘤のMRA
右内頸動脈サイフォン上部に外側上方に突出する不整形動脈瘤（矢印）がみとめられる．

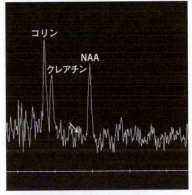

図4 神経膠芽腫の¹H-MRS
NAAの低下，コリン含有化合物の上昇がみとめられる．

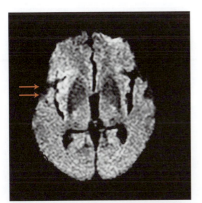

図5 右島部脳梗塞の拡散強調像
発症2.5時間後で，右島部の梗塞巣が淡い高信号（矢印）として描出されている．

異常値の評価

- 大部分の疾患は T_1 強調像で低信号, T_2 強調像で高信号を示す.
  → 病変の存在診断・進展度診断には必須である.

質的診断に役だつ所見
- T_1 強調像で高信号を示すもの：脂肪, 亜急性期出血(図 6), 高蛋白物質, 微量石灰化, マンガン・銅などの沈着, 適度に速い流れ(静脈や脳脊髄液など), Gd 造影剤で濃染する構造*など. ただし, Gd 造影剤による濃染と, 造影前 T_1 強調像での高信号は解釈が異なるので, 造影前後の比較が必須である.
- T_2 強調像で低信号を示すもの：慢性期出血, とても速い流れ(動脈などの flow void), 強い石灰化, 線維化など.

*：脳血液関門があるために正常脳実質には造影増強効果はない. 中枢神経領域で造影増強効果を有する正常構造としては下垂体, 脈絡叢, 静脈, 硬膜, 鼻粘膜, 松果体など.

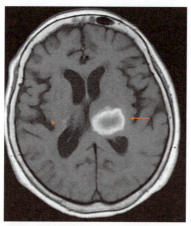

図 6　左視床出血の T_1 強調像
発症約 1 か月後で, メトヘモグロビンの影響で辺縁優位に高信号を示す(矢印). 右視床にも陳旧性出血による淡い高信号域(矢頭)あり.

検査時の注意

- 基本原則：はずせるものははずす！
- 絶対的禁忌：除細動機能を有するものを含む心臓ペースメーカー*, 大部分の人工内耳・神経刺激装置を装着している症例.
- 病歴の明確でない場合, X 線写真(必要なら X 線 CT)によりこれら装置の装着の有無を必ず確認する.

- その他の体内人工物のうち，製造時期が古いものは MRI に対応していない場合が多いので，必ず製造元・販売元に MRI への対応状況を確認する．
- 胎児器官形成期（15 週以内）は MRI 検査を避けるべきである．それ以降の検査についても慎重な適応の決定が必要である．
- 時計，眼鏡，コンタクトレンズ（特にカラーコンタクトレンズ），アクセサリー類，磁気カード，はさみ，ペン，MR 非対応のストレッチャー・酸素ボンベなどはもちろん，含有する金属成分のために電磁波照射により発熱（熱傷）を生じる可能性のある一部の化粧品や刺青，支持体としてアルミニウムを用いているニトロダーム TTS などの薬剤にも注意が必要である．

＊：2012 年 10 月から条件付き MRI 対応心臓ペースメーカーが販売されたが，その実施には厳格な施設基準や実施条件が定められている．また，ペースメーカーによってそれらの条件が異なることにも注意が必要である．詳細は日本医学放射線学会，日本磁気共鳴医学会，日本不整脈学会などのホームページを参照のこと．

造影剤使用時の注意事項

- 造影剤による過去のアレルギー歴を必ず確認する．
  - →アレルギー歴がある場合は，ほかの検査法代替なども考慮する．
  - →アレルギー歴がない場合でも，造影剤投与後の副作用観察を慎重に行う．
  - →重篤な肝腎障害・気管支喘息症例への投与は原則禁忌である．
- 検査前 4 時間程度絶食にすることが望ましい（特に上腹部検査）．ただし，水，お茶（糖・脂肪含有飲料は不可）は積極的に検査前後に摂取する．
  - ←脱水防止や造影剤排泄促進のため．
- 腎不全症例に対する Gd 造影剤投与が腎性全身性線維症の発症原因となりうることに留意する．
  - →高度な腎障害患者（eGFR ＜ 30 mL/分/1.73 m^2）への投与は避ける．
  - →Gd のキレート形態（直鎖またはマクロ環）によっても発症頻度が異なる．

観察のポイント（アセスメント視点）

継続・追加観察項目
- バイタルサイン（呼吸，脈拍，血圧，体温）
- 各疾患，部位に応じた観察項目

異常値をもたらす原因・成因をチェックする
- 原疾患との関連で，異常値を示す可能性がないか
- 関連あるほかの検査項目の検査結果に異常はないか
  - →X 線，CT，血液検査，尿検査など

ケアのポイント

必要なケアと患者教育

必要なケア	患者教育
脳梗塞患者(発作直後)の場合	
・全身状態の管理を行う(血圧,呼吸,体液管理など) ・安静が保てるような安全で静かな環境を提供する ・日常生活の援助を行う ・意識状態に応じて声かけをしたり,傾聴的な態度で接する	・ADLの自立に向けたリハビリテーションの指導を行う ・服薬自己管理の指導を行う
頭部外傷患者の場合	
・血腫除去など治療後の創部の処置を行う ・患者の訴えを受けとめ,不安や恐怖が軽減するよう援助する	
腫瘍がみとめられた場合	
・患者の気持ちを受けとめ,不安が表出できるよう援助する ・疾患や治療などについて理解しているか確認する ・各部位の腫瘍に伴う症状に応じたケアを行う	・理解の状況に応じて,不安が除去できるよう十分な説明を行う

緊急時・急性期の潜在的リスク

- 脳梗塞
  - → 言語障害の可能性
  - → 運動障害の可能性
- 頭部外傷(頭蓋内血腫)
  - → 頭蓋内圧亢進,脳ヘルニアの可能性

骨密度測定（BMD）

基準値 YAM*80% 以上

甲状腺機能亢進症，性腺機能低下症
クッシング症候群，1型糖尿病，卵巣摘除

骨粗鬆症

減少
*YAM：young adult mean：若年成人平均値（20〜44歳）

これだけは知っておこう！　検査の意味

- 骨組織では，常に骨吸収（破壊）と骨形成が繰り返されている．
  → 骨吸収には破骨細胞が，骨形成には骨芽細胞が関与する．
- 骨密度とは骨塩の密度のことで，主に骨粗鬆症の診断と治療評価の目的で測定される．
  → 骨量計測で得られた骨塩量を，測定領域の体積または面積で除した値として算出される．
  → 骨粗鬆症の診断では，同時に脊椎X線撮影によって，脆弱性骨折があることを確認する．
- 骨密度の計測法はX線を用いる方法と超音波を用いる方法に大別される．いずれも非侵襲的で簡便な器械である．
  → X線を用いる代表的なものはDXA法で，X線透過前後のエネルギーの減衰率を骨塩量の面積当たりの骨密度として定量化する方法である．
  → 超音波を用いる方法にQUS法などがある．
- 骨吸収と骨形成を反映する骨代謝マーカーを同時に測定することで，今後の骨密度の減少の程度を予測できる．
  → 骨代謝マーカーには骨形成マーカーと骨吸収マーカーがあるが，骨吸収マーカーである尿中Ⅰ型コラーゲンN末端-テロペプチド，尿中デオキシピリジノリンなどを測定する．
- 骨密度は計測方法と計測部位により測定値が異なるため，それぞれ基準値が定められている．

→臨床的には，特に腰椎(圧迫骨折の可能性)および大腿骨近位部(大腿骨頭部骨折の可能性)の骨密度を重視すべきである．

検査時の注意

- 以下の薬剤の服用はないかチェックする．
  →糖質コルチコイド，ゴナドトロピン放出ホルモン(GnRH)アゴニスト製剤，抗痙攣薬，ヘパリン，メトトレキサートなどで低値となる．

観察のポイント(アセスメント視点)

継続・追加観察項目
- 疼痛の部位と程度
- 日常生活動作の程度
- 日常での運動習慣の有無(内容，頻度など)
- 症状・随伴症状
- 神経障害の有無
- 薬の副作用の有無
- 画像診断の結果
- 血液・生化学検査値

異常値をもたらす原因・成因をチェックする
- 原疾患との関連で，異常値を示す可能性がないか
- 関連あるほかの検査項目の検査結果に異常はないか
  →脊椎X線検査，骨代謝マーカー，血液・生化学検査

ケアのポイント

必要なケアと患者教育(骨粗鬆症患者の場合)

必要なケア	患者教育
・痛みを訴える部位がないかアセスメントする ・安全な環境を提供し，転倒を予防する	・痛みの原因やコントロール方法を指導する ・転倒予防のため，患者の状態に合った環境を整え，筋力訓練などを指導する
・高齢者では，強い外力が加わらなくても，気づかないうちに脊椎の圧迫骨折を起こしている場合があるので注意する ・日常生活の援助を行う	

・疾患や治療などについて理解しているか確認する	・理解の状況に応じて，不安が除去できるよう十分な説明を行う
・患者の訴えを受けとめ，不安や恐怖が軽減するよう援助する	
・疼痛の部位と程度に応じたケアを行う	
・カルシウム摂取を増やすための食事指導と運動療法を指示する	・骨量増加のための食事（カルシウムを多く含む食品）や，骨量増加・転倒防止のための運動療法について指導する
・早期離床をすすめ，リハビリテーションを実施する	・高齢者は安静による筋力低下が顕著で，それを機に寝たきりになってしまう可能性が高いため，痛みが軽くなってきたらなるべく早く離床をすすめる
・骨粗鬆症の薬物療法を指導する	・服薬の自己管理ができるよう指導する
・患者と家族に対する精神的ケアを行う	・不安や心配があるときは医療者に相談する，家族間のサポート体制をつくるなどのことを説明する

緊急時・急性期の潜在的リスク

- 骨粗鬆症と診断されたとき
  → 転倒による骨折の可能性：通常の日常動作（身体をひねる，階段をかかとから下りるなど）でも骨折が生じることがあるので注意する．

索引

記号・数字・ギリシア文字

%HbO₂ 160
%尿酸クリアランス 242
%肺活量 541
α波 546
α-フェトプロテイン 471, 476
β-D-グルカン 463
β₂MG 43, 45
β波 546
γ-GT 191
δ波 546
θ波 546
Ⅰ型アレルギー性疾患 365
Ⅱ型糖鎖グループ 472
Ⅲ度高血圧 520
1型糖尿病 167, 301, 374, 378
1秒率 541
2階段運動負荷試験 529
2型糖尿病 301, 378
2杯分尿法，トンプソンの 11
3Dエコー 558
24時間血圧測定 519
24時間心電図 532
24時間蓄尿 3
75g糖負荷試験 218
75g OGTT 218, 222

欧文

A

A型ウイルス肝炎のケア 451
A型肝炎ウイルス 450
A型急性肝炎 450
A群溶血性連鎖球菌 399, 407
A群連鎖球菌 390
A-aDO₂ 160
ABO式 494
ACCR 203
aCL 357
ACTH 255

ACTH高値 283
ACTH産生下垂体腺腫 255
ACTH低値 283
ADH 269
ADH不適合分泌症候群 269
── のケア 271
ADH分泌刺激試験 271
ADH分泌抑制試験 271
AFP 471, 476
AG 163
A/G比 172
AIDS 382, 447
AIHA 361
Alb 172
ALP 188
ALP₂ 188
ALP₃ 188
ALP₄ 189
ALT 184
AMA 350
ANP 317, 318
APP 322
APS 357
APTT 109, 112
ARR 287
ASO 407
AST 184
AST/ALT比 185
ATI 541
ATL 444
AVP 269

B

B型インフルエンザ菌 390
B型ウイルス肝炎のケア 456
B型肝炎ウイルス 453
B型肝炎治療ガイドライン 454
Bモード 558
BCA 225 471
BCG接種 410
BDミジット™抗酸菌システム 411
BE 161, 163

BFP 433, 471
BMD 581
BNP 317, 318
BUN 238
BUN/Cr比 238

C

C 3 326
C 4 326
C型ウイルス肝炎のケア 459
C型肝炎ウイルス 457
C型肝炎治療ガイドライン 458
C反応性蛋白 116, 322
C-ペプチド 301, 302
Ca 132
CA 15-3 471, 486
CA 19-9 471, 474, 479
CA 50 471
CA 54/61 472
CA 72-4 472
CA 125 472, 485
CA 130 472
CA 546 472
CA 602 472
CAD 361
CAPファディアトープ 366
CAPマルチ 366
catastrophic APS 357
Ccr 235
CD 3 381
CD 4 381
CD 4/CD 8比 381, 382
CD 4⁺ヘルパーT細胞 381
CD 4陽性ヘルパーT細胞 381
CD 8 381
CD 8⁺細胞傷害性T細胞 381
CD 8陽性細胞傷害性T細胞 381
CD分類 381
CEA 471, 474
CF 415, 441
CH 50 326

ChE　181
chemical SG 法　13
Cin　235
CK　194
Cl　147
CLEIA　354
CLIA　337
CM　226
CPR　302
Cr　235
CRP　116, 322
Cu　215
CYFRA 21-1　472, 481

D
D ダイマー　119
D ダイマー測定　120
DAT　361
D-dimer　119
DHEA　290
DHEA-S　290
DIC　112, 116
　——の診断基準　120
DID　354
DM　354
DXA 法　581

E
E_2　305
E_3　305
EB ウイルス感染症　382
ECLIA 法　340
EDTA　256
EEG　545
EIA　123, 337, 390, 441, 444,
　　447, 462
ELISA　125, 337, 351, 354,
　　390
EMG　549
ENG　568
EPI　576
ESR　128

F
f 波　525
F 波　525
FAST　554

Fbg　116
FDP　119
Fe　210
FEIA　354
FLAIR　576
Friedewald の式　226
FSE　576
FSH　259
FT_3　276
FT_4　276
F/T 比　483

G
GAD　378
GFR　235
GH　248
GH 分泌刺激試験　248
GOT　184
GPT　184
GRE　576
GVHD　498

H
HA 抗体　450
HAM　444
HAV　450
Hb　74
HbA1c　218
HbA1c 検査　28
HBc 抗体　453
HBe 抗原　453
HBe 抗体　454
HBs 抗原　453
HBs 抗体　453
HBV　453
HBV-DNA　454
HBV 遺伝子型　454
HBV キャリア　454
HBV 持続感染　454
HBV 非活動性キャリア　454
HBV プレコア変異，コアプ
　　ロモーター変異遺伝子同定
　　検査　454
hCG　310, 473
hCGβ　473
HCV　457
HCV genotype　457

HCV-RNA　457
HCV serotype　457
HCV コア抗原　457
HCV コア抗体　457
HCV 抗体　457
HDL　226
HDL コレステロール　225
HDN　362
HEp-2 細胞　335
HER 2　490
HI　441
HI 抗体　441
HIT　82
HIV　447
HIV 感染症　382
　——のケア　383, 449
HIV 抗体　447
HLA　503
HLA タイピング　503
HOMA-IR　222
HOMA-R　302
HPT　110
HPV-DNA　460
Ht　74
HTLV　444
HTLV-Ⅰ　444
HTLV-Ⅰ 関連脊髄症　444
HTLV-Ⅰ 抗体　444
HVA　298

I
IAA　374
ICA　390
IDAT　362
IDL　229
IF　335, 441, 444, 447
IgA　178
IgA 型 RF　330
IgD　178
IgE　178
IGF-Ⅰ　248
IgG　178
IgG・RF 値　331
IgG 型 RF　330
IgM　178
IgM-HA 抗体　450
IgM-HBc 抗体　453

IgM型RF　330
I.I.　222
INR　108
IP　150
IRMA　337

J
JDS値　219

K
K　136
KL-6　488
KMO-1　471

L
LAC　357
LD　166, 200
LDL　226
LDLコレステロール　225
LEテスト　334
LH　262
LH-RH負荷試験　266
LPIA　123
LT　424

M
M蛋白　175
Mピーク　175
Mモード　558
MAC　410
MAST法　366
MBC　387
MCH　75
MCHC　75
MCTD　334
MCV　75
Mg　144
mgクレアチニン量　298
MGL法　55
MHC　503
MIC　387
MIF法　431
MR血管造影　576
MRA　576
MRI　574
MRS　576
MRSA　418

MRSA感染症のケア　419

N
Na　140
NAG　43, 45
NCC-ST-439　472
NGSP値　219
NSE　472, 481
NT-proBNP　318
NYHA分類　317

O
O157抗原　424
OKN　569

P
P_4　305
P型アミラーゼ　203
P波　525
PA　123, 444, 447
PA法　415
P_aCO_2　160
P_aO_2　160
PAP　536
PBC　232, 350
PCWP　537
PHA　337
PI　123
PIC　123
PIVKA-II　473, 478
Plt　80
PM　354
P_{osm}　157
PPI　123
PRA　312
PRL　252
ProGRP　472
PSA　473, 483
PSC　232
PT　108
PTH　280

Q
QFT検査　410
QRS波　524, 525
QT延長症候群　526
QUS法　581

R
RA　331
　──のケア　332
RAA系　136
RAP　536
RBC　74
RF　330
Rh式　495
RIA　337
R on T　526
RPLA　390
RT-PCR法　462

S
S型アミラーゼ　203
SAA　323
S_aO_2　160
SCC　481
SCC抗原　472
SE　576
SIADH　140, 269, 270
SIRS　71, 120
SLE　327, 331, 334, 338, 346
　──の確定診断　338
SLX　472
SPan-1　471
SPIDDM　378
ST　424
ST波　524
STD　404
STN　472
STS　433

T
T_1強調像　575, 578
T_1値　575
T_2強調像　575, 578
T_2値　575
TAT　125
TC　225
TE　576
TG　229
Tg　343
TIBC　210
Torr　160
TP　169
TPA　472

TPO 343
TR 576
TRAb 340
TSAb 340
TSBAb 340
TSE 576
TSH 272, 340
TSHレセプター抗体 340
TSS 399
TT 109, 110
TTT 179

U
UA 241
UIBC 210

V
View 36 366
VLDL 226
VMA 298
VT 1 424
VT 2 424

W
WB 444, 447
WBC 70
WPW症候群 526

Z
Zn 154
ZTT 179

和文

あ
アーチファクト 547
アイビー法 100
亜鉛 154
亜鉛過剰症状 155
亜鉛欠乏症状 155
亜急性甲状腺炎 276
悪性高血圧 315
悪性腫瘍 32, 326
悪性貧血 201
アジソン病 256, 284, 315
──のケア 258, 285
アシドーシス 163

アスパラギン酸アミノトランスフェラーゼ 184
アセチルコリン 370
アセチルコリン受容体抗体 371
アセチルコリンレセプター 371
アドレナリン 294
アニオンギャップ 148, 163
アポ蛋白 C-Ⅱ 229
アポトーシス 154
アミラーゼ 203
アミラーゼ・クレアチニンクリアランス比 203
アミロイド A 蛋白 323
アラニンアミノトランスフェラーゼ 184
アルカリ性尿 15, 17
アルカリホスファターゼ 188
アルカローシス 163
アルギニンバソプレシン 269
アルコール性肝炎 191
アルドステロン 287
アルドステロン過剰症状 288
アルドステロン症 288, 314
アルドステロン不足症状 289
アルドステロン/レニン比 287
アルブミン 172
アルブミン/グロブリン比 172
アレルゲン 365
アンジオテンシン 312
アンドロゲン 290
アンモニア 244

い
胃癌 476, 479
異型狭心症 532
意識障害 545
意識障害出現時のケア 548
胃・十二指腸潰瘍のケア 423
萎縮腎 12
異常妊娠 310
移植片対宿主病 498
異所性 ACTH 産生腫瘍 283
異所性妊娠 310

イチゴゼリー状便 48
一次止血 100
一次線溶 120
一過性蛋白尿 19
逸脱酵素 184
遺伝子検査 390
遺伝性ヘモクロマトーシス 212
イヌリンクリアランス 235
易熱性毒素 424
異物抗原 178
イムノクロマトグラフィ 390
イムノクロマト法 462
イムファストチェック 366
イムライズミックス 366
インスリノゲニック・インデックス 222
インスリン 218, 301
インスリン依存型糖尿病 167
インスリン感受性低下 218
インスリン抗体 374
インスリン自己抗体 374
インスリン自己免疫症候群 374
インスリン値 222
インスリン負荷試験 249
インスリン分泌 301
インスリン分泌障害 222
インスリン分泌低下 218
インスリン様成長因子-Ⅰ 248
インターフェロン 457
インタクト PTH 280
インフルエンザ 390, 438
──のケア 440
インフルエンザウイルス 399
インフルエンザウイルス迅速抗原検査 438

う
ウイルス抗体価 179
ウイルス性食中毒 462
ウィルソン病 216
ウェスタンブロット法 351, 444, 447
ウェンケバッハ型 525

ウォームショック 437
受身赤血球凝集反応 337
右室圧 536
右心カテーテル検査 537
うっ血試験，ルンペル-レーデ 103
右房圧 536
うら検査 496
ウロビリノゲン 34
ウロビリノゲン腸肝循環 34
運動失調のケア 573
運動障害のケア 552
運動神経伝導検査 549
運動負荷試験 529
運動負荷心電図 529

え
栄養状態悪化 306
液晶サーモグラフィ 562
液体培地希釈法 387
エコー 557
エコープラナー 576
エストラジオール 305
エストリオール 305
エストロゲン 305
エリスロポエチン 97
エルゴメーター 530
塩基過剰 161, 163
塩基性胎児蛋白 471
炎症 326
炎症性乳腺疾患 486
塩素 147
円柱 39, 41
エンドトキシン 436
エンドトキシン血症 436
――のケア 437
塩類 42

お
黄色尿 6
黄色ブドウ球菌 392, 418
黄体形成ホルモン 262
黄体形成ホルモン放出ホルモン負荷試験 262, 266
黄疸尿 31
黄疸のケア 234
オウム病原体 430

オーラミン法 411
小川培地 411
おもて検査 496
オリトンマルチ 366
温度眼振 569

か
海水細菌 427
回転眼振 569
回転後眼振 569
解糖 166
外来性インスリン 374
カイロミクロン 226
化学的潜血反応 52
化学発光酵素免疫測定法 354
化学発光免疫測定法 337
下気道感染症起炎微生物 400
下気道感染のケア 401
拡散法 387
喀痰の細菌 400
拡張期血圧 518
確定診断 508
下垂体機能低下症 267
――のケア 268
下垂体性低身長症 249
下垂体腺腫 283
ガストリン放出ペプチド前駆体 472
かぜ症候群 398
褐色細胞腫 295, 298, 314
――のケア 297
活性化部分トロンボプラスチン時間 109, 112
カットオフ値 474
カテーテル採尿 7
カテコールアミン 294
カテコールアミン代謝物合成経路 294
化膿性疾患の起炎菌 404
化膿連鎖球菌 407
ガフキー号数 411
カラードプラ 558
カリウム 136
カルシウム 132
――の体内動態 133
カルシウム調節ホルモン 487
カルシトニン 487

眼圧検査 566
肝炎 31, 232
肝外閉塞性黄疸 191
感覚障害 550
――のケア 553
肝芽腫 476
肝型 ALP 188
肝癌 476
換気障害 541
眼筋型重症筋無力症 372
観血的動脈圧測定 519
肝硬変 32, 185, 244, 478
肝細胞癌 476, 478
肝細胞障害 232
――のケア 186
肝細胞性黄疸 32
肝疾患 327
――のケア 190
間質性腎炎 241
間質性腎障害 21
間質性肺炎 430, 488
感受性ディスク法 387
桿状核好中球 89
肝性脳症 545
――のケア 245
間接血圧測定 519
間接クームス試験 361, 362
間接蛍光抗体法 335, 351, 441, 444, 447
間接抗グロブリン試験 362
間接抗グロブリン法 500
間接ビリルビン 31, 232
関節リウマチ 331
関節リウマチ分類基準 330
感染症 326
感染症起炎菌 386
感染症法に基づく届出疾病 388
感染性胸膜炎 403
感染性下痢 395
感染性腸炎起炎微生物 395
感染性腸炎のケア 396
感染性腹膜炎 403
癌胎児性抗原 474
癌胎児性蛋白抗原 471
眼底検査 565
寒天平板希釈法 387

冠動脈　539
冠動脈硬化疾患　539
肝内胆汁うっ滞　189, 191
寒冷凝集素　416
寒冷凝集素症　361
寒冷凝集反応　416

き
気管支喘息　194
——のケア　368
基幹糖鎖マーカー　485
希釈法　387
偽性アルドステロン症　315
偽性血小板減少　81
寄生虫　39
寄生虫疾患　55
寄生虫卵　55
偽性バーター症候群　315
規則抗体　499
ギムザ染色　90
逆受身ラテックス凝集反応　399
逆受身ラテックス凝集法　390
急峻性高血糖　222
球状赤血球症　86
急性A型肝炎　452
急性B型肝炎　453, 455
急性C型肝炎　458
急性肝炎　185, 450
急性気管支炎　430
急性期反応蛋白　322
急性耳下腺炎　204
急性糸球体腎炎のケア　408
急性心筋梗塞　194, 198, 201, 318
急性心不全　317
急性腎不全　241
——のケア　237
急性膵炎　203, 204, 208
急性相反応物質　116
急性白血病　76
凝集能亢進　105
凝集能低下　105
凝集法　343
狭心症　198
——のケア　531
胸水　63
——のケア　68
——の細菌検査　403, 405
——の分類　64
蟯虫卵検査　56
胸痛のケア　202
強皮症　335, 345
——のケア　348
虚血性心疾患　539
——のケア　186
拒食症　36
巨人症　249
巨赤芽球性貧血　76
巨大電位　550
起立性蛋白尿　18
起立性低血圧　521
筋ジストロフィー　194
筋脱力　550
筋電計　551
筋電図　549
筋電図検査　550

く
空気とらえ込み指数　541
偶発性褐色細胞腫　296
偶発性副腎腫瘍　296
空腹時インスリン値　222
空腹時血糖値　218, 222
クームス試験　361
クォンティフェロン検査　410
クッシング症候群　284
——のケア　285
クッシング病　256
——のケア　257
グッドパスチャー病　213
グラディエントエコー　576
クラミジア　430
クラミジア・トラコマティス　430
クラミドフィラ・シッタシ　430
クラミドフィラ・ニューモニエ　430
グラム陰性菌感染症　436
グラム陰性菌血症　436
グラム陰性群　386
グラム染色　386
グラム陽性群　386

クリーゼ　371
クリグラー-ナジャー症候群　232
グルカゴン負荷試験　302
グルクロン酸抱合不全　232
グルコース　218
グルコース負荷試験　222
グルタミン酸オキサロ酢酸トランスアミナーゼ　184
グルタミン酸脱炭酸酵素　378
グルタミン酸ピルビン酸トランスアミナーゼ　184
クレアチニン　235
クレアチニンクリアランス　235, 236
クレアチニン補正値　19
クレアチンキナーゼ　194
グレイゾーン　346
クレスト症候群　335
クロイツフェルト-ヤコブ病　545
クロスマッチ試験　499, 502

け
蛍光黄色尿　6
蛍光眼底造影検査　566
蛍光酵素免疫測定法　354
経食道エコー　557, 560
経食道超音波検査　560
経腟エコー　557
経直腸エコー　557
痙攣発作時のケア　548
劇症1型糖尿病　378
劇症肝炎　185, 233, 245
血圧　518
血圧分類　519
血液ガス　160
血液型　494
血液型判定　497
血液型不適合輸血　362
血液凝固　108
血液凝固因子　109, 112
血液凝固活性　108
血液凝固能　116
血液凝固反応　109
血液髄液関門　59
結核菌　410

――の遺伝子検査法　412
――の塗抹染色法　411
――の培養検査　411
血管内超音波検査　557
血球検査　101
血球数算定　381
血球成分　39
血球貪食症候群　211
結合抗体　371
血色素尿　6
結晶　39, 42
血漿浸透圧　140, 157
血小板　80
血小板凝集能　105
血小板血栓形成　100
血小板減少症　81, 92
――のケア　83
血小板数　80
血小板増加症のケア　83
血漿レニン活性　287, 312
血清Cr値　235
血清クレアチニン　235
血清コレステロール　225
血清脂質　226
血性髄液　61
血清総蛋白　169
血清総ビリルビン　232
血清蛋白　172
血清蛋白分画　175
血清鉄　210
血清銅　215
血清尿酸　241
血栓傾向　82
血中PRL　252
血中尿素窒素　238
血糖　218
血糖検査　28
血糖コントロール　219
血糖値　222
血尿のケア　9
結膜炎　430
ケトアシドーシス　36
ケトーシス　37
ケトン血症　37
ケトン体　36
ケトン尿症　36
下痢原性大腸菌　424

下痢のケア　50
下痢の分類　48
減黄処置　190, 193
嫌気性菌　386
嫌気培養　386
健康栄養状態　170
検査のウィンドウ期　412
原虫　55
――の栄養型　56
原虫疾患　55
原発性APS　357
原発性アルドステロン症　2, 288
――のケア　289
原発性胆汁性肝硬変　350
――のケア　352
原発性副甲状腺機能亢進症　281
原発性マクログロブリン血症　20
顕微鏡的血尿　25

こ
抗CCP抗体　330
抗DNA抗体　337
抗ds-DNA抗体　337
抗GAD抗体　378
抗GAD 65抗体　378
抗Jo-1抗体　354
高LDLコレステロール血症　225
抗Scl-70抗体　345
抗Sm抗体　345
抗SS-A抗体　345
抗SS-B抗体　345
抗ss-DNA抗体　337
抗Tg抗体　343
抗TPO抗体　343
抗アセチルコリンレセプター抗体　370
高アルカリ性尿　19
好塩基球　89
抗核抗体　334
高カリウム血症　136, 144, 526
高カルシウム血症　132, 133, 281

抗カルジオリピン抗体　357
高感度CRP　323
好気性菌　386
好気培養　386
抗菌薬感受性検査　387
抗グロブリン試験　361
高血圧緊急症　520
高血圧のケア　522
膠原病　326, 331, 334
抗甲状腺ペルオキシダーゼ抗体　343
抗骨格筋抗体　372
抗サイログロブリン抗体　343
交差適合試験　499, 501
好酸球　89
抗酸菌　410
恒常性維持機構　136
甲状腺癌　487
甲状腺機能亢進症　276, 340
――のケア　341
甲状腺機能亢進症状　277
甲状腺機能低下症　194, 276, 340
甲状腺機能低下症状　277
甲状腺クリーゼ　277
――のケア　278
甲状腺刺激抗体　340
甲状腺刺激ホルモン　272
甲状腺刺激ホルモンレセプター抗体　340
甲状腺自己免疫疾患　343
甲状腺髄様癌　487
甲状腺ペルオキシダーゼ　343
甲状腺ホルモン　487
高浸透圧血症　147, 157
抗ストレプトリジン-O抗体　407
高速スピンエコー法　576
拘束性換気障害　541, 544
酵素結合免疫反応吸着測定法　337
酵素免疫測定法　123, 125, 337, 345, 354, 441, 444, 447
酵素免疫法　390
好中球核右方移動　91
好中球核左方移動　91
後天性免疫不全症候群　447

高トリグリセリド血症　229
高ナトリウム血症　141,142
高尿酸血症　241
高尿酸血症性急性腎不全　242
更年期障害のケア　307
高比重尿　12
高比重リポ蛋白　226
抗ヘリコバクター・ピロリ抗体　421
酵母　39
高マグネシウム血症　144,145
抗ミトコンドリア抗体　350
抗利尿ホルモン　269
抗利尿ホルモン分泌異常症候群　140
高リン血症　144,150,151,152
抗リン脂質抗体　112,357
抗リン脂質抗体症候群　357
　──のケア　359
高レニン活性　287
コールドショック　437
呼気機能検査　541
呼吸計　541
呼吸困難のケア　202,543
固形培地　411
骨塩密度　581
骨塩量　581
骨型ALP　188
骨吸収　581
骨形成　581
骨髄　92
骨髄異形成症候群　92
骨髄液　92
骨髄穿刺　93
骨髄穿刺液　92
骨粗鬆症　581
　──のケア　582
骨代謝マーカー　581
骨密度　581
骨密度測定　581
古典経路　326
コリンエステラーゼ　181
コルチゾール　283
コルチゾール過剰症状　284
コルチゾール低下症状　285

コレステロール　225
混合性換気障害　541
混合性結合組織病　334
コンタクトサーモグラフィ　562
混濁尿　10

さ

サーモグラフィ　562
細菌　39
──，喀痰の　400
──，穿刺液の　403
──，尿の　392
──，鼻咽腔分泌物の　398
──，便の　395
細菌検査　386
細菌尿　10,393
最高血圧　518
最終診断　508
最小殺菌濃度　387
最小発育阻止濃度　387
再生不良性貧血　76,212
最大換気量　541
臍帯血移植　504
最低血圧　518
サイトカイン　322
サイトケラチン　472
再発乳癌　486
採便方法　53
細胞検査士　512
細胞死　154
細胞診　511
細胞診検査採取方法　514
細胞診検査部位　514
細胞診専門医　512
細胞内カルシウム　132
細胞内寄生性細菌　430
サイロイドテスト　343
サイロキシン　276
サイログロブリン　343,487
左心カテーテル検査　537,538
擦過細胞診　512
サラセミア　212
サルモネラ　424
酸塩基平衡　163
酸塩基平衡異常　147

酸性蓄尿　295
酸性尿　15,16
酸素飽和度　160
三類感染症　425

し

シアリルSSEA-1　472
シアリルTnグループ　472
シアリルルイスA　474,479
シアリルルイスAグループ　480
シアリルルイスA糖鎖抗原　471
シアル化糖鎖抗原　488
視運動性眼振　569
シェーグレン症候群　335,345
　──のケア　347
自家中毒　36
時間的分散　550
磁気共鳴画像検査　574
磁気共鳴スペクトロスコピー　576
色調異常，尿の　7
子宮癌　479
子宮頸癌　460,481
子宮頸管炎　430
糸球体性蛋白尿　18
糸球体濾過量　235,238
子宮内膜症　485
自己抗体　362
自己免疫異常　338
自己免疫疾患　331
自己免疫性肝炎　334
自己免疫性溶血性貧血　76,86,327,361
　──のケア　363
脂質異常症　226
　──のケア　230
脂質管理目標値　227
市中肺炎　415,430
自動蓄尿装置　3
自発眼振　568
耳鼻咽喉科領域感染症　398
脂肪過多　37
脂肪肝　185
弱陽性　346

視野検査　566
周期性四肢麻痺　277
収縮期血圧　518
重症悪阻　36
重症肝障害　108, 112
重症筋無力症　371
　──のケア　372
重症高血圧　520
重心動揺軌跡　572
重心動揺検査　571
重心動揺レーダーチャート
　　　572
主試験　500
出血傾向　81
出血時間　100
出血時間延長　102
出血性疾患　115
出血性素因　100
出血性腸炎　424
術中迅速診断　508
主要組織適合性複合体　503
腫瘍マーカー　468, 471
　──と腫瘍　469
消化管出血　239
消化器癌　474
上気道感染症　398
　──のケア　399
上気道感染症起炎微生物　398
小球性低色素性貧血　211, 212
症候性PBC　350
上室性期外収縮　525
上室性頻拍　525
小脳腫瘍　571
小脳障害　568
上皮細胞　39, 41
上皮小体機能亢進症　188
静脈カテーテル法　537
食後尿　28
食中毒　424
女性性腺機能亢進症状　263
女性性腺機能亢進症のケア
　　　264
女性性腺機能低下症状　263
女性性腺機能低下症のケア
　　　264
徐波異常　545
徐脈頻脈症候群　525

視力障害のケア　567
ジルベール症候群　232
心因性多飲症　269
腎炎　326
腎機能検査　235
腎機能低下　236, 239
心筋逸脱蛋白マーカー，心筋
　　梗塞時の　197
心筋炎　198
真菌感染症　463
心筋梗塞　185, 317
　──のカットオフ値　197
　──の基準　198
　──のケア　534
心筋症　539
心筋傷害マーカーの診断精度
　　　199
心筋トロポニンI　197
心筋トロポニンT　197
シングル・マスター負荷試験
　　　529
神経芽腫　295, 298
　──のケア　300
神経筋単位　549
神経筋単位波形　550
神経腫瘍　482
心係数　536, 537
神経性食欲不振症のケア　268
神経伝導検査　549, 550, 551
神経特異エノラーゼ　472, 481
腎血管性高血圧　314
腎後性蛋白尿　19, 22
腎後性無尿　3
進行乳癌　486
心室細動　525
心室性期外収縮　525
心室性頻拍　525
腎周囲膿瘍　392
滲出液　63
新生児黄疸　232
新生児感染症　323
新生児溶血性疾患　362
真性多血症　76
腎性蛋白尿　19, 22
腎性糖尿　27
腎性尿崩症　269
腎性無尿　3

腎前性蛋白尿　19, 22
腎前性無尿　2
心臓カテーテル検査　536
心臓病　2
迅速ウレアーゼ試験　421
心電図　523
心電図波形　523
浸透圧　157
心内圧　536
心拍出係数　537
心拍出量　536
心肥大　317
腎不全　12, 236, 239, 474
　──のケア　17
心房細動　525
心房性ナトリウム利尿ペプチ
　ド　317
心房粗動　525

す
髄液　58
髄液採取法　59
髄液糖　61
膵型アミラーゼ　203
膵癌　479, 488
随時血糖値　218
随時尿　7
髄膜炎　403
髄膜刺激症状　61
睡眠　546
睡眠覚醒障害　545, 547
睡眠段階　546
睡眠ポリグラフ　546
スタフィロコッカス・アウレ
　ウス　418
ストマイ中毒　571
ストレプトコッカス・ピオ
　ジェネス　407
ストレプトリジン-O　407
スパイログラム　541
スパイロメータ　541
スパイロメトリー　541
スパスム　532
スピンエコー　576
スルホサリチル酸法　20
スワン-ガンツカテーテル
　　　537, 538

せ

性感染症の起炎微生物　404
性感染症の病原体　404
性器クラミジア感染症のケア　432
性器・粘膜型ヒトパピローマウイルス　460
正球性正色素性貧血　86
生検　508
正常高値, 血糖値の　222
成人T細胞白血病　382, 444
――のケア　446
成人T細胞白血病ウイルス　444
成人スティル病　211
成長ホルモン　248
成長ホルモン過剰症状　249
成長ホルモン不足症状　249
成長ホルモン分泌刺激試験　248
成長ホルモン分泌能検査　249
生物学的偽陽性　358, 433
生理食塩水法　500
生理的眼振　569
生理的蛋白尿　18
赤外線サーモグラフィ　562
赤芽球癆　87
赤沈　128
赤痢アメーバ　57
赤血球　41, 74
赤血球凝集抑制反応　441
赤血球恒数　74
赤血球産生能亢進のケア　88
赤血球産生能低下のケア　87
赤血球指数　75
赤血球数　74
赤血球増加症　76
赤血球沈降速度　128
赤血球破砕症候群　77
切迫流産　310
ゼラチン粒子凝集法　444, 447
セルブロック法　512
セルロプラスミン　215
セロファンテープ法　55
線維自発電位　550
先鋭T波　526
腺癌　474

前眼部細隙灯検査　566
尖圭コンジローマ　460
――のケア　461
全血凝固時間　115
潜血食　53
穿刺液の細菌　403
穿刺吸引細胞診　512
全身硬直症候群　379
全身性エリテマトーデス　327, 331, 334, 338, 346
――のケア　328
全身性炎症反応症候群　71, 120
喘息発作出現時のケア　543
先端肥大症　249
前庭神経炎　568, 571
先天性眼振　568
先天性凝固因子異常　108
先天性血液凝固異常症　112
先天性血小板機能異常症　105
先天性欠損症　116
先天性心疾患　539
先天性風疹症候群　441
先天性副腎皮質過形成　291
先天性副腎皮質過形成症のケア　292
線溶反応　120
前立腺炎　392, 483
前立腺癌　483
前立腺特異抗原　473, 483
前立腺肥大症　483

そ

造影超音波検査　557
臓器移植のケア　505
総コレステロール　225
走査型サーモグラフィ　562
早朝第1尿　28
総鉄結合能　210
総ビリルビン　232
阻害型TRAb　340
続発性アルドステロン症　288
続発性副甲状腺機能亢進症　281
鼠径リンパ肉芽腫　430
阻止抗体　371

た

第2経路　326
体液浸透圧　140
代謝性アシドーシス　167
体蛋白異化　239
大腸癌　479
耐糖能障害　222
耐熱性毒素　424
胎盤型ALP　189
胎盤機能低下　306
胎盤酵素欠損症　306
胎盤サルファターゼ欠損症　306
唾液型アミラーゼ　203
多血症時のケア　78
多血症状　77
多項目アレルゲン特異的IgE抗体測定　365
多胎妊娠　310
脱灰　135
脱水　141, 236, 239
脱水症状　2
多尿　2
――のケア　4
多発性筋炎　336, 354
――のケア　355
多発性骨髄腫　20, 44, 92
ダブル・マスター負荷試験　529
胆管閉塞　232
単球　89
炭酸ガス培養　386
胆汁うっ滞　232
単純ヘルペス脳炎　545
探触子　557
男性性腺機能亢進症　260
――のケア　261
男性性腺機能低下症　260
――のケア　261
胆道癌　479
胆道系疾患のケア　190
胆道閉塞　479
蛋白質合成能　181
蛋白尿判定基準　21

ち

チール・ネルゼン法　411

遅延型輸血副作用　362
チモール混濁試験　179
中間尿採取方法　8
中間比重リポ蛋白　229
注視眼振　568
中枢神経系感染症　403
中枢性尿崩症　269
　——のケア　271
中枢性めまい　569
中性脂肪　229
腸炎ビブリオ　427
超音波　554, 557
超音波内視鏡検査　557
腸管感染症　395
腸管出血性大腸菌　424
腸管出血性大腸菌感染症　425
腸球菌　392
長持続電位　550
聴神経腫瘍　568
超低比重尿　13
超低比重リポ蛋白　226
腸閉塞　474
調律　523
直接血圧測定　519
直接クームス試験　361, 362
直接抗グロブリン試験　362
直接塗抹法　55
直接ビリルビン　31, 232

つ

痛風　242
痛風腎　241
痛風発作　241
ツベルクリン試験　410
つわり　36

て

低栄養状態　170
低カリウム血症　136
低カルシウム血症　132, 133, 281
低血圧　520
　——のケア　522
低血糖症　219
低浸透圧血症　147, 157
低振幅短持続電位　550
低髄液圧症状　60
低蛋白血症　22
低トリグリセリド血症　229
低ナトリウム血症　141, 142
低尿酸血症　241
低比重尿　12
低比重リポ蛋白　226
低分化癌　468
低マグネシウム血症　144, 145
低リン血症　150, 151, 152
低レニン活性　287
デキサメタゾン抑制試験　283
テストステロン　308
鉄芽球性貧血　212
鉄過剰　212
鉄欠乏性貧血　76, 211
デヒドロエピアンドロステロン　290
デヒドロエピアンドロステロンサルフェート　290
デューク法　100
デルタ波　526
テレサーモグラフィ　562
転移性肝癌　478
てんかん　545
電気化学発光免疫測定法　340
電気眼振検査　568
点状出血斑　103
テント状T波　526

と

頭位眼振　569
頭位変換眼振　569
洞休止　525
糖鎖抗原　468
同種凝集素　179
同種抗体　362
洞性徐脈　525
等張尿　12
同定検査　387
洞停止　525
糖尿病　27
　——のケア　29, 30, 220, 303, 375
糖尿病性ケトアシドーシス　38
糖尿病性昏睡　36
糖尿病性腎症　21
糖尿病誘発薬剤　29
糖排泄閾値　27
頭部外傷患者のケア　580
洞不全症候群　525
洞房ブロック　525
動脈血圧　518
動脈血ガス分析　161
動脈硬化性疾患　323
糖利用障害　37
毒素原性大腸菌　424
毒素性ショック症候群　399
特発性粘液水腫　340
突発性異常波　545
ドプラ法　558
塗抹検査　386
塗抹染色法，結核菌の　411
トリグリセリド　229
トリヨードサイロニン　276
努力性呼気曲線　542
トル　160
トレッドミル法　529
トレポネーマ試験　433
トロップTセンシティブ　198
トロポニンT迅速診断キット　198
トロンビン・アンチトロンビン複合体　125
トロンビン時間　109
トロンボテスト　110
トンプソンの2杯分尿法　11

な

内因性インスリン分泌能　302
内耳炎　568, 571
内耳障害　569
捺印細胞診　512
ナトリウム　140
ナトリウム利尿ペプチド　317

に

肉眼的血尿　25
二次凝集　105
二次性高血圧症　520
二次線溶　120
二重免疫拡散法　346, 354
乳癌　486, 488

乳癌関連ムチン抗原グループ　471
乳酸　166
乳酸アシドーシス　166
乳酸脱水素酵素　166, 200
乳頭腫　460
乳び尿　10
ニューモシスチス肺炎　449, 463
　──のケア　464
尿 pH　15
　──の試験紙法　16
尿アルブミン/尿クレアチニン比　21
尿ウロビリノゲン　34
尿ケトン体　36
尿細管性蛋白　21
尿細管性蛋白尿　18, 43
尿酸　241
尿酸クリアランス　241
尿潜血　24
尿潜血反応試験紙　24
尿素呼気試験　421
尿蛋白　18
　──の試験紙法　20
　──の定性試験　20
　──の定量試験　20
尿中β-CF　473
尿中β₂ミクログロブリン　43
尿中 CPR　302
尿中 HVA　298
尿中 VMA　298
尿中カテコールアミン　294
尿中バニリルマンデル酸　298
尿中病的結晶　40
尿中ホモバニリン酸　298
尿中メタネフリン　296
尿中有形成分自動測定　40
尿沈渣　39, 40
尿沈渣赤血球　24
尿糖　27
尿道炎　392, 430
尿糖試験紙法　28
尿糖定性試験　28
尿糖定量試験　28
尿毒症　236
尿濃縮力　12

尿の細菌　392
尿の色調異常　7
尿の濃縮検査　12
尿比重　12
　──の屈折計法　13
　──の試験紙法　13
　──の補正　13
尿ビリルビン　31
尿閉　2
　──のケア　4
尿崩症　269, 270
尿量　2
尿路感染症起炎菌　392
尿路感染症のケア　394
尿路通過障害　3
認識抗原　468
妊娠糖尿病　219
妊娠反応　310

ね

ネガティブフィードバック機構　256
熱希釈法　537
熱性蛋白尿　19
ネフローゼ症候群　18, 327
ネフロメトリー法　407
粘液水腫性昏睡　277
　──のケア　278

の

脳幹障害　568
膿球　6
膿胸　403
脳梗塞患者のケア　580
脳磁図　547
脳死判定　545
脳症　424
脳性ナトリウム利尿ペプチド　317
脳脊髄液の細菌検査　403, 405
膿尿のケア　9
膿の細菌検査　405
脳波　545
ノルアドレナリン　294
ノロウイルス　462

ノンレム睡眠　546

は

バーター症候群　315
肺炎　322, 400
肺炎球菌　390
肺炎マイコプラズマ　390, 415
バイオフィルム　392
バイオフィルム感染症　392
バイオプシー　508
肺化膿瘍　400
肺癌　488
肺感染症起炎微生物　400
肺感染症のケア　401
肺機能検査　541
肺気量　541
肺気量分画　542
肺結核　410
　──のケア　413
敗血症　322, 436
マイコバクテリウム・イントラセルラーレ　412
肺小細胞癌　482
肺腺癌　479, 481
肺動脈圧　536
肺動脈楔入圧　537
梅毒　433
　──の活動性　434
梅毒感染のケア　435
梅毒血清試験　433
梅毒血清反応　358
梅毒トレポネーマ　433
排便回数　47
肺扁平上皮癌　481
肺胞気-動脈血酸素分圧較差　160
肺胞蛋白症　488
培養検査, 結核菌の　411
白色便　48
バクテアラート 3D　411
剥離細胞診　512
橋本病　273, 277, 343
　──のケア　274
播種性血管内凝固症候群　108, 112, 116
　──の診断基準　120

バセドウ病　273, 276, 277, 340, 343
―のケア　274
白血球　41, 70, 89
白血球数　70
白血球像　71
白血球分画　89
白血病　92
バニリルマンデル酸　298
針筋電図　549, 550
針筋電図検査　551
パルスオキシメータ　161
パルスドプラ　558
パワードプラ　558
汎血球減少症　82

ひ

鼻咽腔分泌物の細菌　398
非細菌性急性胃腸炎　462
微生物　42
比濁法　387
ビタミンK欠乏　478
ヒトT細胞白血病ウイルス　444
ヒトT細胞白血病ウイルスⅠ型　444
ヒトT細胞白血病ウイルス関連脊髄症　445
ヒト絨毛性ゴナドトロピン　310, 473
ヒト絨毛性ゴナドトロピンβコアフラグメント　473
ヒト絨毛性ゴナドトロピンβサブユニット　473
ヒト脳性ナトリウム利尿ペプチド前駆体N端フラグメント　318
ヒト白血球型抗原　503
ヒトパピローマウイルス　460
ヒトパピローマウイルス遺伝子　460
ヒト表皮細胞　335
ヒト免疫不全ウイルス　447
ヒト免疫不全ウイルス抗体　447
皮膚型ヒトパピローマウイルス　460

皮膚筋炎　336, 354
―のケア　355
非抱合型ビリルビン　31
病因抗原　365
病原体検査　386
病原体迅速検出法　390
病原微生物迅速診断項目　391
標準12誘導　523
病的眼振　568
病的蛋白尿　18
病理検査前後のケア　510
病理診断　508
病理組織検査部位　509
病理組織採取方法　509
日和見感染症　448
微量アルブミン尿　21
ビリルビン　31, 232
ビリルビン尿のケア　9
ビルビン酸　166
貧血　76, 92
―の種類　76
―の成因　76
―の分類　75
貧血時のケア　78
貧血症状　77

ふ

フィッシュバーグ濃縮試験　13
フィブリノゲン　116
フィブリン/フィブリノゲン分解産物　119
フィラリア症　6
風疹ウイルス抗体　441
風疹のケア　442
風疹の診断　441
フェリチン　210
フェリチン濃度　211
フォレスター分類　538
フォン・ヴィルブランド病　105
不可逆性凝集　105
負荷超音波検査　557
不規則抗体　499
腹腔内腫瘍　403
副甲状腺機能亢進症のケア　282

副甲状腺機能低下症のケア　282
副甲状腺ホルモン　280
複雑性尿路感染症　392
副試験　500
副腎癌　283
―のケア　292
副腎クリーゼ　257
副腎腫瘍　256
副腎性アンドロゲン　290
副腎腺腫　283
副腎皮質刺激ホルモン　255
腹水　63
―のケア　68
―の細菌検査　403, 405
―の分類　64
腹水検査　66
副精巣上体炎　392
腹部超音波検査　560
浮腫性疾患　2, 141
不整脈　525
不整脈出現時のケア　531, 534
ブドウ糖　218
ブドウ糖負荷試験　28, 222
舟形町研究　222
不飽和鉄結合能　210
プラスミノゲンアクチベータ　123
プラスミンインヒビター　123
プラスミン・プラスミンインヒビター複合体　123
フリードワルドの式　226
ブリストル便形状スケール　48
ブルガダ症候群　526
フローサイトメータ　381
フローサイトメトリー　381
プローブ　557
フローボリューム曲線　542
プロゲステロン　305
フロセミド立位負荷試験　289
プロトロンビン時間　108
プロトン密度強調像　576
ブロメリン法　500
プロラクチノーマ　253
―のケア　254
プロラクチン　252

プロラクチン産生下垂体腺腫 253
分時換気量 541
分子生物学的検出法 390
分節核好中球 89
分泌物の細菌検査 405
糞便中ヘリコバクター・ピロリ抗原 421
分離培養検査 386

へ

平均赤血球ヘモグロビン濃度 75
平均赤血球ヘモグロビン量 75
平均赤血球容積 75
閉塞性黄疸 34, 189, 191, 233, 474, 478
閉塞性換気障害 541, 544
ヘパプラスチンテスト 110
ヘパリン誘発性血小板減少症 82
ヘマトクリット 74
ヘモグロビン 74
ヘモグロビンA1c検査 28
ヘモグロビン尿のケア 9
ヘモグロビン濃度 74
ヘモジデリン 212
ヘモジデローシス 212
ヘリコバクター・ピロリ 421
ペルオキシダーゼ様活性 25
ベルナール-スーリエ症候群 105
ベロ毒素 424
ベンス・ジョーンズ蛋白尿 20
便潜血 52
ヘンダーソン-ハッセルバルヒの式 164
便の色 47
── ,薬剤による 48
便の形状 48
便の細菌 395
便の性状 47, 49
便のにおい 47
便の量 47
便秘のケア 50
扁平上皮癌関連抗原 472, 481
弁膜症 539

ほ

抱合型ビリルビン 31
房室ブロックⅠ度 525
房室ブロックⅡ度 525
房室ブロックⅢ度 525
放射性免疫測定法 337
乏尿 2
── のケア 4
飽和食塩水浮遊法 55
補正カルシウム 134
補体 326
補体活性化経路 326
補体結合反応 441
発作性夜間ヘモグロビン尿症 77, 87
ホメオスターシス 136
ホモバニリン酸 298
ホルター心電図 532
木態性血小板血症 83
本態性高血圧 318

ま

マイコバクテリウム・アビウム 412
マイコバクテリウム・アビウム複合体 410
マイコバクテリウム・ツベルクローシス 410
マイコプラズマ 415
マイコプラズマ・ニューモニエ 415
マイコプラズマ肺炎 390
── のケア 417
膜性増殖性糸球体腎炎 327
マグネシウム 144
末梢血リンパ球サブセット 381
末梢循環障害のケア 564
慢性B型肝炎 453, 455
慢性C型肝炎 458
慢性萎縮性胃炎 421
慢性炎症性疾患 474
慢性肝炎 185, 478, 486
慢性気道感染症 400
慢性甲状腺炎 343
慢性骨髄性白血病 83
慢性骨髄増殖性疾患 83
慢性腎臓病 235
慢性心不全 317
慢性腎不全 318
慢性膵炎 208
慢性嚢胞性疾患 479

み

ミオグロビン尿 6
── のケア 9
ミクロソーム抗体 343
ミクロソームテスト 343
水制限試験 271
水負荷試験 271

む

無機リン 150
無症候性PBC 351
無症候性高尿酸血症 242
無痛性甲状腺炎 276
無尿 2
── のケア 4

め

メチシリン耐性黄色ブドウ球菌 418
メニエール病 568, 571
めまいのケア 570, 573
免疫学的検出法 390
免疫学的潜血反応 52
免疫機構 503
免疫グロブリン 178
免疫グロブリンGクラスのRF値 331
免疫クロマト法 399, 415
免疫放射定量測定 337
メンケス病 215

も

毛細血管抵抗試験 103
網赤血球 85
網赤血球数 85
モービッツⅠ型 525

モービッツⅡ型　525
門脈圧亢進症　245

や
薬剤誘発性ループス　335
薬物性腎障害　21

ゆ
有機モノカルボン酸　166
有鉤条虫　57
遊離型テストステロン　308
遊離サイロキシン　276
遊離トリヨードサイロニン　276
輸血療法のケア　498

よ
溶血　76
溶血性尿毒症症候群　424
溶血性貧血　185, 232
溶血性輸血副作用　362
溶血性連鎖球菌感染　407
陽性鋭波　550
腰椎穿刺　59
溶連菌感染　407

ら
ライト染色　90
ラテックス近赤外免疫比濁法　123
ラミブジン耐性遺伝子　454
卵巣癌　479, 485
卵巣癌関連抗原　472
ランツ-ランドル法　407
卵胞刺激ホルモン　259

り
リアルタイムPCR法　462
リウマトイド因子　330
リストセチン凝集能低下　105
リパーゼ　207
リポ蛋白　226
リボフラビン　6
硫酸亜鉛混濁試験　179
留置カテーテル尿路感染症　392
良性炎症疾患　474
良性発作性頭位めまい症　569
緑膿菌　392
旅行者下痢症　424
リン脂質　357
リンの体内動態　151

リンパ球　89
リンパ球サブセット　381
リンパ球性白血病　20

る
ルイス血液型　479
ループスアンチコアグラント　357
ルンペル-レーデのうっ血試験　103

れ
レーダーチャート，重心動揺の　572
レクチン経路　326
レニン　312
レニン-アンジオテンシン-アルドステロン系　136, 313
レム睡眠　546
攣縮　532
連続波ドプラ　558

ろ
漏出液　63
ローソク培養　386